中醫隨想録

郭长河 杜华祖 郭成斌 著

河南人民出版社

◎ 生命的意义就是问道，生活的味道，生命的脉动，人生的缩影。百年养生精华，千年中医中药。传承岐黄薪火，弘扬国医精髓。

◎ “我相信，一个中药，一个中国菜，这将是中国对世界的两大贡献。”毛泽东说。

◎ 当人们掌握了健康的方法之后，会真正享受到那种完全不用担心疾病的自信，但愿您也能拥有这份自信。您在点燃自己，唤醒身体正能量的同时也可以将它传递给爱人、孩子、朋友……

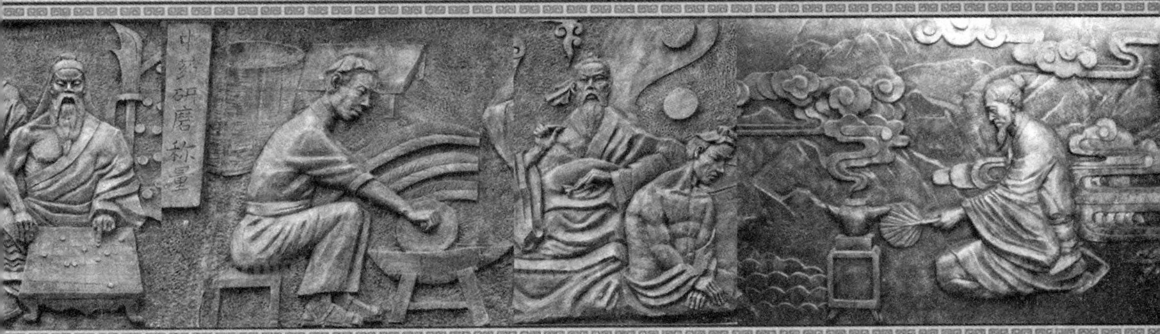

图书在版编目（CIP）数据

中医随想录 / 郭长河，杜华祖，郭成斌著． — 郑州 ：河南人民出版社，2018.11
ISBN 978-7-215-10978-0

Ⅰ．①中… Ⅱ．①郭… ②杜… ③郭… Ⅲ．①中国医药学—文化研究 Ⅳ．①R2-05

中国版本图书馆 CIP 数据核字（2017）第 083354 号

河南人民出版社出版

（地址：郑州市经五路 66 号　邮政编码：450002　电话：65788012）

新华书店经销　　河南安泰彩印有限公司印制

开本　787 毫米 ×1092 毫米　1/16　印张　22.25

字数　422 千字　　印数 1-15 000 册

2018 年 11 月第 1 版　　2018 年 11 月第 1 次印刷

定价：138.00 元

序 言

一天天，从驻马店市中医院路过，但我对医学是个外行；一次次，我在文化圈里混事度日，但我对文学并不在行。2016年国庆节刚过，全国名老中医传承人郭长河教授和中年检察官作家杜华祖合著的新书《中医随想录》的书稿放在了老胡的案头，一种无形的压力萦绕在心头——为这本书作序，我冥思苦索，感觉是一个完不成的任务。尽管多年来我也做一些坐在家里爬格子、敲击键盘的俗务，但自己一不懂医二不懂文，这是怎样的一种纠结。平常人讲，变压力为动力，保持平和的心态，那是没有把重担挑在自己肩上。一旦重任在肩，往往是吃不香睡不着的，而解压的最好办法是把事情办好。好在两位都是明白人，看透了我的顾虑——怕我有辱使命，怕我受伤送医。于是便出了解压的办法——你想到哪里就写到哪里，我手写我心，随心所欲，既如此，便没有什么顾忌了。

夜深人静之时，电视里传来了《汉武大帝》的片头曲 ——《最后的倾诉》

在滔滔的长河中
你是一朵浪花
在绵绵的山脉里
你是一座奇峰……

定神仰望郭长河和杜华祖两位先生，顿时望文生义，进而说文解字。中国人生活在中华民族滔滔的历史长河里，细细品味，居然暗合了“长河”与“华祖”的寓意，居然契合了传承中华民族文化和中医文化源远流长的含义。冥冥之中，玄妙之处，走入中医圣坛，竟是两位天然的境遇——暗合天意。

中医中药是中华民族伟大文化的瑰宝，是华夏民族文化中精华之精华，经典之经典，要义之要义。10月22日是“世界传统医药日”，然而，不管是学中医的内行人，还是不懂中医的外行人，都对这个节日颇感陌生。中国的传统医药文化让世界瞩目，可是目前的中医药却面临着难以生存、无人传承的尴尬境地。

“中医的最高境界是养生”“古代宫廷的养生之道”……如今，打开微信朋友圈、微博、QQ空间，有着“中医养生”的链接出现频率越来越高。然而，在一些老中医眼里，传统的中医文化却面临着严重的生存困境。以节日为契机，学习中药知识，体验中医文化，加深对中华传统医学的印象，感受传统医药的神奇魅力，弘扬和继承传统中医药文化，这是一件正能量的好事。中医，一般指以中国汉族劳动人民创造的传统医学为主的医学，所以也称汉医。它是研究人体生理、病理以及疾病的诊断和防治等的一门学科。中医承载着中国古代人民同疾病做斗争的经验和理论知识，是在古代朴素的唯物论和自发的辩证法思想指导下，通过长期医疗实践逐步形成并发展成的医学理论体系。

人生一世，草木一秋，《活着是一门专业》。从呱呱坠地到离开人间，男女老少，生老病死，居然都和医药与医者相关联。《中医随想录》有《从远古走来的智慧》，有《千秋伤寒济苍生》。这里有养生之道与医病之理。它告诉人们，生活简单、心里清静是最大最有效的营养品。《天地无言独芳华》，解读中医，解说保健，用大白话解剖中医，让人看得懂、学得会、用得上。比如《当愤怒来敲门》告诉你：血有余则怒，不足则恐。百病皆生于气。正像大仲马所说，发一次怒，比发一次热对身体的损害还要大。治疗对策是平稳情绪、保证充足的睡眠、少量饮酒。药食养肝。寒冷是一种邪气，邪气是外因，正气是内因，邪气伤人源自正气虚弱。排除寒气的办法是经常开窗，常喝姜汤。春天要捂，少吃冬瓜、西瓜、柿子、绿豆、梨等寒性食物。这是笔者从《当心寒气袭人来》学来的。小知识里有大学问，细末之处见真章。这是一件功在当代、利在千秋的善事义举。一言以蔽之，这是《中医随想录》的优势所在。

《有一种任性叫中医》。中医是什么？《中医更像一门手艺》。《本草中国，太极无境》。《中医里有阴阳智慧》，现实中有携手之美。中医博大精深，传承不易，老中医郭长河临床经验丰富，特别是在心脑血管疾病、肝病治疗方面造诣颇厚，近年来作为杏林高手和饱学之士，又热心于普及健康知识，总觉得干点儿自己想干的事情最充实；作家杜华祖天赋很高，才华非凡，100多万字的文学作品见证了他的智慧与勤奋。两位高手，强强联合，取长补短，相得益彰。他们结合各自专业特色，嫁接文化创意，结出的果子自然味道独特，药香四溢。中医奥妙无穷，对于平常人来讲，晦涩难懂；作家因天赋造就，只有那些具备艺术细胞的人才能有所作为；老中医与作家的合作，探索中医奥义，发挥了让中医要义延伸渗透到寻常人脑海里的功效，解决了想了解中医又求告无门的问题，使学点儿中医知识并不难成为可能。这是《中医随想录》的又一优势所在。

大医精诚，传承尤贵。在豫西南的文化名城南阳，有一座海内外医学界朝觐的圣地——医圣祠，一年四季敬奉的是一位老者，他就是“医圣”张仲景；驻马店市中医院门诊楼旁有一位慈祥的老人塑像，这位做过长沙太守被称为“万世医宗”的人，今天静静地竖立着，每一天审视着前来寻医问诊的芸芸众生。传说中中医的坐堂，人们经常食用的饺子（娇耳）就出自圣人张仲景。人们不约而同地敬重他，因为他是人们心中的上帝，能保佑人们福祐安康。

医者仁心，文者圣手；仁心与圣手的携手有了这本《中医随想录》，它是学医从医者的参考书；它是健康养生、延年益寿的宝典，闲暇之余，不妨读读。新书付梓之际，作为好友，写了以上几句话，是为序。

胡殿文
2016年深秋于河南省驻马店市
（作者系作家、文艺评论家、《驻马店日报》副总编辑）

写在前面的话

这本书在写什么？

一篇篇散文，如一首首诗歌，化作一次次倾诉，吐露出发自肺腑的心声！生活的味道，生命的脉动，人生的缩影，如一幅幅隽永的画面，在时光的河流里徜徉，在我们的记忆中熠熠生辉！

30年前的那个夏天，我在大成至圣先师孔夫子困厄的地方认识了郭长河教授，从此相遇相识相知，同在异乡为异客，唯有敬亭两不厌。30余年来他先后担任过乡卫生院院长、药检所所长、中医院业务院长等职务。1993年晋升为中医主治医师，1996年12月取得本科文凭，获学士学位；2000年晋升为中医副主任医师；2006年晋升为中医主任医师、教授。2015年11月被国家中医药管理局授予全国名老中医传承人。

2014年5月1日，我的左脚剧烈疼痛，无法行走，最后只能让人把我搀回家。回家后疼痛加剧，疼得我直哼哼。有明白的朋友说我得的是痛风，并到药房帮我买来了秋水仙碱。吃完药，我的病半夜就好了。当时也没太在意，以为这么快就好了，应该不是什么大病。后来让郭长河教授看看，郭大夫说我肝肾阴虚、脾胃不和，应吃一些中药进行调理。郭教授认为，一些患者在痛风未发作的时候，觉得已经甩掉了痛风这个包袱，因为痛风不发病的时候，可以是完全没有症状的，他们也不再坚持服用药物，甚至不控制饮食。这样做的危害是很大的，一些疾病如高血压、动脉硬化、冠心病、脑血管病、心肌梗死、心力衰竭、致命性心律紊乱以及糖尿病正在不知不觉中发生，而坚持服用中药配合饮食控制，既能大大减少痛风的发作次数，也可降低痛风再次发作时的程度，且很少有副作用。当今社会，为了生活、为了事业，人们总在奔波，经常无暇顾及身体的锻炼和自我保健，身体处于亚健康状态的人比比皆是。我们知道自身的天然禀赋，知道每种体质皆有自己的优劣强弱，那我们就只需要记住“扬长避短，引强济弱”这八字箴言就可以了。平日因势利导，借助于自然的风向起飞，这样来治疗疾病，纵是“千江有水千江月”，大家也依旧“万里无云万里晴”了。

中医药文化是中国传统文化的精髓，是对传统中医药文化的传承，是每一个中国人都应关注的事。涵盖了实践医学、哲学、文学、自然学甚至是地理学的中医药文化可谓博大精深，传承不易，即便是写本让民众都能看得懂、又愿意读的中医读本，也非易事。在外人看来，中医是一种很神秘的学科，因为中医的专业术语让人听起来摸不着头脑，比如阴虚、阳虚、疏肝和胃等，所以中医很难学习。于是我和郭教授开始探讨关于中医的问题，中医是中华民族的先人们在大自然中的生活经验的总结、提炼和升华，是我们的祖先面对严酷的生活条件奋斗的结果，是卓越的民族瑰宝。在和郭长河教授探讨的过程我的心灵被震撼了。多年以前，我在做学问的时候读到一个小故事：当年，弥留之际的著名管理学家约瑟夫·熊彼特对前去探望他的老师彼得·德鲁克说，“我已经到了这样的年龄，知道仅仅凭借自己的书和理论而流芳百世是不够的。除非能改变人们的生活，否则我的努力没有任何重大意义。”

作为一个自由撰稿人，我写那么多书究竟是为什么？什么才是最有价值的学问？受到这个故事启迪，我决定和郭教授一起试图用文学的语言来阐释中医。郭教授讲述了自己看病的经历，让我深受感动，结果就一路写了下来，越写越多，最后达到了几十万字。原来得到健康也很简单，只要我们真的想要，我们就可以真正拥有。

古人云：上工治未病，中工治已病，下工治死病。今天最时尚的一句健康格言是：最好的医生是自己！我们虽天各一方，却能感觉到彼此的气息，没有一种土壤便没有一种生存，没有一种氛围便没有一种力量。其实，我们真正要找的，不正是这片天空吗？

真正的健康，依旧源于自己，源于科学的理念和生活方式的改善。人们应当从对医药的无度依赖中走出来，客观认识自身的生命能动性，认识科学养生的意义与作用，认识在与疾病斗争中那些被称作非药物性的自然疗法对疾病的预防、治疗、控制和康复的价值。总之，充分认识自己，掌握自主的健康模式，从源头、从预防、从主观、从生活点滴入手，去打造和谐健康的生命平台。

中医是很难讲述的，理论体系太深奥了，所以到目前为止能够真正用大白话解释中医的书不多，我在此将与诸位朋友共同探讨之，而我的不成熟之见解只能是抛砖引玉，望得到大家的批评指正。我相信，未来中国人的寿命至少会延长十年。这不是梦想。这是现实。

郭长河教授带着使命来到这世界，不肯屈从于所谓的命运，历经磨难，探索着生命的真相。通过这本书，我们希望能将用大半辈子凝炼的智慧之火传递给您，您在“燃烧”自己，唤醒身体正能量的同时，也可以将它传递给爱人、孩子、朋友……

如果能聆听自己的心声，在这里，我听见了自己的快乐和满足。

杜华祖

2016年7月25日于河南省南阳市白河之畔三川花园寓所

目录

第一辑　千山万水

第二辑　千古传奇

第三辑　千里之外

第四辑　千锤百炼

第五辑　千岩竞秀

第六辑　千秋评说

第一辑　千山万水

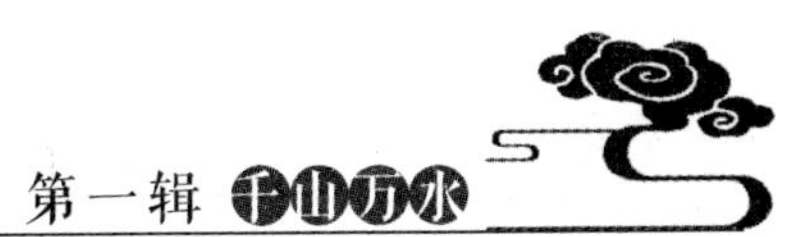

中医里的阴阳智慧

古时候，有个人叫卫德新，他新婚的妻子第三天要回门（回门就是回娘家）。娘家离自己夫家很远，在路上要住旅店，晚上卫德新的妻子在旅店的楼上正睡觉，忽然听见旅店隔壁有盗贼把人绑架了，还烧了房子。旅店里的旅客们很害怕，卫德新的新婚妻子更是胆小，吓得从床上掉了下来。

从此以后，卫德新家里的人连走路都得如履薄冰，不敢发出一点声音。为什么呢？因为这新婚妻子自从那次受惊以后，只要有一点儿响动，就立即倒地，昏不知人。过了一年多，经过很多医生治疗还是这样，大部分医生用人参、珍珠、琥珀、朱砂等定志安神的药物都不见效。

当时有个医生叫戴人。戴人看过患者后说：惊者为阳，从外入也；恐者为阴，从内出。惊者为自不知故也，恐者自知也。

这话是什么意思呢？就是医生看病分析的时候，心里先要有阴阳的概念，惊恐这两个字，惊是外在的东西，为阳，从外面入内——受惊；恐是属于自身内在的。受惊的时候，这个人前提是不知道的，恐是自己知道的。

戴人说：这病我能治，你们一切要听我吩咐。卫德新家里人都说：一定听医生安排。

戴人在卫德新妻子面前，命两个侍女把她按在一个高高的椅子上面，椅子下面放了一个小茶几，一切都在患者面前安排，让患者都看得见。

戴人对患者说：娘子当视此。说的就是：你看着这里啊。拿着一个木镇纸，猛击一下椅子下面的小茶几。患者大惊，因为一切都在眼前看着，所以并不曾昏倒。

戴人说：我用一块木头敲击茶几，你何必惊呢？

过了一会儿，戴人又敲击茶几，患者就稍微不那么紧张了。过段时间又多次敲击，又暗暗差人在患者背后的门窗上敲打，患者最后竟笑着说：何必这么闹腾呢？

这样一来患者就好了。可是为什么这样治呢？

《黄帝内经》云，惊者平之，平者常也，平常见之必无惊。

当时为了治疗这个患者的病，那天夜里他让患者的家人在屋外敲打门窗，从晚上一直敲打到黎明，这病以后就好了。

人体处处有阴阳。都说手心手背都是肉，颜色一样吗？结构一样吗？不一样，这就是阴阳打上的烙印。我们肺的呼和吸，我们心脏的收缩和舒张，我们细胞的同化和异化，也都是阴阳打上的烙印。

《素问·阴阳应象大论》里说："阴阳者，天地之道也。……治病必求于本。"意思是说，阴阳，是自然界运动变化的普遍规律，因而疾病的治疗，就必须从阴阳变化这个根本上认识和处理。这里的本即根本，就是指阴阳。因为疾病的发生，不外乎阴阳的失调，所以治疗疾病，就必须探求病变的根本，或本于阴，或本于阳。古人云："一阴一阳之谓道，偏阴偏阳之谓疾。夫人之身，不外阴阳气血，与流通焉耳。如阴阳得其平，则疾不生。"这里的"疾不生"，是指不生病，而人体不病的关键又在于"阴阳得其平"，平，即阴阳平和，不偏盛不偏衰。《国医指南·阴阳之义》也指出："凡人乃阴精阳气合而成之者也。病之起也，亦不外乎阴阳二字，和则生，不和则病。"这段原文更进一步说明各种疾病的发生、发展，都是阴阳失去相对动态平衡的结果。阴阳失调所导致的偏盛偏衰，是病理变化的基本规律。

太极图中黑白两部分将整个太极图一分为二。同时，黑白之中又各隐有一点，寓意阴中有阳、阳中有阴，宇宙间一切事物阴阳划分不可穷尽。没有阴，就无所谓阳；没有阳，也就无所谓阴，阴阳二者对立制约构成了矛盾的统一体。

在中医学中，阴阳对立制约的观点得到了方方面面的体现：如《黄帝内经》在谈到人体内部阴阳之间的平衡关系时强调"阴平阳秘，精神乃治。阴阳离决，精气乃绝"；人体脏腑中，五脏藏精属阴，六腑传化属阳；中药四性中寒、凉属阴，温、热属阳；八纲辨证中，里、虚、寒属阴，表、热、实属阳；伤寒六经学说中，太阴、厥阴、少阴属阴，太阳、阳明、少阳属阳……阴阳理论贯穿于解释人体结构、生理、病理、诊断以及防治等各个方面，构成了人与大自然相应、人体内外统一的整体观念的内涵。

为什么说阴阳是辨明疾病的总纲呢？主张这个最彻底的是明代医学家张景岳先生，他说，凡是诊脉施治，必须先弄清楚疾病是阴证还是阳证，这是做中医的人必懂的纲领（《景岳全书·传忠录》："凡诊脉施治，必须先审阴阳，乃为医道纲领"），用张景岳的话说，阴阳已经是被用来统括其余六纲（寒、热、表、里、虚、实），因为表、里、寒、热、虚、实也可以用阴阳的概念来区分。在中国传统文化里，"阳"是指热的、阳光的、表面的、实际的，所以热证、表证、实证可以归为"阳证"，而"阴"是指寒冷的、内里的、虚无的，所以寒证、里证和虚证都可以归入"阴证"。许多人不知道，事实上表里、寒热、虚实之间在人身上是相互联系交织在一起的，压根儿不能截然分清，阴证和阳证也就不是绝对分开的，太极图已经提到过了，“阴中有阳”“阳中有阴”，这恐怕才接近真理。

下面我们还是来看看传统的中医对阳证和阴证的认识。一般来说，凡是属于慢性的、虚弱的、抑制的、安静的、功能低下、功能减退的、无热畏寒的，都是阴证。反之，凡是属于急性的、亢盛的、动态的、实强的、代谢旺盛的、进行的、兴奋的，都属于阳证。套用传统的望、闻、问、切的诊断方法，给大家列个表格看看：

四诊	阴证	阳证
望	面色苍白或暗淡无光，看上去精神萎靡不振，倦怠乏力，舌淡苔滑	面色潮红或“满面红光”，贪凉，看上去狂躁不安，嘴唇燥裂，舌红苔黄（更糟的甚至舌黑而有芒刺）
闻	声音低微，静而少言，呼吸气短、弱	声音壮厉，烦而多言，呼吸粗，喘促痰鸣，常狂言，爱叫骂（所以“说好话”很重要）
问	大便腥臭，饮食减少，口淡无味，不烦不渴，爱喝热饮，小便清长或短少	大便干结或有奇臭，口干，感觉吃不下饭，烦渴引饮，爱喝冷饮（老外很多是这样），小便短赤
切	腹疼喜按，身寒足冷，脉象沉、微、细、涩、弱、无力	腹痛怕按，身热足暖，脉象浮、洪、数大、实而有力

习惯上，历代中医们喜欢用阴阳来广泛地概括脉、症、表、里、上、下、寒、热、虚、实、气、血、动、静等，用它们来划分一般的阴证和阳证，但如果病到了紧要关头，则喜欢直接用阴阳直接命名，比如“真阴不足”“真阳不足”，甚至还有“亡阴”和“亡阳”。

四诊	症状	汗液	四肢	舌头	脉象
亡阴	身体发热，爱喝冷饮，气粗	汗是热的，而且有点黏	温热	红、干	浮、细
亡阳	与上相反	汗冷清稀	厥冷	白、润	脉微欲绝

我国古代医学家在长期医疗实践的基础上，将阴阳五行学说广泛地运用于医学领域，用以说明人类生命起源、生理现象、病理变化，指导着临床的诊断和防治，成为中医理论的重要组成部分，对中医学理论体系的形成和发展，产生着极为深刻的影响。

阴阳说早在夏代就已形成，人们认为，阴阳两种相反的气是天地万物泉源。阴阳相合，万物生长，在天形成风、云、雷、雨各种自然气象，在地形成河、海、山、川等大地形体，在方位则是东、西、南、北四方，在气候则为春、夏、秋、冬四季。

天之四象，人有耳、目(眼)、口、鼻为之对应；地之四象，人有气、血、骨、肉为之对应；人又有三百六十骨节以应周天之数；所以天有四时，地有四方，人有四肢，指节可以观天，掌纹可以察天、地、人合一。

如果听周易大师谈阴阳："天为阳，地为阴，月为阴，日为阳；奇数为阳，偶数为阴。拇指为阳，四指为阴，而四指都有三个指节为奇数，因此阴中有阳，阳中有阴。一只手有 14 个指节，两只手有 28 个指节，因此，天上有 28 个星宿。手一握就把天地抓在手里，掐指一算就上知天文，下知地理。"

如果听现代易学家论阴阳："阴阳八卦是一本无字天书，因为它解开了宇宙和自然的密码，揭示了自然万物的本质就是阴阳两个元素，因此阴阳是人类哲学思想的总源头。一阴一阳两个基本数字是人类电子计算机和今天数字化的鼻祖。"

而中医大师谈阴阳："中国人由阴阳两个元素构成。男为阳，女为阴。脏为阳，腑为阴；表为阳，里为阴；腹为阴，背为阳。因此人体疾病的原因是阴阳失衡。中医调节阴阳平衡的治疗方法是天人合一。现代医学发展垢弊丛生，破坏了人体和谐，因此中医整体调节阴阳具有西方微观医学不可比拟的巨大优势。人类未来医学将是东方整体医学。"

宋代潭州城有这样一个医案。一个员外的儿子特别捣蛋。他用鱼钩勾食去钓老百姓的鸡。鸡没有吃食，他就用嘴去给鸡做示范，一不小心自己把鱼钩带食吸到喉咙咽了下去，一拉鱼线鱼钩勾住了食道。哭着回家，把员外急坏了。于是管家把城内四大名医都请到家里。虽然四大名医满腹经纶，但是都解决不了具体疾病问题，谁也没有神医仙术。就今天来说这也不是个简单的病，也要用食管镜才能够把鱼钩取出。如果不能取出鱼钩可能发生纵隔感染，还可能因为感染而丧命。就是当时往京城送，太医院的大夫也是大眼瞪小眼没有办法。俗话说，病急乱投医。能干的管家建议找一下潭州城内一个心灵手巧的工匠莫师傅看看是不是有办法。

这太伤四大名医的面子，大家都反对。四大名医认为，莫师傅对医术狗屁不通，找他没有用。但是员外万般无奈，走投无路，还是叫管家把莫师傅请到家。

莫师傅检查后，拉着小孩嘴边的鱼线扯了扯勾得很紧。没有说话而是坐在椅子上抽烟思考。一袋烟抽完莫师傅起身说："有了。"他叫管家找一串佛珠，一个蚕茧，一坨猪油。莫师傅把蚕茧剪成圆片，中央剪个小孔。把鱼线从小孩嘴外一尺处剪断，将蚕茧涂上猪油，把鱼线不断穿入蚕茧中央的小孔，然后再用线一个个地穿上抹猪油的佛珠。当佛珠穿得差不多了，叫小孩往下咽。小孩害怕，莫师傅安慰小孩，不要怕，就像吃面条一样往下咽。如果你不配合鱼钩取不出来就不得了。小孩听话了。莫师傅把佛珠穿满后，检查了一番，用手收紧鱼线佛珠就变成了一根弯曲的棍子。莫师傅慢慢用力把棍子往下一推，往上一拔，鱼钩在蚕茧上拔出来了。莫师傅这个倒拔金钩一下把在场的人惊呆了。莫师傅告诉员外，食道有伤要吃几天稀饭。

虽然莫师傅不懂医学，但是匠人讲科学原理。而医学恰恰就是科学，因此在具体医学问题上，他比不触及疾病本质的医学更有效。如果把鱼线往外拉越拉越紧，把食道拉坏也未必能够取出来。钓鱼的人都有这个经验，鱼吃钩太深必须要用一根竹片从口内顶着鱼钩，先把鱼钩退出来往上拔才能够取出鱼钩。莫师傅就是思考用什么办法能够代替竹片的功能。他利用力学原理把佛珠穿起来变成一根棍子，用力推下去就可以退出鱼钩再拔出来。

如果有人长了脓疮，西医会认为是细菌感染，一定要用抗生素，而中医却认为，这和患者体内的阴阳气血失衡有关，需要用中药调整体内的阴阳。

因为中医理论认为，由于大自然有阴阳二气协调稳定的消长变化，才化育了万紫千红的生命世界，所以阴阳是生命的本源。大自然阴阳协调则风调雨顺，阴阳失衡则灾害横生。人体的阴阳协调则身体健康，阴阳失衡则疾病缠身。首先阴阳表现为同一的。因为不论是阴还是阳，都是从太极转化而来——即太极生两仪，所以其“体”是相同的，都来源于太极，之所以阴阳表现出不同的性质和特征，是因为其“用”不同而已；阴阳相互依存，如果没有一方，另一方也不可能产生，阴是阳存在的肯定，阳是对阴存在的肯定。所以说阴阳是同一的。

其次，阴阳双方又是相互斗争、相互否定的，因为阴是非阳，阳是非阴。这个概念就像我们将生物分为动物和植物一样，动物肯定不是植物，植物也肯定不是动物。

最后，阴阳的同一性和斗争性是相互联结的。同一是阴阳对立面双方的同一，它是以对立面之间的差别和对立为前提的。斗争是太极统一体内部的阴阳斗争，在阴阳对立面的相互斗争中存在着双方的相互依存、相互渗透甚至可以互相转化。

阴阳哲学研究的是宇宙、太空、天地、万物的本源和变化之道，并且根据自然本源和变化之道推演到生命体以及人类社会的变化之道。

太极图中随着阳的部分逐渐减少，阴的部分在逐渐增多；阴的部分逐渐减少，阳的部分逐渐增多。说明自然事物的阴阳双方彼此对立，此消彼长，此盛彼衰。表现在人体的病理变化方面，则有“热盛伤津”“阴虚阳亢”“阴盛阳衰”等多种类型。具体而言，如阳热过盛往往耗伤阴液，对气热盛伤津者，急宜白虎汤甘寒清热生津；胃肠热结伤阴者，急宜承气汤攻下腑实救阴；营血热甚伤阴者，急宜犀角地黄汤清热凉血养阴……即对于阳热过盛的一切病症，在清热的同时不要忘记阴津的耗损，这已成为中医临床用药的一条重要指导原则。

有的人一看到阴阳，马上就联想到了算卦相面的阴阳先生，认为阴阳是唯心的，是封建迷信的产物，这种观点是非常不正确的。实际上，阴阳学说是古代一种先进的哲学思想，是最早出现的朴素唯物论。阴阳学说阐明了自然界各种事物最基本的规律，指导着古代人以此把握万事万物固有的客观规律，正确认识世界，更好地利用自然界丰富的资源，使其为人类生存服务。

在日常生活中，人们离不开时间和空间，以此分阴阳。最基本的时间观念包括四季、昼夜，春夏为阳，秋冬为阴；昼为阳，夜为阴。以空间方位分阴阳，东南属阳，西北属阴。进一步引申，与明暗、寒热、动静、上下等概念相联系，凡具有上升、向外、明亮、温热、兴奋、运动剧烈、化生等特性的事物属阳，凡具有下降、向内、晦暗、寒冷、抑制、静止、养育特性的事物属阴。

这种抽象的阴阳观念形成后，就成了中国传统文化的思想主干，成为中国人的思维模式，这一世界观影响着中华民族的方方面面。在自然科学中人们应用阴阳学说研究天文地理，以此解释四季变化和万物的兴衰。医学家论阴阳，综合了自然科学和哲学中的阴阳观念，以此论述人体的生理功能和病理变化，以及防治疾病的经验。中医学的经典著作《黄帝内经》就是以阴阳说明医学原理的。

阴阳学说解释各种事物的规律时，认为对立面的一方必须具有阳性特征，另一方具有阴性特征。此外，阴阳学说把对立双方的相互转化看成是一种循环，即阴的转化方向是阳，阳的转化方向是阴，因此阴阳学说能精确地说明事物的发展及新旧事物之间的辩证关系。

“维”是“方向”“层”是层次，“维层”简单来说，就是指人们对世界认识的方向和层次。比如说，由一个方向确立的空间模式是一维空间，一维空间呈现直线性，只被长的一个方向确立。由两个方向（长和宽）确立的空间模式是二维空间，三维空间则是由长、宽，加上“高”三个方向构成，或是说由前后、上下、左右所构成的空间，怎么理解呢？包饺子大家都知道吧？把饺子皮擀平了，可以理解为“二维”，包上馅，就是“三维”，那么四维空间呢？就是三维空间加进一维时间的概念，指的是古典物理学的三维空间加上时间，跟数学的“四维空间”的意义完全不同。除非能超过光速，人类不可能超越时空。

自从爱因斯坦在《广义相对论》和《狭义相对论》中提出了四维时空的概念之后，四维空间这个“科学”概念便为大家所熟知。大家平时看电视或读一些煽情文章，总能听到诸如“穿越时空的交汇”“打破时空限制，运用多维思考”之类的话语，那才是“伪科学”呢！现代科学还远远不能穿越时间，否则就真能发明时间机器旅行到“过去”或“将来”了。现代科学能认知的万事万物都是在“现在”（present）这个时间点，“过去”(past) 与“未来”(future)，科学目前还没办法呢，用现在的科学思维与方法，可能永远也认识不到。为什么呢？因为我们大家都是生活在长、宽、高（三维空间）里的，大家的认知极限的空间是由长、宽、高所确立的看得见摸得着的世界，并占据“现在”这个时间点，“过去”与“未来”只能通过“推理”“思考”来揣测，也就是说，我们人类生活在四维的“境界”里，到目前为止，人们认识的物理世界只是四维。更不客气些解释，我们还太“低等”，低等的生命无法理解高等生命的“境界”。比如“蚂蚁”，虽然也在我们这个三维空间下生存，它们却无法理解我们所生活的这个三维空间，蚂蚁只懂得前后左右移动，“蚂蚁上树”不是因为它懂得上下的概念，而是因为它跟着气味爬。在爱因斯坦看来，时间与空间是一个不可分割的整体——四维时空，能量与动量也是一个不可分割的整体——四维动量。他阐述了自然界一些看似毫不相干的量之间可能存在深刻的联系。

我们知道，物理学有两大分野：一是以牛顿学说为主体的古典物理学，另一个就是从爱因斯坦学说以来的现代物理学。在牛顿的世界里，物理学的定律都在三维空间里，物质不灭，光呈直线运动。在大家的日常生活当中，牛顿的古典物理学就够用了，这也是我们多数人的思维习惯。在古典物理学范围内，古传中医的“千里诊病”是不合理的“伪科学”。

自爱因斯坦开始，到了今天的霍金（他的《时间简史》大家找来看了吗？），现代物理学已经表现得可圈可点，在三维空间加时间的基础上，现代物理学认为物质有灭，光可做曲线运动，时间甚至可以倒流。在古典物理学看来，这种事情只有上帝才能做到。从现代物理学看，这却是完全可能的、完全正常和合理的。

为什么要解释这么多“科学界”的东西呢？因为我们的老祖宗所领悟到的阴阳，早已“超科学”——远远超出现代科学所观察到的范围！

人是自然的一部分，人居住的环境对人的身体影响是非常大的。因为万物皆有灵，居住的环境每一件物品都有它特定的磁场，好的磁场对身体的影响是正面的，不好的磁场对身体的影响是负面的。居住地每件物品的磁场每时每刻都会影响到居住在这里的每个人的身体和神经。我们打扫卫生，收拾房间，都是让家里的环境更加的舒心和谐，把每天进来的不和谐的信息统统地扫除。让居住环境的气息和身体的气息都顺应自然，这样才能更好地保护好自己。

人离不开环境，环境的改变，就会造化自身的命运、运气等。环境的清静、干净，适当地调理物品的摆设等，目的是让家里的空气可以循环起来，藏风聚气，达到养人的效果。人和自然界的万事万物一样，都是在阴阳中。人不仅要自身内在和，还要和人和，还要和天地自然和，多方位的阴阳和，人的身心才能不断地完善。趋利避害是人的本能，多了解一些阴阳五行和身心的关系，也就会使自己多了一份保险。

“谷神不死，是谓玄牝，玄牝之门，是谓天地根”。

万事万物的自然过程称为道。在上称为天道，由完整的虚象构成，是一个不改变的主宰精神。在下称为地道，是发挥作用的东西，是器物，是有联系的事物。在中称为人道，人道是天道和地道合成的精灵之道，是依据物理自然变化的程序，演化成控制本体的灵魂。

“天地根”意味万物万事都起源于这里，都基于这里，都回归这里，这里包括宇宙中的一切和一切的动静。人物立于天地之间，在天地互存互在的形式里，在天地之间活动。天地共生的缩影如同房檐挂的一个大冰溜子，下面是盛器，承装着不满的水，天气回暖开始融化，水滴顺着冰溜子而下，经尖端落在下面积水的中心，天水直降落在地心里，这是地得天生。水汽蒸发，遇寒为雪，雪坚为冰。这是天得地生。深谷是地根，浩然是天根，天为地根，地为天根，天地是万物之根，更是人物之根。心灵依据天地的法则行驶动静，动静又回到天地之中。向着天地根通向最深处，是生命活动的根本原则。

“玄牝之门”，门是阴阳变化之门，是生化之门，由它展示事物从始到终的全过程。玄为阳，牝为阴，玄牝即一阴一阳。阴阳主宰事物的发生、发展和终结，没有阴阳一切就都不存在了，阴阳之变包括藏化、运化、消化、转化、生化。阴阳变化神出入化，深不见底，高不见顶，远不见虚，近不见实。从阳由动入一，从阴由静入善，从心由精入灵，从体由深入远，从静由规范到规则，从动由规律到事物，从质由浊到纯，从量由低到高。阴阳把生活的一切事物、环境，条件，方式、方法……都纳入了独立自然的程序。

阴阳，深奥而壮观，惊天地，泣鬼神。人是自然的主体，灵魂是自然的化身，身体是自然的载体，生活是自然的形式。人物在阴阳运动中突出了自然的本身，地位准确，性格鲜明，生活平常，精神闪光。阴阳推行了道，铺布了自然，缔造了人，恩赐人的健康和长寿。

道是一个心灵，主宰一个神动。一回直入深渊，一返直通遥远，归实精气晶结，归虚神抱时空，站立时是一座高山，接连云水，躺卧时是一条长流，运行高低。为生合于全息，为活融入细微。明神，知物，守规，法理，一静合于环境，一动合于程序，一虚是朵白云，一实是个种子。随物而化，随气而结。独立自主，随机自动，随和交融，流畅奔放。

道是一个生活，是日出而作、日落而息的淳朴生活。每个人都有自己的生活

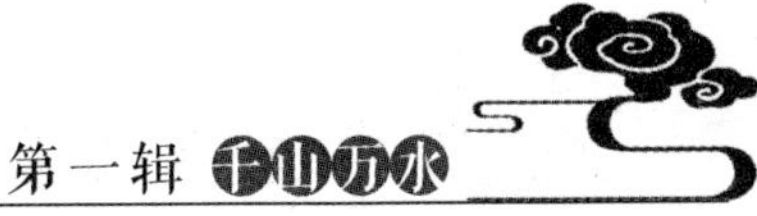

和环境，从事自己的本职工作，去度过属于自己的时光。在自己的世界里没有忧虑，没有妄念，一心劳动，完成工作，在简单、舒适中安然地履行自身的自然生活，不喜欢夏天，夏天也要照过。时光不会因为你不喜欢它，它就会绕过去，或者停滞不前。

台湾著名教授曾仕强先生在讲解什么是《易经》时说过：大地万物皆是阴阳合一，阴阳对立，阴阳互动。夏天的酷暑和蚊虫固然可恶，但是这个季节却是万物生长的最旺盛时期，细想想的确是如此。没有夏日的炎炎烈日照耀，没有夏日丰富的雨水灌溉，哪来的金秋硕果累累？

一场大雨过后，天空如洗，蛙声作管弦，彩虹亘玉带。你再看那沾露挂泪的青草是不是瞬间长高了许多；那玉米挺直了腰杆，拔节声在隐隐萌动；浪涛般的水稻在欢快地吮吸着琼浆甘露。“接天莲叶无穷碧，映日荷花别样红。”蜻蜓点水，蜜蜂传情。岩上的泉水瀑布，林间藤萝缠绕。这个时候，你若坐在林间溪旁，山风与你耳鬓厮磨，松香幽幽沁人心脾，静静地闭上双眼，什么都不去想，什么都不去做。心儿会与轻风交谈，魂儿会与白云飞翔，跌宕的溪水会为你送上迷人的歌声，晨钟暮鼓会带你进入禅定。

中医里的中庸

什么叫中？不偏不倚。这并不容易。举个例子，在A楼和B楼之间拉一条钢丝，你能够坚持正中不偏不倚地走过去，才是高人。

亚里士多德称西方的中为正中。我们看到西方发明的天平是左边盘子挂一斤的东西，右边盘子就要有一斤的砝码。那么这边如果挂一个大山，那边要用多大的砝码？中国不是这样，它把正中左移，一个秤砣一个衡。如果要称一座山，他挪动那个四两拨千斤的秤砣，就找到了平衡。能在纷繁复杂的环境中去找到一个四两拨千斤的平衡，那是多么了不起。这就叫作中。那么庸呢？庸者，用也。无论四两拨千斤找到平衡多么关键，都要运用于实践。南宋朱熹这样解释庸：庸者，常也。经常、时常，每时每刻天天月月年年往前推进。所以“庸”并不平庸。我们一步步地踏着“平庸”的台阶不费劲儿，但它可以送我们上云天，明天可以去登泰山而小天下，后天可以登喜马拉雅山。“登高必自卑，行远必自迩。”从每一步做起，这就是中庸的庸。中庸好像很容易，但是，孔子不这么看，因为他一定要做到：止于至善。

有的人故意把“中庸之道”说得高深莫测，其实它的原理很简单。有一个“搔痒”的谜语：“上边上边，下边下边，左边左边，右边右边，重些重些，轻些轻些。”它的潜台词就是“正好”，这种恰到好处就是中庸之道。北宋大儒学家程颐注释中庸为：不偏之谓中，不倚之谓庸。中庸即永恒恪守中正之道。

《中庸》原是《礼记》中的一篇。是战国初年著名的哲学家、思想家子思（孔子的孙子）所作。《中庸》是儒家经典的重要组成部分，篇中围绕儒家的“中庸”思想进行全面的阐释，对世人影响至为深远。

中国人对中医一定不陌生。现代的年轻人对中医逐渐疏远了。一般生了病吃药片、打吊针、做仪器检查。至于吃中药，一是太苦，二是太麻烦。有的年轻人甚至不知道中药怎样煎煮。年长一点儿的人对中医药的认识是西药治表，中药治本，西药药效快，中药药效慢，别的也就说不出什么了。

鲁迅先生在一篇散文中对中医奇特的“药引”做了这样的描述：芦根和经霜三年的甘蔗，他从来没有用过。最平常的是“蟋蟀一对”，旁注小字道“要原配，

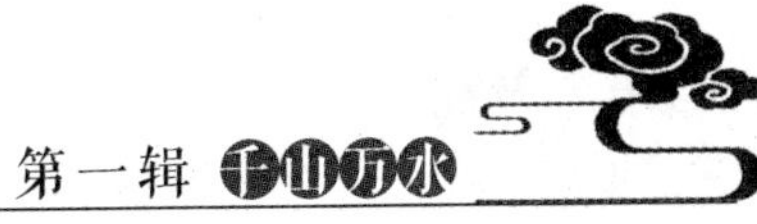

即本在一窠中者”。似乎昆虫也要贞节，续弦或再配，连做药资格也丧失了。确实有点黑色幽默的味道，一百多年历史的西医战胜了五千年历史的中医药。现在西医药的弊端已经很明显，西方积极寻找一种新的替代医学，中医药又开始浮出水面。

中国传统的医学就叫中医，中医先生也是这样说，辞典上也是这样解释的。偶然的机会，听到这样的声音：中医是中庸之医。

我读过南怀瑾先生整理的《维摩精舍丛书》，袁焕仙先生在讲解《中庸》这部书的时候说：中为体，庸为用，中庸也就是体和用，体为本质，用为现象。

历史上孔子的中庸之道一直以朱子引申程子的解释为准绳：中为不偏，庸为不变。中庸之道的解释就演绎成为儒家一种主张，待人接物采取不偏不倚、调和、折中的态度。难以想象，一统中国数千年文化的竟是调和、折中的处世之道，灿烂的中华文明竟是在这个基础上诞生的。

那么，中国传统医学的概念与中庸之医的概念差别在哪里？中国传统医学的概念仅仅是从表象上、地域上定名。中庸之医是从中医的实质上定名。

中庸之医从字面上解释为体用之医，引申中医本身的原意形神之医。《黄帝内经》在八正神明论中：何谓形，所谓形，问病人的所痛，再从经脉里去探索病情才可以出现在眼前。因为靠论察形体才能知道病情，所以叫作形，也就是我们中医常用的望闻问切。何谓神，就是望而知之，心态开朗，眼中明了它的变化，心中有数。“人体就是一个小宇宙，有着自身的运转规律。中医，目的乃是‘致中和’，以平衡为贵，以和谐为美。中医处处渗透着中庸的智慧。”

首先，中医认为人的生理与自然是贯通的。《黄帝内经》里认为心是君主，统率一切心身现象。心以下由肺、肝、胆、膻中、脾、胃、大肠、小肠、肾、三焦、膀胱组成，他们分别为相傅、将军、中正、臣使、仓廪、传导、受盛、作强、决渎、州都等官员。

其次，疾病与人的社会角色相关联。中医认为由于个人所处环境不同，政治经济地位不同，身心机能和体质特点就会出现差异，进而导致病因病性上的差异。《医宗必读》云：“大抵富贵之人多劳心，贫贱之人多劳力；富贵者膏粱自奉，贫贱者藜藿苟充；富贵者曲房广厦，贫贱者陋巷茅茨；劳心则中虚而筋柔骨脆，劳力则中实而骨劲筋强；膏粱自奉者脏腑恒娇，藜藿苟充者脏腑恒固；曲房广厦者玄府疏而六淫易客，茅茨陋巷者腠理密而外邪难干。”

再次，在养生防病中顺应自然规律，在治法上遵循因人、因时、因地制宜的原则。《素问》告诫曰：“治不法天之纪，不用地之理，则灾害至矣。”

最后，中医学在生命健康、疾病的问题上不仅着眼于人体自身，而且重视自然环境和社会环境对人体的各种影响，故而对医家提出了极高要求："上知天文，下知地理，中通人事。"

中医理论认为，"和谐""平衡"乃是人之生命存在身体健康的前提和基础。《黄帝内经·素问·调经论》曰：夫阴与阳皆有俞会。阳注于阴，阴满之外，阴阳均平，以充其形，九候若一，命曰平人。"平人"即是身体各器官部位处在平衡和谐状态的健康人，其特点就是阴阳平和。而这种平衡和谐一旦被破坏，人就要生病了。《黄帝内经·素问·调经论》接着指出：夫邪之生也，或生于阴，或生于阳。其生于阳者，得之风雨寒暑；生之阴者，得之饮食居处、阴阳喜怒。人之患病，就因为人体之阴阳出了问题，导致阴阳失和失平，也就是所谓阳（如六腑）生了邪气，阴（如五脏）生了邪气。这是因为阳受到外部风雨寒暑的影响，阴受到人自身不良生活习惯的影响，因而导致阴阳失和而生疾病。人患疾病因为人体之阴阳失和失平，故而需要有针对性的调节治疗，以使人体之阴阳恢复至和谐平衡的状态。《黄帝内经·素问·调经论》接着论道：五脏者，故得六腑为表里，经略肢节，各生虚实。其病所居，随而调之。病在脉，调之血；病在血，调之络；病在气，调之卫；病在肉，调之肉；病在筋，调之筋；病在骨，调之骨。这是告诉人们，医者治疗病患须先诊其病源所在，然后根据实际情况采取措施医治，使患者身体（包括精神）达到一个"适中"的程度。

再如《黄帝内经·素问·至真要大论篇》就论述了六气司天、在泉、有正化、胜复等变化，以及其所致疾病的症状、诊断和诊法、治法等内容，其中在治法上特别强调"用中求和"的治疗原则。其文曰：高者抑之，下者举之，有余折之，不足补之。佐以所利，和以所宜。必安其主客，适其寒温。同者逆之，异者从之。……木位之主，其泻以酸，其补以辛。火位之主，其泻以甘，其补以咸。……太阳之客，以苦补之，以咸泻之，以苦坚之，以辛润之。开发腠理，致津液，通气也。

中医理论认为，人之身体理想的状态就是保持"适中"，诊断过程就是找出身体的哪部分出现了"失中"，治疗原则就是"执中"，治疗的最佳效果就是"治中"。"中"者，不偏不倚，不多不少，不卑不亢，恰到好处，人体各种功能达到最佳状态，亦所谓"和"，即达到《黄帝内经》所谓的"平人"。《黄帝内经·灵枢·始终》有言曰：所谓平人者不病。不病者，脉口人迎应四时也，上下相应而俱往来也，六经之脉不结动也，本末之寒温之相守司也，形肉血气必相称也。是谓平人。

孔子的学生曾点、曾参是父子。有一天曾参在田地里干活，笨手笨脚地把禾苗锄掉了，曾点勃然大怒，拿起棍子狠揍曾参，曾参恭恭敬敬地站在那里也不躲，结果被打晕过去了。一会儿曾参醒过来，还恭恭敬敬地对父亲说："儿子不孝，惹你生气了。"旁人看到了都夸曾参"仁"——仁者孝为先，父亲把自己打成这个样子还不逃不反抗，多好的一个孩子！可这事传到老师孔子这里，孔子却生气了，不让曾参进门，不认他这个学生。孔子说了，你父亲下狠手打你，有可能把你打死，如果把你打死，你父亲就会犯罪坐牢，即使不把你打死，打伤了他也会伤心，也是一个过错。他打你，你就应该躲避，这才是真正的孝。你以为不躲避就是孝，那反而是在怂恿你父亲犯错，就是最大的不孝。

孔子的学生子路，有一次遇见一个孩子溺水，便急忙投水相救，被救的孩子家长送了一头牛给子路，子路毫不推辞地收了下来。有人说，子路救了人还收礼，似乎不符合“仁”的道理。孔子听到了则很高兴，说子路做得对，从此鲁人必乐于拯救溺水之人了。得救的人有机会报恩，救人的人有回报，两全其美的事。鲁国的法例规定，如果有人肯出钱去赎回被邻国捉去做臣妾的百姓，政府都依例付给他一笔奖金，作为奖励。孔子的学生子贡很富有，赎人却不愿接受奖金。孔子知道了就骂他说：“你错了，君子做事可以移风易俗，成为大众的规范，怎么可以只为了自己高兴，为了博得虚荣，就随意去做呢？现在鲁国人少，大都是穷人。你这样无形中创下了恶例，使大家都认为赎人接受赏金是一件丢脸的事，以后还有谁赎得起人，从此以后赎人回国的好风气，将慢慢消失了。”子贡大概很委屈，不过仔细想想就是这个理。

中庸之道，可见一斑。

天法道，什么是道？《周易》云：一阴一阳之谓道。道，就是阴阳。依照天时，夏至日阴气生而阳气始衰；一年分阴阳，冬至一阳生，夏至一阴生。用《易经》的道理来看，天地、世间乃至我们的生命是一个整体，而且法则一致。道家的观念，也始终认为天地是一个活的生命，它本身会呼吸。这就是中国文化最高的范畴——天人合一的内涵。中国人讲究的，就是顺天安命。对于人来说，顺应自己身心的本性，合乎天地自然的规律，以阴阳二气的中和为依归，自在舒展地活着，就是最好的生存状态、最高的人生境界。

《中庸》所说：喜怒哀乐没有发作，不让个人情绪左右自己，叫作中；喜怒哀乐情绪表现出来的时候，都恰到好处，叫作和。我们还可以更平实地理解中和——中正、平和，此乃君子之风。“中和”是中庸之道的主要内涵，《中庸》云：“喜怒哀乐之未发谓之中，发而皆中节谓之和。中也者，天下之大本也；和也者，天下之达道也。致中和，天地位焉，万物育焉。”中，就是于内含藏；和，就是于外和顺。从更高的层面说：中和，就是阴阳二气的和合与和谐。《周易》理论认为：夏属火，对应五脏之心，因此夏至后重在养心。夏日炎炎，往往让人心烦意乱，而烦则更热，可影响人体的功能活动，从而产生许多精神方面的不良影响。俗话说“心静自然凉”，要善于调节，多静休，排除心中杂念。人之中和，包含身、心两面："身"自然就是养生。

"阴阳者，天地之道也，万物之纲纪，变化之父母，生杀之本始，神明之府也。"这是《黄帝内经·阴阳应象大论》里的一句话，说阴和阳是天地之道，万物的构架，变化的原因，生杀的结束与开始。在春秋时期，老子曾言："致虚，恒也；守中，笃也。"《管子》中也有"正心在中"的记载。这里的"中"是形容心境达到了定、正、静的状态，中医里的"中"就包含了这些思想元素。中医理论更是把阴阳五行作为理论基础，将人体看成是气、形、神的统一体，通过望、闻、问、切等四诊合参的方法，探求病因、病性、病位。在中医理论看来，"持中守一而医百病"，身体内阴阳平衡，一直保持中和之气，才会百病不侵。

我们知道，中国古代哲学有源远流长的"气"论的传统，宇宙万物包括人的生命皆本于气，所以通常用气之聚散来解释生死。而气分阴阳，"阴阳合和而万物生"。气又分精粗，"精也者，气之精也"（《管子·内业》）。也即精微之气，合称"精气"。精气是化生万物（包括人类）的本原。《周易·系辞传下》又提出："天地氤氲，万物化醇。男女构精，万物化生"。天地阴阳二气交感，孕育天地间生灵，亦示意着男女两性之精交合，产生生命。说明阴阳精气的和谐交融是生命产生的根本。

《黄帝内经》说："夫上古圣人之教下也……恬淡虚无，真气从之，精神内守，病安从来。是以志闲而少欲，心安而不惧，形劳而不倦，气从以顺，各从其欲，皆得所愿。"《黄帝内经·素问·天元纪大论》将复杂的生命起源解释为："故在天为气，在地成形，形气相感而化生万物矣。"显然，这是用"天地形气相感"来概括生命起源学说。就人类个体的生命起源而论，则以为生命来源于父母精气的结合。"人之生也，合父母之精而有其身。"《黄帝内经·灵枢·经脉》则说："人始生，先成精，精成而脑髓生。……脉道以通，血气乃行。"这说明精气是生命的原始物质。"两精相搏，合而为人，两神相搏，合而成形，常先身生，是谓精。"杨上善对此解释为："雄雌二灵之别，故曰两神。阴阳二神相得，故谓之搏。和为一质，故曰成形。此先于身生，谓之为精也。"（《黄帝内经·太素·卷第二》）当男女两性之精结合后，在母体内形成胚胎，构成身形而产生生命。强调"血气已和，荣卫已通，五藏已成，神气舍心，魂魄毕具，乃成为人"（《灵枢·天年》）。说明生命的孕育和产生必须依靠父母先天精气和合、阴阳气血的调和。这同样侧重一个"和"。

《黄帝内经》所论"精气"具有很广泛的涵义，它包含有"天地之精气""水谷之精气"和"脏腑之精气"。它是维持生命活动、促进人体生长发育的基本物质。精气之间可以相互转化。气的运动即气化，推动和调控人体的生命进程，精是气化生的物质基础，先天之精可化生元气，后天之精可化五脏之气。精足则气之化源充足，气化过程和谐稳定，机体功能正常。

精的化生又依赖气化功能的正常调和，如饮食水谷之气与肺所摄入之清气，合而化为后天之精，人出生后不断从外界摄取水谷，并在脾胃的作用下化生为水谷之精，即后天之精，通过心之气化敷布周身，充养先天之精及五脏之精，所谓气化则精生。精气互化，如环无端，和谐共荣。精气和谐对于人的积极作用，在《管子·内业》中有更为形象的论述。汉哲学家王充进一步指出了精气与生命、血脉与形体的关系，他说："人之所以生者，精气也，死而精气灭。能为精气者，血脉也，人死血脉竭，竭而精气灭，灭而形体朽，朽而成灰土。"（《论衡·论死篇》）这与《内经》所强调的，血液在经脉中正常流注，使得营卫通畅，五脏俱全，就能使人形体、气血、精神和谐，是一致的。

精神的活动是无形、不可见的，因而"神"又表示生命的玄妙变化，故"阴阳不测之谓神""神也者，变化之极，妙万物而为言，不可形诘者也"（《周易·系辞上传》）。对此，荀子的解释更为详细具体："列星随旋，明递炤，四时御，阴阳大化，风雨博施，万物各得其和以成，各得其养以成，不见其事，而见其功，夫是之谓神。"（《荀子·天论篇》）神与精气关系也是难以分割的。精为神之根，神为精之主，"神"由精气所生，精气是产生神的物质基础。《黄帝内经》提到了神的产生，认为："五味入口，藏于肠胃，味有所藏，以养五气，气和而生，津液相成，神乃自生。"（《黄帝内经·素问·六节脏象论》）五脏精气、血气调和，情志平和，是神产生和保持正常状态的重要基础。"血气不和""阴阳不和""失时之和"，是产生各种疾病的主要机制，精气神耗散人的生命就要衰亡。这样的医理被哲学家提升到生存论乃至本体论的地位："太和之中，有气有神。神者非他，二气清通之理也。……阴与阳和，气与神和，是谓太和。"（《张子正蒙注·太和篇》）

精气神的和谐主宰着人体的整个生长发育、衰老过程，精能生气，气能生神，养生先应保其精，精满则气壮，气壮则神旺，神旺则身健，身健而少病。

精气神与五脏关系同样需要和谐。一方面，精气神是五脏功能正常的保证，另一方面，精气神的化生、储藏及运行，又需五脏来主持完成。所以五脏功能的协调是精气神旺盛和发挥作用的场所。精气神是维持脏腑、经络、四肢、官窍功能活动的物质基础，脏、腑、气、血、津液、形体、官窍之间及其与外界环境维持相对的协调平和，人体则健康；否则整体统一性遭到破坏，则易产疾病。善养生者保持着精气神的安宁和谐，而精神的安康，要遵循阴阳变化的法则，让后天的生活习俗、锻炼形式和合先天阴阳之道，亦即老子"道法自然"在人体生命规律中的体现，后天必须和合，而后天能够保持形体健旺，精神安和宁静，体内真气和顺，疾病就不会发生。

于丹说用中国人的方式喝茶，能让今天都市里的孩子们多懂一点中国文化。四时是什么？春生、夏长、秋收、冬藏，看看春生，“春”，原来我们写大篆的时候，上面是“草”字头，底下还有个“屯”字，象征种子破土、发芽，右下角是一个太阳，那画出来的是欢欣蓬勃的大地回春图啊。写到今天的“春”字，太阳还是在下面，很多人说“日”为什么在下面？因为中国人的大地回春，暖气、阳气的蒸腾，是从大地出来的。所以你会觉得地下复苏的时候，新枝、嫩叶都开始向天空招展致敬了。我们喝茶，最早从绿茶那一点雀舌，到长出来的旗枪，一枝一叶的那种新鲜脆嫩，都是大地暖阳的精华，所以你会觉得如沐春风而思飞扬，春天这个生长的季节，万物在向天空致敬。而中国人说：“临秋云而思浩荡”，到秋天，枝头的果实啊、谷穗啊，一切被压弯的时候，它就开始了向大地的回归。

所以春生夏长，夏天蓬勃，秋天要秋收，最后到冬藏。你看汉字写得多么好：厦者，大也。这个民族大，华夏，华美丰硕的一个民族。屋子大，我们叫厦，所以你看，外面放上一个屋子的架子，大厦就起来了。夏天，是太阳大，人的火气也大的季节，所以怎么能不用绿茶去平衡呢？到了秋天，“禾”木旁加一个“火”，今天的农民不也火烧秸秆吗？所有的庄稼收完了，草木灰还田，到了这个季节了，万物收获。而到了冬天，“冬”的上面的这个大反文，是结绳记事记到了两头，一年终了。下面的两点，是象形的两个碎冰门，当然南方是不会体会到那种刺骨严寒的。但是如果你到了东北，听东北话有个形容词说：哎呀这天啊，嘎嘎的冷。什么叫“嘎嘎的冷”，就是那种冰门嘎嘎破碎的声音。所以当一年季节结绳记事到了头，还有碎冰门，这个时候就叫冬天。

看看中国的四季，你怎么敢违背它。春生夏长，人澎湃的时候，你一定要喝不发酵的茶去降燥去火。到了秋天，为什么现在各地的人都这么认铁观音、乌龙茶呢？是因为乌龙茶、铁观音喝完了翻过来看它的这种青叶镶红边之美，它在半发酵的过程中含着不发酵茶的清洌，也含着发酵茶的甘醇，它的那种韵味的悠远，恰恰就平衡了中国的春夏秋冬的燥热与严寒，让人达到这样一种温和的平衡。所以，半发酵茶里面是有哲学的，因为中国人说：“致中和，天地位焉，万物生焉。”现代人越来越不信这些茶了，宁可去信大把的补药。其实人和四季一样讲究，一定是有它的原理的。这样跟着四季春生夏长、秋收冬藏，四季有茶香相伴的话，我想这也是一种别样的生活。所以我真的很希望，一代一代中国的孩子，可以不再熟悉农耕的方式，但是起码还爱一盏中国茶。

《黄帝内经·素问·至真要大论》曰：“夫五味入胃，各归所喜，故酸先入肝，苦先入心，甘先入脾，辛先入肺，咸先入肾，久而增气，物化之常也。气增而久，天之由也。”说明五味对五脏有其特定的亲和性。五味调和则能滋养五脏之气，使身体强健。五味太过或不及，则会引起相应脏气的偏盛偏衰，使脏腑功能失和，导致各种疾病的发生。中医治疗的用药原则即是利用五味之偏性以调整脏腑之偏颇，补偏救弊，以使五脏能够恢复平和协调的正常状态。

在方药配伍上，古汤剂也称“和齐”。古籍《世本》称医治为“和药疗疾”；《周礼·天官》中有“食医掌和王之六食、六饮……之齐”；《五十二病方》中的复方也多以药汁或药与赋形剂之间的“和”“并和”“合挠”（搅和）称之；《史记·扁鹊仓公列传》中记载扁鹊治虢太子病时，也以“八减之齐和煮之”。

《灵枢·岁露论》认识到：当逢盛年，遇月满，能“得时之和”，虽有贼风邪气不能危害人体，此为“三实”。“乘年之衰，逢月之空，失时之和”，易为贼风邪害，是谓“三虚”。《素问·五常政大论》认为，治疗必须“养之和之，静以待时，……必养必和，待其来复”。认为万物之生化，各有其自然之道。治病应顺从人体生化的自然规律，把握人体正气自我恢复的时机适时调养，其关键在于调动、调节机体自身的生理机能，并注重与时令节气变化相配合。人必须适应外界环境，否则就会导致疾病的发生，故有：“因岁之和，而少贼风者，民少病而少死，岁多贼风邪气，寒温不和，则民多病而死矣。”（《灵枢·岁露论》）人生存于自然，只有顺应自然，才能“内外调和，邪不能害”（《素问·生气通天论》）。“从其气则和，逆其气则病”（《素问·五运行大论》）。

《中庸》认为，“万物并育而不相害，道并行而不相悖”，即多样性事物之间可以和谐相处、互补共进、宽容包纳。“和而不同”的原则最能体现中和之道的精神，它是正确处理各种关系的黄金规则，具有最普遍的意义。

《黄帝内经》说：“阴平阳秘，精神乃治。”

纸上得来终觉浅，绝知此事要躬行。

中医里的菩提

幼时读《西游记》见孙行者的师父菩提祖师隐居在西牛贺洲灵台方寸山斜月三星洞中，即天上灵山之中。而我佛如来恰就住在西牛贺洲“天竺灵山”的大雷音寺内，又因吴承恩写到西方妙相祖菩提生不灭三三行，全气全神万万慈，菩提乃是佛教的象征，因而人们不由自主地认为菩提老祖是佛而非道。后来知道佛已经超越了六道轮回，既然是佛，尽虚空遍法界没有不明了的。

“菩提”一词是梵文 Bodhi 的音译，意思是觉悟、智慧。

佛陀曾在菩提树下，历经万千劫数，最终参透无常，了悟心性，顿悟成佛。后来，他在彼岸佛国，为众生遍植莲花，菩提树下，他是悲悯的佛，在他双手合十的掌间，世间万物，都抵不过他眼中的慈悲。佛说命由己造，相由心生。其实，所有的路口，都是自己选择了该如何行走，所有的渡口，亦是自己甘愿停留。

佛教传入中国已有两千年的历史。在漫长的历史长河中，它已渐被中国古文明及人文习俗接受，成为至今仍对中国民众思想、生活较有影响的一个宗教。它渗透于社会、生活的方方面面，其中也影响了传统医学的发展。

明代江瓘《名医类案·颠狂心疾》中载有用佛教哲理治疗心疾一例：邝子元因失宠于朝廷，无聊之至，郁而成心疾。病发时，昏聩如梦，或发谓语。病不发则一如常人。后真空寺老僧用佛教哲理分析了过去、现在、将来三种妄念，劝他抛弃“幻心”，离开苦海，参禅坐定，扫空欲念，形成“觉心”，则心疾可自愈。邝子元接受老僧规劝后，通过这一套澄心静默的办法，一个多月就治愈了他的心疾。台州僧处理中年病目，常持诵大悲咒，梦观音传授法偈，令每旦咒水七遍或四十九遁，用以洗眼。凡积年障翳、近患赤目，无不获痊。处理跪受而寤，悉而记忆如说，诵行之不逾时，平愈。寿至八十八岁。其偈曰：“救苦观世音，施我大安药，赐我大方便，灭我愚痴暗。贤劫诸障碍，无明诸罪恶，出我眼室中，使我视物光。我今说是偈，洗忏眼识罪，普放净光明，愿观微妙相。”

在佛国世界，中央娑婆世界是佛祖释迦牟尼的世界。东方净琉璃世界的药师佛与西方的阿弥陀佛，是影响最大的两方圣主，有着较多的信众。在西方世界里，阿弥陀佛、观世音菩萨和大势至菩萨被尊为西方三圣；在东方世界里，药师如来、日光菩萨和月光菩萨则被尊为东方三圣。

佛教对药师佛的解释是：药师者，是譬名，药师随病设药，能令除灭一切病痛，此佛亦尔，以世、出世两种妙药灭除众生心身病，故言药师。拔除生死之病，故名药师。照度三有之暗，称琉璃光。药师佛，在佛教文化中，是一位十分重要的佛门教主。药师佛曾立下12条誓愿以救度众生，其中有几条就与人们的心理保健有关，如“所求满足”——使众生自由自在，纵横自如；“安立正见”——众生的一切烦恼都能解脱，可以获得正确的见解；“苦恼解脱”——能解脱一切苦恼。药师佛还有两个化身：一是药树王，专医人的肌体疾病（即生理疾病）；二是如意珠王，专治人的精神疾病（即心理疾病）。据《法华经》记载，服了如意珠就能使人如意，精神方面的疾病便可治愈，从而使人心旷神怡，身心安乐，健康常乐。可以说，药师佛既是大医王、药王，又是出色的生理学家，是众生心理健康的保护神。药师佛信仰流行起于唐代。由于我国汉、藏两地的许多佛教寺院都设有专门的大殿供奉药师佛，并且每年都会如期举办相应的法会。因此，药师佛信仰在我国具有很大的信众群体。而且，药师佛信仰对我国医药文化具有较大的影响。

佛教医学把治疗人的疾苦、普度众生作为修行者的职责。从佛教产生以来就特别重视精神健康，认为只有思维意识健康，人体才能保证健康的状态。佛教经典的诸多著作中也详细地讲述了许多养生的方法，给现代医学提供了大量可借鉴的珍贵财富。

佛经中蕴含着大量的医药内容。据记载，集佛教典籍之大成的《大藏经》中，专论医理或涉及医理的经书有400余部。《佛说大方等顶王经》描述佛祖是一位大德医王，善知病因、病情及治疗，善于普救众生超脱苦海。在《大藏秘要》第1~5卷中，载有内、外、妇、儿、五官等疗病方法，如《佛说婆罗门避死经》《佛说温室洗浴众僧经》《安般守意经》《佛说佛医经》《佛说胞胎经》《佛说佛治身经》《佛说活意经》《佛说咒时气病经》《佛说咒齿经》《佛说咒目经》《佛说咒小儿经》《神秘要法经》《坐禅三昧法门经》《禅法要解经》《禅要诃欲经》《治禅病秘要经》《易筋经》《佛说疗痔病经》《除一切疾病陀罗尼经》《能净一切眼疾陀罗尼经》《迦叶仙人说医女人经》《啰嚩拏说救疗小儿疾病经》《延寿经》《佛说医喻经》《五门禅经要用法》《耆婆脉经》《龙树眼论》《耆婆要用方》《耆婆五藏论》等。

《无量寿经》卷四说：“独作诸善，不为众恶。身独度脱，获其福德。可得长寿泥洹之道。”唯独作善行善，不作众恶，身体才能度脱生死，获其福德，得到长寿之道。《无量寿经》卷四又说：“捐志若虚空，勤行求道德。可得极长生，寿乐无有极。”心怀空寂，净无垢染，犹如虚空，勤于修行，追求道德完善，可得长久不衰的生命，长寿给人带来的快乐没有止境。《大智度论》认为，生病有

"外缘"和"内缘"两种因素，"外缘"即为外在条件，如受到寒热、饥渴、摔伤、挫伤等；"内缘"即内在条件，如纵欲贪色、发怒、恐惧、思虑等。《摩诃止观》则认为，贪恋色、声、香、味、触"五尘"会生疾病。

历代医书中，不乏渗有佛家的思想，如药王孙思邈所著《千金要方》《千金翼方》以及慎柔所著《慎柔五书》、慎斋著《慎斋遗书》等。但由于西方医学的渗透，佛医的地位逐渐下降，再加上历代战乱连绵，使佛门医书大量散失，遗留甚少。我国历代医僧及佛门弟子中之习医者，借行医弘扬佛法，成为古代医疗队伍中的一支力量，其医术高明者，以医名世；著书立说，丰富了我国传统医学的内容，同时也推动了周边国家医药事业的发展。如鉴真和尚东渡日本，传授佛教的同时，也传去了中国医学，所著《鉴上秘方》等，在日本广为流传且影响深广；浙江萧山竹林寺，为女科的始祖，所传妇科专著有数十种，至清末已历 107 世；少林高僧，武艺卓著，国难之时，挺身护国，伤亡自救，久而久之形成了我国武术的渊源，所编以伤科为主的《少林秘方》成为当代伤科之宝库，为研究骨伤、点穴提供了宝贵的资料。

佛教十分注重精神上和肉体上的解脱，"四大皆空"即是一说。在疾病扰身之时，通过心身修行，进入无我之境，使之荡然无存，体气平和，或口中持名"观音菩萨""佛祖"，或默念想要的某一药物，想象能药到病除，或观想极乐世界……如此静养、暗示、调息，起到修身养性，调节阴阳，保健康复的作用。

佛教"医方明"与中医理论相互吸收和影响。佛教在拯救众生诸苦的基本理论中，向众生提供了医治众生"心病"和"身病"的技艺，不仅其全部佛法的教理体系可以作为广义和深义的身心对治方法，而且还以佛教医学善治施医著称于世。从现代医学角度来看，佛教的八正道、三学、六度等修持之道，都是行之有效的身心疗法。它们对指导人们保持正确的心理观和生活态度，保持身心健康和人格健全，都具有重要的意义。

按照中国医学的原理来讲，每个人的寿命应当在一百岁以上，就像一部机器，你要会保养，用得很小心，不让它损坏的话，它的寿命应当是一百年以上。人的生命也是这样，要很好地保养，佛法是最高明的养生之道，养生最重要的是懂得养心，心是静的，心里面是清净的，心里面什么东西都没有，六祖讲"本来无一物"。所以养心，心要清净，心要虚。心里头一点东西都没有，这心就清净了。心清净了，所有身体组织就正常了，这个身体使用一百年那是可能的。病从哪里来？一天到晚胡思乱想。胡思乱想会使身心里面的零件组织发生变化，换句话说，是组织逐渐不正常了；不正常的组织，就会导致种种疾病，所以病是从妄想里头出来的。

佛教医学就是佛门弟子在日常生活中所积累的用来医治病苦的方式、方法。

由于这些方法涉及面极广，并且著有多部经典著作，逐渐形成了一种医学体系。由于佛教哲学中对于心理唯识有着更为深刻的认知，认为人体想要得到真正的健康，就要身心双修，这种观点被现代医学广为采纳。现在流行的健身方法如瑜伽、冥想等，都是从佛教医学中分支出来的。

在医疗实践方面，佛教对中医的影响更深刻。因为佛教医学中的病理观认为，病是由“心”开始的，并且认为人类之所以会产生疾病，原因在于人体内的“地、水、火、风”这四大不调，所以主张因病致病。不同的人即便有相同的病，也会因其体质和患病程度各异，医治起来也要有所区别，而对不同的病症，更要采取不同的办法。《摩诃止观》就阐述了医生诊断病情需要精确，才能够做到真正的对症下药，在最短的时间内消除病人的疾苦。这个理论与中医讲求的辨证施治有着异曲同工之处，中医素来有同病异治、异病同治的原则，更善于周全地考虑病况内外因，并作出协调、统筹的具体医治办法。可见，佛教医学对中医的医疗方法影响很大。

中医将病因分为内伤七情（喜、怒、忧、思、悲、恐、惊）与外感六淫（寒、暑、燥、热、湿、风）；日本“汉方养生谈”亦分病因为内七情与外五邪（风、寒、暑、湿、饮食劳倦等）。七情被认为是生病的主因，因为“七情是五脏之主，喜和恐太过激烈，伤心；怒则伤肝；忧则伤肺；思则伤脾；惊悲则伤肾”。

中医从内外因来谈疾病产生的原因，与佛经阐述者颇多相似之处。如《佛说佛医经》中说，人得病有十种因缘：一者久坐不卧；二者食无贷（饮食无度）；三者忧愁；四者疲极；五者淫佚；六者瞋恚；七者忍大便；八者忍小便；九者制上风（呼吸）；十者制下风。《摩诃止观》亦指出造成疾病的原因有六种，即四大不调、饮食不节、坐禅不调、鬼神得便、魔神所扰、恶业所起。

佛学修行的目的是跨越生、老、病、死，这已超过我们心理学上讲究的心理卫生范畴。他通过参禅打坐，入静止观，内省静虑，明心见性，避开人间凡尘的苦恼，清静自然，调养疾病，修行四大，求得超脱，最后能寂灭一切烦恼，圆满清净的功德而达到涅槃境界。涅槃境界努力摆脱世俗杂念的束缚、名色的诱惑，认为精神、心理因素可以致病，执著于烦恼恶念，必然生理失调而致病。若心静行正，物我两忘，则身体亦随之健康。这与《黄帝内经·素问》“恬淡虚无，真气从之，精神内守，病安从来”的养生宗旨颇为接近。为求得解脱，僧众们普遍采用静坐修禅法，这虽是宗教修炼方式，但客观上起到了良好的健身作用。

中医是中华民族在长期的医疗实践中积累总结而成的诊疗经验的医学体系，与古巴比伦医学、古印度吠陀医学合称人类最早形成的三大传统医学。佛学诞生于印度，东汉明帝时经西域传入中土，魏晋以后，佛学广为流传，被中国固有的文化融合，成为中国传统文化的重要组成部分。

《佛说佛医经》认为："春三月有寒不得食麦豆，宜食粳米醍醐诸热物；夏三月有风，不得食芋豆麦，宜食粳米乳酪；秋三月有热，不得食粳米醍醐，宜食细米蜜稻黍；冬三月有风寒，宜食粳米糊羹醍醐。"对春夏秋冬四季饮食的宜忌做了具体的描述，其核心思想就是要顺应自然规律，有所避宜，因时而食。印度原始佛教中并不禁肉食，可食"不见、不闻、不疑"之三净肉。但汉化佛教大乘经典中认为食肉就是杀生，在梁武帝严格惩罚饮酒食肉的出家人后，汉化佛教徒改变食肉的习惯，使茹素成为中国佛教的重要特征。中医学早在《黄帝内经》中就认识到膏粱厚味的害处，两晋时期仕人多崇尚清淡，自甘淡泊，认为"食肉者鄙"，同时由于佛学的广泛影响，"不杀生"和"因果报应"的观念普遍被接受，因而以素食为主的饮食习惯成了主流。佛经中指出饮酒有三十五种过失。饮酒过量会"生病""醉便躄顿，复起破伤面目""醉卧觉时，身体如疾病""醉便吐逆"，故禁酒。茶叶原来用作药物，"神农尝百草，日遇七十二毒，得茶而解之"。秦汉之际，茶叶开始由古代单纯的药用过渡为药、饮兼用；魏晋南北朝时期茶又为佛事所用，因长时间坐禅，势必使人疲倦，于是允许僧侣饮茶清心提神，由于禅宗盛行，僧侣倡行的饮茶之风上及达官贵人，下至平民百姓，"从此转相仿效，逐成风俗"，饮茶之风随着佛学的兴起而风行天下，佛学茹素、戒酒、饮茶的斋戒生活，虽然清苦，但的确起到十分有益的延年益寿作用，被中医学采纳，备受推崇。

禅宗追求成佛解脱的境界是一种修行方法，但它强调意识的主观能动性值得重视。"外无一事可建立，皆是本心生万种法"也就是说，对于一切外界的事物和现象，必须以个人心灵的体验得到显现，只有经过心灵体验的确认，外界事物和现象才获得真实存在的意义，只有当心灵与现实世界之间突破各种隔阂，揭开层层迷雾、直接沟通，世界才能呈现真实、纯粹的面目，心灵才处于一种"应用自在"的无所滞碍的本然状态。"若识自性，一悟即至佛"，归根究底需由个人体验所得，是一种"悟"的结果。中医学崇尚"天人合一"，用直觉来把握世界，感悟生命。中医学的诊察过程是一种直观思辨，强调用心体验。通过直观外推和内向反思，也就是望闻问切四诊和参，综观全局，综合分析，也是一种悟的过程。禅宗独特的思维方式与中医学固有的"医者意也"的直觉体验不谋而合。

六祖与佛，曾有着难以言说的缘分，几句经文，就将他牵引至佛门，从此便在佛前潜心修行，顿悟禅机。他亦是不曾辜负佛祖的苦心一片，用一首偈子，便轻易地表达了自己的修行，他深知禅宗所说的万法皆空，亦是理解何为顿悟，所以他能够在菩提树下，点化众生，度化万物。

在南北朝的时候，佛教禅宗传到了第五祖弘忍大师，弘忍大师当时在湖北的黄梅开坛讲学，手下有弟子五百余人，其中翘楚者当属大弟子神秀大师。神秀也是大家公认的禅宗衣钵的继承人。弘忍渐渐地老去，于是他要在弟子中寻找一个继承人，所以他就对徒弟们说，大家都做一首畿子（有禅意的诗），看谁做得好就传衣钵给谁。这时神秀很想继承衣钵，但又怕因为出于继承衣钵的目的而去做这个畿子，违反了佛家的无为而作意境。所以他就在半夜起来，在院墙上写了一首畿子：身是菩提树，心为明镜台。时时勤拂拭，勿使惹尘埃。这首畿子的意思是，要时时刻刻地去照顾自己的心灵和心境，通过不断的修行来抗拒外面的诱惑和种种邪魔。是一种入世的心态，强调修行的作用。而这种理解与禅宗大乘教派的顿悟是不太吻合的，所以当第二天早上大家看到这个畿子的时候，都说好，而且都猜到是神秀作的而很佩服的时候，弘忍看到了以后没有做任何的评价。因为他知道神秀还没有顿悟。

而这时，当庙里的和尚们都在谈论这首畿子的时候，被厨房里的一个火头僧——慧能禅师听到了。慧能当时就叫别人带他去看这个畿子，这里需要说明的一点是，慧能是个文盲，他不识字。他听别人说了这个畿子，当时就说这个人还没有领悟到真谛啊。于是他自己又做了一个畿子，央求别人写在了神秀的畿子的旁边，菩提本无树，明镜亦非台。本来无一物，何处惹尘埃。

当年六祖惠能曾写下一首偈子，他说世上本来就是空的，看世间万物无不是一个空字，心本来就是空的话，就无所谓抗拒俗世烟火的热闹繁华，任何事物从心而过，都不留痕迹。这是禅宗顿悟的境界，六祖能领略到这层境界，便是真的开悟了。

这世间，任何一种生灵都能够修行圆满，在菩提树下，只要有一颗寂静禅定的心足矣，而人生的修行，则是在每一个春耕秋耘的日子里，在芸芸众生双手合十的掌心间。当年的六祖，只是寺里一个平凡至极的柴火僧，但就是这样的一个僧人，却将禅机悟得最为通透，所以，只要在心中种下一树菩提，不问出处，只潜心修行，那么，终有一日，菩提花开，当可期待。

白居易曾有诗曰："不论烦恼先须去，直到菩提亦拟忘。"想来诗人在看透官场的风云变幻，冷暖无常，看透世间青目白眼之后亦是愿意在菩提树下寻觅一方简净的安宁，让内心澄澈得不染纤尘。世间本无常，荣辱皆无定，苦短人生，我们又何必背负太多，谁说人生一定要鲜衣怒马，阅尽繁华，为了世人所谓的理想去追逐沧桑，平白损耗本就易逝的年华。若是换一种心境，换一种简简单单的活法，觅一株菩提，用光阴为水，浇灌内心最真实的渴望。那一株菩提会告诉你注定的归途所在何方，待来年菩提花开，便携手归去，亦或是在花事里停留，遇见最初、最真实的自己。

中国佛教医学是中国佛教文化中的一株瑰丽奇葩。它与中医学的关系通俗地讲，是古印度吠陀医学的种子，在中国传统中医药文化土壤中生根、开花、结出的硕果。既有自己的特色，也有其相通之处，如佛教的极微说和中医的元气论，佛教的缘起法与中医的天人感应，佛教的诸行无常与中医的恒动观，佛教的四大学说、五大归纳法与中医的阴阳五行说，佛教的中道观与中医的整体、平衡观等。若从医学的本质上讲，古代圣人在世出世法上都追求医学之道。这个医学之道就是祛病救人，健康长寿。历代医僧及居士中之习医者，借行医以弘扬佛法，其中医术高明者慈悲济世，嘉惠群生，著书立说，丰富了中医学说的内容。

人只有摒弃一切欲望，眼不见色，耳不闻声，鼻不嗅香，舌不知味，身不触觉，意不缘法，心无挂碍，才会彻底摆脱烦恼，达到涅槃境界。《本草纲目》载曰："释氏用为引譬，妙理俱存。"我们说的佛国也指莲花所居之处，又称"莲界"。佛经称"莲经"，佛座称"莲座"或"莲台"，佛寺称"莲宇"，僧舍称"莲房"，袈裟称"莲衣"等。实际上，"出污泥而不染"的莲花是佛教中表示纯净和断灭的象征，它代表一切活动的鼎盛阶段，通过这些活动以避免堕入轮回之错误。

"身入菩提海，心似莲花开，胸无火冰欲，月到风自来。"在佛的世界里，高洁的莲总是坐看花开花落，静观云起云涌，缘来不拒，缘去不惊。心如莲花，随遇而安，随心绽放。每一个生命都有自己的活法，懂得好好体验人生，才是幸福的根本。

中医里的道理

生命是什么？或许没有人能够说出令所有人都能信服的答案。在漫长的历史岁月中，曾经有多少哲学家研讨过这个问题，关于这个问题的探索一直都没有停止过。

生命是脆弱的，在大自然的面前它显得那样渺小，当灾难来临的时候，它是那样的不堪一击。

生命又是顽强的，数亿年来不停地繁衍生息，不停地和大自然做斗争，但是，生命最终总会逝去……

永恒，有没有让生命永远不消逝的办法？自从有了人类之后，人类就在不停地追求生命的永恒，直到现代科技的发展使得人们梦想破灭，而随着自然科学的发展，寻找永恒的生命似乎又有了一线曙光……

生命的意义就是问道。在古代“老子”的生命哲学中，“道”既是“无”又是“反”。“无”使“道”成为各种生命的出发者，“反”揭示出“道”是各种生命运动的最终归宿。也就是对生命的归宿。

古籍载：人乃五行之秀，万物之灵。可见自遥远的过去先人已意识到人类与其他生物的不同之处。

生活中遭受不幸的人会觉得生命没有意义，而即便那些成功者也时常会迷茫于人生的意义是什么。我们要探讨的不是价值观，而是生命的终极意义。

著名科学家霍金，21 岁被确诊患有世界罕见的不可治愈的运动神经疾病。医生预言他只能活两年半。不久，霍金便全身瘫痪。但他并没有放弃自己宝贵的生命，他忍受着精神和肉体上的双重痛苦，选择了坚持活下去。1985 年，霍金因肺炎进行了气管穿刺手术，使他失去了说话的能力，这对全身瘫痪的他来说又是一场严峻的考验，他又一次坚持下来。霍金不仅坚持活了下来，还向世界证明了他的存在，他提出的宇宙黑洞理论轰动了全世界。

海伦·凯勒便是一个利用勤奋与不屈创造出奇迹的人，出生 19 个月时突如其来的猩红热引发的高烧夺走了海伦的一切，使她成了集聋哑盲于一身的残疾人，这其中任何一个降临到普通人身上都是毁灭性的，许多人认为这又聋又哑又盲的人是生不如死，活在世上已没有意义了。但是海伦没有放弃，她用自己的勤奋证明了自己仍有存在的价值，她整日不知疲倦地从书中吸取“养分”来丰富自己，利用自己的勤奋扼住了命运的喉咙！她一生出版了 14 部著作，征服了全世界的读者。霍金的坚持，海伦的勤奋，都让生命充满了意义。他们并不比别人多拥有什么，相反，他们比正常人缺少了健康，但是他们用坚持，用勤奋让自己本已残缺的生命活得比健康人更有价值，他们的生命充满意义！

“庖丁解牛”是庄子讲的一个寓言，庖丁是一位特别有智慧的人，他展示解牛技艺的过程，隐喻出为人当顺其自然、含藏收敛、动静相宜、行事谨慎的哲理。按照当时世俗的标准，庄子之流的清贫生活是多少有些惨淡的，但一般人哪里知道，这些智者们从人生中获得的幸福满足与欣愉又是无人能比的。人生是个既复杂又简单的生命过程。说它复杂，是因为物质、精神、情感、事业、生死等诸多相互关联、互相牵制的因素纠结其中，充斥着喜、怒、哀、乐、贫、富、毁、誉的波折与流变。说它简单，是因为人生从本质上讲，就是一个得失不断交替转化的过程，物质的得失、精神的得失、生命的得失贯穿始终。正因如此，有些人把人生看作是一个“苦海”，把在海中沉浮的人生希望寄托于一些唯心的虚无的所谓的极乐世界。不过，到头来也只能是虚幻的梦一场。

对健康极度的不确定感，迫使我开始研读一些中医典籍。我想搞清楚疾病发生的源头在哪里，多年从事文字工作的我深知预防的重要性，头痛医头的西方医学在这方面是爱莫能助的。开始时读一些通俗的养生和医学书籍，从饮食到疾病的发生原理，后来研究一点经络，再后来读一些脏腑之间的相生相克、流转运化的中医理论，然后融会贯通，边学边实践，居然卓有成效。我的脸色越来越红润，精力越来越旺盛，对自己健康的掌控感越来越强，人也越来越自信。迟开的花朵一经怒放，确也可以如夏花般馥郁。

“道法自然”是老子哲学中一个十分重要的命题，所谓“人法地，地法天，天法道，道法自然”。虽然对这段话的解释历来分歧较大，迄无定论，但它所要表达的主题思想还是非常明确的，即人类应该效法天地万物，通过对天地万物的观察和体悟发现蕴含其中的“自然”之道，并将其作为指导人类行为的根本原则。

“道”，是宇宙的原本，是世界上一切事物生存、发展的出发点和行进的轨迹。

“道”是“理”的内在精神、意念。“理”是道的外在表现形式。

所谓“阴阳化生”万物，而万物是按照阴阳变幻的“理”而运化，才有生老病死的演化过程……。这是宇宙之理在一切事物生命运化中的具体展现，是大自然生态运化的规律。

“阴阳变幻”是“道”的化生之“理”，是“道”的行进过程。宇宙“万物”

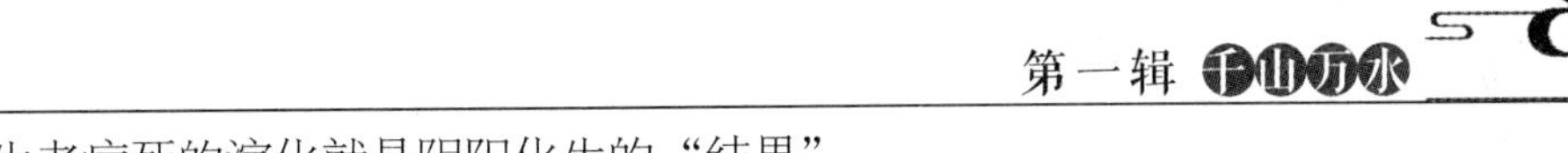

生老病死的演化就是阴阳化生的“结果”。

人间正道，顺之则存，逆之则亡……

老子何许人也？神话中的“太上老君”。道家及道教的鼻祖。中国古代的圣人、哲人、大智慧家。

《史记》记载孔子拜访老子之事：“孔子适周，将问礼于老子。老子曰：‘子所言者，其人与骨皆已朽矣，独其言在耳。且君子得其时则驾，不得其时则蓬累而行。吾闻之，良贾深藏若虚，君子盛德’容貌若愚。去子之骄气与多欲，态色与淫志，是皆无益于子之身。吾所以告子，若是而已。’孔子去，谓弟子曰：‘鸟，吾知其能飞；鱼，吾知其能游；兽，吾知其能走。走者可以为罔，游者可以为纶，飞者可以为矰。至于龙，吾不能知其乘风云而上天。吾今日见老子，其犹龙邪！’”

《老子》一书五千余言，主要论述：“道”和“德”。《老子河上公章句》将其分为上、下两篇，共八十一章。上篇三十七章，称道经；下篇四十四章，称《德经》，通称《道德经》，也称《老子五千言》。《老子》虽然只有五千多字，但探讨的问题极为广泛，从宇宙的起源到万物运行变化的规律，到对国家的治理，到对战争的认识，到为人处事的原则，都有所论述。

《道德经》开篇“道可道，非常道；名可名，非常名”，这句话比较常见的翻译是“可以用言语表达的规律，就不是永恒不变的规律；可以叫得出的名字，就不是永恒不变的名字”，真正的规律，有时候只能意会而不能言传，中医的发展也是这样的，往往一个人的临床经验及悟性决定着其中医水平的高低，也形成了中医的“黑盒”理论，同一个病人在不同的中医师那里得到的诊断治疗往往并不相同，但可以达到同样治疗的效果，这种“黑盒”理论给中医师提出了更高的要求。老子给出了学习道的方法，“故常无欲，以观其妙；常有欲，以观其徼”，意思是说一个人经常保持清静无欲，就可以观察天地万物的微妙之处；如果经常多欲，就只能看到天地万物的表面现象。学习中医也是如此，医道精微，保持一颗平淡的心，“致虚极，守静笃”，方可看到中医更深层次的东西。

中国文化最神奇的地方也在于对自然的尊重与运用，老子讲“治大国若烹小鲜”，治国就像煎小鱼那样，不要经常翻动它。近些年来西方世界正对现代医学进行深刻的反思，过多地干预人体的自然进程是否一定有利，部分疾病虽然暂时得到了控制，带来的副作用却更加可怕，这些年针灸在国外的持续升温也说明了他们对生命也有了新的认识，中医从自然中来，自然地解决问题，平衡人在自然中的状态的观点都会成为未来研究的热点，因此唤起民众的文化共鸣，比单纯的用实验室来拯救中医要有效得多，值得欣喜的是，这些年来国家提倡的文化兴国战略让我们看到中医在未来的大好前景。

“天之道损有余而补不足”，中医的治疗原则同样可从老子的思想中找到答案。中医为什么能治病，关键就在于对人体平衡的调节，湿气重了，祛除一些湿气就行了，热气重了，折损一些热气就好了，当然这其中还有不可用药太过、可以通过补正气来帮助治疗等细则，但万变不离调节平衡这个规律。正是每个大夫的临床经验和悟性决定了用药的好坏，正如做一顿可口的饭菜一样，同样去菜市场买调料和原料，做出来的菜那是千变万化，菜的味道和所能达到的效果就要完全看厨师的手艺了。

从医学角度来看，《道德经》共八十一章，五千字。其中不少养生的观点，对中国传统医学产生了深远的影响。后来中医著名经典《黄帝内经》所论的养生之道多是对老子学说的发挥，所以称“黄老之学”。

医，病之性然，得酒而使。繁体医字的基础为“酉’。酉者，酒也！酒以其“发散”“窜通”之功，按“疏通”“协调”“平衡”之理，以达“和血通脉”“温寒止痛”“健胃厚肠”“暖胃解毒”“助肾兴阳”“发汗利尿”“疏肝解郁”“助行药力”的调理之能来调节“阴阳”“气血”，以利人体生命功能正常有序地运化。所以说，“医”又有“治理”，除患祛弊之理。

中医是按照宇宙之“道”，按照自然生态运化发展的规律，以自然的、积极的态度来求取世界万物“生命运化”的彼此“协调、平衡、统一”，来达到整个大自然生态的平衡发展为目的。全面地理解中医之“道”，应该是以“大医治国、中医治人、小医治物”的理论来指导协调人类的行为，以达到人与自然生态协调统一发展的自然之理，宇宙之道。

中华民族在不断地总结、归纳自己的经验、教训的过程中，逐渐把与大自然紧密联系的“天文、地理、气象、历法、数学、物理、化学以及农业等自然知识”糅合在中医理论体系之内，并逐步在具体的生活、生产过程中推广运用而求取发展。中华医药在五千余年的推广运用的过程中，又通过不断提炼、归纳，最后逐步地成为一部指导中华民族生存、繁衍和发展，并与整个大自然生态发展相融通的，“上穷天纪，下极地理，远取诸物，近取自身，更相问难”的先进的医药体系。中华医药的理论，实际上是“上治天地，中治人疾，小治众物”的天地间无所不包的真理。

《黄帝内经》大部分是黄帝与岐伯的对话，岐伯可以说是黄帝的老师，他谈到医道的来源时，提道：“此上帝所秘，先师传之也。”此处的上帝指的是道家的神仙。

现代医学是实证医学，这是毫无疑问的，那中医呢？是经验医学吗？中医的本质是什么呢？答案已经挑明，是“神传医学”，是上天传下来的。那上帝指的

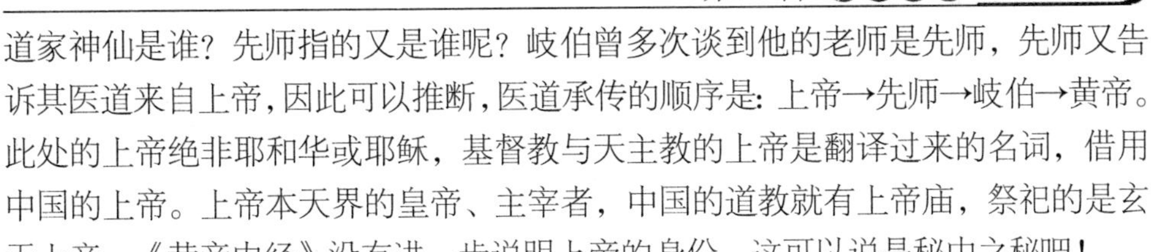

道家神仙是谁？先师指的又是谁呢？岐伯曾多次谈到他的老师是先师，先师又告诉其医道来自上帝，因此可以推断，医道承传的顺序是：上帝→先师→岐伯→黄帝。此处的上帝绝非耶和华或耶稣，基督教与天主教的上帝是翻译过来的名词，借用中国的上帝。上帝本天界的皇帝、主宰者，中国的道教就有上帝庙，祭祀的是玄天上帝，《黄帝内经》没有进一步说明上帝的身份，这可以说是秘中之秘吧！

黄帝曾把医道传给雷公，承传的仪式很特别，《黄帝灵枢·禁服》的描述如下："雷公再拜而起曰：请闻命于是也，乃斋宿三日而请曰：敢问今日正阳，细子愿以受盟。黄帝乃与俱入斋室，割臂歃血，黄帝亲祝曰：今日正阳，歃血传方，有敢背此言者，反受其殃。雷公再拜曰：细子受之。黄帝乃左握其手，右授之书曰：慎之慎之，吾为子言之，凡刺之理，经脉为始，营其所行，知其度量，内刺五脏，外刺六腑，审察卫气，为百病母，调其虚实，虚实乃止，泻其血络，血尽不殆矣。"

所以我们看到，医道的传承是十分庄严隆重的，必须执行割臂歃血之盟，然后斋宿三日、正阳受盟、入斋室、雷公割臂歃血为盟、黄帝祝曰、雷公再拜曰，然后黄帝才左握其手，右授之书，曰："慎之慎之，吾为子言之……"祝就是焚香祷告，向神圣的上帝祝愿，以示尊重，并要雷公发重誓，行"割臂歃血之盟"，如果有违誓言，会受到祸殃；最后黄帝叫雷公要十分小心谨慎，并跟他说了许多话，到底说了哪些，没有细说，只是开始传授医道，实际上许多关键问题都是"口传心授"，师父秘密地传授给弟子，不一定写在书上。

医道不断地传承，2500年后战国时代传给了扁鹊，后又传给东汉末年的华佗，距今约1800年。扁鹊与华佗在中国历史上可以说是神医，都有很神奇的事迹流传下来，他们二者皆可透视人体，隔墙看物，皆能开刀做手术，他们都是黄帝之后所传的中医医道正传弟子，他们的神奇技能不是我们现在通过读医科大学就能够得到的，也不是读读古书就可以有的，而是要通过修炼，由医道专门的师父秘密传授，才有可能得到的。

什么是"理"。传统文化孜孜以求的这个"理"，是不是仅仅是一个精神和境界的问题，还是包括了精神和境界？

《说文解字》曰："理，治玉也。"所谓治玉，也就是雕刻玉。玉石开采出来以后，经过我们的琢磨，经过我们的精雕细刻，形成我们所需的形状，形成一个艺术品。所以，理的原意，是指的这样一个过程。在古人眼里，所有的物质中最致密的东西是什么呢？是玉。为什么玉看起来很冰清、很细腻呢？就是因为玉的纹理非常细润的缘故。庖丁解牛，目无全牛。为什么呢？因为他非常熟悉牛的纹理，每一块肌肉的走向他都非常清楚，顺着这个走向、这个纹理去解牛，既快捷，又不费刀。那么，玉的理当然就要比牛的致密多了。所以，治玉更要加倍地细心，更要清楚这个理，顺着这个理去琢磨、去雕刻，就可以弄出我们所喜欢的艺术品，要是逆着这个理去雕刻，玉就会被损坏。理的原意就是这样。引申出来呢，就是你要这样走才行得通，那样走就行不通，为什么呢？因为理在这里发生作用。大家想想看，这样的理不是自然规律又是什么呢？自然规律、自然法则是不能违背的，违背了就行不通。俗话说：有理走遍天下，无理寸步难行。理的意义就在这里。你要顺着走，路子才走得通，这就是理。人理也好，天理也好，自然之理也好，都是这样。自然之理就是我们要顺着这个理与自然相处，才行得通；人理就是我们如何跟人相处才行得通。所以，理不光是精神和境界的问题。理是一个很实在的东西，是看得见、摸得着的。你这样走就行，那样走就会碰壁。而精神有时是虚无的、缥缈的，没有办法把握的。

中医里这个理尤为重要，而这个理、这个规律、这个法则是什么呢？就是阴阳四时！所以，在《素问·四气调神大论》里说："故阴阳四时者，万物之终始也，死生之本也，逆之则灾害生，从之则苛疾不起，是谓得道。"这里为什么要用"得道"这个字眼呢？这是一个很有趣的问题。得道这个词在古人那里用得很多，得道可以升天，连天都可以升，还有什么不能的呢？那因为什么得道呢？因为你明白了这个理，顺着这个理走，当然就得道了，当然就步入坦途了。现在的宇宙飞船为什么能够升天呢？不就是因为我们弄清了相对论这个理吗？所以，这个理，这个道，这个道理都是很有义趣的词语，古如是，今亦如是。

真正中医的东西，不在中医里边，在中医外边。中医的这个道理，这个奥妙在哪里呢？因为经典的东西它都是相通的，你通过看国学等其他的经典，比方说《弟子规》，读《大学》《中庸》《论语》，包括读老庄的书，都涉及中医理论。

其实跟写字一样，我业余时间喜欢写字，一开始就每天临帖，经常研究这个字，研究它怎么写。突然有一天我觉得应该按中医的阴阳五行、五运六气这样来排写这个字更好一些，结果一写，很好，还老获奖。其实别人看到时不知道怎么回事，你心里边有，哦，原来是这样。写字讲究分间布白，也就是阴阳五行啊！学中医你也可以从书法写字中领悟道理。写字写不下去了，你看看中医的理也可以用在这里边，经典的东西都是相通的。天下万事万物不同，但它的道理是一样的，这是放之四海而皆准的真理。万事万物都不一样，但道理是一样的。我们之所以能解决好多问题，关键在于这个道理，就是我们经常说的那个道。

上士闻道勤而行之，下士闻道哈哈大笑。什么是道啊？你必须按这个走，你不按这个走就不行，这个就是道。但是这个道不是一个死道，是灵活的，这就需要活学活用，这就看你自己的悟性了。道摆在那里，怎么走那是你自己的事情。所以每个人都在走同一条道，但每个人走出的结果都不一样，有的人就能走出精

彩，有的人就走出平庸，有的人还是走这个道，就是一事无成。

实际上，看病也是这样，我们作为一名医生，不要死钻，不要死脑子，读死书，死读书，死钻在中医里。大脑要放开，要心胸开阔，用中医的思维去读其他方面的书，学其他方面的东西。把其他方面好的东西拿来用，你用中医的思维去读别的书，那么你看别的书就像看中医书一样。大家在谈一个事情，我用中医的这个理念去看别人谈的这个事情，一看一听，毛病出在哪，症结在哪，然后我用方法来解决，这不就是和治病一样吗。所以作为一个中医来讲，你看什么都是中医，就像一个画家，看什么东西都是画，一个作曲家看什么都是乐谱，都是音乐，一个文学家看什么，文学的美都在里边，所以我们做中医也一样，看什么都是中医。

为什么经典的东西很枯燥，因为我们的古人非常聪明，他说的这个东西，既是这个东西，又不完全是这个东西。经典都是这样，这些好的东西，经典的东西，既是这个又不是这个。比方我们说春天的春，它既是春天的春，它也是木，那木也是春，少阳也是春，生发也是春，这都是春，你看这个中医的经典里边，从这一个字里边找好多东西，酸也是春，酸的味道也是春。那么你就知道春从哪里来，春从冬来。冬叫什么呢，叫终，春叫始，终始。你看这个经典的话很有意思，它不说始终，为什么它叫作终始啊，没有终就没有始，终始。说明春在生发的时候，阳气生发，还有这么长的一个冬天，在收敛。

子鼠丑牛，子鼠就是少阳，丑牛就是厥阴，这个阴的东西拉着这个鼠不能让它生发过度，要慢慢生发。这叫少火生气，不能让它壮火散气，不能没有这个丑来拉着这个少阳，拉着这个子，否则它马上就会变成壮火散气，往往表现上火、呼呼往上冒的现象，大都是阴不足，就是收敛功差。我们说的这个阴不是让你滋阴，就是这个人的收敛功能差。收敛功能差是什么呀？是精不足。如果生发不起来，老处在冬天的状态，已经快到夏天了你冬天的冰还没化，这叫什么呢？这叫生发不起来，就是阳不足。就是说这个冬天里阳不足，冬至一阳生，这一阳不足，这一阳要生，它就生不起来，生不起来，原因又是什么呢？寒气太重。

中医如屋里的灯，从中医的奥妙这个角度看一下，从中医的思维，中医的角度，中医的眼光，包括中医的气息，去体会这个世界，去体会周围的一切，那么你就达到一种境界。

“道生一，一生二，二生三，三生万物。万物负阴而抱阳，冲气以为和。”（《老子》第四十二章）道是天地万物的奥妙。《老子》第六十二章指出：“道者，万物之奥妙。”也就是天地万物的规律。它既是一个总规律，又体现在各个方面：天有天道，人有人道，圣人有圣人之道，一般人有一般人之道，治国有治国之道，用兵有用兵之道，医有医道。简言之，万物莫不有道。

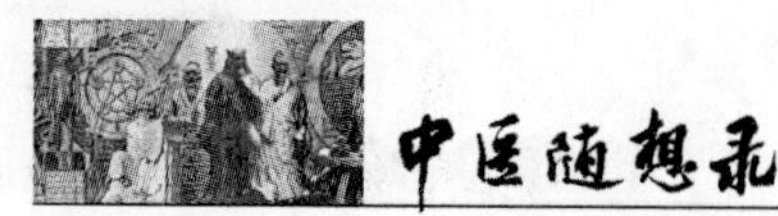

《老子》第二十五章谓："人法地，地法天，天法道，道法自然。"指出："道"的本质就是道法自然，即"道"效法自然而然。也就是说，"道"绝不是人为造出来的，它是客观存在的，是客观规律。老子的天道观和人道观可概括为：天道自然，人道无为。一句话，天道和人道都是强调遵循规律。最后由无为而至无不为。

老子认为，事物都具有相对性，任何事物都充满矛盾，并在这矛盾的对立与统一中获得发展。如美丑、善恶、有无、难易、长短、高下等，皆是相对的，皆是矛盾的对立与统一体。事物在矛盾的对立与统一中获得发展。所谓："有无相生，难易相成，长短相形，高下相倾，音声相和，前后相随。""天之道，其犹张弓欤？高者抑之，低者举之，有余者损之，不足者补之。天之道，损有余而补不足。"（《老子》第七十七章）这一辩证法则被中医理论吸收，建立了中医辨证施治的治病原则。在这个原则指导下，认识到人体生理变化中的许多对立与统一的规律：如阴与阳、亏与盈、虚与实、寒与热、表与里、上与下等，在探索这些矛盾规律的基础上找到了治病的理论依据，并以此为根据建立了各种疗法，如虚则补之、实则泻之、热病寒治、寒病热治、外病内治、内病外治等。

有智慧的人追求幸福快乐。许多媒体报道过一些关于人群幸福度的调查，结果显示：在一定程度上，财富与幸福并不成正比。俗语说："罗绮千箱，不过一暖；食前方丈，不过一饱。"并不是说创造物质生活有什么不对，相反，在很大程度上，对物质的创造是促进社会前进的巨大动力。只是所谓君子爱财，也须有道。这个"道"，不仅涉及道德的范畴，也包括恰当的方式，包括一个度的把握。包括财富、幸福与名利的关系。其实，快乐的内容很简单，它只与人性最天然的方面有关。国学大师99岁的文怀沙在谈到养生之道时说："少要稳重老来狂，少不稳重成流氓，老来不狂火葬场。"指出他的长寿经验就是心态年轻。大凡老顽童多长寿。

中医有个很高的境界，叫作"治未病"，在病还没有来到的时候就着手安排身体的调理，针对不同的体质选用适合各自的调理方法以杜绝病灶。所以，各人选用哪一个锻炼的方法极为重要，选择锻炼的哪一个时间也至关重要。选用哪个标准去运动要依据自己的情况量身定做。

适合了自己的体质就是好的健康目标。如果运动不是为了奥林匹克的目标，而是为了自己健康的目标，则大可不必去追求物理性的指标，在活动中取得乐趣并在乐趣中坚持才是真正的收获。

一分耕耘一分收获，任何运动的效果都与时间的投入成正比例关系，越是坚持，效果越好，运动的时间长了，若有了境界的提高则更好，那是身体与精神走向一道，健康身体的同时还得到了精神的愉悦。将一个适合自己的运动项目长期地坚持下去，选用好自己需要的运动项目，在时间的安排上做到合乎天道，又不

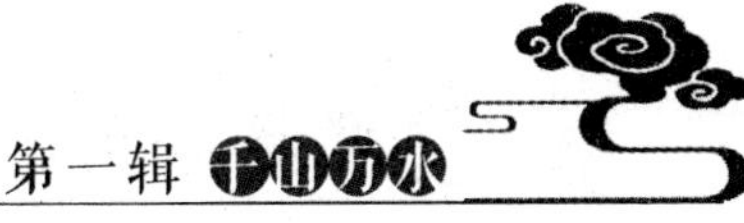

影响工作，如此以后的几十年锻炼才是健康的乾坤之道。老子的顺乎自然、恬淡寡欲、静养柔气的养生观点，两千多年来不仅一直成为道家养生的指导思想，而且被我国传统医学接受，后经历代医家和养生学家的不断补充、提高，逐渐发展成为我国独特的“中医养生之道”。

中医药从远古走来

有点闲暇的时光便习惯地走进书房，找几段文字，读一读，品一品，当作抚慰心灵的茶点，亦觉惬意。无时无刻不是用无比敬畏的姿态，去捧起心中的圣典。蓦然间，在《黄帝内经》里，我发现“美其食，任其服，乐其俗，高下不相慕，其民故曰朴。”这充满睿智的箴言。大概是说，人与人之间，不嫉妒、不羡慕、不攀比，没有地位的高低、环境的好坏，都习惯吃自己做的食物，穿自己做的衣服，把祖上传承的风俗当作欢乐。这样的百姓才称作是淳朴的百姓，也是最快乐的百姓。每每解读这些先秦时期的文字，心灵便会被洗涤得清新而畅怀。

根据历史文献记载，在原始社会后期，即远古黄帝时期(前26世纪)，在古西岐大地上有一支岐氏部族，其首领名岐伯。《路史·国名纪丙》载：“高辛氏后列有岐氏，为黄帝同族。”又据《通志》载：“岐氏周故郡也，今凤翔岐山是也。太王居之，至文主始迁于丰，其支庶留岐，故为岐氏。”“古有岐伯，为黄帝师。”还有北宋张君房编撰的《云笈七签笺·轩辕本纪》谓：“时有仙伯，出于岐山下，号岐伯，善说草木之药性，为太医，帝请主药方。”

岐伯，中国上古时期最有声望的医学家，后世尊称为“华夏中医始祖”“医圣”。《帝王世纪》载：“(黄帝)又使岐伯尝味百草。典医疗疾，今经方、本草之书咸出焉。”宋代医学校勘学家林亿等在《重广补注黄帝内经素问·表》中强调：“求民之瘼，恤民之隐者，上主之深仁，在昔黄帝之御极也。……乃与岐伯上穷天纪，下极地理，远取诸物，近取诸身，更相问难，垂法以福万世，于是雷公之伦，授业传之，而《内经》作矣。”

在《黄帝内经》中总有一个人在黄帝问话后，回答问题，他就是岐伯。岐伯，相传亦为黄帝之臣，又是黄帝的太医，奉黄帝之命尝味各种草木，典主医病。他还与雷公研讨经脉。《黄帝内经》即黄帝与岐伯等讨论医理而作。

中医学奠基之作《黄帝内经》的主要内容以黄帝、岐伯问答的体裁写成，因而后世即用“岐黄”代称《内经》。并由此引申而专指正统中医、中医学，更多的则是作为中医、中医学的代称。同时，由“岐黄”组合的新词，也各有自己相应的意义。如“岐黄之术”“岐黄之道”指中医学术或医术、中医理论；“岐黄家”

指中医生、中医学家；“岐黄书”指中医书；“岐黄业”指中医行业等。有关岐伯与岐黄的研究发现，其中充满了浓郁的中国传统文化气息，由此说明中医药学与其母体文化的密切关系。

中医的理论是在《黄帝内经》中讲述的，那么《黄帝内经》到底叙述了一些什么内容呢？《黄帝内经》讲述的是古人对自然气候规律、对生命现象、对人体工作机制以及人体疾病的解读。古人按照当时的科技水平，根据他们对天地万物、对人体的观察和思考，认为万物由阴阳两者构成，五行是生命和地球的一个普遍规律，是自我调整下的不同状态。当然书中是用古人的阴阳、五行这些概念来描述这些理论的，阴阳、五行是古人的一种描述语言，由于古人的模糊描述方式和我们现代精确描述方式不一样，所以我们觉得玄而又玄。

《黄帝内经》中还有一个隐含的重要观点：人体是一个可以自我调整、自我适应自然环境（这里的自然环境除通常意义的自然外，还包括人自身的行为本身）变化、具有自愈本领的、充满智慧的生命体。医生在尊重人体这个生命体运作规律的基础上，通过砭石、针灸、按摩、中药等手段来促使人体这个自愈系统，加强其工作，帮助身体来完成自愈工作，医生只能帮助人体而不能代替人体。

我国医学从战国，以迄东汉，多为禁方流传比较盛行的时期，所谓禁方，就是私藏的秘密医方，是不轻易传授他人的。《黄帝内经·灵枢·禁服篇》谓“此先师之所禁坐私传之也，割臂歃血之盟也”。包括诊断疾病，知生死，决嫌疑，定可治之类的书籍，亦多列入禁方之中。长桑君传秦越人，公乘阳庆传淳于意，老师都十分审慎，经长时间观察，认为其徒人品、智能等均十分可靠，才愿以禁方授之。虽未见割臂歃血之盟，但其严格、严肃、审慎之考察，的确令人敬慕。

中医第一名家，当推战国时期的秦越人，人们誉之为扁鹊。秦越人少年时代为人舍长，有一位舍客名叫长桑君，经常客住秦越人之客舍，两人相互敬重，如此交往观察十多年，有一天，长桑君约秦越人私坐，谈话间长桑君告诉秦越人：我有禁方（富有特效的医学方术），现年事已高，想将这些技术传授给你。只有一个条件，就是不要轻易将禁方泄露他人，秦越人敬重承诺。长桑君乃出怀中禁方，尽予他，他就是扁鹊，便消失不见了。扁鹊非常认真研读禁方，以此视病，能尽见五脏症结，从此更精脉诊，医名鹊起。秦越人得师长桑君之传，对传授弟子也十分重视，他的弟子有：子阳、子豹、子同、子明、子游、子仪、子越、子术、子容，他们都能很好地继承老师学问，在抢救虢太子尸厥症时，在老师指导下，各施其术，取得了卓越的成功。

公元 3 世纪，东汉著名医家张仲景在深入钻研《素问》《针经》《难经》等古典医籍的基础上，广泛采集众人的有效药方，并结合自己的临床经验，著成《伤寒杂病论》。该书以六经辨伤寒，以脏腑辨杂病，确立了中医学辨证施治的理论体系与治疗原则，为临床医学的发展奠定了基础。后世又将该书分为《伤寒论》和《金匮要略》。其中，《伤寒论》载方 113 首（实为 112 首，因其中的禹余粮丸有方无药），《金匮要略》载方 262 首，除去重复，两书实收剂 269 首，基本上概括了临床各科的常用方剂，被誉为“方书之祖”。

《黄帝内经》在国学经典中的地位，是非常独特的，它几乎是唯一一本以圣王命名的书。这就意味着生命之学在古代文化当中是帝王之业，是大功德，大慈悲。所谓圣人，就是能够掌控自己身体和欲望，听从自己本性的人。圣人为什么重医药呢？古人认为，天下即人身。人体，是在所有的组织系统里面，最精密的组织结构。它本身有一个和谐的机制，所以古人认为，人的任何思想，都是从身体当中来的。生命医学是人类学中最高的学问。就是说，你能够把医学领悟了，你有可能就领悟到了天下之道。

一部《黄帝内经》，教我们如何去认知自我，如何从自身去向内看。教我们如何从认识自身，懂得了人体，就懂得了人生的很多方面。所以古人讲天人合一，就是指，天和人、大宇宙和小宇宙的和谐统一，人与自然的和谐程度越高，就越接近于至善。

中国文化，博大精深，包括中医，不是学能学得来的，是用道来看的，就是道一以贯之。道就是悟，就是一种洞察力。荀子曰：其生也有涯，其学也无涯，以有涯伴无涯，殆矣。我们就该用这种道的方式，去学习古代的这些经典。

所谓万恶淫为首，百病生于气，病由心生，淡泊宁静等。都是在讲，人的健康长寿，是和情绪息息相关的，所以说，真正的医疗保险，不是你花钱去买健康，而是要营造一个真正的精神文明。所谓医道，它不是单纯地停留在治病这个层面，它指导的是我们全方位的生活。它讲究的是，不治已病治未病，教我们如何去因循着人体的原则去养生，这样才能不得病，这样才能有一个健康的体魄。人身难得，真法难闻，中国难生。只有中国，才有这么多的国学经典让我们去学习，可以让我们重新去反省人生。通过对人体的认知，让我们知道如何去很好地向内看。其实向内看是很难的，自古圣贤皆寂寞，就是这个道理。

“疾”“病”两字都带病字头，其实病字头的本义是床的意思，在甲骨文中很形象，是竖起的床的样子，指人生病卧床。医生看病叫作临床，也是由此而来。“疾”是会意字，甲骨文字形从矢，指人中箭。段玉裁《说文解字注》：“矢能伤人，矢之去甚速，故从矢会意。”本义指急性病。

一般说来，疾病在初期，或在浅表的时候，称为疾。这时候往往邪气盛，正气也足，发病快，病势急，但是往往好得也快。好比外感病，起病突然，高烧体

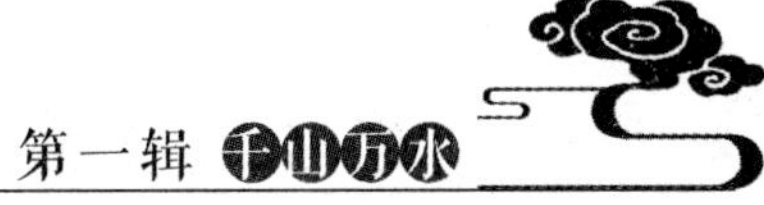

痛，但是汗出以后自然痊愈，来得快，去得急，故称为“疾”。人的小毛病、缺点，也被称为疾，《墨子·公输》说“必为窃疾”，意思就是有小偷小摸的毛病。《孟子·梁惠王下》记载齐宣王曾说：“寡人有疾，寡人好色。”齐宣王说他自己有一个毛病，那就是爱好女色。孟子回答说，爱好女色并非什么过错，只要老百姓都能过上正常的夫妻生活，内无怨女，外无旷夫，又有谁会指责你呢？

在《韩非子·十过》中记载了一个喝酒误事的故事：“子反之为人也，嗜酒而甘之，弗能绝于口，而醉。战既罢，共王欲复战，令人召司马子反，司马子反辞以心疾。共王驾而自往，入其幄中，闻酒臭而还。”大意是说子反这个人嗜酒如命，喝酒和喝水一样，一喝就停不下来，直到喝醉了倒下。一次打完了仗，共王又要出兵再战，结果子反不能应召出战，以“心疾”的名义推辞。公王亲自来探望他，结果一进帐篷就闻到了呕吐秽物的味道和酒臭味，只好回去了。这里的“心疾”，后人都翻译成“心病”，这是错误的。疾病发展到了心，那就不叫疾了，一个有心脏病的将军，估计也难打仗。之所以叫作心疾，是因为酒后心跳加速，也就是心动过速、心慌、心跳、心悸。想必喝高过的人们都知道这种感受。

“疾”也作为形容词使用，同“急”，比如“疾风知劲草”“春风得意马蹄疾”等。有时“疾”也作动词用，同“嫉”，有痛恨、讨厌的意思，比如成语“疾恶如仇”“愤世嫉俗”。《左传·成公十年》：“公疾病，求医于秦。秦伯使医缓为之。”其中的“疾”就当痛恨、难以忍受讲。因为当时晋景公已经是病入膏肓，不是浅表的问题。

“病”是形声字，含义是加重的疾，或是合并的疾，也就是说，病是急性转为慢性的疾病，或是深部的、不容易治疗的疾病。《说文解字》段注：“析言之则病为疾加，浑言之则疾亦病也。”“病”也有词性变化，作为动词用，有痛苦、难以忍受的意思。比如“人之所病，病疾多；而医之所病，病道少”，意思就是说，患者最痛苦的是身上的疾病种类太多，医生最痛苦的是治疗疾病的思路和方法太少。仔细研读古文的时候，就会发现古人很注意“疾”和“病”使用的分寸。比如在《韩非子·喻老》中描写扁鹊初见蔡桓公，扁鹊曰：“君有疾在腠理，不治将恐深。”桓侯曰：“寡人无疾。”

《黄帝内经》就是四个字“顺其自然”。要用现代的语言来解读《黄帝内经》中的中医理论，就必须把古人的文字和现代的语言联系起来。那如何才能把古人的文字和我们现代的语言联系起来，在古代和现代之间架起一座桥梁呢？换位思考也是一个不二法门。我们应该站在古人的角度，把自己想象成古人，按照当时的科技水平来思考万物和人体，来思考万物是如何形成的，人体是如何形成的，人体会遵循哪些规律，而后我们再回到现代，利用我们现代的科学知识来分析人体，这样的话我们才能在古人和我们现代人之间架起一道桥梁。事实上如果我们按照这种方法来理解《黄帝内经》就容易得多，而且你也会觉得《黄帝内经》是非常具有其科学性的。

我们自称“炎黄子孙”，常说“上下五千年”，这主要是从文化的角度讲的，五千年是中华民族的文明史。古文献讲伏羲画八卦，伏羲比黄帝早得多，为什么不把起源定于伏羲而要定在黄帝时代？我的理解，伏羲时代的代表性文化符号是八卦，“太极生两仪，两仪生四象，四象生八卦”，这是古代的二分制思想模式，虽已表达了阴阳的概念，但作为认识世界的方法论比较单一，在解释事物之间相互的生克关系时尚不能应付裕如。黄帝时代的文化特征是什么？阴阳学说上升到了五行的层面。《史记·历书》说：“盖黄帝考定星历，建立五行。”阴阳五行合起来，就奠定了中华文明的思想基础，大桡作甲子、容成造历等文化创造都是在阴阳五行的基础上产生的。所以代表我们民族文明的文化，虽肇始于伏羲，却是到黄帝时期才基本定型，以阴阳五行作为标志的。

习近平同志于 2010 年 6 月 20 日在澳大利亚出席皇家墨尔本理工大学中医孔子学院授牌仪式时说：“中医药学凝聚着深邃的哲学智慧和中华民族几千年的健康养生理念及其实践经验，是中国古代科学的瑰宝，也是打开中华文明宝库的钥匙。”

南京中医药大学博士生导师、江苏省名中医黄煌以自己 30 多年的临床实践证明：中医的最大特色就是有效。黄煌把西医和中医的区别概括为一句话：西医是治人的“病”，中医是治病的“人”。中医更关注个体的不同，针对不同的体质，用药不同。黄煌说，如果体弱多病的林黛玉和虎背熊腰的李逵都得了感冒，中医的用药绝对不会一样。西医和中医疗效评价体系也不一样，西医重视指标的变化，比如“血压下降了，血糖下降了”，但这个指标对个体所起的作用，西医并不关注，中医则更注重患者的自我感受，比如“是不是感觉舒服了，胃口好了”等，重视患者的生存期和生活质量。从这个意义上说，中医是以人为本的医学。

从北洋政府教育总长汪大燮废除中医，到后来的签名活动，废除中医的运动已经有好几次了。相继有 1913 年，北洋政府教育总长汪大燮提出了废弃中医中药的主张；1916 年，余云岫出版《灵素商兑》一书从中医的理论基石《黄帝内经》开始彻底否定中医；1929 年 2 月，国民党中央卫生委员会提出了“废止中医药案”；到新中国成立初期毛主席制止……。中医到底怎么了，为什么这么多人要提出废除中医呢？中医已经存在好几千年，过去现在也都治愈过不少疾病，而且许多都还是西医无法治愈的疾病，更重要的是花钱又少，效果也不错，那为什么这么多人嚷嚷着要取缔呢？

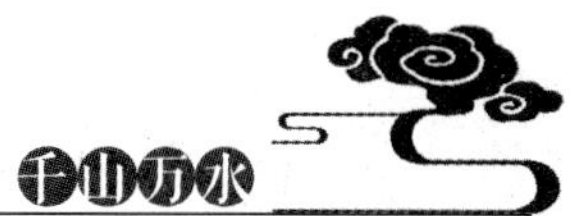

中医最大的问题在于中医理论不能被现代人们所理解，不能用现代的语言来解读，因而也无法利用现代科技来完善提高。中医理论中的阴阳是什么？五行是什么？在科技如此发达的今天，人体中所有的实实在在的有形的东西都找了一个遍，在人体中就是没有找到“阴阳”、找到“五行”。虽然中医有效，但是理论上说不清，道不明，不能用现代老百姓可以听得懂的语言来表达，也不能用现代的科学来理解，所以没有办法让人信服。现代科学是实证科学，通过实验、通过数据说话；各种理论也是有根有据的，不但要求知其然，还要知其所以然，因为只有知其所以然才能指导实践，所以中医被人们攻击为“经验医学”也在所难免。

1998 年 3 月 1 日，有一位民间著名治癌老中医在写给中央领导的一封公开信中说：“美国总统尼克松在任期间曾向全世界宣布美国治癌失败，卫生部长引咎辞职。化疗在美国“合法杀人”一个半世纪左右，也没有把癌症攻下来，因此说化疗不是先进的，是不可取的，是比害人还凶的凶手。当今世界各国的医学界都在寻找，创新和完善新的、更先进的治癌方法，我们为什么不能很好地挖掘祖国医学宝库，把中医中药治疗癌症有效的方法推广到社会上去，让更多的肿瘤病人得以新生呢？我们的医疗体制和违背客观自然规律的一些规定难道就不能变一变吗？”

中医药学是祖国五千年来文化的重要组成部分，但是自金、元之后的七八百年间中医中药并没有得到长足发展，原有的中医中药绝技渐渐失传。特别是清末民初，国家经济落后，国际地位不高，中国的文明文化不但没有得到发扬，反而受到诋毁，神圣的中医中药事业也就处于奄奄一息的状态。新中国成立后，由于党和政府对中医中药的关怀和扶持，中医中药也曾一度得到了新生。可近几年，由于受西方医学的影响，中医院校建校模式、中医教学内容、中医药师考试、中医药科研审批等也大都掺有西医了，培养出来的中医大学生的理论也都是中西医结合了。所以有人说：“看起来他们挂的是中医药牌子，听起来他们唱的是西医调子，做起来是以西医改造中医内容……”

从医多年，黄煌对中医怀着深厚的感情。他说，到了中药铺，感觉特别亲切，就像到了自家厨房，像生姜、冬瓜籽等，中药原料源于自然，因此更安全、经济、有效。有效是中医最大的特色。中国人吃中药已经几千年了，原因就是中药能治病，中药有疗效。但要取得疗效，其中的环节很多，什么病用什么药，什么样的体质用什么药，什么时候用什么药等，非常有讲究，开每张处方都需要动脑筋选择最佳的个体治疗方案。

《黄帝内经》虽然博大精深，理意深奥，但毕竟也是来自古代医家临床实践的升华概括，所以只要细心研读，多联系临床思考，就会发现它会在我们面对复杂病症，正愁无从下手之时，为我们提供辨证思路，带来些许启发，难题也就迎刃而解。在 2008 年国家中医药管理局的全国中医药工作会议上，时任国务院副总理的吴仪笑呵呵地说：“中医是有很大学问的，我打算退休后研究中医药，现在正在学习《黄帝内经》……”她的话还没有说完，在场的人都笑了，然后便是掌声。

《说文解字》曰：“体，总十二属也；从骨礼声；他礼切。质，以物相赘；从贝从所；阙，之日切。”“体质”一词最早出现于《景岳全书·杂证谟》，书中论及“矧体质贵贱尤有不同，凡藜藿壮夫，及新暴之病，自宜消伐。”作为中医体质学的开端鼻祖，中医学经典巨著《黄帝内经》提出“凡五人者，其态不同，其筋骨气血各不等”“五形之人”“五态之人”“此人者质壮”“是人者，素肾气胜”，早在几千年前，先人前辈便认识到个人体质的差异。近 20 年来，随着中医体质学研究的深入，中医学将体质的概念表述为：体质是指人体生命过程中，在先天禀赋和后天获得的基础上所形成的形态结构、生理功能和心理状态方面综合的、相对的固有特质，是人类在生长、发育过程中形成的与自然、社会环境相适应的人体个性特征。

《黄帝内经》是中国医学史上最早论述人体体质且最为全面的著作。《灵枢·寿夭刚柔》有云：“人之生也，有刚有柔，有弱有强，有短有长，有阴有阳”，明确指出了人在生命过程中可以显示出刚柔、强弱、高低、阴阳、肥瘦等十分显著的个体差异，先人对于这种个体差异的认识就是最早体质观念形成的基础。在物质文明和精神文明高度繁荣的今天，世人越来越关心自身健康，对于体质的研究也成为当下热门的医学话题。

《黄帝内经·灵枢经·叙》中说：“夫为医者，在读医书耳，读而不能为医者有矣，未有不读而能为医者也。”

小时候，外婆常说：知识是知识，智慧是智慧，知识在脑子里，智慧在心里。年幼不懂，缠着外婆解释。外婆拿过蜜罐，说道：“这是装蜜的罐子，你懂，这是知识！可是这罐子破了怎么办？掉进去一只老鼠怎么办？那是智慧。你懂了，很好，有知识有文化；你怎么用，用好它，这才是智慧！”时至今日，每每接触一本医书，或访一名医家，有所得后，常有所思，而后不忘所用。

“福”字往往象征着吉祥之意，是人们的祝愿。如今国泰民安，生活富裕，健康长寿更是人们所企盼的。福与寿成了大众的共同愿望。

何谓“福”？在我国最早的一部历史文献《尚书》中，明确提出了人生有五福：一是长寿，二是富贵，三是平安无疾病，四是遵行美德，五是老而善终。并且还提出了对生命有重要影响的六不幸：一是早死，二是多病，三是多忧，四是贫穷，

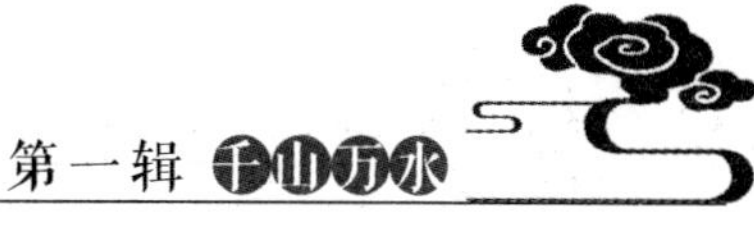

五是丑恶，六是愚懦。在“五福”与“六不幸”之中，长寿被列为五福之首，而早亡则被列为第一不幸。由此可见，古人早就从理念上清楚地认识到生命的极端重要性。

富与寿从何而来？活了101岁的唐代大医药家、养生学家孙思邈做过精辟的论述，他在《福寿论》中说：“福者，造善之积也；祸者，造不善之积也……”认为人在生活中的福、祸、善、恶，都是人自为之，长期行善，吉祥自来。在日常生活中，那些遵守法规，和于人事，乐善好施，多做好事，助人为乐，以国家和人民的利益为重，以奉献为荣，不贪不义之财，不做伤天害理勾当的人，行善积德福泽多。他们心神安宁，吃饭香甜，睡觉安稳，心身安康，一生平安。心理学家研究，常做善事、有道德修养的人，大脑皮层的兴奋和抑制相对稳定，体内的酶和乙酰胆碱等活性物质分泌正常，可以延缓衰老，达到延年益寿的效果。

中医药学是中华民族灿烂文化的重要组成部分。几千年来为中华民族的繁荣昌盛做出了卓越的贡献，并以显著的疗效、浓郁的民族特色、独特的诊疗方法、系统的理论体系、浩瀚的文献史料，屹立于世界医学之林，成为人类医学宝库的共同财富。中医药学历数千年而不衰，显示了自身强大的生命力，它与现代医药共同构成了我国卫生事业，是中国医药卫生事业所具有的特色和优势。

想起这旷世的太平，我又不时地想起来我梦中的桃花源：蔚蓝的天空下，祥云高悬，阳光明媚，绿柳成荫，山泉碧透，虎守杏林，龙盘橘井，牛羊成群，鸡鸣雀跃，没有杀戮，没有欺骗。至朴至乐的人们，无需文墨的雕琢，没有仁义的阡陌，不知君子是何方神圣，不知小人是梁上小丑，不知金钱是什么文物，也不知保险柜是什么古董，不知国家的概念，不知枪炮的悲惨，不知雾霾的传说，不知反腐的故事。静静的世界里，偶尔有雷电的幻影，暴雨的淋沥，冬雪的覆盖，权当作是上天的一场欢歌，其原有的美丽永远不会缺失。日出而作，日落而息。明月清幽、晚风爽荡的夜色里，做上一盘萝卜丝炒辣子或芹菜炒土豆丝，配上一碗陈年的老酒，真是美哉悠哉。“高下不相慕，其民故曰朴。”原来幸福竟是如此的简单！恍惚间，梦中的桃花源，周围又筑起了篱笆墙，篱笆的东南西北又留了四个出口，不知这究竟又是为了什么？

本草中国　太极无境

草木灰，它留在了我童年的炊烟下。

灶屋内，锅底下，家家都有草木灰，积攒多了，用铁锨往外撮，撮成堆，堆在雨淋不着的地方，石板蒙盖严实，趁时候送到庄稼地去。

父亲挑草木灰往南坡地里送，我尾巴样紧跟在后，轻飘飘的灰有啥用呢？父亲说这是上好的肥料，他一把一把往豆秧和红薯秧根撒灰，我也学样，抓，撒。灰粉极细，手像抓水似的，会流，抓太紧太松都不行，得撒在挖好的小坑里埋住，防风吹，怕雨淋。那时候烧火做饭都用地锅，不舍得买煤，烧柴火省钱。拾柴火是割草以外的第二宗要事，放下书包扤箩头出门已成习惯。坡上的硬柴火，像酸枣树、野荆条、枯树枝，都给有力气的大人们砍去了，小孩子只管拾路边的麦秸、秫秆、豆秧之类的当季软柴。

“吃了灯草，说话轻巧。”母亲常挂嘴边的这句话，我只当是俗语譬喻，不曾想媳妇坐月子那阵，怀中小儿火气大，眼皮赤红，医生用紫水涂眼影不见效，母亲竟真的煮灯草水给他们母子喝，说败心火。抓一把灯草用火柴燃着，余下的草灰冲温开水当茶饮，喝几回，火气很快就败下去了，连话音儿似也轻巧了不少。

茶缸的黑垢，油腻的碗盘，抓一把草木灰擦洗，铮亮洁净，很是便捷。灯草灰可当茶饮，艾草灰则可和进面粉里炸丸子吃，治咳嗽。在南方一些地区，做糯米糕点或糍粑需专门用草木灰澄清过滤后的灰水拌和，采其碱性和异香味，做出的食物黏濡甜软，是当地人百吃不厌的传统美食。

童年篮子里的草药一定少不了这两种：紫花地丁和蒲公英。蒲公英我见过，毛茸茸的花瓣，风一吹，便散了。紫花地丁大概是长得离地较近匍匐而生的紫花吧，其花叶一定是微细的。果然如此。它的作用也是清热解毒，和蒲公英一样。人以群分，物以类聚。

2000 多年前，中国现存最早的中医理论专著《黄帝内经》问世。

约公元 1 世纪至 2 世纪，中国现存最早的药物学专著《神农本草经》问世。

公元 3 世纪，东汉著名医家张仲景编著《伤寒杂病论》。

公元 259 年左右，西晋医家皇甫谧撰成中国现存最早的针灸专书《针灸甲

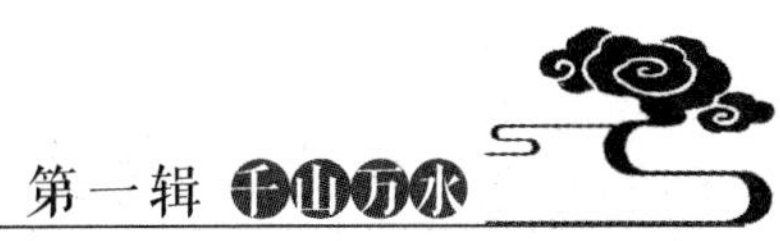

乙经》。

公元610年，隋代巢元方等人集体编写成中国现存最早的病因症候学专著《诸病源候论》。

公元652年，唐代医家孙思邈著成《备急千金要方》和《千金翼方》。

公元659年，唐政府组织编修成中国古代由政府颁行的第一部药典《唐本草》。

公元12—14世纪，中医学出现四大流派：寒凉派、攻下派、补土派和养阴派。

明朝，已驶向历史的深蓝。一部药典，任凭世世代代自由取用，是李时珍的汗水和延长的呼吸。煎熬草木之零落，不恐美人之迟暮。百味千方，抛开绝处，让生命从温暖里飞出。

距离1578年完稿，《本草纲目》已经流传了430多来年。到了今日，国内外各种翻刻本已多达50种以上，初刻版金陵本早已被视作稀世珍本。

1951年，在维也纳举行的世界和平理事会上，李时珍被列为古代世界名人，据说他的大理石雕像至今还屹立在莫斯科大学的长廊上。经学者核对，现在已经公认，达尔文《物种起源》中多次引用，以证明其进化论观点的古代中国百科全书，便是《本草纲目》。英国著名科技史专家鲁桂珍曾著有《中国最伟大的博物学家李时珍传略》。另一位份量更重的科技史家李约瑟则写道："毫无疑问，明代最伟大的科学成就，是李时珍那部在本草著作中登峰造极的《本草纲目》……李时珍作为科学家，达到了同伽利略、维萨留斯的科学活动隔绝的任何人所能达到的最高水平"，是中国博物学家中的"无冕之王"。

曼陀罗花，让我想起银铃滚动的曼陀铃，它的形状像一个剖开的梨，一朵噘着嘴巴唱歌的花。瞥一眼或白或粉的曼陀罗花，怎么看都像是一个耷拉着的喇叭，似乎乐音刚被倾泻一空。一朵曾经歌唱过的花，偏偏我以为它还能发出乐音。可曼陀罗花还真与文艺有关，李时珍说：相传此花笑采酿酒饮，令人笑；舞采酿酒饮，令人舞。这么曼妙的花当然有毒，它的成分中就含有起麻醉作用的东莨菪碱，更名为蒙汗药是很确切的。罂粟花同样美艳，暗红、暗紫的花瓣，漫山遍野地开着，好像只要轻轻呼吸着，就能染毒昏厥。而"罂粟"两字更似女巫的咒语。

当然，人不可貌相，植物也不能只看名。

但也有实至名归的，三亚的植物园里，我看到一棵叫见血封喉的树，高大威猛，其树与其名都很吓人，肯定是棵毒树。果然，导游说，此树只以少量树脂入血就能致命。

《红楼梦》中秦可卿生病了。生病就要疼痛，治病就是治痛。就像下水管道堵了，不通则痛。太医所开药方中就有当归一种，"当归"作用恰在活血化瘀，在于"通"。后世红学专家有以"当归"两字来推断某种弦外之音。如果当归不叫当归，而是叫别的什么，那他们的推断肯定不能进行。可奇的是，它偏叫当归。它的作用在于调血，使气血各有所归。李时珍释名：当归调血为女人要药，有思夫之意。这是一种与相思有关的植物。一个男人思念女人也是这一句：陌上花开，可缓缓归矣。一服中药方子就是一出配合默契的戏曲，主仆君臣，各就各位。

药当然是有性别的。比如叫山慈姑的，肯定是个女人吧，还是个村姑，大概已经结了婚。叫黄芩的，也是女的，岁数不大，婚姻不详。肉苁蓉也是女的，中年妇女，镇定自若型。而女贞、木槿，则是小姑娘，气质端正。白头翁是老翁，葫芦巴是个男人，肤色微黑。菟丝子，琼瑶小说里常有的植物，定是个浪漫缠绵的女子。远志和王不留行一定是个侠客，志向高远。通脱木是个隐士，忍冬是苦行僧，狼毒是心狠手辣的土匪大盗。就连白术、苍术这两个兄弟，也是穿着不一，志趣迥异。

中医药作为我国独具特色的医学科学，为中华民族的繁衍昌盛做出了重要贡献，至今仍在为维护民众健康发挥着重要作用。

中医治病是通过“四诊”“八纲”等正确诊断，再行立法、处方遣药，最后，“药”就是克病制胜的有力武器。如果药材不道地，质量低劣，或误用伪冒药物，即使医师辨证再精湛，选药再准确，也难以达到理想的治疗目的。

河南的山药、地黄、怀牛膝、金银花、山茱萸、红花；

浙江的白术、白芍、麦冬、延胡索、浙贝母、白芷、玄参、杭白菊、山茱萸、乌药；

安徽的茯苓、牡丹皮、木瓜、白芍、亳菊花；

江苏的薄荷、桔梗、太子参；

山东的金银花、瓜蒌、北沙参、全蝎、阿胶；

东北三省的五味子、龙胆、防风、细辛、人参、黄毛鹿茸；

内蒙古的甘草、肉苁蓉、黄芪、麻黄、赤芍、防风；

河北的酸枣仁、黄芩、知母、板蓝根、薏苡仁、苦杏仁、柴胡；

宁夏的枸杞子、银柴胡、甘草、锁阳；

甘肃的当归、大黄、党参、秦艽；

青海的冬虫夏草、青贝母、大黄、羌活、麝香；

西藏的麝香、冬虫夏草、胡黄连；

四川的川芎、黄连、川贝母、附子、川牛膝、麦冬、白芷、枳壳、川佛手、陈皮、羌活；

云南的天麻、三七、茯苓、云木香、草果、砂仁；

贵州的吴茱萸、天冬、天麻、朱砂、杜仲；

湖北的独活、续断、厚朴、射干、茯苓、黄连；

湖南的玉竹、吴茱萸、百合、雄黄、栀子；

江西的枳壳、香薷、栀子、蔓荆子；

广西的蛤蚧、肉桂、三七、莪术、珍珠、山豆根；

广东的巴戟天、阳春砂、化橘红、广陈皮、广藿香、高良姜；

福建的泽泻、龙眼肉、白莲子、青黛、海风藤；

山西的连翘、远志、黄芪、款冬花、党参；

陕西的沙苑子、猪苓、款冬花、党参、九节菖蒲、小秦艽；

新疆的紫草、马鹿茸、伊贝母、阿魏等。

我国药材品种繁多，产区分散，入药部位、采收季节和方法也各不相同。因此，合理采收对保证药材质量，保护和扩大药源有着重要意义。由于采药的时间对药材本身的质量、疗效有直接影响，所以，自古以来，我国医药学家就强调药材采收季节。如唐代孙思邈在《千金翼方》中指出："夫药采取，不知时节，不以阴干暴干，虽有药名，终无药实，故不依时采收，与朽木不殊，虚废人工，卒无裨益。"元代，李东垣在《用药法象》中也说："诸草木昆虫，产之有地，根茎花实，采之有时。失其地则性味少异；失其时则气味不全。"这都说明了采药季节性强的特点。因此，采集药材须选择有效成分含量最足时采收。现代科学实验证明，药材适时采收是十分重要的。如草麻黄植物体内含的生物碱，在春天含量最低，到了 8~9 月售量可达最高峰，随后又显著下降。又如薄荷在阴雨连绵或久雨初晴的 2~3 天内采收，其含油量可下降 75% 左右。所以，薄荷在晴天的上午 10 时至下午 3 时采收为宜。有些药材应根据固有的生长年限采收，以确保药材质量，若盲目地提前采收，会影响药材的形、色、气、味及质量。

李时珍出生于一个医生世家。他的祖父是一名铃医，一生走街串巷，摇铃行医。他的父亲李言闻虽然饱读诗书，并且考中过秀才，但是仍然以医为生。和今天不一样，当时的医生不是一个令人艳羡的职业，只能勉强维持温饱生活，要想出人头地，读书做官几乎是唯一出路。于是，从李言闻开始，这个家族便想弃医从文。无奈，李言闻屡试不中，他只好把振兴家族的希望寄托在了儿子身上。李时珍的哥哥在父亲的安排之下勤学苦读。但是，功名还不愿眷顾这个家族，李时珍的哥哥没有考出什么成就。于是，李时珍便成了这个家庭的又一个希望。李时珍自幼体弱多病，似乎很符合一些传奇小说中文弱书生的形象，而且，他 14 岁就考中了秀才，这更给这个家庭带来了无尽的希望。不过，从小耳濡目染之下，李时珍感兴趣的是草木虫鱼和父亲藏有无数"宝贝"的药房。

在父亲的勉励之下，负着振兴家族的重托，李时珍勉强收起自己的兴趣，锲而不舍地去参加乡试。然而，和父亲的命运类似，他也屡试不中。在第二次乡试之后，他甚至因为过度劳累，害了骨蒸病。这种病的得名源自它的症状：病人高烧不退，感觉骨头像放在蒸笼里蒸着一样。还好他的父亲医术高明，把他救了回来。3 年之后，已经 23 岁的李时珍第三次乡试名落孙山。考个举人都三次不中，还差点把小命丢掉，何年何月以什么代价才能考中进士？李时珍对自己的仕途有些绝望了。他决绝地向父亲提出放弃科考转而学医。

李言闻不仅是蕲州城内的名医，还曾在服务于皇室的太医院任职，是一个见过大世面的人。在儿子的一再请求之下，李言闻不禁感叹：命中注定矣！于是同意了儿子的请求，不再逼他应试，开始教他行医。

嘉靖二十四年（公元 1545 年），蕲州大旱，大旱之后紧接着是洪水，随后，瘟疫横行。各种疑难杂症齐出，政府设立的慈善医疗机构“惠民局”无法招架。时年 28 岁的李时珍和父亲便成为蕲州治病防疫的主力。正所谓乱世之时“国家不幸诗家幸”，这一次的疾疫流行，成就了李时珍的医德和医名，史称李时珍“千里就药于门，立活不取值”，意思就是他赶赴千里送药到门前，救活病人却不收分文。由此，李时珍开始像他的父亲一样，在蕲州城备受尊敬。

当时的蕲州有顾、郝两大家族，他们藏书丰富。而他们的这些书，对李时珍完全开放。在行医之余，李时珍把所有时间都花在了看书上，有“读书十年，不出户庭”一说。一边行医，一边看书，理论与实践相结合，身边又有父亲这位名医作指导，李时珍很快便青出于蓝而胜于蓝，名声盖过了自己的父亲。

李时珍先在家乡蕲州一带采访，后来小范围的考察已经满足不了自己的需求，他便开始将足迹踏至江西、江苏、安徽等省份。李时珍每到一处，必定虚心地向当地各种人请教，农夫、渔夫、樵夫、猎手无一例外。对于众人都解释不了的问题，李时珍一定要亲自考察，决不迷信或盲从。李时珍的家乡蕲州山野中，曾长满一种叫曼陀罗的花。当地的百姓告诉李时珍，喝了这种花儿酿的酒会发疯，叫你唱歌你就唱歌，叫你跳舞你就跳舞，不能自已。李时珍仔细观察，并没有发现这种花儿有特异之处。为了破除人们的迷信，也为了考察这种植物的性能，李时珍不顾徒弟和儿子的劝阻，亲自吞服了曼陀罗，结果发现它有麻醉和使人兴奋的作用。如果服用少数，可以治病；但如果服用过量，则会在别人的暗示之下做出不能自已的行为。这一发现令李时珍非常高兴，他在书中记载：八月间采曼陀罗花，阴干碾成粉末，用热酒给病人调服三钱，一会儿便昏昏如醉，然后施行艾灸或外科手术，不会感到痛苦。

就在博览群书之时，李时珍发现一个问题，众多的医书竟然多有矛盾混淆之处，有时一种药物被误记为多种药物，有时几种不同的药物却被记为一种药物，有些药物的文字和图片明显不一致。对于大部分时间都需要医书来指导自己行医的普通医生来说，这些错讹之处很容易让他们开出错误的药方，药店也很容易抓错药，以至于危及病人的生命。一年之间，李时珍阅尽了太医院藏书，览遍了寿药房和御药库中未曾见过的稀罕药物，也从老御医们那里学得不少行医经验。虽然仍然是人微言轻，李时珍还是提出了一个建议：重修本草。他读了 800 多种书，写了上千万字的笔记，游历 7 个省，收集了上千万单方，为了了解草药效果，他甚至亲自吞下，就这样用了 31 年著成《本草纲目》。

万历二十四年（公元 1596 年），在李时珍溘然逝世三年之后，《本草纲目》终于在南京正式出版，大行天下，一时之间，洛阳纸贵。不仅如此，《明史》记载：未几，神宗诏修国史，购四方书籍。其子建元以父遗表及是书来献，天子嘉之，命刊行天下，自是士大夫家有其书。10 年之后，《本草纲目》漂洋过海，首先传入日本。在明末清初的七八十年间，日本翻印此书的次数甚至超过了中国，同时还多次从中国进口新刻本。清朝初年，《本草纲目》又传入朝鲜，不仅成为医药学的重要参考书目，而且同时受到了博物学家、植物学家的重视。朝鲜学者徐有渠就曾参考《本草纲目》编著成《林园经济十六志》。

大约从 18 世纪开始，《本草纲目》开始传至欧洲，并被译成法文、英文、德文和俄文等，引起了矿物学、植物学、动物学等专家的重视，甚至对达尔文的进化论也产生过重大影响。达尔文在论证人工选择原理的过程中，即曾参阅过《本草纲目》中的内容，如他在《变异》中谈到鸡的变种、金鱼家化史等，均吸取和引用了《本草纲目》的一些思想。

在没有接触到西方自然科学发展信息的 16 世纪，李时珍凭借自身的力量，做出如此辉煌的成就，无怪乎英国著名科技史家李约瑟博士在评价《本草纲目》时写道："毫无疑问，明代最伟大的科学成就，是李时珍那部在本草书中登峰造极的著作《本草纲目》。"

2006 年，记者采访国家药品监督管理局原市场司司长骆诗文，他直言："医药不分家。现在传统中药已经不复存在，医也完了！""前些日子得了结肠炎，一直拉肚子，最严重的时候一天十几次。"骆老解释说。这位学徒出身、从事中药工作53年的退休老人，有点头疼脑热从来都是自己开方、抓药。结肠炎病程缓慢，反复发作，缠绵难愈。为了根治，骆老从医书找到一方。该方需要的药材，有一味颇为独特：伏龙肝。

伏龙肝就是灶心土，可治腹痛泄泻、便血。骆老托了朋友，终于在湖南农村寻找到了传统的老灶台。他特意交代："要挖取灶底中心烧得最红的那一块，有多少要多少。"——这东西如今太金贵了，骆老保存了整整一大包，以备后用。

为了保证这服药的品质，骆老亲自按古法炮制。果然几剂而愈。很多人都以为“中医是慢郎中”，有时候连骆老的女儿都不例外。一次孩子发烧，咳得很厉害，工作繁忙的她为了快速治愈，也是直接送医院挂水去了，没想到连着一星期都没见好。而北京中医院一位医生，是名老中医的孙子，仅用了五味药，三服下去，小朋友就活蹦乱跳了。

自从清末太医院被废止，中医药就开始走上了不被重视之路，经过“现代化”的洗礼，如今更是日渐风雨飘摇。“中药现代化没错，只是我们的路走错了！”著名专家张吉林认为：“中药要走自己的现代化之路，而不是全盘西药化。”

很多人都听说过何首乌能治少白头，但为此闹肚子的也比比皆是。原来生首乌中含有一种蒽醌衍生物，能滑肠致泻。必须经过炮制，让蒽醌衍生物水解，无泻下作用，降低毒性，才可以正常行使乌须黑发的功效。

红顶商人胡雪岩开设的胡庆余堂，收藏着一套国家一级文物——金铲银锅。紫雪散祖传最后一道工序，就是放入白银钵内，用黄金铲搅拌煎熬。很多人以为这不过是药店的噱头，后来经过化验证实，白银含有硝酸银、弱蛋白银，对人体黏膜有抗菌消炎作用；金箔则具有镇惊、安神功效。

“中药加工炮制，一是减毒性，二是增加疗效，三是改变归经。”骆诗文告诉记者：“半夏有毒，临床大都经炮制后使用，分为法半夏、姜半夏、童子尿半夏。用盐卤、生石灰炮制的法半夏，用于健胃。童子尿半夏，主治跌打损伤、胃里咳血。姜半夏则是治疗妇女妊娠反应。而生半夏则是催吐的。”

但据骆诗文观察，现在的药厂和医院，虽然有炮制标准，但都锁在柜子里，好多都是不炮制，或炮制不到家。即使某些著名的大药店也存在此类现象。“炮制首乌传统用黑豆煮，药材商代以锅底灰，甚至用墨汁染色。白术就是往锅里一倒，根本不翻炒，上面是白的，中间是黄的，下面的则是焦黑的。”炮制不得法，轻则减效，重则害命。

内行人都知道这句谚语：“三月茵陈四月蒿，五月砍来当柴烧。”药王孙思邈更在1000多年前直接指出，不按时节采摘的中药材，有名无实，跟烂木头没有什么两样。

2015年3月27日，新华社有关报道表明，截至目前，中医药已经传播到世界上171个国家。据世界卫生组织统计，中医已先后在澳大利亚、加拿大、奥地利、新加坡、越南、泰国、阿联酋和南非等29个国家和地区以国家或地方政府立法形式得到承认，18个国家和地区将中医药纳入医疗保险。

据炮制泰斗王孝涛回忆，只要他被请去日本讲学，对方总是不忘询问饮片炮制的关键环节。但王老提出想去参观一下他们的炮制技术，却被断然拒绝。美国方面也不乏“卧底”。一位药界人士告诉记者，几年前美国人曾以旅行团的方式到山西运城来治疗结核病，当地有一位老中医有独门绝技。他曾公开打擂台：“你们哪家医院说治不好，最后发了病危通知的，都可以送到我这里。我保证一个月好转，三个月出院。”而美国病人来此，正是为了拿到他那张治疗结核病的方子。2008 年，美国有关部门又拨款 500 万元给北京协和医院，委托该院帮其了解我国中药材资源和开发利用情况。著名中医学家邓铁涛老先生，则收了一位美国徒弟。一位中医学教授，在国内开不了药店，更开不起医院——他是老师，没有办法考执业医师，没有处方权。开医院则必须有 100 平方米的地方，配上检验员、药师，以及 5 名以上的医生。63 岁那年，他远赴重洋。在美国，直接住在儿子家里坐诊。

中医药是中华民族的瑰宝，是我国医药卫生体系的特色和优势。但是，随着经济社会快速发展，中医药出现服务能力不足，特色和优势发挥不充分；现行医师管理、药品管理制度不能完全适应中医药发展；一些专长人员无法通过考试取得医师资格；中药制剂品种出现萎缩；中医药人才匮乏等诸多问题。

第十二届全国人大常委会第十八次会议初次审议了《中华人民共和国中医药法(草案)》。该草案明确鼓励社会力量开办中医医疗机构，中医药服务项目纳入医保支付。有专长的个人可以通过实践和效果考核获得中医医师资格，并可以开中医诊所。经过全国人大教科文卫委员会、国务院法制办、国家卫计委、中医药管理局等多个部门多年的努力，中医药立法终成现实。

把心交给天空，心就辽阔了；把心交给鸟儿，心就飞翔了；把心交给朋友，心就温暖了！

最近我老是失眠，母亲知道后，特地从乡下给我送来了满满一大袋子晒干的新鲜稗草籽。好久没见到这东西了，我立刻欣喜地解开袋子，凑上鼻子贪婪地闻着这稗草特有的清香，然后就迫不及待地把它们装入棉布枕袋，取代了床上的棉芯枕。其实这稗草是危害农作物的杂草之一，它喜潮湿、温暖，耐干旱、盐碱，具有极其顽强的生命力，很难根除，但它却有一个独特的用处，那就是做枕芯。闻着那一股淡淡的青草香气，感觉就好像置身于大自然的怀抱中，令人感到心旷神怡，因此也能迅速入眠。我想，从今晚开始，好梦将会每天伴随我入眠，因为稗草枕带来了清新乡土气息，包含了母亲对我无微不至的爱。

在虔诚的蜡光里，焚燃一炷心香，沉淀永远的《本草纲目》，愿自己一生的愿望，成为生命灿烂最速效的药方。

是太守？是医圣？千秋《伤寒》济苍生

提起圣人，人们可能会肃然而有敬畏之感。因为在人们心目中，圣人是品德极高而又无事不通的人，仰之弥高。千百年来，大家不就是这样顶礼膜拜文圣孔丘、武圣关羽的吗？其实，圣人原来也是凡人，他们与凡人逐渐拉开距离，既有历代统治者出于某种需要不断将他们神化的原因，也是广大人民群众将自己的理想寄托在他们身上的结果。

“张仲景是南阳中医药的一个标志和品牌，南阳医圣祠的驰名就得益于张仲景！”张仲景博物馆馆长刘海燕告诉记者，“正是因为有张仲景，南阳医圣祠才成了海内外医学界人士朝觐的圣地。”在中国，在日本、韩国、东南亚及欧美地区，乃至整个华人世界，张仲景都享有极高声誉。

我们作为中国人，都有民族情结。中医是中华民族的瑰宝，我们中国人不去继承，不去弘扬，不去深耕，那就是失职。李友志在看望慰问国医大师座谈会上说。

你知道张仲景吗？你知道“六味地黄丸”吗？

谁是张仲景？“六味地黄丸”不是补肾的吗？

一本千年之前的古籍，如今仍在启发我们的智慧，治愈我们的疾病。

一位千年之前的良医，如今仍在影响着后世的医者，每思仲景，便泪水涟涟。

然而，对于大多数人来说，张仲景三个字却是那么的陌生。

一直以来，我理所当然地认为，人们就算不了解张仲景，至少也知道有这样一位优秀祖先的存在。然而究竟是哪儿出了问题？当激素、抗生素的发现者被世人无限崇拜时，何以“享受”张仲景所创方药一千多年的后世子孙们，却连张仲景是谁都不知道？仲景先师，你若有灵，可也会慨然忧叹？

今天的河南省南阳市邓州市穰东镇张寨村，是张仲景的故乡。古时候，这个地方叫南阳郡涅阳。涅阳故城，位于邓州穰东镇西北1.5公里张寨村一带。《水经·淯水注》载：“涅阳，汉初置县，属南阳郡。因在涅水之阳，故名。”《前汉书·地理志》和《后汉书·地理志》载：汉高祖刘邦封吕腾为涅阳侯，因以置县。莽新时，改名前厅。东汉复称涅阳。安帝刘祜封其妹为涅阳公主。西晋时，属南阳国。

隋文帝开皇三年（公元583年）改名课阳。唐代此县废。《明嘉靖南阳府志》载："穰东古城在州东北六十里。世传古穰城即汉穰县也，今穰东铺即其地。在南阳、邓城之中。"《元丰九域志》载："邓州穰有穰东镇。"《金史·地理志》载："邓州穰，镇四，其三曰穰东，宋、金皆为镇，非汉穰县。"《元和志》："邓州理穰，汉旧县。又云，南阳县西至邓州一百二十里穰东镇，在南阳、邓州中各六十里，则此非穰汉县故城也。""邓州志谓此为涅阳故城。"《括地志》："涅阳故城在邓州东北六十里。"据此可知，今穰东镇并非汉穰县，而是涅阳县故城。

仲夏时节，中原大地麦浪滚滚，一片喜人的丰收景象。穿过矗立着医圣张仲景雕像的邓州市中医院庭院，在满屋书香的办公室里，我们采访了国医大师、全国人大代表、市中医院院长唐祖宣。国医大师唐祖宣这样说，每年张仲景诞辰，他都要去河南南阳的医圣祠跪拜仲景先师，每次见到仲景像，他便会泪流满面，唐老，已是年近七十的长者，应不再有不惑之心，这种崇仰之情，只可意会，难以言传。

张仲景是河南省南阳市邓州市人（楚国人），在他所写的著作里就有这地方的方言为证。

比方说，在《伤寒论》中有很多地方谈到了"桂枝不中与之也""柴胡不中与之也"，这个"中"和"不中"直到今天，仍然是河南地区的方言。"中"就是"可"的意思，"不中"就是不可，"不中与之"就是不可与之，这是典型的河南当地的方言的特点。

又比方说，在《伤寒论》中这个"熬"字，我们现代的《词源》说，小火慢慢煮就是熬，像我们现代汉语中通常所说的熬粥、熬药都是这个意思。

那么在《伤寒论》中有"巴豆，熬，去油""虻虫，熬，去翅足""白粉熬香""杏仁，熬黑"，如果我们用今天的这个"小火慢慢煮"来解释这个"熬"的话，杏仁，小火慢慢煮怎么能煮黑呢？巴豆，小火慢慢煮，怎么能煮去油呢？特别是那个白米粉如果加上水小火慢慢煮的话，那就煮成稀糊了，怎么能煮香呢？

"熬"这个字，可能是仲景当时用的一个方言。西汉杨雄写过一本书，它就叫《方言》，他的解释是："凡以火而干五谷之类"，没说加水，就是只用火而使五谷杂粮干燥，并把五谷杂粮做熟了，可见在汉代，这个"熬""焙""炒"，含义都是一样的。都是用火而使五谷杂粮干燥和做熟，也就是说"熬"字在这里，就是"炒"的意思。

这样我们就理解了在《伤寒论》中，"杏仁，熬黑"就是杏仁炒黑，"巴豆熬去油"，就是把巴豆炒一炒，炒去油，巴豆的毒，全在这个油里头。所以中医有一句话叫作“巴豆不去油，力大如老牛”，炒一炒就把它的油去掉了。特别是这个白粉，你看这个“粉”字是“米分也”“研米使分散也”，它的本意就是米的细末，就是米粉。那么什么叫“白”呢？汉代“稻曰白”，所以白粉就是白米粉。北京有一道菜叫作米粉肉，它就是拿五花肉放上佐料腌好了以后和这个炒香的米粉混合在一起，上笼屉上蒸，蒸完了香酥可口，不肥不腻，所以这个“白粉熬香”就是炒香。

有一天，张仲景外出，见到许多人围成一圈儿，张仲景走过去，挤进人群一看，地上躺着一个人，几个女人坐在地上哭得那叫一个惨。他跟围观的人一打听，才知道，地上躺着的人因为家里太穷吃不上饭了，一时想不开就用腰带吊在树上自杀了。他死了不要紧，一家子连老带小的，日子可怎么过呀。张仲景从围观的人嘴里得知：此人上吊的时间不长，他赶忙招呼周围的人把死者抬到屋子里去，放在床板上，再拿过几床棉被为他保暖。同时从人堆儿里挑了两个身强力壮的年轻人，指导他们蹲在死者旁边，一个按摩死者胸部，一个拿起死者双臂，一起一落地活动。张仲景自己则叉开双脚，蹲在床板上，用手掌抵住那人的腰部和腹部，随着手臂一起一落，一松一压。不到一个时辰，奇迹出现了，床板上的人睁开了眼睛。围观的人以为诈尸，跑了一大半儿。其实，这不过是现代急救中被广泛使用的人工呼吸，而张仲景在近两千年前就已经使用这个方法让许多人起死回生了。

传说有一次，张仲景在河南桐柏山采药，碰到一个山民找他看病，张仲景给他摸完脉就问他：先生，您的手腕为什么有兽脉？兽是野兽的兽，你看张仲景够大胆的。这个人因为大夫看到了底细，就如实相告，他说我是峄山山洞里的老猴子，这些日子身体实在不舒服，所以请你给我看看。张仲景听完了之后，把脉，看看舌象，就从药包里拿出一丸药给他吃了，老猴子吃完这丸药之后就好了。第二天，这个山中的老猿猴扛了一块大木头来见张仲景，说非常感谢你治好了我的病，我没有什么其他东西可以回报，这块木头是生长了一万多年的桐木，是很珍贵的木材。桐木能干什么？能做乐器。于是张仲景就请人做了两把古琴，又给古琴取了名字，一个叫古猿，一个叫万年。在中国音乐史上，这两把古琴的名字就记载在一个叫虞汝明的人所写的《古琴疏》里。

走进医圣祠附近的一家艾灸养生馆，古香古色的房间里弥漫着艾香。“艾灸可以治疗多种疾病。”灸疗师介绍，艾灸通过温热刺激，温通经脉，补正回阳，求逆固脱，发挥治病效能。很多普通家庭都会用艾灸盒进行保健治疗，而灸疗师则通过悬灸、长蛇灸、隔药灸等专业手法，为患者解除病痛。目前，南阳每年可加工利用约 10 万吨艾草，是全国最大的艾草收购集散地。除苦心研制艾绒、艾炷、

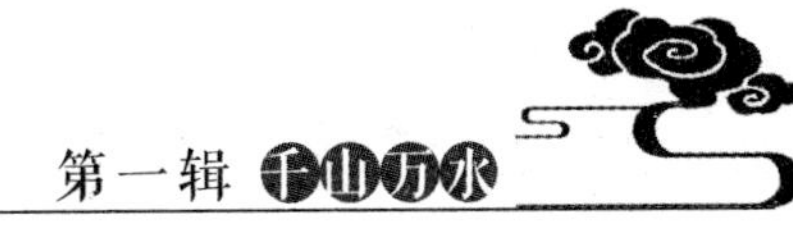

艾条等传统艾草制品外，艾叶精油、艾叶茶、艾香等百余种艾制品的研发，更将艾叶的功效发挥得淋漓尽致。

近年来，南阳市加大规范化种植力度，以南召辛夷、西峡山茱萸与天麻、桐柏桔梗、方城裕丹参、内乡黄姜、镇平杜仲、唐河栀子、社旗板蓝根为主的中药材基地发展迅猛。南阳市境内已经确定的天然中药材达2357种，地道名优中药材50多种，中药材总储量2.5亿多公斤，其中山茱萸、辛夷的全国市场占有率分别达到60%和70%。在一些中药材集中种植区，中药材收入已占农民年均收入的50%以上。

南阳独有的中医药资源，催生了现代中药产业集群。除宛西制药、福森药业等中药加工企业外，2014年，宛东药业、太白药业等企业新增投资10亿元，全市规模以上中药企业近20家，年销售额超40亿元。中医药保健用品年销售额达数亿元。保健食品产业总销售额达13亿元。自2001年启用“仲景”商标，宛西制药在韩国、日本、新加坡等10多个国家和地区进行国际注册，同时，与国际知名广告公司合作进行形象宣传，通过中央电视台、凤凰卫视等媒体全面转播，使“仲景”很快成为家喻户晓的知名品牌。如今，“仲景”成为“河南省十大经济名片”“中原经济区100名片”“中部地区十大企业文化品牌”，成为建设华夏历史文明传承创新区中一张闪亮的名片。

据不完全统计，自晋代以来，整理、注释、研究《伤寒杂病论》的中外学者已逾两千家。张仲景学说对亚洲各国尤其是对日本、朝鲜、越南、蒙古等影响非常大。特别是日本的中医界对张仲景推崇备至，自康平年间（相当于我国宋朝）以来，日本研究《伤寒杂病论》的学者有近300家。直到今天，日本中医界还喜欢用张仲景的成方。日本一些著名中药制药厂出品的中成药中，仲景经方占60%以上。日本药检部门对应用张仲景原方配制的成药一律免检。

当药王孙思邈的祠堂庙宇遍布世界时，整个中国却只有一座医圣祠。它建在张仲景的故乡，南阳市中心城区东关温凉河畔。

医圣祠的具体建成年代一直无法考证，只知道明代时，它就已经存在。医圣祠里有个灵应碑，上面刻写着建成的缘由。充满传说的张仲景，连建祠也是源于一个奇妙的传说，这传说，还要从一个书生的光怪梦境说起：

崇祯元年，本来要去京城考试的冯应鳌感染了风寒，文弱的书生几乎病得快死掉了。一天半夜，有一穿着黄色袍子，头戴金冠的神人用手抚摸书生，居然使一个将死的人，病好了大半。这个人在书生心里的地位可就高了去了。他问：是谁让我得到了重生？神人自称是南阳的张仲景。书生又说，先生救了我，我要怎么报答您呢？神人就回答他，如果你要有心，就到南阳府东四里许，那里是我的坟，但是已经岁久湮没，荡为平地。意思就是说，他的坟墓时间太久了，已经成了平地。

他请书生为自己重新立一座坟墓。

书生的病又过了一段时间便彻底好了。于是他就背起包，跑到了南阳，依照梦里所说的方向找到了已经变成菜地的仲景坟。

书生找到土地的主人祝氏，想跟他买下原属于仲景坟墓的那一小块地。为了表示诚意，他将自己的梦一五一十对祝家人说了，他们却认为他是疯子。祝家的菜地共有 40 亩，这个书生却只要买其中的一小块，地主质问他，你见过买绫罗锦缎的人，只买中间尺寸那么大的吗？书生很无奈，可是又能怎么样呢？打也打不过，骂也不是对手，只好带着对神人的愧疚转身离开了。

后来，科举考中的冯应鳌再次来到南阳，为神人立了一块灵应碑，将这件事儿从头到尾写了个明白。关于书生的梦，就在当地越传越广。

时光如水，岁月如歌。110 年后，清顺治十三年（1656 年），南阳府丞张三异，募捐为张仲景建起了医圣祠。农历正月十八，就是张仲景的诞辰。

仲景墓前所立石碑乃清顺治十三年南阳府丞张三异所书，上刻“东汉长沙太守医圣张仲景之墓”。虽历经数次战火，但当年修建墓冢的石砖依旧还在。墓冢四角的羊头，溜光闪亮的。

讲解员小寇说，因为张仲景是拯济苍生的医圣、南阳人心中的“圣人”，因此，南阳人认为，摸摸仲景墓四角的羊头、砖石，能消灾祛病。也正因为当地人对张仲景的敬畏之心，故仲景墓从建立至今的 1700 多年间，从未发生过盗墓事件。

“农历正月十八，是张仲景的诞辰。每年这个时候，当地百姓都会到医圣祠拜祭张仲景。2015 年的正月十八，前来拜祭张仲景的百姓达到了 3.5 万多人。”小寇说。

张仲景，名机，东汉南阳人，是我国古代伟大的医学家，被后世尊为“万世医宗”“医中之圣”，约生于汉桓帝和平元年（150 年），卒于汉献帝建安二十四年（219 年）。

少年时代的张仲景曾拜师学医于同郡张伯祖，尽得其传，时人称赞他“识用精微过其师”，青出于蓝而胜于蓝。汉灵帝时被荐举为孝廉，后官至长沙太守，故又有“张长沙”之称。

东汉末年，战乱频仍，社会动荡，尤其是建安年间瘟疫大流行，民众死亡惨重，甚至举族染疫灭绝。曹操之子曹植在《说疫气》中写道“家家有僵尸之痛，室室有号泣之哀，或合门而殪，或覆族而丧”。张仲景宗族 200 余口也未能幸免，

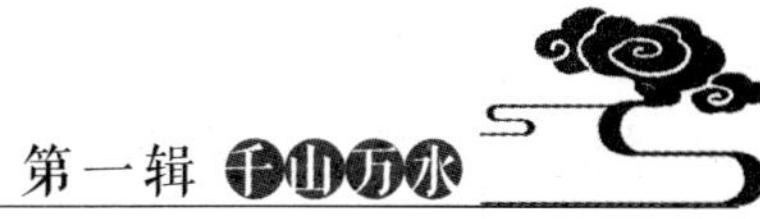

建安纪年以来，未到十年，死于大疫的百姓中，伤寒患者占了百分之七十。面对如此惨痛的景象，张仲景“感往昔之沦丧，伤横夭之莫救”，乃“勤求古训，博采众方”，继承汉以前医学辨证理论体系，收集民间奇效验方，结合自己临床实践，书就《伤寒杂病论》《金匮要略》等医学巨著。

张仲景文献、博物馆文化研究学者，南阳中医药学会秘书长张胜忠介绍，《伤寒杂病论》总结了汉以前医学理论和实践经验，确立了中医学辨证论治诊疗体系，奠定了中医治疗学的基础，促进了中药方剂治法的应用发展，被后世称为“医门之圣经”“圭臬”。

《伤寒杂病论》内容包括“伤寒”和“杂病”两部分，共十六卷，是一部理法、方药俱备的经典著作，对后世影响极大，历代注释、研究、整理甚广，并形成了伤寒学派和经方派。《伤寒杂病论》共载方 360 余首，许多名方一直被历代医家沿用。仲景方剂被称为“经方”。经方在君、臣、佐、使的配伍运用和加减变化上具有严谨的法度，遣方用药，各具特点。如伤寒六经各有主证，主证有其主方，主方有其主药，根据病症变化，加减化裁，极其灵活。方药剂量也颇有讲究，方中某一药物剂量的增损，即左右整个方剂性能，时至今日仍屡屡见诸临床，故后人有云“中医不传之秘在量上”。

“《伤寒杂病论》是人类史上第一部从整个外感病的发生、发展、变化过程入手，根据病邪侵害经络、脏腑的盛衰程度，病人的正气强弱以及有无宿疾等条件，寻找出伤寒发病的规律，并提出了以六经论伤寒的辨证方法，阐述了各种病理情况下的治疗原则和指导药方的医书。”

《伤寒杂病论》到底是说什么的？简单翻译就是一个人在从感冒到发烧（包括低烧、高烧阶段）的整个病情发展过程中，每一个阶段都会呈现出不同的发病症状，而每一个阶段该用什么样的治疗方案、药方，张仲景都做了详尽描述。

从远古的茹毛饮血，到今世的高速发展，中华医学史实质上是一部华夏民族不屈不挠的奋斗史。神农尝百草，日遇七十二毒，让人类始知本草性味。春秋战国至秦汉时期《内经》《难经》的出现，不断充实总结了人类在与疾病斗争过程中取得的成就，让中医哲学思想有系统理论支撑。其间，虽有扁鹊、仓公、淳于意等名医流传的治病救人的故事，但由于没有系统的方药记载，一些治病救人的方法只能依靠口口相授，没有系统性。中医药从理论到实践出现质的改变始于张仲景，张仲景创立的六经辨证是中医“理法方药”完美结合的典范，因而他的“辨证论治”思想成为中医最主要的特色，也是中医至今还能够流传的根本原因之一。其被后世称为“医圣”实至名归！张仲景和他的《伤寒杂病论》早已幻化成世界中医药的精神象征和一面旗帜。

南阳医圣祠大门郭沫若先生所题“医圣祠”三个大字的苍劲，前祠矗立的历代医家石像的庄重，中庭张仲景墓葬的肃穆，后祠张仲景、王叔和、孙思邈塑像的逼真，以及长廊石刻、百寿亭和历代碑记、题词、《伤寒杂病论》研究史料聚集一园，犹如一顿中医药文化的丰盛大餐，饱人眼福。一幅幅画像，一篇篇故事，一件件实物，既彰显中医药的璀璨，又突出张仲景对中医学发展的伟大贡献，让人惊叹而折服。

饺子原名“娇耳”，是我国医圣张仲景首先发明的。东汉末年，各地灾害严重，很多人身患疾病。张仲景不仅医术高明，什么疑难杂症都能手到病除，而且医德高尚，无论穷人和富人，他都认真施治，挽救了无数的性命。

张仲景在长沙担任太守时，常为百姓除疾医病。有一年当地瘟疫盛行，他在衙门口垒起大锅，舍药救人，深得长沙人民的爱戴。张仲景一生为官清廉，但不满于当时东汉王朝的政治腐败和官场黑暗，愤然告老还乡。当他途经家乡白河岸边时，见很多穷苦百姓忍饥受寒，耳朵都冻烂了。他心里非常难受，决心救治他们。

张仲景回到家，求医的人特别多，他忙得不可开交，但他心里总挂记着那些冻烂耳朵的穷百姓。他仿照在长沙的办法，叫弟子在南阳东关的一块空地上搭起医棚，架起大锅，在冬至那天开张，向穷人舍药治伤。张仲景的药名叫“祛寒娇耳汤”，其做法是用羊肉、辣椒和一些祛寒药材在锅里煮熬，煮好后再把这些东西捞出来切碎，用面皮包成耳朵状的“娇耳”，下锅煮熟后分给乞药的病人。每人两只娇耳，一碗汤。人们吃下祛寒汤后浑身发热，血液通畅，两耳变暖。吃了一段时间，病人的烂耳朵就好了。

张仲景舍药一直持续到大年三十。大年初一，人们庆祝新年，也庆祝烂耳康复，就仿娇耳的样子做过年的食物，并在初一早上吃。人们称这种食物为“娇耳”“饺子”或扁食。从此乡里人与后人就模仿制作，以后渐渐形成习俗，在冬至和大年初一吃，以纪念张仲景开棚舍药和治愈病人的日子。1400多年的历史让饺子在老百姓心目中扎下了根。饺子渐渐成为中国饮食的代言词。每逢冬至和大年初一，人们吃着饺子，心里仍记挂着张仲景的恩情。

南阳理工学院作为南阳市唯一的设有中医学本科教育的高校，其所属的张仲景国医学院一直注重传承、弘扬张仲景学术思想。“师带徒”是中医的传统传承方式。老师可以通过口传面授、临床应诊和实际操作向学生传授学术经验和技术专长，有利于促进高层次中医药人才的培养。张仲景国医学院教授毛秉豫博士说，南阳是张仲景的故里，民间有不少非常有名望的中医，很多学生有接触这些名医

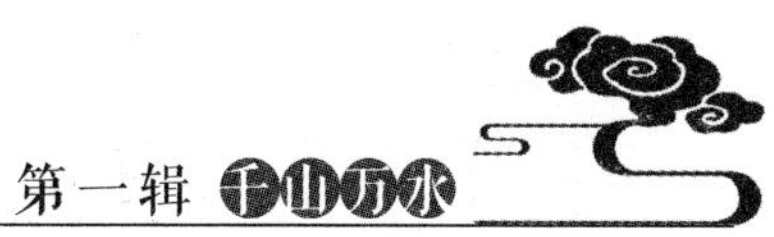

的愿望。

在今天这个浮躁的年代，对于神话和传说中的人物，只是要“颈仰”，却难以在意。也就是说，我们会用一个仰望的角度，去看待那些与天同高远的神人们，可就算仰到脖子酸了，也是“天高皇帝远”，他再神，与我何干？就连大文学家郭沫若也曾经信誓旦旦：就算到我死的那一天，也绝不会麻烦中医大夫。

事实上，中国人对瘟疫并不陌生，从 369 年算起，到 1644 年的明朝末年，光是正史，就记录了 95 次疾病大流行。只是东汉末年的那段瘟疫史，是历史上最惨烈，影响范围最大的一次，真的是“万户萧疏鬼唱歌”。

根据记载，东汉末年连年瘟疫，伤寒、传染病横行。中医所说的伤寒，可不是西医学中简单的伤寒杆菌，它包含了一切外感病症，小到感冒发烧，大到一切传染病。话说东汉末年，连年瘟疫，当时文坛著名的“建安七子”中，五人死于瘟疫。而死得最委屈的当属七子之首的王粲（字仲宣）。当时二十几岁的王仲宣虽然自幼身体羸弱，但是文才很好，正是风华正茂的年纪。张仲景与王仲宣的交情不错。与王仲宣相处久了，十岁便开始学医的张仲景辨出他身上潜伏着一种名叫“疠疾”（麻风病）的病。一天，他对王仲宣说：“兄弟，你身上潜伏着一种病，一定要尽早治疗，要不然的话，四十岁的时候眉毛开始脱落，眉落半年以后，恐怕就要跟这个美好的世界说再见了。因为发现得早，你只要服用‘五石汤’就能把病治好。”

在当时，“麻风病”一度被认为是可耻的疾病，所以张仲景没有跟王仲宣说出病名，只把症状告诉了他。王仲宣以为张仲景在吓唬他，压根儿没往心里去。“五石汤”更是一次也没喝过。过了三天，张仲景又来拜访王仲宣，见了面就问他：“五石汤按时服用了吗？”仲宣对张仲景说，服用了。

张仲景用眼睛将王仲宣扫了一遍，对仲宣说：“唉，何苦骗我呢，如果你服了药，你现在的气色和症候绝对不会是现在这样子，为什么你要这么看轻自己的生命呢！”很无奈，但又必须走开，因为仲宣还是没有相信他。

二十年后，张仲景的预言一一应验，王仲宣先是眉毛落光了，落眉后 180 天，便与世长辞。临死之前，不知道他有没有后悔。这则被记录在《针灸甲乙经·序》中的故事，从此成为中医治未病的典范。

所谓“望而知之谓之神”，看一眼就能大概摸清病症的人毕竟太少。能人所不能的仲景，便成了神一样的人物，随着时间的沉淀，关于他的故事与传说越来越多。

张仲景生在没落的官僚家庭，家里人都觉得他将来的道路必须跟官场有关，当“公务员”是既定的命运，如果再当个大官光宗耀祖，那就更能让家人欢心了。家人肯定想不到张仲景居然当了“属下流”的医生。后来人们评说张仲景：勤求古训，博采众方。这个勤字，不仅仅是赞美他几十年的潜心苦练，更是他心念大众的无私胸怀。他不但将《素问》《九卷》反复研读，更将《八十一难》《阴阳大论》《胎胪药录》等古代医书一一精读，并广泛借鉴其他医家的治疗方法，结合个人临床诊断经验，研究治疗伤寒杂病的方法，并于建安十年（公元 205 年）开始着手撰写《伤寒杂病论》。他认为，伤寒是一切热病的总名称，也就是一切因为外感而引起的疾病，都可以叫作“伤寒”。至建安十五年，张仲景终于完成我国历史上第一部治疗传染病的专著《伤寒杂病论》。这部巨著，终结了国人受伤寒摧残的历史，并以“伤寒”的治疗为出发点，以一病为万病立法，一改古代以巫术形式驱疫的陋习，将流行病的治疗引上医道正途。

封建时代，做官的不能随便进入民宅，接近百姓。可是不接触百姓，怎么为他们看病？张仲景想了一个办法，他选定每月的初一和十五两天，大开衙门，把高堂变成诊堂，病人可以随便进来，他呢，就坐在明镜高悬的大牌匾下面给百姓把脉、诊治。官府问诊的告示一贴出去，老百姓的热情几乎炸平县城，这位问案又问病的清官，算是在他们的心里扎了根儿。时间久了形成了惯例，每逢农历初一和十五，人们不是去寺庙烧香拜佛，而是排在衙门前面，等着张青天给他们看病。

仅《伤寒论》就有 5 万余字，其中著论 22 篇，治法 398 条，113 个处方和 170 多种药物至今还应用于临床之中。书中记载的方法、方剂可治疗一切外感病症，包括瘟疫。常能扭转一些大病和沉年疾病，成为人类历史上第一部理、法、方、药完备的医学典籍。因为其处方的经典和奇效，张仲景的方子都被后人称作“经方”，历经千年不衰。由此，中医第一次有了规范，有了治则，后人称张仲景为医方之祖。

在《伤寒杂病论》的序中有这样一段话：“余每览越人入虢之诊，望齐侯之色，未尝不慨然叹其才秀也。”越人，说的是扁鹊。是哪首歌里唱的——长大后我就成了你？崇拜扁鹊的张仲景，10 多岁时，就拜了同郡的名医张伯祖为师傅，学习医术，并很快超过了他的师傅。之后几十年研读经典，加上瘟疫给他带来了人生的巨变，张仲景最终在一个混乱的年代成就了大医之道。

一个普通的长者，一头向上盘梳的发髻，自然下垂的葛巾，一脸的清瘦与慈祥，一绺半长不短的稀疏胡子，一双炯炯睿智的眼睛。去河南南阳医圣祠拜谒张仲景，一直是我的夙愿。不久前，终于如愿以偿。在布局庄严，巍峨壮观，具有汉代建筑风格的医圣祠里，仰望着医史伟人、中国医圣张仲景的塑像，浏览了这位万世

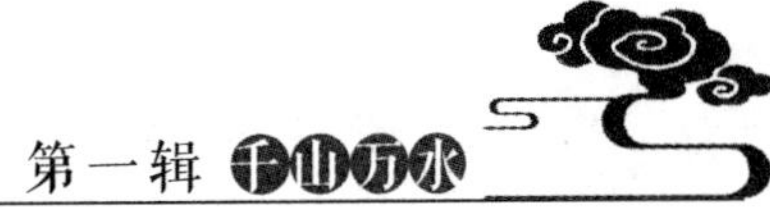

医宗的生平事迹：仲师之勤求古训、博采众方、启法程、立宗鉴之伟业及其善德善心善行，救民瘼、济苍生的大医本心，令我心生感动，崇敬有加，备感读经典、用经方、“为往圣继绝学”之责任重大。

医圣祠堂白絮飞，
长沙太守坐堂回。
温凉河畔蓬蒿草，
便却父老疾苦堆。
三阴三阳贯经纬，
六经辨治镌丰碑。
不废江河万古流，
青山白水望君归。

天地无言独芳华

有一天，孔子突然说：我永远不想说话了。子贡大惊地问：老师您不说话了，也就是不教我们了，那我们有不懂的道理怎么办？

孔子说：天地从来不说话，可是春夏秋冬四季照旧运行得分明清楚，那么有规律可循，万物在天地之间，也照旧生长，天地何曾说过话呢？（《论语》原文——子曰："子欲无言。"子贡曰："子如不言，则小子何述焉？"子曰："天何言哉？四时行焉，百物生焉，天何言哉？"）孔子的意思很明确，人何须要讲话？真正的道理看看天地就知道了，说那么多有什么用呢？

庄子有句话叫"不亡以待尽"。意思是说，我们活在这个世界上并没有真正的活，是在那里等死。他又说："方生方死，方死方生。"他的意思是说，比如婴儿出生，他并没有生而是死亡的开始。比如有老人死了，可以说他没有死而是生的开始。这个世界就是这样循环往复。比如说人，从小到大到老，你的思想和身体总在新陈代谢，旧的去了新的来了，最后不是没有了，而是转变成了另一种形态。这就是天地告诉我们的事实，天地无话可说，你还有什么话说？

孔子说"人道迩，天道远"。人一生没有多长时间，你好好地活着就行了，尽做人的本分活着即可。而地是那么久远，天是那么恒长，天地所知道的道理你可以尽可能地想，你还可以认为你的思想到达了天地的境界。但有一个重要的事实存在着，天地来的时候就没有人存在，它们消失的时候也可能已经没有人了。天地应该也是在宇宙间循环的生命啊。

岐黄为岐伯与黄帝二人的合称，相传为医家之祖。中医学奠基之作《黄帝内经》的主要内容以黄帝、岐伯问答的体裁写成，因而后世即以"岐黄"代称《内经》。并由此引申而专指正统中医、中医学，更多的则是作为中医、中医学的代称。同时，由"岐黄"组合的新词，也各有自己相应的意义。如"岐黄之术""岐黄之道"指中医学术或医术、中医理论；"岐黄家"指中医生、中医学家；"岐黄书"指中医书；"岐黄业"指中医行业等。其中充满了浓郁的中国传统文化气息，由此说明中医药学与其母体文化的密切关系。

黄帝是传说中远古时代华夏民族的共主，五帝之首。相传黄帝姓公孙，出生

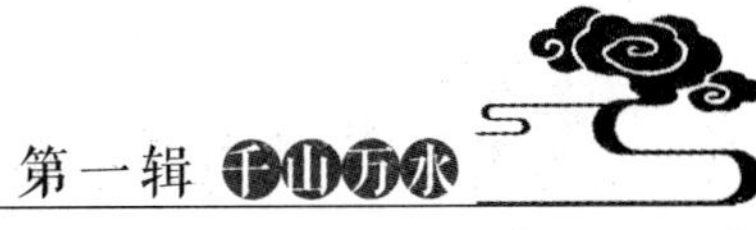

于轩辕之丘，故名号轩辕（天鼋）氏，在姬水生长成人，所以又以姬为姓，后来在有熊建立国家，故又称有熊氏。他以土德为王，土是黄色，所以叫黄帝。《帝王世纪》说："黄帝使岐伯尝味草木，典医疗疾，今经方、本草之书咸出焉。"《通鉴外记》亦说："（黄）帝以人之生也，负阴而抱阳，食味而被色，寒暑荡之于外，喜怒攻之于内，夭昏凶札，君民代有，乃上穷下际，察五色，立五运，洞性命，纪阴阳，咨于岐伯而作《内经》，复命俞跗、岐伯、雷公察明堂，究息脉；巫彭、桐君处方饵，而人得以尽年。"上述医学著作所以冠以"黄帝"之名，反映了人们对其尊崇和仰慕之情。

根据中国史书的记载，黄帝在炎帝之后，统一了中国各部落。建都在曲阜、新郑、涿鹿三种说法。他推算历法；教导百姓播种五谷；兴文字；作干支，制乐器，创医学。纪时：帝使大挠作甲子，以十天干配合十二地支以纪时沿用至今农历(甲子、乙丑以至癸亥，共十年为一周期)，即道教之六十元辰。

岐伯传说是中国最富有声望的医学家。《帝王世纪》："(黄帝)又使岐伯尝味百草。典医疗疾，今经方、本草、之书咸出焉。"宋代医学校勘学家林亿等在《重广补注黄帝内经素问·表》中强调："求民之瘼。恤民之隐者，上主之深仁，在昔黄帝之御极也。……乃与岐伯上穷天纪，下极地理、远取诸物，近取诸身，更相问难，垂法以福万世，于是雷公之伦，授业传之，而《内经》作矣。"视今传《素问》基本上乃黄帝问岐伯答，以阐述医学理论，显示了岐伯氏高深的医学修养。中国医学素称"岐黄"，或谓"岐黄之术"，岐伯当属首要地位。在《黄帝内经》中总有一个人在黄帝问话后，回答问题他就是岐伯。

清代乾隆年间《庆阳县志·人物》记载："岐伯，北地人，生而精明，精医术脉理，黄帝以师事之，著《内经》行于世，为医书之祖。"岐伯从小善于思考，有远大的志向，喜欢观察日月星辰、风土寒暑、山川草木等自然界的事物和现象。还懂音乐，会做乐器，测量日影，多才多艺，才智过人。后见许多百姓死于疾病，便立志学医，四处寻访良师益友，精于医术脉理，遂成为名震一时的医生。黄帝为疗救民疾，尊他为老师，一起研讨医学问题。《黄帝内经》多数内容即以他与黄帝答问的体裁写成。所以，记载"岐伯"的最早的文献是《黄帝内经》。

伯高为传说上古之经脉学医家，黄帝臣。晋代史学家、医学家皇甫谧撰《黄帝针灸甲乙经》，曾指出："黄帝咨访岐伯、伯高、少俞之徒，内考五脏六腑，外综经络、血气、色候，参之天地，验之人物，本之性命，穷神极变，而针道生焉，其论至妙。"可知伯高之为医是以针灸之理论、临床和熨法等外治为特长，同时，对脉理亦多有论述。

《淮南子·修务训》谓："神农……尝百草之滋味，水泉之甘苦，令民知所避就，当此之时，一日而遇七十毒。”《史记·补三皇本纪》云：“神农氏以赭鞭鞭草木，始尝百草，始有医药。”中医源于神农尝百草时代，历史长久，这块民族珍宝不能在我们这代人手中丢失。中医文化源远流长，中药作为其必不可分的一部分，和中医学一样，都经历了极其漫长的实践过程。

原始时代，我们的祖先在寻找食物的过程中，由于饥不择食，不可避免地会误食一些有毒甚至剧毒的植物，以致发生呕吐、腹泻、昏迷甚至死亡等中毒现象；同时也可因偶然吃了某些植物，使原有的呕吐、昏迷、腹泻等症状得以缓解甚至消除。经过无数次的反复试验，口尝身试，逐步积累了辨别食物和药物的经验，也逐步积累了一些关于植物药的知识，这就是早期植物药的发现。当进入氏族社会后，由于弓箭的发明和使用，使人们进入了以狩猎和捕鱼为重要生活来源的渔猎时代，人们在吃到较多动物的同时，也相应地发现了一些动物有治疗作用，这就是早期动物药的发现。至氏族社会后期，进入农业、畜牧业时代，由于种植、饲养业的发展，发现了更多的药物，这样用药的知识也不断地丰富，从而形成了早期的药物疗法。因此可以说，中药的起源是我国劳动人民长期生活实践和医疗实践的结果。

中国人吃中药差不多有几千年了，缘由一定是中药能治病，中药有疗效。但要取得疗效，其中的环节特别多，什么病用什么药，什么样的体质用什么药，什么时候用什么药等，特别有讲究，开每张处方都需要动头脑决定最佳的个体治疗方案。最普通的草药却能让无数患者奇迹般地康复，如果说这世上果真有神奇之术的话，中医当之无愧。

太古时候，人们没啥吃，靠捋草籽、采野果、猎鸟兽维持生活。有时吃了不该吃的东西，中了毒，重时就被毒死。人们得了病，不知道对症下药，都是硬挺，挺过去就好了，挺不过去就死了。神农帝为这事很犯愁，决心尝百草，定药性，为大家消灾祛病。

有一回，神农的女儿花蕊公主病了。茶不思，饭不想，浑身难受，腹胀如鼓，怎么调治也不见轻，神农很作难，想想，抓了一些草根、树皮、野果、石头面面，数了数，共十二味，招呼花蕊公主吃下，自己因地里活忙，就走了。

花蕊公主吃了那药，肚子疼得像刀绞般。没大一会儿，就生下一只小鸟，这可把人吓坏了，都说是个妖怪赶紧把它弄出去。谁知这小鸟通人性，见家人烦它，就飞到地里寻神农。

神农正在树下打瞌睡，忽听：“叽叽，外公！叽叽，外公！”抬头一看，是一只小鸟。嫌它吵人心烦，就一抡胳膊：“哇嗤——”的一声，把它撵飞了。没多大一会儿，这小鸟又飞回到树上，又叫：“叽叽，外公！叽叽，外公！”神农氏觉得怪气，拾起一块土坷垃，朝树上一扔，把它吓飞了。不一会儿，小鸟又回到树上，又叫："外公，叽叽！外公，叽叽！"神农听懂了，就把左胳膊一抬，说："你要是我的外孙，就落到我的手脖上！"那小鸟真的扑棱棱飞下来，落在神农的左手脖上。神农细看这小鸟，浑身翠绿、透明，连肚里的肠肚物什也能看得一清二楚。神农一张嘴，这小鸟接过两口唾沫星儿咽了。嘿，这唾沫是怎么咽到肚里的也看得清清楚楚。神农高兴坏了。

神农托着这只玲珑剔透的小鸟回到家，家里人一看，吓得连连回退，说："快扔了，妖怪，快扔了……"神农乐哈哈地说："这不是妖怪，是宝贝哟！就叫它花蕊鸟吧！"

神农又把花蕊公主吃过的十二味药分开在锅里熬。熬一味，喂小鸟一味，一边喂，一边看，看这味药到小鸟肚里往哪走，有啥变化。自个儿再亲口尝一尝，体会这味药在自己肚里是什么滋味。十二味药喂完了，尝妥了，一共走了手足三阴三阳十二经脉。

神农托着这只鸟上大山，钻老林，采摘各种草根、树皮、种子、果实；捕捉各种飞禽走兽、鱼鳖虾虫；挖掘各种石头矿物，一样一样地喂小鸟，一样一样地亲口尝。观察体会它们在身子里各走哪一经，各是何性，各治何病。可哪一味都只在十二经脉里打圈圈，超不出。天长日久，神农就制定了人体的十二经脉和《本草经》。

神农想想，还不放心，就手托这只鸟继续验证，他来到太行山，转游了九九八十一天，来到小北顶（神农坛），捉全冠虫喂小鸟，没想到这虫毒气太大，一下把小鸟的肠毒断，死了。神农真后悔，极悲痛，大哭一声。哭过，就选上好木料，照样刻了一只鸟，走哪带哪。后来，神农在小北顶两边的百草洼，误尝了断肠草，死了。到现在，在百草洼西北的山顶上，还有一块像弯腰搂肚的人一样的石头，都说是神农变的。

神农氏就是传说中的炎帝，中国的太阳神，三皇五帝之一。又说他是农业之神，教民耕种，他还是医药之神，相传就是神农尝百草，创医学。神农尝百草的传说，有着不同的版本。

神农和药的关系最早见于《淮南子·修务训》："神农乃始教民，尝百草之滋味，当时一日而遇七十毒，由此医方兴焉。"说尝百草，有了药而医学勃兴。后又见于《史记·补三皇本纪》："神农氏以赭鞭鞭草木，始尝百草，始有医药。"既尊神农为三皇之一，又是医药的创始人。《世本》也说："神农和药济人。"可见神农不止是尝百草认药，还有遣药之能。宋代刘恕又把以上诸论综合起来，他在《通鉴外纪》中说："民有疾病，未知药石，炎帝始味草木之滋，尝一日而遇七十毒，神而化之，遂作方书，以疗民疾，而医道立矣。”近年考古尚没有发现方书，但确认了尝百草的历史年代和活动区域，说明古人以神农尝百草之说溯本崇源言大道的立意正确不谬。

现代考古认定，距今 5 000—10 000 年前，是我国新石器时代的早、中期，即传说中的神农时代，距今五六千年是新石器时代晚期向青铜时代过渡的时期，即传说中的黄帝时代。神农、黄帝既是氏族领袖，又是氏族和部落的称号，分别代表着两个时代。神农氏族，姜姓，又称炎帝，《大戴礼记·五帝德篇》又称赤帝，原是西戎族的一支，以牛为图腾。最早居住在大西北的新疆维吾尔自治区和甘肃、青海、陕西等省，炎帝族先于黄帝族自西北进入华北、中原等地区，后来又逐渐向南方转移至湖湘。炎帝族在进入中部地区时，与最早进入中部地区的南方“蛮族”的九个部落联盟的九黎族发生冲突：蚩尤是九黎族的首领，兄弟八十一人，即八十一个氏族的酋长，炎帝族被迫逃避到涿鹿，后来炎帝族与姬姓、号轩辕氏又号有熊氏的黄帝族联合，在涿鹿大械斗，攻杀蚩尤。继后炎黄两族在阪泉发生了三次大冲突，黄帝族统帅以熊罴、貔貅、虎的各族打败了炎帝族，之后炎帝族逐渐在中部定居下来，延续了炎帝的文化。

岁月流转，四时变幻，当季节的风卷起历史的尘埃，当时光渐行渐远，我们是否还能坐在岁月的岸边，细数流年？那万紫千红的春，那热烈荼蘼的夏，那丰盈静美的秋，那雪舞晶莹的冬。用心去聆听，那风，那月，那花，那叶，都婉约着缕缕柔情，静静地绽放在岁月的枝头。醉了眼眸，暖了心扉……

南北朝陶弘景曰：“诸药所生，皆有境界。”其实中医自古用药，都讲究个道地性。道地，也就是地道，就是功效地道实在，确切可靠。但这些年不仅患者，就连医学工作者也渐渐发现，传承了几千年的道地中药不地道了！

“凉利之药生湿地，破积之药产高峰，中药药效和种植的土壤、气候等环境密切相关。附子在自然环境中是长在少见阳光的潮湿阴暗的地方，炼就了它本身抗寒的能力，但它现在种在向阳肥沃的土地上，产量增加了，但药效肯定降低了。”北京中医药大学教授郝万山无奈地说。

“赤芍生长周期要三年四年，黄芪至少要五六年，但受供求关系以及市场行情波动等影响，现在很多黄芪都是一年生的。”中国中医科学院中药研究所研究员郝近大说：“这自然影响到植物里有效成分的积累。”

“橘生淮南则为橘，生于淮北则为枳，人工种植也要讲产区，只有在原产地产的药材，质地最纯正，它的功效也最佳”，北京中医药大学附属东直门医院脑一科主任医师杨保林说，“你再看看现在的人参，人工种植到处都是，有人嘲讽说：个大似萝卜、药效像白薯！”

当然，要论药效的地道，野生药材当之无愧。但随着市场需求的迅速扩大尤其是中医药现代化产业的迅速崛起，野生中草药几乎被消耗殆尽。据第三次全国中药资源普查统计，以甘草为例，我国 1 年要消耗 4 万吨以上，其中 85% 来自野生，过度的掠夺使野生甘草从常见沙生植物变为濒危植物。“中医药的现代化生产给人们带来了便捷，但日益猛增的需求量，也使得野生药用资源进一步萎缩”，全国人大代表、国师大医唐祖宣说。

从中国的六神丸，到日本的救心丸；从中国的牛黄清心丸，到韩国的牛黄清心液，近年来，越来越多的传统中药瑰宝漂洋过海，被国外药厂申请专利，转身一变成为“洋中药”并大获成功，甚至走向了世界。药材好，药才好。中药究竟怎么了？种植广泛道地中药不地道了。

红顶商人胡雪岩开设的胡庆余堂，收藏着一套国家一级文物——金铲银锅。紫雪散祖传最后一道工序，就是放入白银钵内，用黄金铲搅拌煎熬。很多人以为这不过是药店的噱头，后来经过化验证实，白银含有硝酸银、弱蛋白银，对人体黏膜有抗菌消炎作用；金箔则具有镇惊、安神功效。

中药加工炮制，一是减毒性，二是增加疗效，三是改变归经。中药炮制就像炒菜一样，放多少盐用什么火候更多靠的是经验，很难按照药典中的要求去一刀切。就拿最简单的切制来说，切薄切厚都直接关乎到药效。

中医的疗效，除了靠中医大夫的医术，还要有优质的中药饮片做保障。而从中药原药材到中药饮片，这之间还要经过一个非常重要的过程：中药炮制。也就是说，药材炮制不得法，再高明的方子，疗效也会大打折扣。目前国内对炮制技术最为精通的中药专家非常稀少。国医大师金世元已 88 岁，国医大师王孝涛已 86 岁高龄，据说金老所带的徒弟目前从事炮制工作的只有 3 人。

中医的诊疗过程与其说是技术操作，倒不如说是艺术创作。中医的诊疗过程观察周全，灵活善变。似是随心所欲，实则终不逾矩，为医理所涵。这为医生独特风格的充分展现，提供了广阔的画面。这是中华美学与中国医学的融合贯通，是技术操作与艺术创作的璧合珠联。

中医的传说是美的，几乎所有的神医名药，都有着美丽的传说。中医的传说奇妙动人，瑰丽浪漫。真善美战胜假恶丑，是贯穿始终的主线。思邈伏虎、杏林春暖、六神丸的来历、益母草的发现……至今仍可陶冶人们的情操，启迪人们的思想，坚定人们的信念。激励人们去追求真、追求美、追求善。中医之美，美不胜收，妙不可言。

古老的祖国医学何以有如此魅力，让越来越多的各种肤色的人心悦诚服，趋之若鹜？走近中医，以理智去思考，用心灵去感受，你方能感悟到中医的灵光。

它的理论如海纳百川，医学、自然科学、哲学乃至伦理学、美学等在其中得到集成。

太极是什么？极是指阴极和阳极。太极是太阳体和太阴体的合称。理论上讲，太阴体是只有阴没有阳之体，太阳体是只有阳没有阴之体。实际上，太阴体是指地球包括月亮。太阳体是指天上的太阳。地球、月亮和太阳组成了一个大生命体。有生有灭谓之生命。虽然地球、月亮和太阳在宇宙中存在的时间极长远，但终有毁灭之时，所以说它是一个大生命体。同样其他无数的恒星和它的卫星也组成了无数的大生命体。这就是说，太阳体和太阴体是生命体的基础。只有太阳体，没有太阴体，或者只有太阴体没有太阳体就没有生命体。因为宇宙中如果只有阳没有阴，或者只有阴没有阳，或者什么都没有，那么就没有区别存在。没有区别就不存在变化。没有变化产生就没有生灭之分。没有生灭之分就没有生命的存在。所以只有太阳体和太阴体同存在，才有区别，才有变化，才有生命。太极是生命科学的概念之一，它的诠释意思是太阳体和太阴体组成的生命基本体。

从伏羲到黄帝究竟有多少年难以说清。在这个漫长的时期里，上古先人坚信时空变化是生命产生和主宰的科学道理，坚定不疑地研究时空变化和时空变化作用与生命的关系。他们根据地球、月亮和太阳等天体的运行变化及变化在大地上产生的反应情况，建立了阴阳理论知识，建立了时空变化模型先天八卦图和时空变化作用模型后天八卦图。先天八卦与后天八卦综合，再结合其他知识，便可推算出生命的变化情况。社会上的算卦术的科学道理就是来源于此。中医经典《黄帝内经》中提到的女七男八之模数也是来源于八卦图。根据地球的摆动现象的两个极点，即冬至和夏至，建立了河（合）图和洛（落）书。从而有了生命科学研究的基本理论数据。根据河图结合其他知识，建立了天干系统。根据地球的摆动现象为主，研究总结出了时空变化能够产生升降作用的理论，归纳出了木火土金水相生相克的五气运行理论知识，即五行，五种基本升降作用。根据月球围绕地球转，地球围绕太阳转的现象为主，研究总结出了时空变化能够产生出入作用的理论，建立了六气理论知识，即三阳三阴转换，从而诞生了地支系统。天干和地支配合起来便是时空变化对万物产生的真实作用反映。天干地支里面充满了生命的信息。

较长时期以来，治未病的医学思想逐渐被淡化，甚至被“治已病”取代。随着社会的进步，人们渴望健康的欲求日益增长，人们逐渐认识到单纯治疗已病是消极被动的，是对医学主体功能的削弱与颠倒。世界卫生组织（WHO）1996 年在名为《迎接 21 世纪的挑战》的报告中指出了 21 世纪的医学将从“疾病医学”向“健康医学”发展；从重治疗向重预防发展；从针对病源的对抗治疗向整体治疗发展；从重视对病灶的改善向重视人体生态环境的改善发展；从群体治疗向个体治疗发展；从生物治疗向心身综合治疗发展；从强调医生作用向重视病人的自我保健作用发展；在医疗服务方面，则是以疾病为中心向以病人为中心发展等。这昭示着21世纪的医学将不再继续以疾病为主要研究对象。以人的健康为研究对象与实践目标的健康医学，将是未来医学发展的方向。

四季，因走过而丰盈，生命，因经历而厚重，人生，因回忆而甜美。尝尽百味，苦过，才知甜蜜，痛过，才会珍惜。拾一枚落花，感知生命的涵义，慢慢人生路，且行且珍惜。很多事物，百年即成历史，除了供人们欣赏之外，留下的便只有追忆。中医则不然，悠悠千载，历久弥香，它为护佑生命而存在，为中华民族繁衍生息而发展。即使是在西医高度发达的今天，也有众多患者得益于中医，因而信奉中医，崇拜中医。

中国是医药文化发祥最早的国家之一，从文明的曙光在天幕上耀映亚细亚大地之时，遍及神州大地的簇簇史前文化篝火，由点到面联接起来，形成燎原之势，逐渐地融化在文明时代的光华之中。走近了中医，你就会不知不觉中为它的美而惊叹！

自然之美，美在自然。自然界有阴阳五行之变，中医即有自然的五行运用之理。有药性的升、降、沉、浮，药味的酸、苦、辛、咸、甘、淡，针灸的阴经和阳络，穴位的自然顺应。中药的色泽如同那蓝天和白云，还有赤、橙、黄、绿、青、蓝、紫……，绿的碧翠，白的洁净，一切都是地造天设，自然而柔和。还有那疗效的美，不用刻意包装，不用繁杂的提取和制作，取来就用啊，用之就灵。在这里可以远离手术刀的狰狞，远离化疗放疗的痛苦。可以无痛苦地和死神挥手再见！

中医从来都是仁慈的医学，和病邪的斗争是主张病有出路，病邪出体即愈，甚至可以和谐共处，从不主张那种赶尽杀绝的做法。天人和谐共处，顺应自然！发发汗，利利水，用针刺一下或艾灸一下，放点血，喝点草药汤，敷点药物，病就在不知不觉中好了，看起来中医是多么不可思议的医学呀！但中医是有哲学思辨之美和科学严谨之美的医学。六经辨证的方证思辨，经络气血的思辨又有谁说不是哲思严谨呢？阳就不是阴，阴就不是阳，药方组成的剂量，何其严谨，针灸选穴的奇妙，妙不可言！同病异治，异病同治，同方量不同，效也不同！方证相合，用之即效，覆杯而愈。又有谁能说中医不是科学严谨之美的医学呢？

蒙昧之中，人类赤身裸体从蛮荒中走来，为御病和繁衍昌盛而不断舍身探求。炎帝神农氏遍尝百草而悟四气五味，著《神农本草经》，开中药之先河。火的发现，使灸疗流传于世。与野兽搏斗和劳动中因创伤而使痛减的感悟，使人们砺石为砭，成就了针刺疗法这一千古绝学。华佗模仿虎鹿熊猿鸟而创“五禽戏”“熊经鸟伸，为寿而已矣”。更有智者“法于阴阳，和于术数”，使哲文美医人诸学交融一体。

岐黄之学也因此在中国传统文化的肥沃土壤上萌芽并渐成奇葩。

2015 年诺贝尔生理学或医学奖得主，中国女药学家屠呦呦在卡罗琳医学院诺贝尔大厅用中文作题为《青蒿素的发现：传统中医献给世界的礼物》的演讲，屠呦呦在演讲中说："中国医药学是一个伟大宝库，应当努力发掘，加以提高。"青蒿素正是从这一宝库中发掘出来的。通过抗疟药青蒿素的研究经历，深感中西医药各有所长，二者有机结合，优势互补，当具有更大的开发潜力和良好的发展前景。

日月无言照苍生，天地无言孕万物，山河无言纳百川。真正能做到大爱无言、大巧若拙、大智若愚，实乃人生的一大至境，非潜心修炼、韬光养晦而不能达也。无言，并不代表你无话可说，也不等于你理屈词穷。无言，是一种豁达，一种包容，一种洒脱，一种睿智。路遥知马力，日久见人心。把所有的误解、委屈都浓缩成无言，而用实际行动去诠释和证明自己，何尝不是人生的一种境界和智慧。

《庄子·知北游》云："天地有大美而不言，四时有明法而不议，万物有成理而不说。"美哉！中医。选择中医吧，返璞归真，健康随行！

第二辑　千古传奇

重建生命的诺亚方舟

孤云出山岫，
去留无所牵；
朗月悬高空，
静躁不相干。

这万古永恒的醒世名言告诫我们，只有舍弃淫逸侈靡，安于恬淡沉静的人，才能领会人生的真意。

赵朴初先生曾这样写道：“生亦欣然，死亦无憾。花落还开，水流不断。我兮何有，谁欤安息。明月清风，不劳牵挂。”可见其不以物喜，不以己悲，宁静平和，达观崇高的精神境界。武则天以一块无字碑留与后人，一切功过释怀得云消雾散，素心无染，让往来的光阴清澈如水般地归于自然，这是何等的淡然与超脱。

东汉时期，南阳有个70多岁的名医沈槐，他终生未娶，膝下无儿无女。眼看着自己的身体一日不如一日，沈槐日渐忧愁，他不甘心自己的一身好医术，就这样后继无人。如此一来，整日愁眉不展的沈槐身患重病，眼看着就要离开人世。

沈槐的邻居是个好心人，很是同情沈槐的境遇，他知道张仲景是当世名医，就以沈槐的名义请张仲景前来看病。张仲景本来和沈槐就有交往，现在又见他身染沉疴，他二话没说，背起药箱就来到沈槐的住处。

经过一番诊断后，张仲景很快就开出了方子：粳米、小豆、小麦、大豆、黄黍各一斤，煮熟后搓成团，外用朱砂涂上，一顿吃完。

病中的沈槐接过药方，不觉大笑：“我行医50多年，这样的药方还是第一次见到！”待张仲景走后，他并没有按照张仲景的嘱咐吃下这服药，而是请邻居将方子做成了丸药，挂在床前。

以后，每次有人来探望，沈槐第一句话总是指着药丸大笑：“你看，这就是张仲景给我开的药方呢！你见过五谷杂粮能治病吗？真是天大的笑话！哈哈哈……”沈槐只顾着笑话张仲景，竟把无人继承自己衣钵的事儿彻底忘了。

就这样，沈槐笑话了张仲景大半年。而在大半年后，沈槐的病却在不知不觉中痊愈了。听说沈槐病体康复，张仲景前去探望。看着满面红光的沈槐，张仲景意味深长地说："医者，悬壶济世治病救人也。先生虽无子女，吾等晚辈不是您的子女吗？先生哀从何来？"

张仲景的一席话，让沈槐恍然大悟："张先生果然是名医呀，原来，你给我开的是一剂忘忧愁的笑方，这才是真正的对症下药啊！"

心，与花的距离，在于欣赏，在于懂得；心，与世界的距离，在于容纳，在于敬畏；心，与心的距离，在于理解，在于真诚。

生活中，有时候无道理可言。

明明尽了力，眨眼间却烟消云散，让人哭笑不得；明明尽了心，生活却视而不见，让人苦涩难耐；明明属于自己，转瞬间却物是人非，让人欲哭无泪。

伤口，是时间的印痕，疼在记忆里，也疼在心里；伤口，是斑驳的思绪，有泪的苦涩，有心的迷离；伤口，是一首难言的旋律，不需多说，更不需解释，只有自己最清楚。不提及，是已经封存已经放弃；不修葺，是怕触及新的伤口，新的记忆。有时候，我们只能用伤痛来治愈伤痛，用时间来慢慢治愈自己。

春秋时期，楚国南阳曾有一位叫百里奚的人，因虞国被灭，失去了官位，做了奴隶，但他能泰然处之，安心养牛，把牛养得膘肥体壮，后来，秦穆公发现了他聪明的才智与旷达的心胸，派人以五张黑公羊皮将百里奚换回，把秦国的政事交给他来主持，后来其成为秦穆公的贤臣及著名的政治家、思想家。

春秋时宋国还有"子罕辞玉"不贪为宝的故事：有一天，一个宋国人得到一块美玉，前来送给子罕。子罕说："我从来不收受别人的馈赠，你拿回去吧。"献玉的人说："您怎么不收呢？我拿这块玉给玉工看过，玉工说这是一块宝物，我把宝物献给您，您为什么推辞呢？"子罕说："我已经有宝物了，所以不收。"献玉的人问："您的宝物是什么？能否给我看看？"子罕说："我的宝物叫不贪。我把不贪当作宝物，你把美玉当作宝物，我们各有各的宝物。如果我接受了你的美玉，你失去了宝物，我也丢掉了宝物。"原来献玉人怕有人图财害命，才要把美玉献给子罕，子罕便命人将美玉加工卖掉，将钱交给献玉人，让他回家了。子罕不会为了宝物而丢掉自己不贪的美德。

庄子认为，贪名好利，是人类的通病。把个人的荣辱看得太重的话，就会被各种忧心忡忡的事烦扰，而不能自拔，因此会忽视一些显而易见的祸患。(见于《则阳》"荣辱立然后睹所病。")庄子在《徐无鬼》一篇中说："钱财不积则贪者忧，权势不尤则夸者悲。势物之徒乐变，遭时有所用，不能无为也。"意思是说，贪心的人因钱财积累达不到自己所希望的那么多，就会很忧愁；自以为是的人因自己的地位不够显赫，就会很悲哀。唯利是图之人，喜欢社会动荡，在动荡中寻

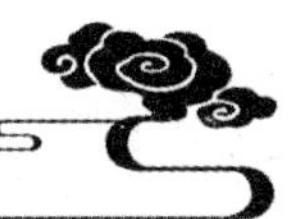

找机会以谋求好处，这样的人怎么能抵挡势利的诱惑呢。所以，也就有了像魏武侯那样“盈耆欲，长好恶，则性命之情病矣。”之贪之病根。所以，苏轼有句话说得好：“江山风月，本无常主，闲者便是主人。”（《临摹闲题》）

生活中，有一种无言的爱，叫自爱。它，是一条静静的溪流，不需要别人懂得，是独自的流淌；它，是一曲曼妙的音乐，不需要刻意雕饰，是独自的聆听；它，是一朵清丽的闲花，不需要所谓的追逐，所谓的奢望，是独自的微笑，独自的世界。其实，每个人的心里，都有一片属于自己的原野，尽管有时贫瘠，却充实；尽管有时简单，却幸福。

心位于胸腔之内，横膈之上，外有心包络裹护，内有孔窍相通。《类经图翼·经络》说：“心象尖圆，形如莲蕊。”有文献把心分为血肉之心和神明之心，血肉之心主血脉，神明之心主神志。如明代医家李梴在《医学入门》中说：“有血肉之心，形如未开莲花，居肺下肝上是也。有神明之心……主宰万事万物，虚灵不昧者是也。”

单从文字结构上看，五脏“心、肝、脾、肺、肾”中，心是唯一没有“肉月旁的字”。中医认为，心脏有六大功能，如心脏具有心主血脉、心藏神等功能。

中医学中所谓“心”，一是指居于胸腔的心脏，即“血肉之心”；二是指以心来概括人体精神活动的功能，即所谓“神明之心”。

心在五脏中居于首要地位，对脏腑功能活动起着主宰的作用，故中医称心为“君主之官”。

心的生理功能包括推动血液运行和主管精神活动，古人概括为“主血”和“藏神”两方面。

古人之所以把心称为“五脏六腑之大主”，是与心藏神而主神志的功能分不开的。所以，明代医家张介宾在《类经》中指出：“心为脏腑之主，而总统魂魄，兼该意志，故忧动于心则肺应，思动于心则脾应，怒动于心则肝应，恐动于心则肾应，此所以五志唯心所使也。”又说：“情志之伤，虽五脏各有所属，然求其所由，则无不从心而发。”可见，人的精神意识思维活动，虽可分属于五脏，但主要的仍归属于心主神志的生理功能，因此，心主神志的生理功能正常，则精神振作，神志清晰，思考敏捷，对外界信息的反应灵敏而正常。反之，如果心主神志的生理功能异常，即可出现精神意识思维活动的异常，从而出现失眠，多梦，神志不宁，甚则谵狂；或出现反应迟钝、健忘、精神萎靡，甚则昏迷、不省人事等临床表现。这个宽泛的概念，常指事理的玄妙、神奇。如谓“阴阳不测之谓神”“不见其事，而见其功”。

中医脏腑的概念，是对人体内脏及其功能的总称。脏，《内经》称为“藏”，其义有二：一指藏于体内的脏器；二指五脏所藏的精气。腑，《内经》写作“府”，有府库之意。腑多为中空器官，又多与食物的贮藏、消化有关。脏腑，按其形态。功能可将分为三类，即五脏、六腑和奇恒之腑。关于五脏的功能及特点，《素问·五脏别论》作了精辟的论述，其云：“所谓五脏者，藏精气而不泻也，故满而不能实；六腑者，传化物而不藏，故实而不能满也。所以然者，水谷入口，则胃实而肠虚；食下，则肠实而胃虚。故曰：实而不满，满而不实也。”五脏的功能是“藏而不泻”，即五脏主藏精、气、血、津液及神，其特点是以充持盈满为贵，但又不能过度盈满而使藏气壅塞，故曰“满而不能实”。六腑的功能是“泻而不藏”，即六腑主管受纳、消化饮食物及传导、排泄糟粕，以通畅为要。六腑藏纳水谷的特点是“胃实而肠虚”“肠实而胃虚”，而不能肠胃同时皆为实，否则即为“满”，故曰：“实而不能满也。”

神明所主之脏是心而不是脑！关于精神活动的产生，中西医有着截然不同的看法。西医认为，人的精神、意识及思维活动是大脑的生理功能，是大脑对外界客观事物的刺激所作出的反映。而中医则把精神活动归属于心，并分属于五脏。随着中医西化，关于人的精神活动是由心所主，还是大脑的功能，现在的中医已经搞不懂了，他们也跟着西医一起喊“脑主神明”了。《内经》的“心主神明”说是中医藏象理论体系的一个重要内容，认为人的精神活动是由大脑所主，这是对中医的背叛。一个人不太高兴的时候，人们常说这人“心情不好”，为何不说这人“脑情不好”呢？面对一个坏人时，人们常说这人“没良心”，为何不说这人“没良脑”呢？其实中医的理论自古就深入百姓生活当中了，只是现代西医的侵略，使得人们思想混乱，不辨是非，随波逐流。

人有五脏化五气，以生喜怒悲忧恐。（《素问·阴阳应象大论》）

心气虚则悲，实则笑不休。（《灵枢·本神》）

多阳者多喜。（《灵枢·行针》）

心气始衰，苦忧悲。（《灵枢·天年》）

喜是心有所乐而达于外的表现，是主观愿望和客观事实相一致所表现出的一种满意情绪。喜志由心脏精气所化，因心主血脉是神志的物质基础。一般而言，喜对于人体有良好的调节作用，可以使其“气和志达，营卫通利”。但大喜过望，又可伤心，正如《素问·阴阳应象大论》说：“喜伤心”“暴喜伤阳”，而令气机涣散。

笑是喜乐时发出的声音，是机体表达心声的一种形式。因心“在志为喜”，故显露于外则“在声为笑”。笑不但是心喜乐的一种表现，而且又是舒缓心情的一种方法。但笑也要有一定限度，大笑不止，甚至狂笑，非但对人无益，而且会损伤心脏，常表现在神志失常的一些病变中。心之阴血不足，神明失养，则往往因喜之不及而见病人情绪低落，甚至悲伤欲哭。若有邪气扰心，或痰火蒙蔽，使心阳暴张，则病人多见亢奋不已，大笑不止，甚至导致狂证，临床称之为“笑狂”。因此，临床上治疗喜笑不休的病时，往往从心着手。所以，笑既不可无，亦不可过。

心开窍于舌，是说心与舌其气相通，舌为心之外候，这是古代医家通过长期的人体生理、病理现象观察所总结出的理论。舌的生理功能是主司味觉和表达语言，这些功能有赖于心藏神和心主血脉的功能支持，因此，如果心的功能失常就会导致味觉的改变和语言的障碍，那么，在临床上通过观察舌质的色泽、味觉及病人的语言状况，可以判断出心的功能正常与否。如舌体红润，柔软灵活，味觉灵敏，语言流利，则表示心功能正常；若见舌质淡白胖嫩，则为心阳不足；舌质红绛瘦瘪，为心之阴血不足；若舌尖红，疼痛，甚至生疮，则为心火上炎；若舌质紫暗或有瘀斑，则为心血瘀阻的表现；若心主神志的功能异常，则可见舌卷、舌强、语謇，甚或失语等。

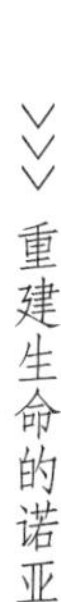

心开窍于耳，是《内经》有关心通外窍的另一理论观点，这也是古代医家对生理、病理现象长期观察所得出的结论。耳主听觉，其功能的发挥除依赖肾精的充养外，还有赖于心血的滋润和心神的主宰。若心功能失常，同样可以导致耳之听力减退、障碍，甚至丧失。如心阴血不足或心火亢盛，可见耳鸣、耳聋，或耳痛；心神失常，可导致听力障碍，甚至幻听等。因此，心开窍于耳同开窍于舌一样具有重要的临床意义，切不可厚彼薄此。

《素问·痿论》说：“心主身之血脉。”周学海《读医随笔》则非常明确地指出：“凡人周身百脉之血，发源与心，亦归属于心，循环不已。”心推血液在脉中运行，主赖于心气的作用，同时也需要心阳的温煦作用和心阴血的滋润作用。

《素问·刺禁论》说：“肝生于左，肺藏于右；心部于表，肾治于里；脾为之使，胃为之市。”这是从五脏气机升降角度来概括其功能特点的，心为阳中之太阳，故其气机主出泄于表；肾为阴中之至阴，故其气机主入治于里；肝为阴中之少阳，其气从左而升；肺为阳中的少阴，其气从右而降。所以，心部于表就是通过心的气机主“出”的特点，将心之气血阴阳布散于表，从而使心与皮表的关系密切相关，这种功能是建立在心藏神、心主血脉的功能基础之上。心藏神、心主血脉的功能强盛，则心将其气血阴阳很充沛地布散于体表，尤其是面部，从而使皮肤润泽而感觉敏锐，面色红润而有光泽。否则，可使皮肤干燥枯槁、感觉迟钝、麻木或感觉异常、瘙痒、疼痛。《素问·至真要大论》概括为：“诸痛痒疮，皆属于心。”

由于心主血脉而布于表，而表面的血脉比较丰富，可谓“十二经脉，三百六十五络，其血气皆上于面而走空窍”。面部实为人体之华表，故心的生理功能是否正常，可以从面部的色泽变化表现出来，面犹心之花朵，故曰心“其华在面”。若心气旺盛，血脉充盈，则面色红润而有光泽；若心气不足，血脉亏虚，则面色无华、淡白或晦滞；再如心火亢盛，则面色红赤；心血瘀阻，则面色青紫等。故《素问·五脏生成篇》说：“心之合脉也，其荣色也。”

《素问·阴阳别论》所谓“阳加于阴谓之汗”也。因此，人体正常排汗，具备两个要素：一是阴津，二是阳气。这是人体生理之汗的物质基础，正如《温病条辨》中说：“汗也者，合阳气阴精蒸化而出者也。”由于汗液为津液所化生，血与津液又同出一源，因此又有“血汗同源”之说。而血为心所主，故汗亦为心所主，后世因之有“汗为心之液”的说法。正因为“汗为心之液”“心主汗”，所以，发汗过多，不但损伤心阴，也常损伤心阳，导致心脏疾病。如今的医院一见感冒就急忙发汗，可谓杀人于无形也。于此可以看出《内经》“心主汗”之临床意义所在，不读《内经》不能为医也。

心脏是人体的“泵血机器”，需要一刻不停地跳动，可谓最忙的器官。要让它持续、有力地为全身输送血液，就必须知道它的喜好。《生命时报》邀请心脏病专家总结出一套护心法，告诉你心脏最爱的那些事儿。

1. 常怀感恩心

美国加州大学圣地亚哥分校最新研究发现，拥有一颗感恩的心，对生活中的美好心怀感念，有助于无临床症状的心力衰竭者改善身心健康。

2. 睡足 7 小时

白天工作状态下，心脏跳动为每分钟 70~80 次；而晚间睡眠时，心脏每分钟跳动 40~50 次，相当于少做一半工作，有利于其获得充分的休息。

研究发现，每天睡不够 6 小时，可使心脏病、中风危险增加 48% 和 15%，另外，要养成良好的睡眠习惯，避免睡前玩手机、喝浓茶、激烈运动等。

3. 冥想 10 分钟

压力能够促进体内儿茶酚胺的释放，进而导致心力衰竭和心脏病发作。而冥想具有一种神奇的治愈力量。一项长达 18 年的跟踪调查发现，经常做冥想练习的人，动脉壁厚度明显减小，患心血管疾病的风险比对照组要低 30%。每天找个安静的地方，冥想 10 分钟左右，有助于缓解身心压力。工作学习期间，每间隔一小时都要闭目养神 5 分钟，做适当的调整。

4. 运动半小时

运动有益生命，生命源在心脏。最有益心脏的方式是有氧运动，如慢跑、游泳、打太极、练瑜伽、跳舞等。游泳强心肺，瑜伽稳心率。此外，练瑜伽时要注意量力而为，不要刻意追求无法完成的超难动作。中老年人则要少爬楼梯，减少关节的磨损。

5. 时常笑一笑

美国印第安纳州纪念医院临床试验结果显示，每天笑15秒钟可延长2天寿命。拥有良好的人际关系和家庭关系，能够让你笑声不断，优质的人际关系更能让您免于有损心脏的紧张和不安。看到了幽默可笑的事时，不妨笑一笑，有助于释放压力，降低血压。值得注意的是，笑太过也不好，狂笑可能导致心脏破裂、食管撕裂和癫痫发作等。

6. 喝够5杯水

《中国居民膳食指南（2016）》要求，成人每日饮水量要达到1 500~1 700毫升。以每杯300毫升计算，每天至少饮水5杯。人在脱水状态下，红细胞比容增加，血液黏稠度增加，这都与心血管病高发有关。

建议根据个人体质和季节的不同，区别饮水，比如冬天稍少，夏天偏多。心脏病病人不能大口喝水，宜少量多次；肾功能不全者应适当少量饮水。

一般情况下，早晨4~8时血黏度最高，应在早晨起床后、睡前半小时、深夜醒来时三个时段适当饮水。

7. 补充维生素

“维生素”的重要性恰如其名。美国《营养学杂志》刊登一项最新研究证实，补充维生素能够显著降低患心脏病和死于心脏病的风险。

8. 自律好习惯

心脏更爱懂节制、严自律的主人。比如严格戒烟限酒，就能使人发生心肌梗死的风险大幅降低。戒烟20分钟后，心跳及血压恢复正常；戒烟15年，冠心病风险可降至与不吸烟者相似水平。

9. 享护心美食

大量医学院研究表明，不合理膳食是引起动脉粥样硬化病变的重要因素。守护心脏健康需要平衡膳食，多吃绿叶菜、豆类、鱼类，以及粗纤维谷物。

10. 和谐性生活

美国马萨诸塞州新英格兰研究所一项历时16年的研究显示，每周2次性生活，对中老年男性心脏健康很有益处，可使心脏病风险降低45%。

无论何时，请一定要相信：尽管耳边寒风呼啸，你的心灵总还有取暖的地方。身边的亲人、朋友、爱人，哪怕是一些素未谋面的陌生人，总会在意想不到的时间和地点提供他们的善意。“靠近你，温暖我”，享受这种善良与体贴，并传递给他人。

当我们懂得了爱的真谛，学会了珍惜，在人生的旅途中，我们遗失的就会少很多。不管迎面来的是什么，我们都能坦然面对。不管前路如何，今天有阳光，那么我们就拥抱温暖；当风雨来临的时候，我们已经储备了迎接寒冷的能量。等待我们的即便是命运的魔咒，至少我们享受了现在，珍惜了拥有！当生命的繁华落幕之时，我们会少了几许惶恐，而多了一份坦然。

《道德经》说，人要重死而不远徙。这个死，不是死亡。出生入死。就是重生命本能沟通的连接。现在人婚姻不和谐，有钱也不快乐，因为和生命原始能量的连接更少了。他就快乐不起来。

生命的快乐和安稳，是来自和土地的完全沟通。道家讲人是无根树。人是树，却无根。树的根是看不见的能量场。这就是和大地相通的能量场。对于古人而言，最苦的事情就是背井离乡，这就意味着开始漂泊。漂泊其实是一种情绪，而情绪则源自身体和土地的连接。

心境抑郁主要是由心情引起的，心病还需心药医，解铃还需系铃人。

首先，自己要调整好心态，要正确认识到，人是不能脱离客观环境而生存的。人生不如意事十有八九，对生活中出现的不如意之事不退缩、不幻想、不逃避，把自己心灵深处的苦恼跟朋友、亲人说出来，不要憋在心里钻牛角尖。其次，在条件允许的情况下，可以去看心理咨询师。另外，社会的支持也是十分重要的。研究发现，社会的支持可缓冲心理压力，从而减轻心境抑郁的程度。对心境抑郁的人，不要随意使用“变态”“神经病”“不正常”等词语刺激，要给予他们理解和帮助。

我们必须对许多传统文化的智慧保持开放态度，因为它们对念力的性质有一种本能理解。这些文化几乎都相信，宇宙有一个统一的能量场。现代的念力科学已经证明，这些原始文化对于显灵、治疗和信仰是有根据的。承认每个意念都是神圣的，带有物理形式的力量。

《培根论人生》讲得好：“灵魂最自由的人，就是那种一举挣断锁链的人。”要想活得轻松，就必须学会放下，挣断这世俗的锁链。明朝洪应明“宠辱不惊，闲看庭前花开花落；去留无意，静观天地云卷云舒”。

月色缱绻，古佛千年。那朵千年的白莲，陪着我低眉不语的素颜，在月色里翩跹；一盏青灯照着佛前那朵徐徐绽放的孤莲，用片片花瓣的清泪，打湿我那梦里的疼痛……

拥有一方纯净的天空，一份飞翔的心情，一生无悔！

当愤怒来敲门

地铁里有一对情侣，男生扯着嗓子喊：跟你说了多少次了，你为什么就是不记得，你是不是有病。女孩子拉着男生的衣服，小声说：对不起，你别当着这么多人跟我喊啊。

我们是路人，我们不知道他们彼此之间发生了什么。可能这个女孩子找了前男友，可能是她乱花钱，或她出轨了？谁知道，可是，我们路人只有一个想法，男孩子好没风度，竟然这么失态，发那么大的火。

一个人会发怒，代表这个人对这个世界是有所要求的，他希望这个世界要合他的意，但这个世界偏偏不合他的意，所以他要发怒。其实，很多肝脏不好的病人容易生气。

肝脏是人体里一个巨大的“化工厂”，它具有解毒、代谢等功能。当肝脏受到损伤，全身就要遭殃了。中医认为，大怒伤肝，过度愤怒可使肝气横逆上冲，出现面红目赤，严重的还会呕血、晕厥。从西医的角度来看，人生气时，体内会分泌一种叫“儿茶酚胺”的物质，作用于中枢神经系统，使血糖升高、脂肪酸分解加强，血液和肝细胞内的毒素相应增加，堆积于肝，从而损伤肝脏。如今，人们生活节奏快，工作压力、生活压力越来越大，加班、应酬、熬夜是家常便饭，饮食不规律、搭配失衡、缺乏运动等不良生活方式，使我们的肝脏承受巨大的负荷，造成日积月累的损伤，甚至导致常见的酒精肝、脂肪肝、肝硬化和病毒性肝炎等肝脏的病变。

常言道：肝好，一切都好，肝不好，未老先倒！肝净，皮肤都娇嫩。女人“肝”净就漂亮！男人“肝”净就强壮！肝脏坏到 50% 指标正常，坏掉 90% 以上才出现肝硬化、肝腹水，甚至肝癌！

因为肝脏是唯一没有痛感神经的器官，所以无论它累成什么样，它也从不呻吟叫苦，也不会喊痛，这也是人们经常忽略它的健康状况的根本原因。这就是为什么肝癌一发现，就是晚期的原因。

古代中国人想要掌握的，是一个形而上的、有点儿像数学的画面，可是在那个时代，没有办法用计算机程序画给我们看，所以就只好在大自然中寻找象征物来呈现他们所说的“曲直”或是“勾芒”的状态。比如说空气的对流，如果底下有热空气、上面有冷空气，这样形成一个像台风的东西的时候，这个热空气就会从冷空气里面找一个地方钻上去，钻上去的时候就是一个“芒”的现象，像是草木发的芽，然后带动空气的扰动，形成旁边的圈圈的时候，“勾”的现象就出来了。又或者说，热气团跟冷气团遇到了，在接触面一定会产生对流，对流就会产生一种卷卷的、大圈圈会卷出小圈圈这样调性的东西，同一个调性的东西像这样不断复制它自己、向旁边卷绕蔓延的这种状态，跟树木的根、枝很像。

清代的唐容川说，风气是水跟火两种元素的交融之气。《尚书》说“木曰曲直”，中国人的五行神里又说木的神是“勾芒”，“曲直”跟“勾芒（萌）”的意思，大家有没有发现在这些不同的典籍里面，他们的说法是一样的？曲跟勾都是弯弯的线；芒跟直都是直线。也就是说，风木之气，本身是一个直线跟曲线的排列组合，所以如果要在大自然中选一个象征物代表它的话，就好像一个植物，它刚发出来的苗是直线，可是长出来的叶是弯的，以“文学上的”象征物来讲的话是这样子的。

中国人的五行相生，如果要找一个象征物的话，大概就是植物会吸水、进行光合作用，长成一棵大树，然后就可以点火把它烧掉。木就是一个从水转化成火这样的一个中间的状态——古人大概就是这样选择这个象征物的。以季节而论，肝当对应春天。

一个人的精神能量，如果我们把它丢出来、用在身体之外的，叫作魂，比如说上班工作，花力气去做工作的那一份能量，就叫作“魂”；如果不丢出去、留在身体里的，把它收在身体里、等死了以后再用的，叫作“魄”。留在身体里不动用的能量结晶，叫作“魄”；像云气一样，发出去用来具象化什么事物的能量，叫作“魂”。人体的风木之气，就是人的魂之气。

中医认为：“肝气虚则恐，实则怒。心气虚则悲，实则笑不休。”意思就是肝气要是虚的话，人就容易受到惊吓；肝气实，就会发怒。心气虚，就会感到悲痛，心情抑郁；心气实，则人老是笑呵呵的，慢慢地，心神就散了。

“血有余则怒，不足则恐。”就是血输布的能量太盛，则容易发怒；要是血能量不足的话，人会常有恐惧感。

人在气不足的时候，常会出现烦躁。中医里对“烦”字的解释是肾精不足，导致虚火上炎，所以“烦”就相当于是心病，是心气的问题。

那么“躁”呢？躁是属于虚阳外越的象。“躁”字从“足”字边。在现实生活中，如果一个人的腿没事老抖，说明他肾精不足，造成虚阳外越，有肾病。民间谚语有“男抖穷，女抖富”的说法，意思就是男子如果没事腿老抖的话，这个人就是肾精老敛不住虚火，特别容易发火、烦躁，做事不理智，很容易失败，所以叫男抖穷。为什么女抖就成富了呢？这是因为中国的传统文化认为，女人应该是厚德载物，应该整天待在家里坐得住，但肾精不足的女人偏心浮气躁，老爱出门，或爱跑到窗户边站着，站着站着就容易搭讪个像西门庆那样的大款，导致发生很多故事，她就容易“富”了，其实说的是这样的女人比较轻浮。当然，这里的说法只是开个玩笑，有肾病可不是一件好事。

当肝脏这个解毒器官出现问题时，人体就会出现以下一些症状：

一、无端感到疲倦，无端感到烦躁、焦虑和忧郁。二、眼睛干涩或死鱼眼、口干口苦、偏头痛。三、头发经常很油。四、出现黏便、有体臭。五、腰部赘肉增加、脾气特别大、失眠多梦。六、前胸后背有红痣。七、指甲有明显竖条纹、脸庞两边有肝斑。八、乳腺增生和妇科问题。如果具有以上症状，且已经满足了三项以上，那你就必须要开始调理肝胆的功能了。

民间有句俗语，叫“一叹穷三年”。虽然这种说法没有科学依据，但经常叹气的人一定要注意自己的健康问题。《黄帝内经》对这种症状做了精要的解释：“忧思则心系急，心系急则气道约，约则不利，故太息以伸出之。”这里把“善太息”的病因归为情志问题。那么，这跟脏腑病变有没有关系呢？《黄帝内经》也给出了明确答复：“胆病者善太息，口苦呕宿汁……胆足少阳之脉，是病则口苦善太息。”这告诉我们，胆病患者有两个特点：一个是口苦，一个是善太息。如果你经常唉声叹气，还有口苦的现象，那就要注意自己的胆功能是不是正常了，说不定已经有了胆囊疾患。

中医有一种理论认为“怪病皆由痰成”。所谓“怪病”，包括非常多的情志病，以至于有的人一遇到情志病，就简单地认为病因在痰。这又是一个误区。痰究竟是什么呢？《景岳全书·杂症谟·痰饮》云：“痰即人之津液，无非水谷之所化……若化失其正，则脏腑病，津液败，而血气即成痰涎。”可见，痰是病理产物，不是原始病因。情志病从痰论治固然重要，然而要辨清两点：其一，痰往往不是原始病因，更根本的则应重视情志所伤、气机所乱；其二，痰乃血气化生失正的产物，所以治痰不可单纯化痰淤，务必兼有调治脏腑气血的思路，才能事半功倍。

传说古代名医张子和，善治疑难怪病，在群众中享有崇高的威信。一天，一个名叫项关令的人来求诊，说他夫人得了一种怪病，只知道腹中饥饿，却不想食用饭菜，整天大喊大叫，怒骂无常，吃了许多药，都无济于事。张子和听后，认为此病服药难以奏效，告诉病人家属，找来两名妇女，装扮成演戏的丑角，故作姿态，扭扭捏捏摆出许多滑稽动作，果然令病人心情愉悦。病人一高兴，病就减轻了。接着，张子和又叫病人家属请来两位食欲旺盛的妇女，在病人面前狼吞虎咽地吃东西，病人看着看着，也跟着不知不觉地吃起来。

《素问·阴阳应象大论》说："人有五脏化五气，以生喜怒悲忧恐。"在中医看来，这是自然的正常现象。但中医讲究人法自然，适可而止，七情虽然平常，但若过度，也会"情极而伤"。"七情内伤"是情志为病的一个重要特点。感冒伤风是从外界传染而来；但是七情致病是由内而发，直中脏腑，比之感冒伤风等外界感染更加直接和沉重。《三因极一病症方论·三因篇》说："七情，人之常性，动之则先自脏腑郁发，外形于肢体。"所以，情志为病往往更难调理，而且预后迷离。比如社会上常见的，因为精神因素导致的瘫痪病症，各种各样先进的医学检查，各种各样的高级药物都用上了，通常的结果却都不能奏效，难倒了无数医生。

怒制思、思制恐、恐制喜、喜制悲、悲制怒。五志对应五行，当然也有生克关联，这是中医关于情志病的独特的理论体系，而且有它独到的临床方法与疗效。具体而言，怒可以制思，思可以制恐，恐可以制喜，喜可以制悲，悲可以制怒。金元四家之一、著名医学家张子和，在他的《儒门事亲》中记载一则病案：一富家女因思虑过度，失眠两年，无药可疗。张子和诊其两手脉俱缓，为思虑伤脾。于是和其丈夫商量定下一策。张子和故意漫天要价，索取财物，并且在病人家大吃大喝数天，然后不看病不开方径自离去。此妇人见状大怒，原文曰"其人大怒汗出"。不料到了晚上便觉困倦，继而呼呼入睡，"如此者，八九日不寤，自是而食进，脉得其平"。这便是以怒制思的病例。

肝脏是体内最大的实质脏器。中医将其形象地比喻为"将军之官"，更是体现了我国传统医学对肝脏的重视。肝脏在人体里担任"国防部"的角色，所有外来的"敌人"都要由肝脏来"对付"。中医讲肝主惊吓的"惊"、愤怒的"怒"，与足少阳胆经互为表里，足少阳胆经"烧"到耳朵，会引起耳鸣、晕眩，眼睛会干、刺痛、长出眼屎。也因为如此，很多眼睛的病变，包括眼睛痒、眼睛红、眼睛肿、眼睛痛、见风流泪，眼睛干涩都和肝有关。

1. 眼睛干涩是肝血不足

随着社会竞争的加剧，人们对眼睛的使用强度和密度也越来越大，出现视疲劳的人越来越多。视疲劳是指由于持续近距离视物之后出现的视蒙、眼胀、眼部干涩、灼痛、眼及眼眶酸痛等症状以及头痛、恶心、乏力等周身不适。如果你经常对着电脑或书本，过度用眼会消耗肝血。

2. 眼红有血丝、视力模糊是肝火旺的表现

肝火旺盛主要由生活不规律、不良情绪积郁，或烟酒过度导致。肝经循行于头、耳、胸胁，所以出现头昏头胀、两耳轰鸣、胸胁胀痛，同时中医有"肝主目"的说法，因此肝火旺盛还常常出现眼部症状，如眼红、眼干、眼部分泌物多等。另外，"肝火大"还会引起口干舌燥、口苦、口臭、睡眠时翻来覆去、易醒、身体闷热等。

选用龙胆泻肝丸，能清泻肝胆之火，还可以用等量的枸杞、菊花泡水喝。枸杞可以滋补肝肾、益精明目，肝阴充足，才可以制约肝阳，使之不上旺化火，菊花可以清肝火，明目。其实，这道茶就是大名鼎鼎的“杞菊茶”！

3. 巩膜发黄是肝炎表现

“巩膜发黄”是诊断肝脏疾病的重要依据，甲型肝炎、急性乙型肝炎几乎都会存在不同程度的“巩膜黄染”。如果出现角膜色素环，这是肝豆状核变性患者的主要特征。据统计，此病的遗传性发生率可占此病患者的90%。用肉眼可见环绕角膜、边缘宽2~3毫米的黄绿色、蓝绿色或棕黄色环状带。

《黄帝内经》的“五劳所伤”中有一伤：“久视伤血。”这里的“血”，指的就是肝血。中医认为，本病多为肝血不足、肝肾阴虚所为，当以养肝益肾。

来自成都中医药大学的胡鹏博士表示，大量饮酒、经常熬夜、动怒都会伤肝，同时他还给我们一些养肝护肝的方法：少饮酒、保证充足睡眠，保持愉快的心情。

胡鹏指出，都市年轻人，如果你在生活中有以下五大行为，那么你的肝脏一定不好了。

一、睡眠不足。有人喜欢在夜间工作或娱乐，熬夜最容易熬出肝病。其原因是，睡眠过程中，人体会进入自我修复模式，经常熬夜既导致睡眠不足，身体抵抗力下降，又会影响肝脏夜间的自我修复。

二、过量饮酒。从中医角度看，过量饮酒会耗伤肝血，诱发肝脏损伤及多种疾病，比如很常见的脂肪肝、肝纤维化、肝硬化，甚至肝癌。

三、用眼过度。肝藏血，开窍于目。眼睛的健康和肝脏功能息息相关。长期使用电脑、看电视、看手机，或长时间看书，都是久视，会造成用眼过度。“久视伤血”，很容易使肝血不足。

四、情绪郁结。现代社会竞争压力大，工作紧张，人们容易悲观、愤怒、焦虑、抑郁，这些负面情绪会伤肝，导致肝功能失调。中医认为，容易生闷气的人常肝气郁结，易怒者则会肝气横逆、肝阳上亢，这两类不良情绪都会伤肝。国外研究发现，易怒的人患肝病的可能性比一般人高8倍。

五、食物伤肝。黄曲霉素是肝癌的主要诱发因素之一。霉变的大米、花生和瓜子都含有较多的黄曲霉素，因此不要吃发霉的这些食物。

那么养护肝脏该怎么做呢？是否还需要吃药来补肝呢？胡鹏认为，其实养肝护肝不能完全依赖保健品或药物，正确的养肝方法主要有两大途径：一是控制伤肝的因素，包括情绪、睡眠、运动、酒精等，只有避免这些不良因素的影响，才是有效地养肝护肝；二是给人体的肝创造良好环境，让其自我修复。

从养肝角度来讲，以下的生活方式是调养肝脏的基础，如果肝脏已经出现问题，还需要医生的专业帮助。

一、平稳情绪。学会调节情绪，保持心情愉快，避免情绪起伏过大，影响到肝。

二、保证睡眠。适当的休息则有助于肝脏的修复。睡子午觉，子时大睡，午时小睡，这不仅仅养肝，也是调养整个身体的方法。“晚睡族”应尽量调整作息时间，最好每晚11时前入睡，保证睡够7~8小时，以便让肝脏有效修复，保证全身健康。

三、少饮酒。肝脏代谢酒精的能力是有限的，多饮酒会伤肝。据医学研究表明，体重60公斤的健康人，每天只能代谢60克酒精，若超过限量，就会影响肝脏健康，甚至危及生命。每天饮高浓度酒超过两杯（50毫升）就会伤肝。

四、药食养肝。如果肝脏血不足，需养血补肝，当归、白芍、大枣、阿胶等药材可直接养肝血。此外，还可通过肾和脾间接养肝血，填补肾精的药物有生地、熟地、枸杞等，健脾药物常见的有人参、甘草等。

清代有一位巡按大人，患有精神抑郁症，终日愁眉不展，闷闷不乐，几经治疗，终不见效，病情一天天严重起来。经人举荐，一位老中医前往诊治，老中医望闻问切后，对巡按大人说：“你得的是月经不调症，调养调养就好了。”巡按听了捧腹大笑，感到这是个糊涂医生，怎么连男女都分不清，此后，每想起此事，仍不禁暗自发笑，久而久之，抑郁症竟好了。一年之后，老中医又与巡按大人相遇，这才对他说：“君昔日所患之病是‘郁则气结’，并无良药，但如果心情愉快，笑口常开，气则疏结通达，便能不治而愈。你的病就是在一次次开怀欢笑中不药而治的。”巡按这才恍然大悟，连忙道谢。

古人云：“百病皆生于气”，这里所说的“气”，一是指外界不良因素引起人的情绪变化，二是指人体内气机运行异常，如气滞、气逆等。所谓“怒伤肝”就是指不良情绪，尤其是激怒情绪使肝气受损，使肝的疏泄功能失常，使气的升降出入发生障碍，同时波及心、肺、脾等脏器。这时除了出现抑郁、烦闷、多疑善虑、沉闷欲哭、急躁易怒等神志方面的变化外，还会有胸部胀闷、头晕目眩、耳鸣耳聋、失眠多梦、月经不调等肝气不疏的表现，肝气失疏，影响脾的运化、升清作用，假如大怒不止，则肝气上逆，血随气而上溢，可致面赤、气逆、头痛、眩晕甚至吐血或昏厥卒倒等病症。因此说，要想健康长寿，控制不愉快的情绪，是日常保健工作中的重要一环。

常言说：“人逢喜事精神爽。”当人喜乐、高兴的时候，就会感到精神愉快，全身舒畅。因为它能促使气血流畅，营卫通调，所以适度喜乐有益身心，是健康人正常的情志活动。

人的一生概括起来是个非常简单的过程，首先是从哭到笑的过程。人刚来到世上，第一声都是要哭的，而人走后，气散了，皱纹全展开了。其次是从攥着拳

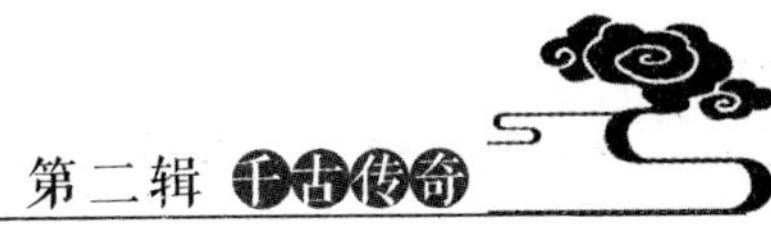

头到撒手的过程，人出生时全都是攥着拳头的，这就是告诉你的使命是与生俱来的，待人老去撒手人寰的时候，手自然松开了。考虑到这个生活与事物的规律，五志也就不会过度了。一个人可能很难在短时间内将性格脾气改变，也无法像先贤那样处事不惊，但是在未来的生活当中，应该慢慢地让自己的心境更加平和，最终将会收获一个更加健康的身体。

一位哲学家带着他的弟子游学世界。在游历了许多国家，拜访了许多著名的学府之后，个个满腹经纶的他们回到了出发地。进城之前，哲学家和他的弟子在郊外的一片草地上坐了下来。哲学家说："在你们即将结束学业的时候，今天我们上最后一课。你们看，在我们周围的旷野里，长满了野草，现在我想知道的是如何铲除这些野草。"弟子们非常惊愕。他们都没有想到，一直在探讨人生奥妙的哲学家，最后一课问的竟是这么一个简单的问题。

要想除掉旷野里的杂草，方法只有一种，那就是在上面种上庄稼。

要记住心是你自己的，千万别让愤怒支配你的心。

法国作家大仲马说，发一次怒对身体的损害，比发一次热还要厉害。中国学者梁实秋说，血气沸腾之际，理智不太清醒，言行容易逾分，于人于己都不宜。

《红楼梦》前 80 回中，关于林黛玉哭的描述就有 37 次，消极、悲伤不断加重林黛玉肺部的疾病，最终让她在叹息声中香消玉殒。中国学者萧白认为，一把火的愤怒，最先烧焦的是自己，缩回伸出去的手掌吧！

养好脾胃固根基

俗话说："人是铁，饭是钢。"但是若无健全的脾胃，纵然有满桌的美味佳肴，也是心有余而力不足。因此中医有"肾为先天之本，脾为后天之本"的说法，人从娘胎里生下来之后，脾胃的好坏和健康息息相关。

《黄帝内经》认为脾胃为后天之本，因为脾胃是气血生化之源，人体生命活动离不开脾，脾担负着水谷营养的消化、吸收及运送，所以脾胃是营养人体的重要器官，是生命活动之本。

据记载，宋代有个文学家叫秦官，得了胃病，情绪不好，他的一个朋友拿着王维的画来拜访，说："天天看这幅画，胃病肯定会好！"他充满怀疑，但碍于朋友面子不好驳，就每天躺在床上看那幅画，看到画中山清水秀的美景，画上题的优美诗词，心情变得非常好，好像身临其境，过了一段时间，胃病果然好了。

脾胃功能好坏与人的情志也有密切关系，过思则伤脾。比如，三国时期的诸葛亮之所以只活 54 岁就死了，就是因为他过于操劳、思虑过度造成不思饮食、脾胃衰弱，最终导致气血生成不足，撒手人寰。

日常生活中，我们常有这样的体会：心情抑郁、情绪低落时，会茶饭不思，而放松的环境和愉快的心情则会使你胃口大开。临床发现，在胃病患者中，追溯病史会发现约七成跟情绪有关。香港中文大学医学院的研究还发现，患抑郁症等各类情绪病者，胃功能失调的机会比一般人高 3.1 至 4.4 倍。由于情绪变化常可引发胃肠功能的改变，所以胃被称为人体情绪变化的"晴雨表"。中医学很早就认识到"情志伤胃"，古代先贤对于胃病的治疗多重"调节情绪"。这在一定程度上说明情绪对脾胃具有重要影响，所以要养脾胃，先养心情。

如今社会各界及多家媒体都推出养生栏目，非常红火，每次谈及养生，各种言论交错，"情志养生""运动养生""顺时养生""音乐养生""饮食养生""经络养生"等不胜枚举。这些方法各有千秋，但最好的方法莫过于把它们综合运用，抓住根本。

脾胃者，仓廪之官也，饮食养生从养脾胃开始。

在五行中，脾属土，土位居中央，四方兼顾，"土"的含义就在于能生化万

物。脾与胃共同参与饮食消化吸收。“脾胃者，仓廪之官，五味出焉。”将脾胃的受纳运化功能比作仓廪，可摄入食物，并输出水谷精微以化生气血，输布全身。人以水谷为本，胃主受纳水谷。故养脾胃最好的莫过于五谷。《黄帝内经》讲：“五谷为养，五果为助，五畜为益，五菜为充。”意思就是谷物（主食）是人们赖以生存的根本，而水果、蔬菜和肉类等都是作为辅助，发挥补益作用。但当下人们对五谷的重视却相当不够，且不说为了减肥不吃主食的美女们大有人在，甚至很多聚会上，由于人们吃菜已吃饱了，主食常被取消。长期如此，对脾胃则是会造成重损伤。

《黄帝内经·素问·藏气法时论》曰：“脾胃主长夏。”所以长夏易患脾胃疾病及肌肉酸痛也。一年四季，春、夏、秋、冬之四时，依次序而循环，季节气候则由温、热而转寒、凉，自然界万物赖以生、长、收、藏。为何一年四时之中又有“五时（长夏）”之称呢？此乃出于理论需要，为了与天之五行、人之五脏六腑等相配而构建的庞大的五大系统使然。

《黄帝内经·素问·金匮真言论》云：“所谓得四时之胜者，春胜长夏，长夏胜冬，冬胜夏，夏胜秋，秋胜春，所谓四时之胜也。”王冰注云：“四时之中，加之长夏，故谓得五行（五）时之胜也。胜即五行相克原理。”恽铁樵《群经见智录》：“《内经》言五行配以五藏，其来源于天之四时。藏有五，而时仅四，故以六月为长夏，以配脾胃。”

检阅先秦、汉之古籍，并未见“长夏”之名称，却有“季夏”之名称，如《礼记·明堂位》：“季夏六月，以禘礼祀周公于大庙。”战国时期的邹衍云：“春取榆柳之火，夏取枣杏之火，季夏取桑柘之火，秋取柞楢之火，冬取槐檀之火。”《春秋繁露·五行对》：“天有五行，木火土金水是也。木生火，火生土，土生金，金生水。水为冬，金为秋，土为季夏，火为夏，木为春。春主生，夏主长，季夏主养，秋主收，冬主藏。”四时中增加了季夏而成为五时。

人体各种能量都来源于日常的饮食，脾胃的功能就在于把食物中的“精华”吸收到人体中，再运送到身体各部位。需要说明的是，中医所讲的脾，并不是西医解剖学中的脾脏，而是概括了胃、肠、肝、胆、胰等消化器官的生理功能。脾胃功能健全，则体丰肤泽，面色红润，四肢强劲，精力充沛；反之则肌肉消瘦，面色萎黄，四肢无力，神疲力乏。因此，中医里又说“百病皆由脾胃衰而生”，而“治脾胃即可以安五脏”。所以保养脾胃是人人都需要的，而有慢性病和小病小痛的人，首先要从调理脾胃做起。

天气下降，地气上升，天地气交，万物始生，故天地互根之道在升降浮沉之间。人体上焦心肺，法天属阳，主生长；中焦脾胃，法人阴阳相济，主化成，为生化之源；

下焦肝肾，法地属阴，主收藏。天地阴阳（在人为上焦心肺与下焦肝肾）升降之枢，在乎中气（在人为脾胃）。

人与天地相参。故善言天者，必有验于人；善言人者，必有验于天。未识天道，焉知人理？人法天地而生，以应生长化收藏。

天地阴阳升降之枢，在乎中气（脾胃）。中气运转（脾升胃降），则水（肾）升火（心）降，是天地交泰；木（肝）随水升则化而为火，金（肺）随火降则化而为水，是水火即济。故中气者，天地阴阳升降之枢，互根之道。饮食入胃，其清气输脾转肺归心，上行春夏生长之令，分布熏蒸于皮肤腠理而滋养周身，乃清阳为天者也；升已而降，行秋冬收藏之令，其精封藏于肝肾，其浊转输大肠膀胱，传化而出，乃浊阴为地者也。故人生于地，悬命于天，天地气交，万物始生。万物皆以升降出入而应生长收藏，而脾胃乃升降之本，气化之根。

虚损之病，有损阳损阴不同。损于阳者，自上而损，一损损于肺，故皮聚而毛落；二损损于心，故血脉虚弱不能荣于脏腑，妇人则月水不通；三损损于胃，故饮食不为肌肤。病过于胃则难治。治之以辛、甘、淡，升阳除湿。损于阴者，自下而损，一损损于肾，故肾痿，不能起于床；二损损于肝，故肝缓不能自收持；三损损于脾，故饮食不能消克也。病过于脾则难治。治之以酸、苦、咸，填精潜阳。然不论上损下损，总以顾护胃气为本。

土者，生万物而法天地。《难经·三十一难》曰："三焦者，水谷之道路。"《医学发明·三焦统论》曰："三焦者，主持诸气，以象三才之用，故呼吸升降，水谷往来，皆得此以通达。"《脾胃论·脾胃虚则九窍不通论》云："天气、人气、地气，乃三焦之气，分而言之则异，其实一也，不当作异名异论而观之。"

现代医学对胃亦有相似认识。胃上缘有胃膈韧带，下缘有肝十二指肠韧带。胃迷走神经分出分支支配贲门及胃底，主干沿胃小弯下行在角切迹处形成鸦爪支配胃窦及幽门。胃左动脉（胃的静脉与动脉伴行）分出分支供应食管、贲门，胃网膜右动脉及胃网膜左动脉供应胃窦、幽门及胃体，在胃底处的血液由胃短动脉供应。胃的外分泌腺有贲门腺，位于贲门部，为黏液腺；胃体的腺体为泌酸腺，分泌盐酸与胃蛋白酶原，有助于食物的消化；幽门腺，分布于幽门部，是分泌碱性液体的腺体。胃的运动在胃底部以容受性舒张为主，其主要功能是贮存食物。胃体紧张性收缩的主要功能是磨碎食物，使食物与胃液充分混和，以形成食糜。胃的蠕动在胃窦部明显加强，有利于将食糜排至十二指肠，因此有幽门泵之称。食物刺激胃窦黏膜释放胃泌素，提高幽门泵的功能，促使幽门括约肌舒张。胃壁肌层由三层平滑肌组成，自外向内依次为纵层、环层与斜纤维。环层最发达，在幽门处特别增强，形成幽门括约肌，有延缓胃内容物排空和防止肠内容物逆流至

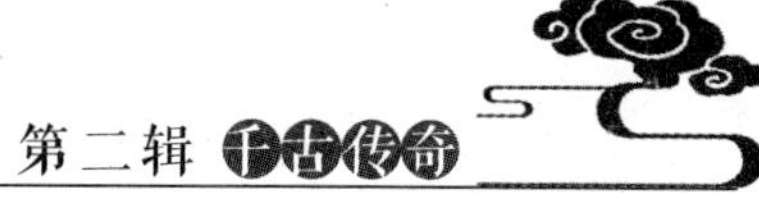

胃的作用。在选择性迷走神经切除术后，胃窦部由于失去了迷走神经的支配而易发生胃窦潴留。此外，胃底存在鼓音区，充以空气，且鼓音区的大小受周围组织或脏器功能的影响。

一般来说，脾胃好的人嘴唇是红润的，干湿适度，润滑有光；而脾胃不好的嘴唇发白、没有血色，显得非常干燥，容易爆皮、裂口子。口臭、牙龈肿痛等症状大多和脾胃消化能力不足有关。另外，睡觉时会流口水，也是脾胃不好的一种表现。

脾胃的经脉和人的鼻子相连。鼻腔干燥、嗅觉失灵、流清鼻涕、鼻子出血，大多是脾胃虚弱所导致的。鼻翼发红的人，多有胃热；鼻头发青伴有腹痛，也说明脾胃功能不好。

脾胃不好容易气血不足，进而影响到肝，肝开窍于目，所以眼睛容易疲劳，看不清东西。另外，脾和人的体液的吸收关系很大，如果常出现眼睛红肿、脸肿等现象，也可能是脾的问题。

脾胃虚弱会导致人的肾气不足，常常表现为耳鸣甚至耳聋。

此外，很多人的脾胃不好，是由过度劳累或情绪引起的。尤其是春天，肝火旺盛，人往往易怒。脾胃失调的人，春天常常觉得身上没劲儿、手脚冰凉，有时还会拉肚子。

以下是损伤脾胃的因素：

第一，暴饮暴食，一日三餐不规律，或冷或过热；

第二，感受湿热或寒湿，脾被湿困；

第三，思虑太过，操劳无度；

第四，病后失调，身体虚弱。

我们都需要一个功能健全的胃，所以这些习惯的改变都是必需的。

脾，后天之本，寿夭之母。中医认为，天地间有金木水火土，人体五脏也分金木水火土，脾为气血生化之源，在五行属土。中医还讲究五脏应四时，脾与四时之外的“长夏”相通应。这是因为长夏时节，气候炎热而雨水较多，土地酝酿勃勃生机，万物生长茂盛。而脾主运化，化生精气血津液，补给全身，与土能载物、生化的作用是类似的。所以，长夏时节土地最有生机的时候也恰恰是养生脾胃的最佳时机。

孙思邈是唐代著名的医家兼养生家，以自身实践活到101岁。他在《千金翼方》中就指出：“平日点心饭后，出门庭行五六十步，中食后，行一二百步，缓缓行，勿令气急。”紧接着又说：“食毕行步，踟蹰则长生。”《摄养枕中方》还有介绍：“食止行数百步，大益人。”清代著名养生家曹廷栋也十分注重“以动助脾”的养护后天法。他在《老老恒言》中是这样说的：“饭后食物停胃，必缓行数百步，散其气以输于脾，则磨胃而易腐化，步所以动之。琅环记曰，古之老人，饭后必散步，欲动摇其身以消食也。”由此可见，饭后缓行散步，是古代养生家实践经验的总结。进食后，立即卧床休息睡觉，于消化不利。古代即有“饱食勿便卧”“食饱不得急行”之说法。食后便卧会使饮食停滞，食后急行又会使血流于四肢，影响消化吸收功能。而食后缓缓活动，则有利于胃肠蠕动，促进消化，这就是“食止行数百步，大益人”的道理！

据说郑板桥曾在一封家书中讲述自己的养生之道，归纳起来为：黎明即起食白粥；饭后散步千步宜；每天静坐有定时；遇事“糊涂”莫烦恼；睡前清心勿思想。

河南省中医院肝胆脾胃病科主任医师牛学恩从中医角度分析认为，郑板桥的这些生活习惯充分体现了“固护脾胃”和“保养心神”的养生之道，这也是他健康长寿的关键所在。

黎明即起食白粥。这里包含三个重要因素：黎明时分、起床活动和食白粥，这其中蕴含着天人相应的中医思想。在太阳即将升起，自然界和人体阳气开始活动的时候，人也开始起床活动。辰时（早晨 7~9 时）胃经当令，是消化食物的最好时间。白粥，也就是大米粥。根据五行理论，大米等谷物属土，脾胃也属土，谷物入胃易于消化吸收，因而可养胃，并能快速为全身生理活动提供充足的气血。之所以“食白粥”，主要是考虑它最易消化吸收，适合早晨食用。

饭后散步千步宜。民间素有“饭后百步走，能活九十九”的说法。其实，不论百步也好，千步也罢，都是一个约数，具体还要因人而异。饭后适当运动，有利身体气血畅通，可促进脾胃的运化。但如果运动过量，则会影响胃肠的血液供给，从而有碍食物的消化和吸收。而且，在胃中食物尚未消化的阶段大量运动，其重力作用还易造成胃下垂。《黄帝内经》中强调，饭后“四肢微动温衣”，意思是说饭后伸伸胳膊抬抬腿，感觉到浑身微微发热时，活动的“度”就达到了。

每天静坐有定时。养生有三种境界：首先是养体，再进一步是养气血，最高境界是养心神。《黄帝内经》中有这样一段话：“肝受血而能视，足受血而能步，掌受血而能握，指受血而能摄。”这段话是说，气血充足，人体各种生理功能才能正常运行。但从另外一个角度来看，我们看东西、听声音、走路、拿东西等，都要消耗血气，如果过多地通过看、听、活动来愉悦精神，就会耗伤心神，气血过多消耗，对心神的保养就没有足够保障了。因此每天定时排除杂念、闭目静坐，有助于保养心神。

遇事“糊涂”莫烦恼。牛学恩介绍说，消化科门诊上的胃肠病，90% 以上都是心理因素造成的。过多的郁闷烦恼导致肝气郁结，长期忧愁郁闷、思虑过多易

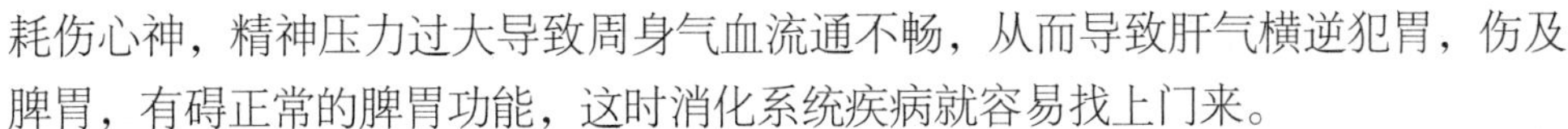

耗伤心神，精神压力过大导致周身气血流通不畅，从而导致肝气横逆犯胃，伤及脾胃，有碍正常的脾胃功能，这时消化系统疾病就容易找上门来。

因此，保健脾胃、颐养心神强调放松精神，这和郑板桥秉持的人生哲理“难得糊涂”有着异曲同工之妙。“糊涂”并非真傻，而是洞明世事，避开不必要的心理压力，实为做人处世的明智之举。量力而行，顺其自然，遇事能拿得起放得下，才有助于身心健康。

睡前清心勿思想。中医讲，阳气入阴，人就会睡眠，阳气出阴，人即清醒。很多病人失眠，主要还是思虑过多，扰动阳气、阳不入阴造成的。睡前在床上听听柔和的音乐，全身放松、平静心绪、扫除杂念，有助于较快入眠。

《黄帝内经》有“食岁谷”之说，意思是说要吃时令食物。我们知道农村孩子的营养一般都不如城市的孩子丰富，但体质却比城市孩子强壮，就是因为他们一年四季都吃当年的新粮，而这些都是植物的种子，有延续生命的能力，所以就算营养没有城市孩子好身体也很强壮。有了土壤才能有植物，也才能有种子；种子也只有撒在地里才能生长。而脾为土，再播下生命力极其旺盛的种子，自然就会获得丰收了。五谷之中，又以小米的功效最好。

《红楼梦》第25回记载，宝玉和凤姐受人陷害，奄奄一息，后来得到僧道二人搭救。二人醒来后贾母等人叫仆人熬了米汤给他们服下，二人方才无事，小米粥的补益功效由此可见一斑。

大家应该都知道“社稷”这个词，我们用它来指国家。这个词是怎么来的呢？其实“社”代表的是土神，而“稷”代表的是谷神。在靠天吃饭的古代社会，五谷丰登无疑是一个国家稳定的基础，所以古代的君王每年都会祭拜土神“社”和谷神“稷”，社稷后来也便成为国家的代指。《说文解字》对“稷”的解释是：“稷，齋也。五谷之长。”

古人认为“稷”就是粟，也就是我们今天所说的小米。他们认为，五谷中以小米的营养为最高，因此便用它来供奉上天。妇女在生下小孩之后气血会很虚，这时有经验的长辈就会给她端上一碗热气腾腾的小米粥，她的身体很快就能调养过来，就是因为小米对脾胃有很好的补益作用。脾胃又可生化气血，气血足了，身体自然就好。而现代人往往食大鱼大肉，各种营养品统统派上阵，但效果却未必好。

清朝名医王士雄说：“贫人患虚症，以浓米汤代参汤，每收奇迹。”意思是说穷人家的患者生病后身体虚弱，但又买不起人参，于是就用米汤代参汤来服用，每次都会收到很好的效果，所以米汤有“代参汤”的美誉。中医认为黄颜色、甘甜味，归属于脾土系统，能够调养、补益脾胃之气。所以脾胃不好的人，适宜穿黄颜色的衣服，居室的颜色可多用黄色。饮食上应多吃黄色和有甘甜味的食品，如小米、番薯、玉米、南瓜、黄豆等都是滋养脾胃的佳品。其实中医的音韵养生与西医的音乐疗法有相似之处。《史记·乐书》中说："音乐者，动荡血脉、流通精神。"可见声音的确能反映一个人的身体状况，也能够促进疾病康复。

中医强调"天人相应"，提出"必先岁气，无伐天和"，意思是说人必须顺应四时之气，不能违背"天和"的原则，逆时而行。夏季气候炎热，人多汗而皮肤腠理开放，使阳气趋于表而不藏乎内，从于外而不从里，故《黄帝内经》有"长夏善病，洞泄寒中"之说，认为夏季人们脾胃阳气不足而多寒，提出"春夏养阳"的养生概念。对于饮食养脾方法，如晋代葛洪："善养生者，食不过饱，饮不过多。"《洞微经》："太饥伤脾，太饱伤气。"元代邹铉《寿亲养老新书》："老人之食，大抵宜其温热熟软，忌其粘硬生冷。夜晚减一口，活到九十九。"明代胡文焕《类修要诀》："饮酒一斛，不如饱食一粥。"清代曹廷栋《老老恒言》："凡食总以少为有益，脾易磨运，乃化精液，否则极补之物，多食反至受伤，故曰少食以安脾也。"民谚："少食多滋味，多食伤脾胃"等。想要自己的脾胃健康，就要控制好自己的情绪，放平心态、笑口常开，饮食和运动调节不可少，夏季要晚睡早起、少开空调，只有这样，才能保护好自己的脾胃健康。

春日的午后，一个人躺在摇椅上看书。慵懒的阳光照在身上，温暖舒适的感觉就慢慢从身体里溢出来，流动到屋子里的每个角落。这种心里的感觉转移到味觉上，就如嘴里含着一颗水果糖，甜味久久不散。读到白居易的诗句："杲杲冬日光，明暖真可爱。"遥想诗人当时的自在闲情，也应该如阳光一样甜蜜吧？

人们见到久没谋面的阳光，脸上是欢喜的，心情就像揣了一只山雀儿，扑腾腾地就飞上云天。街上，公园里，到处都是赏春踏青的人群。所有人的脸上，都跳跃着明媚的阳光。阳光是甜的，所以人们的笑容也是甜的。心里郁闷的时候，最好到阳光下走走。阳光多么温暖，阳光下的一切又多么明艳可爱，可以驱散所有的阴霾和不快。

一呼一吸一米阳光

炎炎夏日，期待着下场雨。就算是风，吹到身上，也能感觉到一股暖流袭人而来。

漫长的夏日，雨下得频繁，给太阳增添了些许色彩，不再那么单调。走过的每一处风景，遇见的每一个人，都只是那么一瞬间。生活杂乱无章……一缕阳光显得那么刺眼。人们像是炙热阳光下的蚂蚁一样来回走动，各自有着各自的方向，有着不同的目的地，而我也只是人群中的一个。

在清晨的微光里，家乡的田野上，太阳伸出半张橘黄色的脸，草尖上的露珠立刻绽放出璀璨的光亮，一颗颗晶亮的珍珠，似要滑落却在草尖上颤巍巍地停留住，一闪一闪地直透那刺入晶珠的草尖，晨风中飘散着一股淡淡的泥土清香。这久违的味道若有若无，随着升腾的雾气，湿漉漉地在鼻翼间游动，深深地吸入一口。当你懊悔地想放弃时，不经意间它又在你的鼻翼间翕动。

我更像一个局外的看客，或如一个被当作看客的人，即使再次走进田野，也无法和天地融为一体了。因为，我没了耕牛、犁耙和土地，也就无法走进犁铧翻开土地的“嘭嘭”声中，拣回过去的一切。我不由得又做了一个深呼吸。太阳升上了天空，草尖上的露珠一闪间消逝了。

小陈最近一直咳嗽，偶尔有痰，虽然只有不到 40 岁，可是严重的雾霾和一天一包多的烟也让他担心自己的肺上长了什么“东西”，到医院就诊，医生开了胸片，抽血查了个肺肿瘤标志物，胸片除了肺纹理增多倒是没什么大问题，肺肿瘤标志物中 CEA（癌胚抗原）显示 8.2，比正常值（0~5）高了几个点，这可吓坏了小陈，医生却没说什么，开了解痉、平喘、化痰、消炎的口服药就让他回去了，嘱咐他一个月以后复查抽血。

类似小陈的情况并不是说肺肿瘤标志物中某一项指标的升高就意味着肺上长了肿瘤，需要结合影像学检查来判断，有一些患者经过抗炎，对症治疗，肿瘤标志物就会恢复正常，当然，如果肿瘤标志物在多次抽血复查中持续升高的话，要高度怀疑肿瘤性病变的出现。

肺是我们人体的第一道防线，它能够输布阳气于我们的体表，也就是卫气，卫气出于中焦，在肺的宣化感化下，附行于经脉之外，布散于全身。从宽泛的意义上来讲，卫气就是身体的抵抗力，它能够温煦滋润肌肤，就像围墙一样保护我们不受外邪损害。

中医的肺，肺居胸中，对其他脏腑有覆盖……《素问·经脉别论》曰：“食气入胃，浊气归心，淫精于脉，脉气流经，经气归于肺，肺朝百脉，输精于皮毛，毛脉合精，行气于府，府精神明，留于四藏，气归于权衡，权衡以平，气口成寸，以决死生。”王冰注曰：“经气归宗，上朝于肺，肺为华盖，位复居高，治节由之，故受百脉之朝会也。”近日读《史记·殷本纪》，有言曰：“帝太甲既立三年，不明，暴虐，不遵汤法，乱德，于是伊尹放之于桐宫。三年，伊尹摄行政当国，以朝诸侯。”此不亦肺朝百脉乎！手太阴肺经与手阳明大肠经相互络属于肺与大肠，故肺与大肠相为表里。肺上端钝圆叫肺尖，向上经胸廓上口突入颈根部，底位于膈上面，对向肋和肋间隙的面叫肋面，朝向纵隔的面叫内侧面，该面中央的支气管、血管、淋巴管和神经出入处叫肺门，这些出入肺门的结构，被结缔组织包裹在一起叫肺根。左肺由斜裂分为上、下 2 个肺叶，右肺除斜裂外，还有一水平裂将其分为上、中、下三个肺叶。是人体的重要器官之一。

肺有两套血管系统，一套是循环于心和肺之间的肺动脉和肺静脉，属肺的机能性血管。另一套是营养性血管叫支气管动、静脉，发自胸主动脉，攀附于支气管壁，随支气管分支而分布，营养肺内支气管的壁、肺血管壁和脏胸膜。

《素问·灵兰秘典论》中提道：“肺者，相傅之官，治节出焉。”所谓相傅，即为宰相；治节即为节制与调理。五脏之肺作为相傅之官，功能为协助君主，均衡天下，即肺协助心的工作，起宣发和肃降的作用。

有这么一件事，说是一个人刚买了一辆摩托车，破的，发动起来声音相当大，也不知道什么原因。每天早早就起来上班的他需要先把摩托车发动起来，过一大会儿才骑走，搞得邻居是怨声不断。某天早上，人们睡了一个好觉，起来后邻居们就议论说没有摩托车声的骚扰可真清净。几天之后，有好事之人就把打听来的消息告诉其他人：破摩托，不好推，费了九牛二虎之力，推到一个修理摩托的地方，呵呵，没有修好，连问题所在都没有找到。于是，又找了好几个修理摩托车的地方，还是没有修好。最后，经过一个人提示，发现是摩托车的排气筒让人给塞上了东西。看看，排气筒堵塞之后，车就动不起来了。

生活当中，晚上丈夫和几个人在房间里面打了一晚上的牌，也抽了一晚上的烟，早上，老婆从外面一开门，哇，隐约只能看见几个人影。赶快，开门、开窗，不长时间，屋内又清亮了。

中医里肺向外排浊，也是打开门窗进行的：从上面的口鼻、下面的二阴口、

外面的皮肤腠理等来排气的。《黄帝内经》中谈道“诸气（月贲）郁，皆属于肺”，如果排浊不畅，则会导致浊气郁结：郁结在胸中的，可出现胸闷、吸多呼少证；郁结在肠道的，可出现腹胀；郁结在胃，可出现胃胀；郁结在皮肤的，可出现皮肤发胀、发痒等表象。反过来说，只要在临床上见到这些病症，我们的直接诊断就是肺虚，即肺的排气功能下降所致。病情轻微的，年轻力壮的，可以让其先做自我调理；病情严重的，就必须及时治疗，否则，就有可能出现“活人让尿给憋死”的情况。

《素问·五藏生成篇》说：“诸气者，皆属于肺。”在五脏中，肺有调节、主持全身各脏腑之气的作用。肺主气则包括主呼吸之气和主一身之气两个方面。《素问·平人气象论》说：“人一呼脉再动，一吸脉亦再动”；《难经·一难》说：“人一呼脉行三寸，一吸脉行三寸”，即肺与百脉关系密切。肺朝百脉，这里所说的百脉主要是指人体全身的血脉，百脉均汇总流经于肺，并通过肺的呼吸进行体内外清浊之气的交换，然后再通过肺气宣降作用，将富有清气的血液通过百脉输送到全身。正常情况下，人体内的浊主要包括两部分：浊气和浊物。异常情况下，人体内还有一种是从外而入的有毒物质，比如能让人体中毒的一氧化碳气体和一些有毒食物等，我们通常称为浊毒。由于人体内只有气具有自主运动性，其余所有的物质都是随着气的运动而运行的，故而，浊物和浊毒的外出，也是在气的外排作用带动下进行的。

所以说，浊物外排实际上是肺外排浊气功能的一个附带：汗液是随着浊气的外出而外排的；粪便是随着浊气的外出而外排的；尿液是随着浊气的外出而外排的；痰是随着浊气的外出而外排的；妇女的月经、白带等也是随着浊气的外出而外排的。如果肺的功能下降：浊物郁结肠道，不能畅排，可出现大便难、便秘等；浊物郁结膀胱，不能畅排，可出现小便淋漓不净；浊物郁结皮肤，不能畅排，可出现皮下水肿；浊物郁结女子胞（子宫），可出现月经量少或经闭等病症。

《黄帝内经》记载，肺主宣发肃降，肺是水上之源，肺开窍于鼻，肺主皮毛，诸气愤郁，皆属于肺。肺的通调水道功能是指肺的宣发和肃降对于体内的水液代谢起着疏通和调节的作用。主要体现在下述两个方面：一是肺主宣发，不但将津液和水谷精微布散于周身，而且主司腠理的开合，调节汗液的排泄。二是肺气肃降，可将体内的水液不断地向下输送，经肾和膀胱的气化作用，生成尿液而排出体外。所以说“肺主行水”“肺为水之上源”。肺通调水道的功能异常，则水的输布、排泄障碍，出现小便不利、水肿和痰饮等。肺开窍于鼻。鼻是肺的门户，为气体出入的通道，具有通气和主嗅觉的功能，均有赖于肺气的作用来维持。肺气的功能调和，则鼻的通气功能正常，嗅觉灵敏。肺的某些病变，常可影响及鼻，使之产生多种病理表现，如鼻塞流涕、不闻香或鼻衄等。肺在体合皮，其华在毛。皮毛包括皮肤、汗腺、毫毛等组织，是一身之表，依赖于卫气和津液的温养和润泽，成为抵御外邪侵袭的屏障。肺合皮毛是说肺能输布津液、宣发卫气于皮毛，使皮肤润泽，肌腠致密，抵御外邪的能力增强。如果肺气虚则体表不固，常自汗出，抵抗力下降则易于感冒。由于肺和皮毛相合，所以外邪侵犯皮毛也常常影响肺的功能而招致相应病变。

在情智方面肺属忧，忧伤肺。从五脏与五味的对应关系来看，辣养肺，过辣伤肺。从五脏与五色的对应关系来看，肺主“白色”，对应到食物，白萝卜就是对肺有好处的。因为肺脏在五脏六腑的最上边，像伞盖一样覆盖着其他脏腑，故称为华盖。另外肺脏通过呼吸道与外界相联系，各种病邪往往首先侵袭肺脏，引起呼吸系统疾病，好像很娇气的样子，故称为娇脏。

说到肺，就让我不由自主地想到一个人，红楼梦里的女主角之一“林黛玉”，一个家喻户晓的人物。她最后就是因为肺出现了问题，而过早地失去了生命。我们知道，林黛玉是一个才华横溢而又略带忧郁的年轻女子。因为从小在贾府长大，黛玉多少有点寄人篱下的感觉；再加上天生敏感，人越大也越发忧郁了。

自古逢秋悲寂寥，五脏之肺对应四季之秋，在志为悲。中医认为，“悲伤肺”，过度悲伤，会耗损肺气，进而使心、肝等多脏发生病变。我们现代人的便秘，好多就是忧愁悲伤之后使得肺功能低下，浊物外排无力，形成大便难排出而导致的。高枕无忧这个词，我们都听过，大意是说垫高了枕头睡觉，无忧无虑，比喻平安无事。然而，垫高了枕头，真的就能无忧无虑吗？醉酒都解不了忧愁，更何况垫高枕头睡觉？既然不能解忧愁，那么古人为什么要创造这个词？其实很简单，这个词的原意是高枕之后可以减少肺病的发作。

西医认为肺的功能就是负责呼吸，肺的结构大家知道，有肺叶，然后肺里面有海绵一样的组织，有肺泡，然后有呼吸的管，叫气管，向上最后通到我们的鼻子。司吸的最重要作用是什么？是吸空气进来，然后把吸进的空气在肺里边先交换，把体内代谢的废物二氧化碳吐出去，然后把空气中的氧气交换到血液中供身体使用。

那么中医怎么形容“呼吸”这个事儿呢？中医认为，人吸入的是“清阳之气”，呼出的是“浊气”。古时候，中医不明白氧气是什么，但知道空气里有很多不同的东西存在。古人是很聪明的，他们认为这些实际上都是空气的一部分，而且其中有一种气叫清阳之气，这种气非常好，吸进身体后能为我们所吸收，然后吐出来的是没用的浊气。清阳之气，它是走在人体上边的，很轻，非常的纯净。中医认为的空气中最有用的东西，它进入我们体内干吗？实际上具有非常大的作用，可以与身体里面固有的肾精、脾胃吸收的食物的精微物质结合，形成宗气、肾气等，对身体非常重要。

我们知道，手太阴肺经和足太阴脾经是人体中的两条经脉。太阴是阴气的一种状态，阴气从小到老要经历3个阶段，即少阴、太阴、厥阴。如果拿人来比喻，太阴就像家庭主妇，家庭主妇的责任是把饭菜做好供全家人食用，太阴的作用就是把气血或水谷精微散发到全身。脾能够把精微供应到肌肉，脾气健旺的人多肌肉丰满；肺的位置比脾要高，也可以说比较表浅，所以它供应的部位也表浅，可以供应到皮毛，肺气充足的人，皮肤润泽光滑。

既然肺主皮毛，两者在患病时经常“不约而同”，互相牵扯。体表的皮毛受寒邪侵袭，就会影响肺气宣发肃降，导致咳嗽、咯痰；同样，肺气亏虚也会导致皮毛抵抗外邪的能力下降，表现为自汗、害怕风寒、易患感冒等。有些女性朋友脸色苍白，或萎黄憔悴，没有光泽，或色素沉着、早生皱纹等，就是由肺气虚、津血不能滋润养肌肤导致的。如果人的肺气足，皮肤就滋润光滑、有弹性。

寅时，肺经当令，此时当熟睡。凌晨3时至5时，此时肺经最旺，为了使肺正常工作，寅时必须保证其他器官处于休息状态，从而保证全身所有气血均流注肺经。寅时是阳气的开端，人体气血由静转动，此时人体各器官均应处于休眠状态，人应该处于熟睡状态，只有这样才能保证肺“均衡天下”，合理分配气血。

寅时为心脏疾病高发期，忌早起。很多老人常因气血不足，在凌晨四五点时便醒来，但切记此时不要起床，因此此时正是“肺”专心工作之时，如果此时起床会打破其他器官的休眠状态，从而调用气血，使得本身就不足的气血更为不足，肺的治节功能出差，使得心脏的负担大为增加，大大增加心脏病患者的发病概率，甚至引发猝死。

肺为娇脏，要防止风邪。寅时为人体阳气潜发的开端，此刻大多数人都处于熟睡的状态，若此时因吹空调、扇风扇、没盖好被子等而遇寒气，便会使得风邪侵肺。所以，平时需做好防护工作，避免肺受风寒入侵。

大家都知道，秋天是收获季节，所以肺主收敛。五脏之中，“肺为相傅之官”，足可见肺的地位。了解中医的人都知道一个说法，“异病同治”——不同的病可以用同一个方子治，“同病异治”——同一个病也可以用不同的方子治。有人肺热是咳嗽，有人肺热是皮炎，有人肺热是鼻炎，走的路不一样，但是调治的方法可以说几乎没有什么太大的差别。

我国清代有一位巡抚患了重病，四处寻医找药，毫无起色。一次，另一位医生给他看病，品过脉，认真地说起病因来。这位医生的话实在让人发笑，竟然说巡抚的病起于“月经不调”。连巡抚听了也忍不住放声大笑起来。以后，每一想起医生的逗趣话，他就要痛快地笑一场，如此常常哈哈大笑，过了一段时间他的病居然痊愈了。显然，笑也就是人的快活情绪，对巡抚起了医疗作用，那位医生是很高明的，他不是只从汤头歌诀中出药方，而是开了一剂精神疗方。

中医提出“笑能清肺”，笑能令胸廓扩张，肺活量增大，胸肌伸展，笑能宣发肺气、调节人体气机的升降、缓解疲劳、驱除抑郁、解除胸闷、恢复体力，使肺气下降和肾气相通，并且促进食欲。据说英国著名化学家法拉第，在年轻时，由于工作过分紧张，以致精神失调，身体十分虚弱，经长期药物治疗，仍无起色。后来一位名医说了一句话，“一个小丑进城，胜过一打医生”。法拉第明白了其中的奥秘。从此以后他经常抽空去看马戏和喜剧，经常高兴发笑，愉快的心境不仅使他恢复了健康，而且还使他活到76岁的高龄。他还在德国成立了一个“笑联盟”，把笑作为一种体育锻炼，甚至还举行比赛，项目有微笑，大笑，短时间的笑，长时间的笑等。在美国，一些疗养院定时让老年人服用“笑剂”，就是让他们阅读妙趣横生的幽默小说，欣赏讽刺取乐的连环漫画，观看逗人发笑的滑稽喜剧。有些医院，甚至要求某些病人每天笑十分钟。

冬病患者阳气不足，冬季不利排寒；夏季阳气生发，毛孔张开利于排寒；冬病夏防，百病由寒起，寒在夏季生。根据“春夏养阳”的原则，将冬病在夏季根除及预防。《内经·四气调神大论》中有“圣人春夏养阳，秋冬养阴，以从其根”，山东省济南市中医医院呼吸科主治医师谭镇岳说，这种思想成为后世“冬病夏治”的理论依据。根据“春夏养阳”“天人相应”的原则，夏季阳气旺盛，人体阳气也达到四季高峰，尤其是三伏天，人体腠理疏松开泄、荣卫通达，这时进行穴位敷贴，即选用辛香、逐痰、温阳、驱寒的中药，研细末用生姜汁等调成糊状做成药饼，用胶布固定在穴位上，可取到事半功倍的效果。此时，药物最易经由皮肤渗入穴位经络，直达病所，起到驱除伏寒、防止冬季寒邪肆虐机体，鼓舞正气、预防疾病的作用。

我国民间将哮喘病列为“气象病”的一种，临床统计，天气变化占哮喘病发作原因的3/4以上，然后为疲劳、过敏、饮食不当等因素。从时间上看，每年的九、十月是哮喘病的高发季节，然后是冬天、初春和梅雨时节。

秋天是一年里冷空气活动比较频繁的季节，每回冷空气过后，气温、气压、降水、空气湿度都有明显的变化。特别是气温的降低直接对哮喘有引发作用。因依中医理论，哮喘一病，宿根为“痰饮伏于内，胶结不去”；一旦气候变化，或感冒风寒，或淋雨践露，“宿痰”就为新邪引动发病。现代医学研究也认为，支气管哮喘有可能是由感冒或者鼻炎引起，而感冒与鼻炎都和冷空气活动（气温变化）有直接关系。美国国家海洋和大气管理局发布的《天气和健康》就曾指出，

每当比较强冷空气来临时，在气温由高变低、湿度由小变大的转换期内，哮喘病发作频繁，不断加重，而当气温回升时，病况又都明显趋向好转。

如果说“世界上最严重的毒品是什么？”，最确切的答案是——烟草。据世界卫生组织估计，到2020年，全世界的烟民人数将由目前的12亿上升到16亿，因吸烟致死的人数将会由目前的每年300万上升到1 000万。研究发现：几乎一半的长期使用烟草的烟民死于吸烟有关的疾病，他们至少减寿10~15岁。每年有75万人死于和吸烟导致的疾病，每天有将近2055人因吸烟死亡。美国坦普尔大学科学家发现，16~18岁的孩子如果经常接触二手烟，他们的学习成绩会受到较大程度的影响。据调查推算，在吸烟人群中，一生中所患的各种感染性疾病，约40%与抽吸香烟有关。国外近两年的研究成果表明，胎儿经母体接触香烟中的尼古丁等化学物质，可严重影响耳蜗的神经细胞，影响内耳将声波向神经元的传递，故孕妇吸烟可导致胎儿听力障碍。美国的一项研究还发现，吸烟孕妇所生的婴儿听力不正常。

在一幅鲁迅的画像里，那是一个左手擎着烟卷，右手在灯下漫笔的形象。鲁迅的孤独、苦闷、彷徨，在那个时代是能够理解的，他也许只有那小半颗发黄的烟卷了吧。其实，男人抽烟，抽的是一种习惯，吸的是一种心情。指间燃烧的是香烟，心中翻腾的是心事。烟尽了，烫着手指，灼痛把思绪拉回了现实。或心痛或无奈或怀念或伤感或寂寞……世界卫生组织曾报告说：90%的肺癌、75%的肺气肿和25%的冠心病都与吸烟或被动吸烟有关，吸烟平均能减少人的寿命10~15年。

香烟爱上了手指，而手指却把香烟让给了嘴唇，香烟亲吻着嘴唇却把内心送给了肺，肺以为得到了香烟的内心却不知伤害了自己！是手指的背叛成就了烟的多情，还是嘴唇的贪婪促成了肺的伤心……

生命的颜色是什么？奔放的红色、生长的绿色，还是收获季节沉甸甸的黄色？

对这些声音沙哑、剧烈咳嗽、时常胸闷气短的尘肺病人来说，颜色有时却意味着疾病与死亡。北戴河最繁华的中海滩，中国煤矿工人北戴河疗养院坐落在这里。鹅黄色外墙、红色屋顶的欧式建筑，试图与周围闲适的环境融合在一起。二楼的窗台爬满了绿色的藤蔓植物，窗外，海滩上的情侣追逐嬉戏。俄罗斯妇女穿着大红大绿的撞色丝绸在街道上漫步。

这里的另一个称呼，是国家煤矿安全监察局尘肺病康复中心。每天都会有数十个扛着大包的矿工投奔这里，见面的第一句话总是：“你的是什么颜色？”

灰黑色、乳白色、暗红色……“肺部同期大容量灌洗手术”回收液的不同颜色，源自不同工种矿工的肺。他们最大的愿望，是能顺畅地大口呼吸，不要像病友一样，跪着憋死在病床上。

雾霾这个名词只是近两年才流行起来的。我们都知道，湿地经常被比作大地的“肺”。没有了湿地，地球的生态平衡就会打破，可见湿地对于地球的重要性。肺对于我们人类自身的健康犹如大地中的湿地严重影响着人们的生活。

曾几何时，手捧最爱的夹心饼干，望着窗外雷雨交加的天气，心随着无规律的节奏而喜悦起来，是兴奋，我笑了，是大笑，为自己……

曾几何时，沐浴在清晨纯洁的画景里，寻找原本的自己，这一切免费的赋予，深呼吸，我笑了，是微笑，为自己……

曾几何时，无忧无虑地躺在不属于自己的大床里，幻想以后的自己，我笑了，是偷笑，为自己……

所谓深呼吸，就是胸腹式呼吸联合进行，可以排出肺内残气及其他代谢产物，吸入更多的新鲜空气，以供给各脏器所需的氧分，提高或改善脏器功能。深呼吸能使人的胸部、腹部的相关肌肉、器官得以较大幅度地运动，能较多地吸进氧气，吐出二氧化碳，使血液循环得以加强。深呼吸是自我放松的最好方法，它包括从简单的深呼吸、瑜伽，一直到冥想的一切活动。深呼吸不仅能促进人体与外界的氧气交换，还能使人心跳减缓，血压降低。它能转移人在压抑环境中的注意力，并提高自我意识。

一个痛苦的人找到一个和尚倾诉他的心事。

他说：“我放不下一些事，放不下一些人。”

和尚说：“没有什么东西是放不下的。”

他说：“这些事和人我就偏偏放不下。”

和尚让他拿着一个茶杯，然后就往里面倒热水，一直倒到水溢出来。

痛苦的人被烫到马上松开了手。

和尚说：“这个世界上没有什么事是放不下的，痛了，你自然就会放下。”

生命如水，淋湿了今生的孤独，皎洁的月光下，我细数着星星，多年来，一直就喜欢静静地凝望淡淡夜幕，一种无言的疼时时灼伤着我。

俗话说：“笑一笑，十年少，愁一愁，白了头。”这句话形象地说明了心理与生理健康的关系。笑，有助于预防某些疾病的发生，笑还可以治疗某些疾病。笑是一种天然的镇静剂，它可以缓解紧张情绪，使人安定，睡眠改善。笑又是一种天然的麻醉剂，它能刺激大脑产生一种激素，引起内啡肽的释放，而且这种物质可以减轻头痛、腰背痛以及关节痛。

红尘一笑，星辰漫天。人生路上，给自己一个微笑，自己该心疼自己，一路走来，看尘世花开花谢，轻捻时光，一点一滴，怅然回首，人生的故事，也随着时光醉

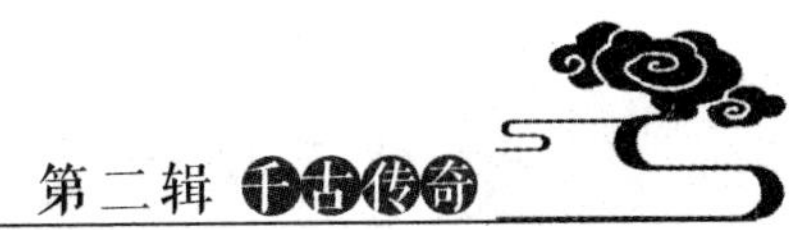

却了无数苍老，最后只留下落寞的记忆。让我们记住著名科学家高士其的话，“笑，是你嘴边一朵花”。

在生活的花圃里，不能缺少笑声，更不能没有笑声。你应该用聪慧的眼睛，时时看到生活中美好的一切；用聪慧的耳朵处处听到生活中畅快的声音，笑口常开。

元气是生命之本

人活精气神，世界不为哪一个人而存在，太阳也不为哪一个人而灿烂。

中医认为，先天禀赋对个人后天的生长发育有密切关系。先天禀赋充足，则后天正气充沛，抗病力强，生机旺盛；先天禀赋不足，则脾肾虚弱，抗病力低下，生机受削，容易产生疾病。五迟、五软等常见病多与小儿先天禀赋不足有关。先天不足是导致肾虚尤其是儿科病症中肾虚的重要原因。《黄帝内经》说：“人之生也，有刚有柔，有弱有强。”一言以蔽之：父母肾精不足，可致子女肾虚。

《素问·平人气象论》说：“平人之常气禀于胃，胃者平人之常气也。人无胃气曰逆，逆者死。”“人以水谷为本，故人绝水谷则死，脉无胃气亦死。”《脾胃论》又说：“真气又名元气，乃先身生之精气也，非胃气不能滋之。”若因饮食劳倦，或七情所伤，脾胃虚弱，元气就会不足，则诸病由生。《脾胃论》强调：“脾胃之气既伤，而元气亦不能充，而诸病之所由生也。”因此，脾胃功能充沛，正气充盛，人体的免疫力就强，所谓“真气从之，病从安来”。

《素问·灵兰秘典论》云：“肾者，作强之官，伎巧出焉。”肾气作为肾脏生理功能的重要部分，在人体生殖机能和运动功能中发挥着至关重要的作用，是机体生长发育的动力。且肾主骨生髓，上通于脑，脑为元阳（神）之府，“脑为髓之海”，是人的视、听、嗅感觉及思维记忆之所，因此人的思维意识活动与肾脏功能密切相关。

可见，肾气的充足是机体各脏腑功能协调、知行合一的重要保障。一个人身体是否强壮，思维是否聪慧，取决于他的肾气的强弱。

“肾者，主蛰，封藏之本，精之处也。”（《素问·六节藏象论》）肾精封藏于命门，不宜外泄，精藏于此，是为阴中之水；气化于此，是为阴中之火。是机体生、长、壮、老、已之根本。《华氏中藏经·卷中》亦指出：“肾者精神之舍，性命之根。”

《素问·上古天真论》曰：“女子五七(35岁)，阳明脉衰，而始焦、发始堕。丈夫五八（48岁），肾气衰，发堕齿槁，则发始堕。”说明中年之后，肾中精气逐渐衰少，肾阳肾阴随之衰减，或由于先天禀赋不足，或后天饮食失调，或房劳

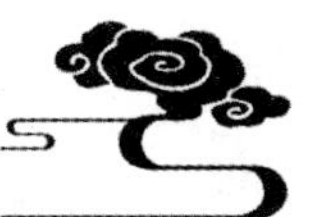

损伤，或久病及肾，皆可导致肾阳衰惫。

究竟什么是元气？元气是一个中医的概念，它实际上就是指人体在正常情况下，全身机体及各脏器功能健康状态的、综合的生理指标。元气也可以说就是人体生命力的综合指标。元气是指人体维持组织、器官生理功能的基本物质与活动能力。

“人活精气神”是一句精辟而又通俗的话。精气神对一个人起决定性作用。精气神支撑着一个人的言行，精神垮了，人就垮了。一个有精气神的人，无论身处逆境或顺境，永远朝气蓬勃，乐观豁达，头脑清醒。你就是自己的脊梁！

有一个皇帝想要整修在京城里的一座寺庙，他派人去找技艺高超的设计师，希望能够将寺庙整修得美丽而又庄严。后来有两组人员被找来了，其中一组是京城里很有名的工匠与画师，另外一组是几个和尚。

由于皇帝没有办法知道到底哪一组人员的手艺比较好，于是他就决定要给他们机会做一个比较。皇帝要求这两组人员，各自去整修一个小寺庙，而这两个寺庙互相面对面；三天之后，皇帝要来验收成果。

工匠们向皇帝要了 100 多种颜色的颜料（漆），又要求了很多的工具，而让皇帝很奇怪的是，和尚们居然只要了一些抹布与水桶等简单的清洁用具。

三天之后，皇帝来验收两组人员装修寺庙的结果，他首先看看工匠们所装饰的寺庙，工匠们敲锣打鼓地庆祝着工程的完成，他们用了非常多的颜料，以非常精巧的手艺把寺庙装饰得五颜六色。皇帝很满意地点点头，接着回过头来看看和尚们负责整修的寺庙，他一看之下就愣住了，和尚们所整修的寺庙没有涂上任何的颜料，他们只是把所有的墙壁、桌椅、窗户等都擦拭得非常干净，寺庙中所有的物品都显出了它们原来的颜色，而它们光泽的表面就像镜子一般，无瑕地反射出从外面来的色彩，那天边多变的云彩、随风摇曳的树影，甚至是对面五颜六色的寺庙，都变成了这个寺庙美丽色彩的一部分，而这座寺庙只是宁静地接受这一切。

皇帝被这庄严的寺庙深深地感动了，当然我们也知道最后的胜负了。

祖国医学认为，精、气、神乃人身之三宝，是祛病延年的内在因素，精与气又是神的物质基础。这就是肾主生长衰老，肾为先天之本的理论根据，也是中医学从肾气衰竭探讨衰老原理，从生殖功能与生命功能状况判断衰老程度，研究预防衰老方法的重要理论依据。正如丁其誉在《调摄》中所说：“胃强则肾充而精气旺，胃病则精伤而阳事衰。”当肾气充足时，人的精力充沛，骨坚牙固，耳聪目明，面润发泽，健步轻盈。而随着肾气逐渐衰减，人的身体也就从健壮转入衰弱，出现精力衰退、身矮背驼、眼花耳鸣、齿落发枯等龙钟老态。《黄帝内经·素问·上古天真论》云："肾脏衰，形体皆极。"

中医认为，肾是人体内一个极其重要而又包涵多种功能的脏器，内藏元阴元阳。少阴是指阴精，元阳是指元气，元阴元阳在人的生命活动中——从孕育成形到发育壮大的过程中起着决定性作用。"人始生，先成精"，而肾藏精，故肾为先天之本。

有这样的电视画面：一个中年男人在愁眉苦脸地述说"不行了""怎么都不行了……"稍微留心就可发现，如今，补肾壮阳药物广告充斥荧屏。这种铺天盖地的广告似乎告诉人们：男人应该补肾了，"十男九虚""疲劳就是肾虚""肾虚就要补肾"，肾虚就是性功能不好，吃了补肾药就能补肾壮阳。因此，不少人赶着潮流去买补肾药。据权威调查机构统计，中国男性肾虚者是不少，不少人到47岁左右就开始"下岗"了，很多人到50岁以后就"退休"了。大部分的广告都是请个中医专家讲如何补肾、治疗阳痿！

中医对肾的概念解释主要是从功能的角度来说的，涵盖了人体的生殖、泌尿、神经、骨骼等多个组织、器官，起调节人体功能、为生命活动提供"元气""原动力"的作用。

一说到"肾虚"，相当一部分男性朋友，首先想到的，往往是肾脏的问题。实际上，"肾虚"属于中医的专用术语，肾脏则属于西医的解剖器官，两者分别属于不同的医学体系，故此，中医所说的"肾"，中医所说的"肾虚"，同西医所说的肾脏，并不存在绝对等同的关系。

肾虚分为"肾阴虚"和"肾阳虚"两种类型，在临床上，肾阴虚较肾阳虚更为常见。肾阳虚的表现是面色苍白或黧黑，腰膝酸冷，四肢发凉，精神疲倦，浑身乏力；男人阳痿早泄，女人不孕，性欲减退；便不成形或尿频、清长，夜尿多，舌淡苔白。肾阴虚的表现是面色发红，腰膝酸软而痛，眩晕耳鸣，齿松发脱；男子遗精、早泄，女子经少或闭经；失眠健忘，口咽干燥，烦躁，动辄出汗，午后颧骨赤红，形体消瘦，小便黄少，舌红少苔或无苔。肾阴阳统管全身的阴阳，肾阴阳的消长变化与平衡调节影响着五脏六腑的阴阳动态平衡。

肾虚是人体衰老的一种表现，老年人肾虚是衰老引起的不可抗拒的生理过程，叫生理性肾虚，而中年人出现肾虚症状就是一种未老先衰症状，叫病理性肾虚。对于中年朋友，要改变未老先衰状况，就应当及时补肾，改善肾虚衰老症状。

相对于肾脏疾病，"肾虚"的治疗，目前临床上的治疗方法，通常都比较绿色、比较廉价，大致包括中药调理、食物调理、运动调理等，不用开刀、没有副作用，非常也比较容易承受。

肾脏好比是身体的"净水机"，每天过滤和清洁200升血液，把有用的东西

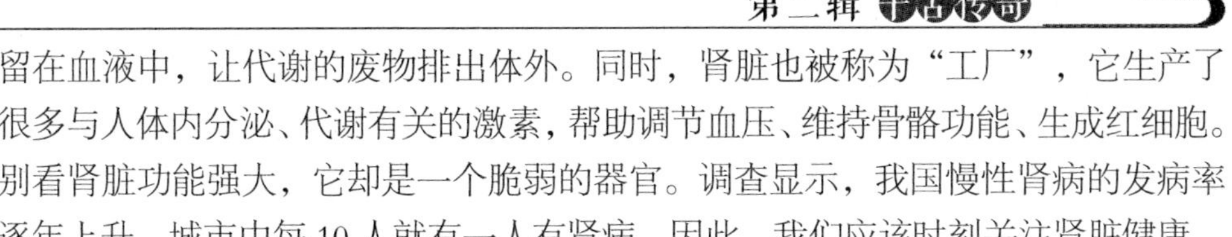

留在血液中，让代谢的废物排出体外。同时，肾脏也被称为“工厂”，它生产了很多与人体内分泌、代谢有关的激素，帮助调节血压、维持骨骼功能、生成红细胞。别看肾脏功能强大，它却是一个脆弱的器官。调查显示，我国慢性肾病的发病率逐年上升，城市中每 10 人就有一人有肾病，因此，我们应该时刻关注肾脏健康，留意它发出的“维修”信号。

关于肾，我们先来看一组数据：

5%：全球只有不到 5% 的公众了解肾脏的位置及功能。

5 亿：与此相对应的是，目前全球已有 5 亿人患上不同程度的慢性肾病。

9% 至 10.6%：我国目前 40 岁以上人群慢性肾脏病的患病率达到 9% 至 10.6%，其中，终末期肾病患者已接近 40 万。

十几岁：慢性肾脏病发病还呈现出年轻化趋势，不少尿毒症患者年龄仅有二三十岁，最小的年龄只有十几岁。

这一组组触目惊心的数字中告诉我们，肾病是不容忽视的问题，更提醒我们关注肾是如此迫切的需要。国际肾脏病学会呼吁人们，对于肾病要“及早预防，及早诊断，及早治疗”，如此，肾病就会大大降低。

邹云翔教授是孟河医派的临床大家，从事医、教、科研七十春秋，铸炼成一代名医、现代中医肾病学大师。在老年病、妇科病、儿科病、疑难杂症和温热病治疗中也有独特临床经验。

中国著名外国文学研究家、翻译家、当时在周恩来同志领导下的《新华日报》任编委的戈宝权，不幸患上严重的肾脏病，周身浮肿，有胸水、腹水，尿癃闭。当时重庆某医院已判死刑，从医院抬回了报馆。那时领导中苏文化协会工作的王昆仑先生，曾任民革中央主席，全国政协副主席。与邹云翔是无锡同乡，邹云翔又曾治好过王昆仑夫人曹孟君的肾病。于是王昆仑先生对邹云翔交代请他务必抢救这位有为的青年。邹云翔知道当时出入位于纯阳洞《新华日报》职工宿舍的危险，面对国民党的白色恐怖，他十分坦然。邹云翔接诊后，认为病人病情确实非常危急，其脉细沉，但尺脉有根，尚有救治希望，即投防己黄芪汤合五皮饮复方治之，其中又融合王清任的医疗经验，方用生黄芪、青防风、防己、白术、茯苓皮、大腹皮、广陈皮、生姜皮、炙桂枝、淡附片等药。戈宝权服药后尿量渐增，逐渐消肿，不久脱离了危险期。邹云翔每日必诊，经他精心治疗，戈宝权之疾居然数月后痊愈。一个被判死刑的病人被中医治活了，在山城传为奇迹。郭沫若先生后来在《申述关于中医科学化的问题》一文中谈道：“又如肾脏病，近时陪都友人中盛传中医有效。因为曹孟君女士曾患此病，服某中医之药而愈，戈宝权先生曾患此病，亦服此中医之药而愈。”郭老所指“某中医”即邹云翔。戈宝权渡过生死一劫，称邹云翔是“救命恩人”。从此邹戈二人的莫逆之交，延绵45载，直到邹云翔1988年逝世，往来未曾断过。而且戈宝权一直到88岁逝世，再也没有复发过肾病。

据最新的流行病学调查显示，慢性肾脏病已经成为威胁全世界公共健康的主要疾病之一，其患病率甚至高于某些常见癌症。中国慢性肾病的患病率为10%左右，每年因尿毒症死亡者约为45万，这一结果与人们不会保护自己的肾脏有很大关系。

如今，人们越来越注重营养与健康，但肾病发病率为何依然居高不下？人们的生活方式与肾脏健康关系密切。

吃海鲜、喝啤酒。吃大量的高蛋白饮食，如大鱼大肉等，会产生过多的尿酸和尿素氮等代谢废物，加重肾脏排泄负担。而大量饮酒容易导致高尿酸血症，这些习惯同时可引起高血脂等代谢疾病，引发肾脏疾病。

熬夜、吃得咸、不喝水。长期熬夜、工作压力大、爱喝浓茶和咖啡，很容易出现肾功能问题。而饮食习惯偏咸，会导致血压升高，肾脏血液不能维持正常流量，从而诱发肾病。如果长时间不喝水，尿量就会减少，尿液中携带的废物和毒素的浓度就会增加，容易引发肾结石、肾积水等。

乱服药物、用药过多。长期使用肾毒性药物容易导致肾小管间质损害。这些药物包括含有马兜铃酸成分的中草药，如关木通、广防已、青木香等，还有非甾体类抗炎药、抗菌素等，如去痛片、扑热息痛等，容易引起肾损害。

经常憋尿。尿液在膀胱里时间长了会繁殖细菌，细菌经输尿管逆行到肾，导致尿路感染和肾盂肾炎。一旦反复发作，能引发慢性感染，不易治愈。

专家分析，肾病的初期，往往不会感到疼痛，因此容易被忽视，很难发现。不少患者身体非常不舒服了，才会到医院去看病，结果发现肾脏病已经很重了，甚至有生命危险。

人体有两个肾脏，肾脏虽然重量不大，但其功能很强大。肾脏的主要功能就是排尿功能，可以把人体的代谢产物，就是一些有毒的物质，通过尿排出体外。另外肾脏还有一个功能就是重吸收功能，可以将一些水分，有用的物质再重吸收回体内，维持人体的正常生理平衡。

肾虚就是肾的精、气、阴、阳不足，是中医里肾脏功能方面的问题。肾虚问题涉及很多的中医基础理论，一般人很难明白，再加上当前宣传得不够细致，把很多问题都混淆了。肾虚是肾的精、气、阴、阳不足，那么怎么理解精、气、阴、阳呢？肾阴和肾精是属于物质的，肾阳和肾气是属于功能的，大致可以这样理解。打个比方说，你用电饭煲做饭，米和水就是你做饭要用的物质，煲汤功能、蒸煮

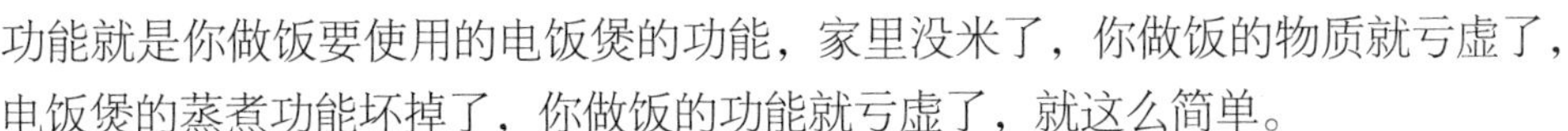

功能就是你做饭要使用的电饭煲的功能，家里没米了，你做饭的物质就亏虚了，电饭煲的蒸煮功能坏掉了，你做饭的功能就亏虚了，就这么简单。

回到人身上，如果你的精、阴不足了，你身体的物质就亏虚了，如果你的气、阳不足了，你身体的功能就亏虚了。生活中很多人不注意健康，消耗的身体物质比较多，如性生活过于频繁，或用脑过度、劳力过度，都会使身体的物质匮乏。再有就是人生下来时先天不足，父母给的物质就非常少，你身体的物质当然也是匮乏的。身体的物质匮乏了，人就会出现头晕耳鸣、四肢乏力、腰膝酸软、记忆力减退、容易衰老、脱发、牙齿松动等问题，还有性欲减退、容易早泄、遗精等，这些都归于肾阴虚。人的功能出现问题会怎么样呢？如性功能差，阳痿就是一个典型的例子，没法正常勃起了，功能出现了问题。还有就是小便清长、大便稀薄。为什么呢？吃进肚子里的饭，喝到肚子里的水，物质还是那些物质，为什么别人的大便小便都是正常的，你的不正常了？明摆着就是你的身体把水和饭变成小便大便的功能出现问题了吗！阳虚生外寒，所以阳虚的人怕冷。阳虚的人另外一个特点就是畏寒怕冷，手脚冰凉，面色苍白。

现代科学证明，当人发生肾虚时，无论阴虚还是阳虚，都会导致人的免疫能力的降低，有更多的证据表明，肾虚发生时，肾脏的免疫能力降低，而肾脏的微循环系统亦会发生阻塞的问题，即肾络会呈现不通。因此，肾虚是肾病发生的病理基础。如果有肾虚时即予以重视，积极调整治疗，肾病是完全可以避免的。

据权威组织调查，人过中年后，心悸乏力，失眠健忘，女性性欲减退，心烦易怒，阵性汗出，男性阳痿早泄，小便频频，余沥不尽，这些症状均与“肾虚”有关。人到中年肾虚者达到91%，患病率居肾症首位，与年龄成正比，这说明肾虚是导致衰老的重要因素。

其实，肾虚并不是像你想的那样，如果你有了暧昧的微笑，那你的确想歪了。肾的概念，其实不只局限于现代医学所说的泌尿器官。我们身体中最深层、最坚硬、最浓缩的部分，都隶属于肾系统，如牙齿、骨骼、骨髓以及乌黑的头发。总的来说，肾的功能异常有两种：一是失于收降，常见眩晕、耳鸣、内热、气喘、心悸、早衰等肾精亏虚的症状；二是失于封藏和固摄，多有小便清长、遗尿、遗精、泄泻、汗出、气短、手脚发凉等肾气不固的表现。

肾是人体的重要器官之一，对人体生理的调节起着重要作用。假如肾遭到损害，会导致人体难以入眠或失眠，另外，病人也容易被梦境困扰，频繁做梦，严重扰乱了病人的作息时间，对病人是一种难以忍受的折磨。

衰老是一种不可避免的生理过程，而肾中精气是决定人的生、长、壮、老、死等生命活动的主要条件，主宰着人的寿命和生命质量。人的生长发育与肾气的关系极为密切。随着年龄的增长，女子35岁（五七），男子40岁（五八）开始，就会出现肾气衰退的生理过程，到了老年则因肾气虚衰而呈现衰老的征象，所谓“年老多肾虚”就是这个道理。衰老不可改变，人到老年时应该把充实真气、维护肾气作为养生的根本原则。《黄帝内经》里提出“法于阴阳、和于术数，食饮有节，起居有常”，以及“恬淡虚无”“精神内守”等养生措施，都是为了充实真气、维护肾气，从而提高机体自我调节的机能和抗病能力、保持阴阳的动态平衡，达到延年益寿的目的。

《会元针灸学》中有这样的记载：“太溪者，山之谷通于溪，溪通于川。肾藏志而喜静，出太深之溪，以养其大志，故名太溪。”太，大也。溪，溪流也。太溪就是大的溪流，也就是说，肾经水液在此形成较大的溪水。从这个释名可以看出，此穴可以源源不断滋养人体的肾脏之水，与肾脏的健康息息相关。

所以说，要想滋阴补肾、修复先天之本，就必须激活肾经。而要激活肾经，就要从太溪穴着手，也就是从源头开始，太溪穴就是肾经的源头。通过按这个穴位，让它再撞击、通络别的穴位，最后把整条肾经都打通，正所谓“牵一发而动全身”，最后，你就会发现整个身心在不知不觉中都改善了。太溪穴如此重要，它到底在什么位置呢？太溪穴很好找，它位于足内侧，内踝后方与脚跟骨筋腱之间的凹陷处，用手指按揉有微微的胀痛感。

中国中医科学院杨力教授说，有舌苔大的人，还往往口水多、怕冷、手脚冰凉、没精神，这是肾虚的表现，表现在疾病上，就是肾功能不好，有慢性肾病。

哪些人容易有这种舌象呢？中国中医科学院研究员刘剑锋教授说，他曾接诊了一个30多岁的女性，说自己经常头晕，甚至有几次差点晕倒，也查不出什么问题。刘教授就让她把舌头伸出来，一看，果然，舌头胖乎乎的，齿痕非常明显。询问后得知，她是公司高管，经常出差，一个月在家睡不了几晚，而且饮食特别不规律，还老熬夜。

“淡红舌，薄白苔、大小适中、平衡、对称，这应该是正常而健康的舌头。”刘剑锋教授描述，何为正常的薄白苔呢？简单地说，应该是能“见底”，即透过舌苔可以隐约看到下面的舌头，如果不能“见底”，被“盖住了”，那就是厚苔。怎么判断大小呢？就看有没有齿痕。

黑龙江中医药大学中医基础理论教研室教授谢宁说，舌苔很厚，颜色发黄，并且腻腻的，证明体内有湿热，这种舌象在爱喝酒的人身上很多见。

杨力提到，舌苔发黄还可能是有热证，比如风热感冒，尤其是盛夏季节，开着空调，屋里屋外温差大，容易外感发热，这时可用些清热解表的药，如银翘散、金银花、连翘等，食疗的话，可吃点薄荷、黄瓜。

“舌头尖好疼啊”，伸出来一看，舌尖红红的，这是心火上扬的表现。刘剑锋教授说，年轻人容易有这个问题，是生活不规律造成的。除了舌尖红，有点疼，还往往伴有脾气大、小便发黄等。

除了观察舌苔、舌色外，还要观察舌态，即舌头的动态，看看舌头是不是强硬、不灵活、偏歪等，尤其是老年人。据说，舌头是人体最灵活的部位了，健康的舌头应该是伸缩自如、不歪不斜。

谢宁教授提醒，如果发现舌头有些强硬，比如吃饭时经常爱咬舌头、说话大舌头等，这可能预示着中风前兆，尤其是三高人群，最好及时到医院检查。刘剑锋教授说，他曾接诊过一个80岁左右的老人，因失眠来就诊，在给他观察舌头时，发现舌头强硬不灵活，说话还大舌头，询问后得知，这位患者还有家族性的高血压、高脂血症，于是他提醒患者去做个脑CT，结果发现脑部血管已经堵塞很严重，随时都有可能中风。还有一种是舌体震颤，就是不自主地抖动，如果伴随有流口水的话，这提示可能是帕金森症的外象。

唐代医药学家孙思邈发现动物内脏和人类内脏无论在组织、形态上还是在功能上都十分相似，并在长期的临床实践中，提出了“以脏治脏”和“以脏补脏”的观点，这就是中医食疗中的一个很重要的法则“以形补形”。从临床上看，“以形补形”在一些病症的治疗上是可以收到较好效果的，如中医主张肝开窍于目，因此，吃动物肝脏能明目。中医所说的脏器与西医解剖学意义上的脏器存在着概念的不同，比如说心，西医的心是循环器官，“血泵”，而中医的心除了主血，还主神明，精神情志，与神经系统、思维有关，心气强盛，人就精神旺盛，聪明。再如，中医讲的“肾”并非西医的“肾脏”，而是整个生殖系统都涵盖在内。中医的脏都是相对于功能而言，并非具体的某一个器官。所以说，“以脏补脏”补的是中医的“脏”，而非西医的器官。

“以形补形”的核心思想是用动物的脏器来治疗人体相应器官的疾病。这种以动物脏器来调补身体的方法，来源于中医治疗学中的食疗法。

要让肾脏远离伤害，除了杜绝生活上的恶习之外，还要保持良好的生活规律。

人，能够活出精气神来不容易，因为生活不可能静如止水，波澜不惊。

著名的残疾人艺术团，演出的双人舞蹈《命运》，女主角的扮演者是一个失去了右臂的女孩子，男主角的扮演者是一个失去了左腿的男孩子。“活着还是死亡？这是个问题！”莎士比亚在《哈姆雷特》中的名句摆在面前。两个风华正茂的男女青年，彼此经历过一场同命运抗争的生死活剧，肢体残缺的男女主角，仿佛在黑夜里行走，曾经拥有的抱负已经成了泡影，梦想随风而逝，辉煌永不再来。暗无天日的岁月，一度夺去他们的意志，生死抉择的最后一道屏障阻隔着两颗年轻的心在最后的一刻惊慌失措，跌落悬崖……生命正是从难以立足的石缝间顽强地生长出来，这样的生命是任何力量都摧不毁的。

人们都说世间那贵重的珍珠，原是一颗沙粒儿爱上了美丽的海蚌，就钻入它不设防的体内。蚌奋力抗争、蠕动，沙粒却矢志不渝，坚守着它的爱和孤独。潮起潮落，斗转星移。沙粒与蚌的结合终于被酿成了一颗璀璨的珍珠……蓦然间，泥沙中那么一种美丽得令人眩惑的发现，使我们不得不弯下腰去从泥沙中把半隐半露的珍珠抠出来，用河水洗净，这时，展现在你面前的就不再是单纯的河石而是一颗造化之神的精灵。

石岩缝隙生长着的古榕树，它们的躯干就是这样艰苦顽强地从石缝间挤压着生长出来。每向上生长一步都要经历无数的创伤。它们躯干上布满着一块块扭曲着的痂疤，既有斧劈的凹缺，还有锯啮的长沟，以及用铁丝钢条箍出的一道道深陷的“河流”，还有那盘结在山崖上的粗如巨蟒、细如草蛇的树根，不免为之怆然。却稍少顷即又释放，因为它毕竟挺住了，从创伤的渊壑跨越过来了，它让我们领略了生命的顽强。

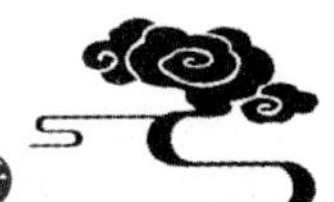

辨病？辨症？辨证？

一位老友老是抱怨生活的种种不如意，车子没有人家的好，房子没有人家的大，钱没有人家的多，职位没有人家高，老婆没有人家的漂亮。一个老领导病了，领导安排他去陪床。他看到那些不同身份、不同地位的人一样都躺在病床上跟病魔作斗争，脑子忽然开窍了：我有健康的身体，不是很幸福吗？还有什么不满意呢？

生命，就是一种微妙的组合。

生命，就是一种莫名的错。

既可错出一种欢乐，又可错出一种痛苦，而欢乐与痛苦总又是互相交织着。于是，生与死，被摆在一只棋盘上，无论有多少种走向，都突不破自身的限定。生的前生，死的背后，总是人的遗恨。

凉爽的早晨，风微微摇动绿树的枝条，呈现一种和谐的韵律。这是个很好的早晨，仿佛自然的一切都顺理成章地展现自己的个性。云有些淡，在天空飘浮；鸟有些乐，在树丛啼鸣；跳舞的人们专心致志；散步的人们悠闲自得。

有一位绰号“哭婆婆”的老人家，无论晴天雨天，她都哭个不停。

原来，老婆婆是为了两个女儿。大女儿是卖雨伞的，小女儿是卖布鞋的。下雨天时，老婆婆想起小女儿，一定没有客人光顾，晴天时又担心大女儿的雨伞卖不出。于是一年四季，晴天雨天，老婆婆都是泪眼汪汪，好不凄凉。

有人对她说：“你应该晴天时想起小女儿，雨天时想到大女儿，两个女儿都有不错的收入。”

从此哭婆婆不再哭了，无论天气怎样，她总是笑口常开。

任何事情，都有两面，抱欢喜心去看，就是欢喜，抱愁苦心去看，就是愁苦，当下的感觉，由心出发，悲喜自定。

近年来，与30年前相比，马路上奔驰的小轿车越来越多，骑自行车的人越来越少，自行车的长龙被拥堵的车流取代；市场上猪羊肉等动物食品销量大增；人群中胖子多了，瘦子少了：于是，过去少见的高血压病、冠心病、糖尿病成为常见病、多发病。何以如此？生活水平提高了，吃进肚里的热量大于生理代谢所需的热量，变成脂肪积蓄在血管内壁上导致了动脉粥样硬化，使血流受阻，疾病丛生。如果我们懂得医学保健知识，注意养生，自会预防和减少疾病的侵扰。

中医讲病因是讲六气，《内经》曰：“夫百病之生也，皆生于风寒暑湿燥火，以之化之变也。”清代名中医黄元御曰：“内外感伤，百变不穷，溯委穷源，不过六气，六气了彻，百病莫逃，义至简而法至精也。”所以我们中医不能跟着西医的指挥棒转。西医讲病机是病毒、病菌、癌细胞、某某细胞组织病变增生等。这些东西我们承认是客观存在，但是并不是致病的根本原因。

也许有人质疑说，时代变迁，科学进步，西医的研究已进入细胞、纳米，中医为什么还要守着几千年前的《内经》《伤寒论》？清代张琦曰：“一病之作，古今如一，非风俗政令，有时代之异也。”“故凡艺或可殊途，唯医必归一致，古经俱在，良验难诬，有识之士，不能不是古而非令矣。”西医的发展可以到了顶峰时代，但是人类的疾病变得越来越难治，而且越治越多。美国与西方已反思西医，转而研究中医药，美国人生病 60%~70% 不看西医而去看中医，尽管中医保险不报销而需要自己掏腰包。随着西医的发展人们已逐渐认识到天人合一的中医，才是人类真正的医学。

人不是机器，而是一个活着的有生命力的人，尽管这些检测的数据是真实的，但并不是疾病的真正原因，西医说检查是为了精确的诊断，西医精确诊断后只是告诉患者检查结果，并不能用于指导临床治疗，这种检查有意义吗？何况细胞、组织和器官的病变也不是永远不变的。但中医只要辨证准确，组方选药得当，病变的细胞与组织可以恢复正常！

中医学在认识和处理疾病的过程中，既强调辨证论治，又讲究辨证与辨病相结合。

病：即疾病，“病”，是对疾病全过程的特点与规律所作的概括。在中医学中提到的病名很多，其命名方法多种多样，主要有下面 3 种：①根据某一个或几个突出的临床表现而确定的，如白喉、麻疹、消渴、咳嗽、带下、经闭等；②有一部分疾病，由于病情发展较快，主症不固定，或病情较复杂而主症不突出等，因而也有按病因病理确定病名的，如湿温，秋燥、胸痹、虚劳、痰饮、肺痿等；③有少部分疾病，根据其病变部位而命名，如肺痈等。

证：即症候，是疾病过程中某一阶段或某一类型的病理概括，一般由一组相对固定的、有内在联系的、能揭示疾病某一阶段或某一类型病变本质的症状和体征构成。症候是病机的外在反映；病机是症候的内在本质。如风寒感冒、肝阳上亢、心血亏虚、心脉痹阻等，都属于症候的概念。

症：即症状和体征的总称，是疾病过程中表现出的个别、孤立的现象，可以是病人异常的主观感觉或行为表现，如恶寒发热、恶心呕吐、烦躁易怒等（称症状），也可以是医生检查病人是发现的异常征象，如舌苔、脉象等（称体征）。症是判断疾病、辨识症候的诸药依据，但因其仅是疾病的个别现象，未必能完全反映疾病和症候的本质。

从上述“症”“证”“病”的不同概念可以看出，“病”与“证”的确立，都是以“症”为主要依据。正是由于“病”与“证”的概念并不相同，所以，临床上有“异病同治”“同病异治”等不同。我们一直强调中医学两大基本特点，即整体观与辨证论治。辨证论治是中医的精髓，但是，单纯的辨证论治是不够的，也难以体现中医诊疗体系的全貌和贯穿其中的整体观，实际上，中医在强调辨证的同时，也要同样重视辨病论治和对症治疗。

20 世纪 50 年代，蛋白质曾是世界生物化学领域研究的热点。1955 年，英国皇家学会会员、剑桥大学教授桑格因测定了胰岛素的一级结构，获得了 1958 年诺贝尔化学奖。第二年，另一位英国著名科学家预言“人工合成胰岛素还有待于遥远的将来”。而我国科学家们受“大跃进”的鼓舞，斗志昂扬，干劲儿十足，当年就开始了对人工合成胰岛素的研究，经过艰苦卓绝的努力，仅用了八年，于 1965 年就取得了成功。期望变成了美好的现实。

1966 年 12 月 27 日《人民日报》发表社论，向全世界郑重宣布“我国在世界上第一次人工合成结晶胰岛素”。1966 年 4 月，在华沙举行的欧洲生物化学联合会议上，我国人工合成胰岛素的成果，成为与会科学家们的中心话题，并祝贺我国取得的伟大成果。法国科学院院士特里亚教授说：“这是很好的合作项目，可以获得诺贝尔奖。”1972 年，杨振宁等数位著名科学家分别向诺贝尔委员会提名推荐中国的此项科研成果。1978 年中科院为此召开了为期 10 天的胰岛素人工合成工作总结评选会议，确定和推荐了诺贝尔奖候选人。然而，对诺贝尔奖的期望未能变成现实，竹篮打水一场空了。

学会多方位、多角度、多层次、多侧面认识事物，对同一问题选择不同的视点，展开不同的思路，基本就能达到“物我合一”的境界了。如果硬要把单纯的事情看得很复杂，就会很痛苦。如果说我比别人看得远些，那是因为我站在巨人的肩膀上。

有的人在盛夏吃滚烫的拉面，脸上也是一片清爽，不出一滴汗，而有的人则是常常汗流浃背。到了春天，花粉开始肆虐，有的人为花粉过敏而烦恼不已，控制外出，而有的人则毫不在意地依然在街上逛荡。同样的体验、同样的季节、同样的土地，每个人的感受却全然不同，就像每个人的脸长得不同一样，每个人的体质也是不同的，所以感受不同也是理所当然的。

“望闻问切”可以说是为了掌握患者的体质以及目前的身体状况而存在的。弄清楚患者的体质和身体状况，就能导出“证”。所谓“证”，是订立治疗方针的“目标”与“证据”。如果能正确地判断“证”，以此为基础制定治疗方法，这叫随证疗法。找到了“证”，就能订立治疗方针，所以定不定病名都无所谓了。治疗的目的不是确定病名，而是弄清楚具体的症状，依据患者的情况开出适合患者体质的药，指导患者改善生活，帮助患者恢复身体健康。所以，治病的第一步不是“确定病名”，而是弄清楚“证”。

中医认为：各地方气候不同，所生的病不同，春夏秋冬气候不同，所生的病亦不同，各地方的饮食、环境不同，所生的病亦不相同，甚至相同的病，在不同的人身上发生，其治疗方法、用药亦会有所不同。因此，中医诊断治疗，会因人制宜、因地制宜、因时制宜、因机制宜，甚至同一个病人在不同时期、不同环境、不同情绪、不同时机，中医都会给予不同的治疗方法。与西医那种 100 万病人的治疗方法等同于实验室中 1 只老鼠的治疗方法相比，中医无疑是科学的。

中医的“证”，一般来讲是机体在疾病发展中的某一阶段的病理概括，由于它包括了病变的部位、原因、性质以及邪正关系，反映出疾病发展过程中某阶段病理的变化本质，因而它比症状更全面、更深刻、更正确地揭示疾病的全貌，但是我们又不能满足于“证”，因为，现代科学的物理的、生物的、实验室的各方面的检查所得出“病”的证据，超出了中医的望闻问切。如急性肾炎浮肿等症状已消除，在过去病人和医生都认为病已痊愈，现在检验小便尚有蛋白尿和红、白细胞，医生与病人都认为病未痊愈；又如无黄疸性肝炎或乙型肝炎没有或少有症状，可是实验室检查血清谷丙转氨酶增多，或乙肝两对半阳性，就不能认为病人无病或已治愈。如何降低转氨酶？如何使乙肝抗原转阴？只有通过实践，从中寻找摸索有效的、有针对性的方药。这是无可非议的。但并不是说中医就不要辨病，更不是说西医治病，中医治证。中医除掉西医的病主体外，还要根据中医辨病的原则去辨病，同时也根据中医辨证精神去辨证。辨证也是为了摸索出治病的规律。

望闻问切是中医诊病的基本方法，也是一个了解情况，收集材料的过程，在此基础上进行辨证论治，选出正确的治疗方法。所以四诊是辨证论治的基础。

八纲辨证，是中医辨证的基本纲要。主要通过四诊所获得的资料进行综合分析，归纳为阴、阳、表、里、寒、热、虚、实八类证候。八纲辨证中，表、里辨证疾病的部位；寒、热确定疾病的性质；虚、实找出正邪斗争的盛衰；再从阴、阳为总纲，加以概括。表、热、实属阳证；里、寒、虚属阴证。

在临床实践中运用八纲辨证时，不应把上述 8 种证候孤立起来看，而应把它

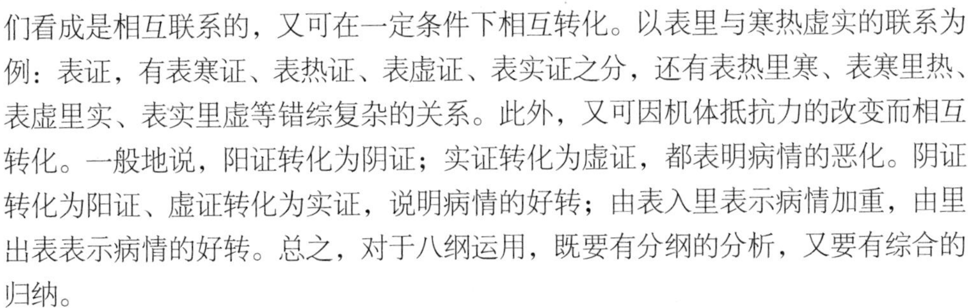

们看成是相互联系的，又可在一定条件下相互转化。以表里与寒热虚实的联系为例：表证，有表寒证、表热证、表虚证、表实证之分，还有表热里寒、表寒里热、表虚里实、表实里虚等错综复杂的关系。此外，又可因机体抵抗力的改变而相互转化。一般地说，阳证转化为阴证；实证转化为虚证，都表明病情的恶化。阴证转化为阳证、虚证转化为实证，说明病情的好转；由表入里表示病情加重，由里出表表示病情的好转。总之，对于八纲运用，既要有分纲的分析，又要有综合的归纳。

“辨病”和“辨证”是医生的两个必备手段，只有通过“辨病”，才能对疾病有详细而深入的了解，才能作出正确诊断；只有通过“辨证”，才能找到治疗疾病的最好方法。因此，“辨病诊断”和“辨证论治”是临床医生的两大法宝，也是普遍法则。

辨病是认识矛盾(疾病)过程。辨病一词，古今均有，古今均用。所谓“辨”，就是认识事物(疾病)的现象和本质。“辨”含有认识、区分、得出结论的含义。“病”的概念在中西医中名同而质异。这与认识疾病的时代、科学技术水平、思维方式不同有关，也与个人的临床经验有关。在中医中的“病”含有“证”和“症”的主要内容，大多数是非确定型的，但在西医中，“病”的概念是较明确的，多数是确定型的。西医借助于现代科学的发展成果，将病的病理信息(症状、体征、检验、病理、特殊仪器检查结果等)进行了详细的收集和分类，从微观至宏观都有较详细的了解。可以说是“胸中有数”。因而，西医对病的认识方法成为世界范围内的公认原则，也是今后医学发展的主流。

辨证是解决矛盾(疾病)过程。即对疾病的本质认识清楚之后，要选择治疗原则和治疗方法的决策过程。辨证就是要确立一个疾病的病位、病性、治则和方法。辨证是把临床表现相同、相似或不同，但可以用同一方法来治疗的病归纳在一起，形成所谓特定的“证”，如桂枝汤证、麻黄汤证、小柴胡汤证等。对其发生原因、病理变化(病机)等的认识已成为非必须条件(在辨病过程中已解决了)。“辨证”是一种横向归类法，是在长期临床中形成的一种执简驭繁的方法。

六经辨证是东汉医家张机（即张仲景）根据外感热病发生发展的一般规律，总结出的一种辨证方法。

六经辨证将外感热病发展过程中的临床表现，以阴阳为纲，划分为太阳病、阳明病、少阳病、太阴病、少阴病、厥阴病六种病症。六经病症反映了脏腑、经络、气血、营卫的病理变化。

六经辨证根据人体正气的强弱，病邪的属性、病势的进退缓急等，将错综复杂的临床表现进行分析、比较、综合、归纳，从而确定疾病的部位、性质、病机，为治疗提供依据。六经辨证不但适用于外感热病，也可应用于内伤杂病的辨证论治。

相同的疾病，不同的病因，用不同的方法治疗；同一疾病，在不同的阶段，反映疾病的性质不同，也用不同的方法治疗，这就是同病异治。不同的疾病，相同的病因，用相同的方法治疗；不同的疾病，在其发展过程中，出现同一性质的阶段，也用相同的方法治疗，这就是异病同治。

许叔微《伤寒发微论》中说："伤寒最要，表里虚实为先。"程钟龄《医学心悟》中说："伤寒变证，万有不齐，而总不外乎表里寒热四字。"陶节庵《伤寒全生集》首次将阴阳表里寒热虚实八者联在一起，提出："夫伤寒三百九十七法，无出于表里虚实阴阳冷热八者。"其后徐春甫在《古今医统大全》一书中又加上"纲领"两字，以示其重要，言"表里虚实阴阳寒热八者，为伤寒之纲领"。约而言之，则为"八纲"，这应该是八纲辨证名称的来源。

清代程应旄《伤寒论后条辨》中也曾强调指出："《伤寒论》乃医门之轨范，其中教人如何辨阴阳表里，如何察寒热虚实。"丹波元简《伤寒论辑义》中同样认为八纲是学习《伤寒论》的重点，并联系治法提出"要之《伤寒论》……宜于阴阳表里虚实寒热之分，发汗吐下攻补和温之别……"很多医家强调"八纲"具有共性，但不承认六经辨证具有共性。要知六经概括了"病所"八纲，概括了"病性"，临床辨证缺一不可，相辅相成，共同构成《伤寒论》的辨证体系，而为各种辨证的基础。

《伤寒论》在我国中医药学术史上是一部具有辉煌成就的中医经典著作。它继《内经》《难经》等医学理论著作之后，创立了六经辨证论治理论体系，将理法方药融为一体，揭示出疾病的辨证论治规律，为后世临床医学奠定了坚实的基础，具有很高的科学水平和实用价值，对中医药学的发展产生了深远的影响。《伤寒论》是中医学的主体内容，一直指导着中医学的各个学科，是中医界深入学习、执着探索与潜心研究的主题。纵观中医学的发展，《伤寒论》是其中最丰富的内容之一，亦是中医领域里研究最活跃的学科。历经1 800多年的实践研究，《伤寒论》得到不断的充实与发展，突出了《伤寒论》的重大成就与实用价值，更彰显出《伤寒论》长盛不衰的生命活力。

《伤寒论》以辨证论治理、法、方、药一线贯通著称，而"辨证论治"必在六经辨证理论指导下，掌握理法方药运用规律。论其辨证，是以辨别阴阳表里、寒热虚实、营卫气血、真假证候、主证兼证，从而判明脏腑经络病变所在及其相互转化，这充分体现了辨证的对立统一法则与整体观、恒动观的特长。论其施治，必在辨证前提下，因证立法，因法定方，因方选药，严守法度，选用汗、吐、下、

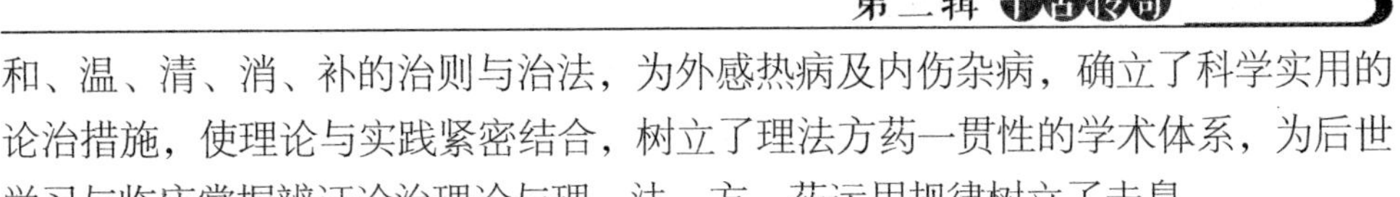

和、温、清、消、补的治则与治法，为外感热病及内伤杂病，确立了科学实用的论治措施，使理论与实践紧密结合，树立了理法方药一贯性的学术体系，为后世学习与临床掌握辨证论治理论与理、法、方、药运用规律树立了圭臬。

疾病千变万化，症候群千变万化，可以学习的，只有规律和道理。国画大师白石老人曾说，似我者死，学我者生。

中医学认为：不同的地域、不同的季节、不同的人，即使相同的病因而致病，其在人体内发生的病理变化也是不相同的，特别是个体的体质因素，对疾病的发生发展影响更大。所以，与之相应的处方用药也应该是不相同的。单一的药物不能针对每个患者的具体证型，导致疗效欠佳或疗效欠稳固。中医治疗倡导个体化，在重视治病外因的基础上，强调个体差异（内因），因此能收到满意的疗效。

中医治疗疾病，并不是单纯地服用中药，更重要的是让患者接受中医的养生理论，建立健康的生活方式，从而达到防病、治病的目的。完整的中医治疗，会根据患者的具体情况，制定一系列适宜的修养方法，促使疾病痊愈。

尽管国家每年都为药物研发投入巨额资金，但研发的药物和相应的治疗方法并不一定具有“普适性”，有数据显示，同样的病、同样的药对不同患者产生的疗效可能完全不同，甚至对一些患者疗效作用显著，对另一些患者却可能产生很强的副作用——每年都有一些患者死于不恰当的处方药。这使人们开始反思传统的医疗方式：对症下药——根据患者的症状，结合性别、年龄、身高、体重等因素确定药物的种类和使用剂量、剂型——是否需要改进甚至颠覆性的变革？而有研究发现，同一药物在不同个体内的效果差异可达300倍，患者之所以会有不同的药物反应出现，和其他因素诸如年龄、体重等无关，这些各不相同的反应出现主要是因为人类基因修饰的多样性所致。

因此，有专家提出理解人类基因的个体差异可帮助医生为他们的病人选择并设计更加个性化、准确的治疗方法，即诊断阶段就在明晰患者基因的基础上，能够预先判断药物副作用的危险程度、明确患者该在何时采取对应的疗法、服用的药物剂量和治疗时间，这就是个性化医疗。

“中医辨证治疗，是个体化医疗最好的例子。”浙江中医药大学校长范永升认为，辨证论治是中医认识疾病和治疗疾病的基本原则，因人、因地、因时论治，同病异治、异病同治，因此中医“个性化治疗”思维和精准医疗的理念相一致。

“电子技术、基因技术、信息技术给医学研究提供更多的手段，我们应该要用现代的科学技术去阐述中药。”浙江省中山医院姚新苗院长表示，“随着医学诊疗模式的转变，建设高水平的细胞生物治疗技术平台将成为中医治未病发展的重要推力，发展中医治未病是建设具有鲜明特色优势的现代化中医名院的重要战略举措”。

正如互联网经历的个性化革命一样，医疗行业正在迎来属于自己的个性化时代，不仅仅是移动化、数字化、可视化，未来可能出现只对你一个人有效的药物或医疗解决方案，甚至这种个性化的医疗服务，在你尚未出生就已经被清晰地制定好了。移动、云计算、大数据、3D 打印、基因测序、无线传感器、超级计算机，这些改变了我们生活的事物，将再一次地融合在一起，对医学进行一次“创造性破坏”。在这超级融合之下，权力第一次交回到我们自己手中，而只有我们自己，才能真正将这场医学革命进行下去，颠覆医疗。

当一群白鸽飞过天空的时候，我这样想。远处的舞曲依然在浓绿的树间回旋，爬山的、散步的、打太极拳的人们依然悠闲。他们包容和销烁了人生的种种不如意，专心地享受着现在的时光。过去，没有什么，都被时间沉淀去了。没有什么该忘却，也没有什么不变，当然也无所谓好坏。现在也很快就会成为过去，成为历史，成为记忆。现在很在乎的东西，现在与人的恩恩怨怨，到明天就已经不重要了。这大约就是辩证法。

一天，我沿着人行道由西向东疾步行进，突然，一辆自行车在我的左侧猛然由后向前急驰而过。在此之前，我正想着左转弯，向北穿过马路，多亏两条腿，动作稍微慢了一点儿，否则，岂非祸从身后来，被撞个两脚朝天、头破血流！从此，我记住了一条教训：行路中要转弯时，必须向后看一看，即使是在人行道上。向后看和向前看，都是为了能够继续前行。

第三辑　千里之外

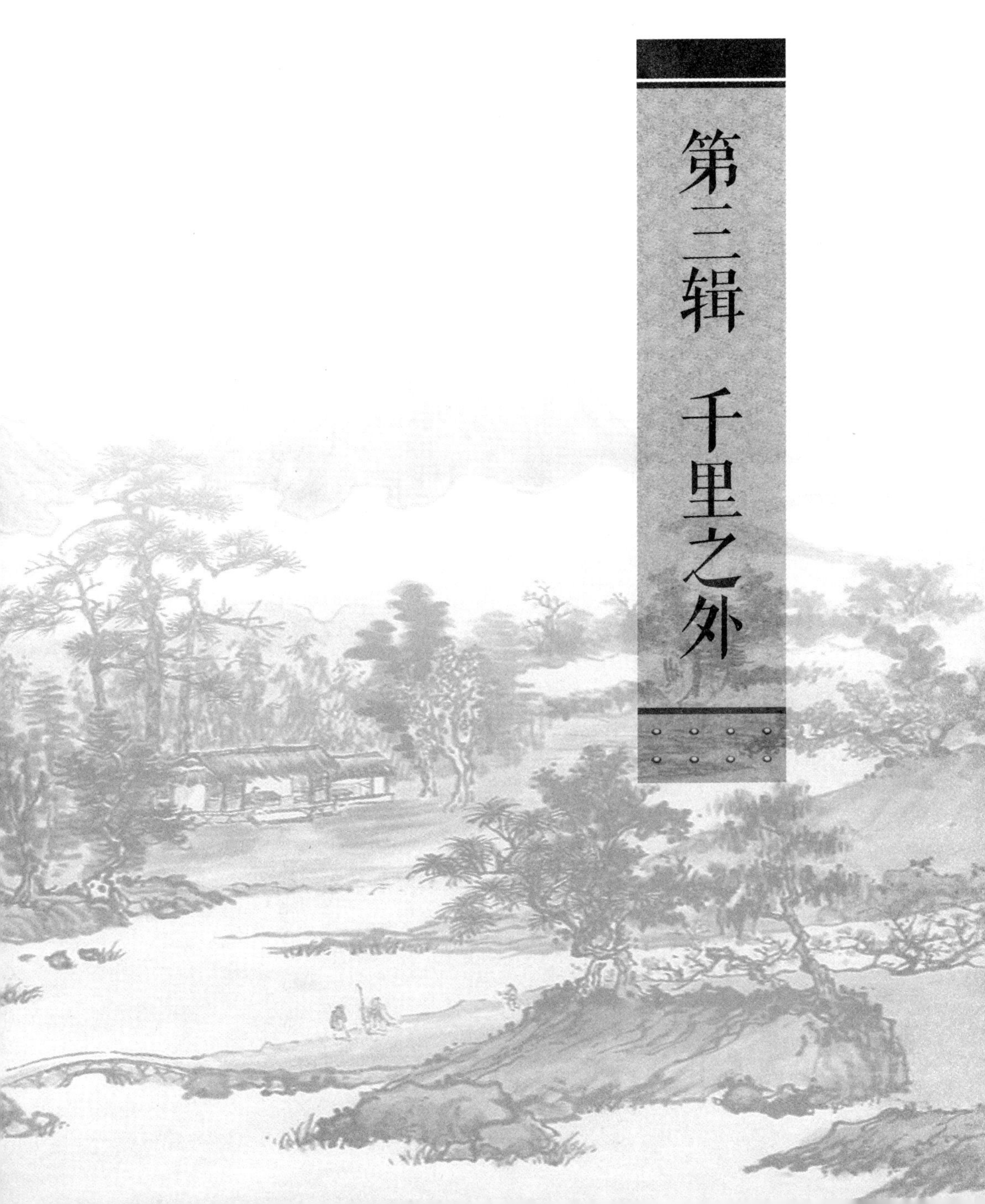

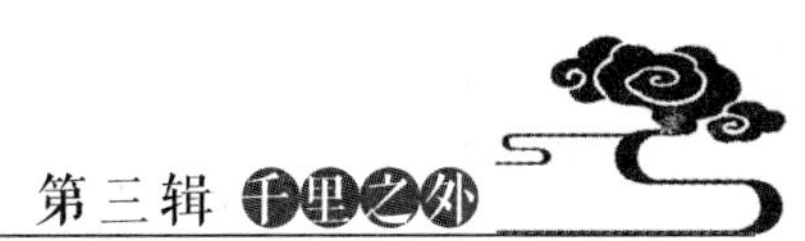

风中有朵雨做的云

蒲公英，一种很普通的野花。

我从很小的时候就认识了。我们叫它降落伞。因为它那毛茸茸的种子像一个大大的降落伞，用嘴一吹，又变成了数不清的小小的降落伞，映着阳光乘着风，轻轻地飘散开去。那时候以为这就是它的花。上小学的路上，它一直是我们最大的快乐。

说起蒲公英，我备感亲切，我们家乡的山上、田野、路边、路旁，到处都有蒲公英生长。蒲公英的叶子细长嫩绿，数寸高的细颈顶端，开一朵铜钱大小的黄花儿，小黄花简直就是刚刚绽放的向日葵的缩小版，十分讨人喜爱。阳光下，绿茵茵的原野就像撒落了满天耀眼的星星。当和煦的春风吹来时，它摇晃着纤细的身躯，仿佛在向人们招手致意，仿佛在向人们诉说着历史的变迁。

从小时候开始，蒲公英就从妈妈口中得知唯一能够带它走以后的路的只有“风”。那时候蒲公英懵懂知道有这么一回事，而并不知道“风”是否存在，更不知道它什么时候会出现。随着慢慢长大，蒲公英觉得，和兄弟姐妹们挤在妈妈的手掌心中觉得不舒服，真想去外面的世界见识见识。它只能等待，等待传说中风的出现，然后带着它远走高飞，带着它见识万千世界，带着它走以后路……

一个蒲公英的梦，仍旧会在窗棂下徜徉在溢满阳光温暖的时光之上，遥看白云悠悠，细听风儿轻轻柔柔，任思绪漫上风端旅行远方。

有一个星期天，我正在理发店理发，突然进来一位20多岁的小伙子，手里拿着一把又绿又嫩的野菜，他在水缸里舀了一盆清水，把野菜放在水里洗净，然后便有滋有味地生吃起来。理发师傅问他吃的是什么菜，他说是蒲公英。因为近来他的牙龈肿痛，听别人说蒲公英能消炎止痛，他便到市场上买了来吃。

楚国人宋玉，是屈原的学生，也是当时著名的文学家。有一次，他陪着楚顷襄王到兰台去游玩，这时，正好有一阵凉风徐徐吹来，顷襄王披着的衣襟，觉得很凉快。“好凉快的风！”顷襄王愉快地说：“这是我和老百姓们共有的呀！”宋玉因为顷襄王淫乐无道，把他老师屈原贬到了漠北，想借着“风”这件事情来讽刺顷襄王，就说：“这风是大王你独有的，老百姓哪有资格和您共有呢？”顷襄王觉得风的吹拂是不分贵贱的，现在听说是他独有的，倒觉得奇怪了，就把宋玉叫来，叫他说说道理。宋玉说：“……枳树弯曲了，就会有鸟在上面做巢；空的洞穴中，也会因为空气的流动而产生风……”停了一下，宋玉再用讥讽的口吻说：“皇宫里面，因为地方清静，产生的风自然清凉，这是属于贵族的；而老百姓们因为住在陋巷里，产生的风自然都夹有泥沙恶臭，那种风才是属于老百姓的……”

“空穴来风”这句成语就是这样来的，它本来是宋玉借题来讽刺顷襄王的，后来的人将它引申起来，而成为事情凭空发生或流言趁隙而入的意思。

有多少蒲公英飞起的春天在记忆中黯然远去？一片树叶的不安来自于风，而风却是无意路过的。

“解落三秋叶，能开二月花。过江千尺浪，入竹万竿斜。”这是诗人李娇对风的诠释。风的个性不好揣测，但春天的风是闯玉门关，越天山而来，已滤去了寒风的野性，它带着春天的讯息，一路播撒着，路边空地的小草绿了，门前的桃花红了，一夜间就刷新了一个季节。

对风我时而喜欢时而恐惧，我认为我是风中的那朵莲……

“禺疆”为传说中的海神、风神和瘟神，也作“禺强”“禺京”，是黄帝之孙。海神禺疆统治北海，身体像鱼，但是有人的手足，乘坐双头龙；风神禺疆据说字“玄冥”，是颛顼的大臣，形象为人面鸟身，两耳各悬一条青蛇，脚踏两条青蛇，支配北方。据说禺疆的风能够传播瘟疫，如果遇上它刮起的西北风，将会受伤，所以西北风也被古人称为“厉风”。一说龙雀是风神，即飞廉。

我在《人性的弱点》上看到过的故事。这个是一个太阳与风的寓言，说是它们在争论谁更强有力，风说：“我可以证明我更加强大，你看见那边穿大衣的老人了吗？我敢打赌，我能比你更快地脱去他的大衣。”太阳躲到云后，风开始刮起来，越来越大，几乎刮成一场飓风，但是它吹得越厉害，那老人越是将大衣裹得紧紧的。最后，风放弃了，平静下来。然后太阳从云后钻出来，对老人和善地“微笑”。过了一会儿，老人开始擦前额上的汗水，脱下他的大衣。太阳告诉风说：“温柔、友善，永远比愤怒、暴力更强有力。”

风究竟是哪里来的？又将会去往哪里？它还要走多久？它会不会累？

风是由空气流动引起的一种自然现象，它是由太阳辐射热引起的。太阳光照射在地球表面上，使地表温度升高，地表的空气受热膨胀变轻而往上升。热空气上升后，低温的冷空气横向流入，上升的空气因逐渐冷却变重而降落，由于地表温度较高又会加热空气使之上升，这种空气的流动就产生了风。

按照现代科学的解释，只是对风的一种简单认识。风就是属于自然界中存在

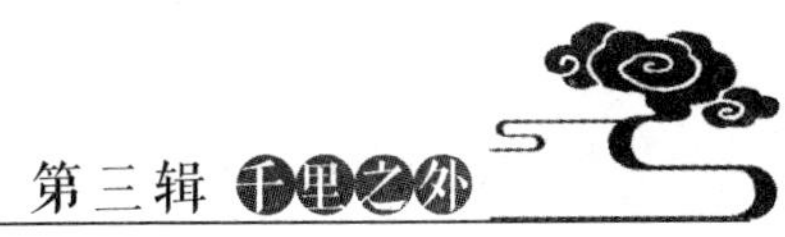

的空气流动而形成的一种自然现象。但是，在我们的生活当中，风其实对人的影响更大，如果不注意，损失会更严重。

我国古人对风的认识最早，也最有见地。我们祖先，在对自然及生活的实践当中，逐渐概括出一年四季春夏秋冬很有规律性的“八方风”，并使其指导我们的农耕作业，同时，也逐渐认识到风对人的影响。“八方风”其实就是东南西北四风，加上东南、西南、东北、西北四风，合称八方风。春季从立春开始，到春分这45天时间，风向东风居多，从春分到立夏这45天时间，东南风居多；夏季从立夏开始，到夏至这段时间，共45天，风向多为南风，从夏至到立秋，又45天，西南风居多；秋季从立秋开始，到秋分止，这段时间为45天，西风居多，秋分到立冬，是西北风；冬季三个月，从立冬到冬至，是为北风，从冬至到立春，这45天时间，多为东北风。八方风对人们的生活的影响，至为重要，认识风对人们生活的影响，特别我国长期以来，都属于农耕社会，风对农业生产更是为人们所重视了。

生活中，人们谁也离不开自然界客观存在的空气流动而形成的“风”，其实，风也是空气，空气受寒热温凉的影响而形成风，按照中医学的理论，自然界中的风是引起各种疾病的重要因素，风寒暑湿燥火，风为首，风乃百病之长。中医认为，风为百病之长，意思是风邪是自然界致人生病的首要因素。这句话出自《黄帝内经》：“故风者，百病之始也，至其变化，乃为他病也，无常方，然致有风气也。”可见，风邪是多种疾病的诱发因素，而其他五邪往往是依附于风邪来袭击人体的。

风邪有的来于外部，有的生于内部。所以，“风”又分为内风和外风。来自自然界的风叫外风，过食肥甘厚味阴虚产生的叫内风，同时被内风、外风伤害就会导致疾病的发生。

外风多为自然界之风。外风之邪终年皆有，一年四季都可伤人。风为春季的主气，因此，在多风的春天更要防止风邪致病。外风导致的症状有发热、汗出、头痛、鼻塞等，脉象浮缓。内风多为脏腑功能失调所致，病变中出现震颤、强直、眩晕的一类症状，属内感风邪。中医讲到与内风有关的疾病有很多种，有“善行、善变”的风疹、荨麻疹，有“风盛则动”的眩晕、震颤、头颈僵痛、口眼㖞斜以及四肢抽搐、多动，还有容易向上、向外发散的鼻塞流涕、咽痒咳嗽等。

《黄帝内经·素问·至真要大论》：“诸暴强直，皆属于风。”人体内的风会造成人口眼㖞斜、半身不遂，这就是我们通常所说的中风。

风无形无色，可我们却能感觉到它的存在，风常常伴随在我们的身边，风给人带来方便，但有时候也会给人带来不便。

每年的夏天，由于树木偏少的原因，风会常来光顾，天气阴沉的时候，若看到有黑云飘浮，那定是要起风了，一会儿工夫，风就会狂摇树枝卷着尘土呼啸而来，好似追赶着要抓住我一样，上气不接下气。等风已停歇，外面已是一片狼藉，这就是不羁的风的一次扫荡。但风多半是乖巧的，夏日，徒步小路汗流浃背时，总会有一缕凉风轻轻吹来，将我的头发吹起，把我额头的汗珠吹散，感受一丝风的清透，有种沐浴后的惬意。就在风一呼一啸中小草点头了，五颜六色的野花在风的吹拂下也欢腾了起来。无论风在哪个季节吹来，或凛冽或轻柔，但依然保持着自己的气质。

古者，乃古医书也；风者，乃以风为名之病也。所谓谈古论“风”，乃从古医书出发，谈中医以风为名之疾病的特色。翻开古医书，各种各样的“风”病极为引人注目。其病种之多，病势之重，都值得研究，以至于宋元时期，在医学分科，设有专门的“风科”。

“中风”最早出于《黄帝内经·灵枢·邪气藏府病形》：“黄帝曰：五藏之中风奈何？”此“中风”乃中于风邪之意，亦《素问·风论》中提出的肝中风、心中风、脾中风、肺中风及肾中风。东汉张仲景提出了两个不同的中风概念：其一为《伤寒论·辨太阳病脉证并治》所见：“太阳病，发热，汗出，恶风，脉缓者，名曰中风。”其二为今本《金匮要略·中风历节病脉证并治》所言：“夫风之为病，当半身不遂……脉微而数，中风使然……邪在于络，肌肤不仁；邪在于经，即重不胜；邪入于腑，即不识人；邪入于脏，舌即难言，口吐涎。”据症状看来，前者言中于风邪，后者言风动于内。然而，当时多以祛除外风的药物治之。在隋唐医书中，又提出了“中风大法有四，一曰偏枯，二曰风痱，三曰风懿，四曰风痹”。其中最值得注意的病名是“风痱”与“风懿(癔)”。唐代孙思邈《备急千金要方·治诸风方》云：“风者，身无痛，四肢不收，智乱不甚。言微可知，则可治。甚则不能言，不可治。风懿者，奄忽不知人，咽中塞窒窒然，舌强不能言，病在脏腑。”

由于中风病名具有不同的疾病内容，后世医家对此多有阐述与争议。据元末明初王履《医经溯洄集》所云：“近代刘河间、李东垣、朱彦修三子者出，所论始与昔人异矣。河间曰：中风瘫痪者，非谓肝木之风实甚而卒中之，亦非外中于风，由乎将息失宜，心火暴甚，肾水虚衰不能制之，则阴虚阳实，而热气怫郁……东垣曰：中风者，非外来风邪，乃本气病也。凡人年逾四旬气衰之际，或因忧喜忿怒伤其气者，多有此疾……彦修曰……皆湿土生痰，痰生热，热生风也。”王履认为，言中风，应该分辨是否真正以因中于风邪而作。他说：“因于风者，真中风也；因于火、因于气、因于湿者，类中风而非中风也。”提出“真中风”与“类中风”两个不同的概念，对属于中风名下的不同疾病进行区别，“真中风”指风邪外中，“类中风”也称“非风”，指并非风邪侵袭，而是各种病因导致风由内生。

论风之为邪为病，始自《黄帝内经》，《黄帝内经·素问·风论篇》先论风之为邪有若干特点：其一，“风者，善行而数变，腠理开则洒然寒，闭则热而闷”；其二，“风中五脏六腑之俞，亦为脏腑之风”；其三，“风者，百病之长也，至其变化乃为他病也”。由于风之为邪有如此特点，故“风之伤人也，或为寒热，或为热中，或为寒中，或为疠风，或为风也，其病各异，其名不同”。而其“或为风也”之“风”，即论风之为病。文中，除五脏之风外，还有胃风、脑风、偏风、目风、漏风、内风、首风、肠风、泄风等。此文所言风病最为典型的相同症状为多汗。

《素问》七篇大论中进一步论及风之特点，如《五运行大论》“风以动之”“其用为动”，《六元正纪大论》云：“风胜乃摇。”《至真要大论》云：“诸风掉眩，皆属于肝”“诸暴强直，皆属于风”，这就将风之为病的范畴从外感病延伸到内伤病，在症状特征方面从开泄多汗延伸到眩晕、动摇、抽搐、强直，并将此类疾病的产生与肝相联系。也许，在《内经》时代的这种联系来自五行属性的推衍，然而，在此后中医学发展，这一理论却起到了极其重要的作用。

痛风是指骨节疼痛，行动不利之疼痛剧烈者。多数医家认为，痛风即《素问·痹论》所言之“痛痹”。此论云：“风寒湿三气杂至，合而为痹也……寒气胜者为痛痹。”然而，后世医家对于痛风病因说多有发展，并不限于“痛者，寒气多也，有寒故痛”。如元代朱震亨《格致余论·痛风论》认为：“痛风者，大率因血受热已自沸腾，其后或涉冷水，或立湿地，或扇取凉，或卧当风。寒凉外抟，热血得寒，汗浊凝涩，所以作痛”。明代《医学六要》认为多由“内伤，气血亏损，湿痰阴火流滞经络”所致。《医略六书·痛风》认为“气血亏损，湿痰浊血乘间流滞经络，或客四肢，或着肩背，百节走痛攻刺，如风之善动，故曰痛风”。

古人在医疗的实践中，摸索出了许多能治“风”的中药，也研究出了许多能治“风”的方法；往往能很好地治疗由风引起的疾病；其实，就是纠正了人体的动态平衡失调（阴阳平衡失调）。“风善行而数变”，它转动得很快，不是吹的风，是一种能量的比喻。又如《黄帝内经》上说“邪风”，你以为风都不能吹吗？不一定。我们身上内外都有风，所谓邪是我身上不需要的侵入来了，叫作邪风。中医学认为：人体发病的外因为六淫（风、寒、暑、湿、燥、火）；风为六淫之首，风为百病之长；风携寒、湿、燥、火，侵袭人体肌肤、腠理、经络、四肢百骸，引起风寒、风湿、风燥、风热、中风等；人体感受风邪，引起风疹（皮肤呈游走性瘙痒、斑丘疹等）；人体肝肾阴不足，肝阳偏亢，升动太过，引起肝风内动等。

家长见孩子身上起疹子、发痒，会随口说：孩子受风了！

那么，有谁见到“风”了吗？有人马上会说：我见到了！我感受到了自然界中刮的风，很有力；我身上起过包，一会儿这痒，一会儿那痒，受风了；我见过有人中风了，半身不遂，口眼㖞斜等，自然界中的“风”，具有游走和力的特点；古人取象于自然，把人体患病后，游走和骚痒等表现叫受风；引起这些表现的原因是“风”。

气就是风，叫作风大。《黄帝内经》中提到风，但是一般把风当成外风了，不是的，这个是代号。所以佛教有句成语“四大皆空”，地、水、火、风叫“四大”“大”的意思是这一大类、一大堆啦，所以叫作四大。实际上是五大，地、水、火、风、空，这是五大。这个“空”不是理念上的空，是有形的空。譬如，我们看这个地方没有东西挡住就叫作空，这是物理的空，空不是没有东西。地、水、火、风、空五大，是说生命具备了这些东西，所以“风大”是一个代号。道家或中国医学把那个叫作气，风大就是这个气。空气也是风大，我们身体内部，生命第一个重要的维持是风大，是气，没有气就死亡了。但是四大要平衡，地水火风要平衡。

“因于露风，乃生寒热，是以春伤于风，邪气留连，乃为洞泄。”

“数犯此者，则邪气伤人。”这里讲五行之气，天地之气，如果你的生活原则违反了它，邪气就上来。假如今天诸位只穿一件背心、一条短裤来，你还是会受凉。天地之气温度下降，你偏要穿得少，所以“数犯此者，则邪气伤人”。“此寿命之本也”，直接影响到寿命。

“苍天之气清净，则志意治，顺之则阳气固。”宇宙之间这个能量是清净的，所以我们要学这个法则，自己的心清净，心平气和，阳气就坚固了。

譬如我们睡觉，或在旷野里头睡，尤其是当兵打仗的时候，那真的要懂这一套了。那时倒头就睡，累得什么都不管了。譬如说当海军的人，天热的不得了，但是有个规定，不准在甲板上睡觉，绝对禁止。夜里在甲板上睡觉有海风吹，很凉快，但是不到几个月就中风了，手就动不了啦。所以贼风也就是邪风，你自己招的，这是不适应环境造成的。

夏天天气热，吹空调冷风，在好的大环境下，有不好的消息传出。此时心情不平静的人怕吹空调风。风，代表一种不良消息。怕风是因为害怕听到这种不良消息。特别在耐寒锻炼中，同样冷，刮风跟不刮风时，人的感受差别很大，实际上是听到不良消息的时候心里没底、不知以后如何是好、悬着的心理造成的。如果已经发生了，就看自己能否抵抗过去，心里踏实。人们对坏消息的紧张度，就是怕风的程度。

在四季中，春主气，故春天也是风邪最为肆虐的时候。风邪致病多见于春季，但一年四季均可发病。风邪为病有内、外风之别。外风由自然界风邪侵入而致。凡寒、湿、燥、热等邪多可依附于风而犯人，如风寒、风热、风湿等。风邪实为

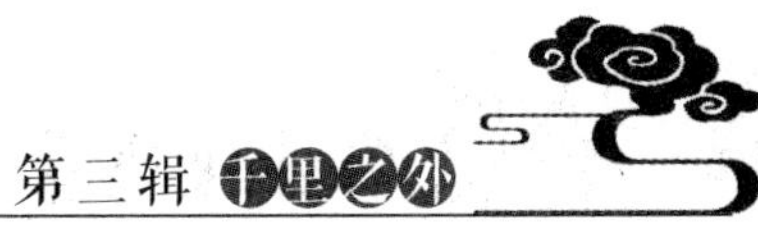

外感疾病的先导。是导致人体患病的主要因素。也就是说，当我们的身体内部脏器与脏器之间、经络与脏器之间、经络与经络之间出现了冷热不均，出现了不平衡、不和谐的时候，各种病邪就会在风的引导下乘虚而入，导致人体出现疾病。

防风邪首先要注意清除体内积热。平常要多到空气清新的园林山野之中，尽情地呼吸清新空气，排出胸中的郁热之气；也可以适当选用一些稍稍偏凉，又具有解除内热作用的食疗方法，如竹叶粥、菊槐绿茶饮等。除此之外，由于风为春季的主气，在多风的春天更要防止风邪致病。其次要注意防风避风，莫要因为天气回暖就“春风得意”，中午天气一热就脱衣。大家应该适时增减衣物，预防“倒春寒”。同时提倡室内白天通风，但夜间一定要关好门窗，莫让虚邪贼风侵入。另外，也要适当增加营养，增加蛋白质和维生素的摄入量，以增强人体抵抗力，抵御风邪。

对于风，不同的人在不同的时空有着不同的感受，但不管你喜不喜欢，它都会存在着，让你不得不去接受它、适应它。

一直是喜欢秋天的。喜欢秋天湛蓝的天空；喜欢秋天的繁星点点；喜欢秋天满目的金黄；喜欢秋天风中摇曳的芦苇；喜欢秋天满地的落叶；喜欢秋天飘零的凄美。秋天的夜晚，多了几分凉爽。站在阳台上，举目仰望，夜空中眨着眼睛的星星，落入了谁的梦里？微风拂过长发，那么轻、那么柔，心绪不由地飘远……

曾经，你是风而我是云。

风的寂寞，云知道；云的情怀，风可曾明了？风的脚步，一直就没有停住，一直都是自由自在地前行。时而温柔、时而热情、时而强烈、时而低沉，行走在宇宙苍穹。吹绿了江南的柳、吻醒了梦中的花、零落了满树的叶、惊扰了纷纷的雪。风，你的方向在哪里？风，你可知道，你吹过云的世界，云亦幻化成雨，眼泪淋湿了大地万物？

风走远了，雨滴滴答答。地上的河流，延续着那场暴雨的胜景。渐渐地，声势弱下来，也被夜幕隐藏。静，寂寂一片安静。

东方渐白，温煦的阳光，慢慢升起。湛湛晴空，辽阔无际；蔚蓝碧澄中，一丝云都不见踪影。狂暴的秋雨过后，留下了清新洁净，还有深深的寒冷。

幸好，我心中落下的不是尘埃，有的只是一些蒲公英的小伞。日复一日，蒲公英的等待已经变成了一种习惯，尽管已经由当初等待自由到现在的只是为了等待风的到来。她知道原来只要和风在一起，不管能不能离开，都已经不是问题了，因为她相信风。她不能去寻找风，每一天只有等待随处流浪的风有空过来探望探望这朵小小蒲公英。日子的积累，也是蒲公英情感的升华，她知道自己已经离不开风，真希望有一天风能明白那朵小小的蒲公英。

风，你的方向，不再是云的追逐。

淡淡的轻风，舞着初夏的细雨，于绿肥红瘦的时节，伴着风中有朵雨做的云的美妙歌声，从昨天夜里飘洒到今天的黄昏。一个人静静地坐在阳台上，看着飘逸的小雨轻叩着落地的玻璃窗。隔着雨帘静望，悠悠地观赏天空中那变幻莫测的云儿，思绪也跟随着浮云的飘舞，慢慢地与窗外的轻风一起，弥漫散开在这个已经被黄昏替代的夏日午后。

天空中朵朵薄云，随风而荡，那是地上的雨水慢慢地升起，聚到了一起，凝成了朵朵满怀思绪的薄云。风悄悄地、小心翼翼地在云的周围转着。天空飘浮的云朵，其实不过是一处积雨云，雨过天晴，便会云烟飘散。这时我们会发现，那片片薄云，只是一场短暂的梦幻，让人记忆并感恩的，却是那不断浸入大地并润物无声的颗颗雨露！那片片薄云是细雨升腾后的化身！那片片薄云在一阵风儿过后，便不知被吹到哪儿去了。

我有一个蒲公英的梦，徜徉在溢满阳光温暖的时光之上，遥看白云悠悠，细听风儿轻轻柔柔。

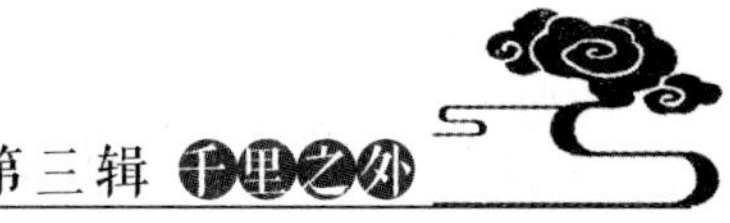

当心寒气袭人来

岁月如一指流沙在指尖匆匆滑落，转眼已到了暮秋。北方的天气已有些寒气袭人了，天空不时地会有雪花飘落。落叶以最完美的姿势舞在季节的转角。带走了秋的繁华，也带来了冬的寒意，洒下一路阑珊的冷清。

冬天是严寒，是冰冷，是萧条，是凋零，是失落，是迷茫。

有时候，雨偶尔下了起来。那是冰冷的水滴，那是无情的打击，那是雪上加霜。大地变得严寒彻骨，在冷中哆嗦，在冷中嚎叫，在冷中呻吟，在冷中缩手缩脚。

黄昏，太阳慢慢西去，晚霞红得诱人，惹人沉醉，吸引着诗人墨客，让人去描绘，让人去抒情。太阳渐渐减少了热情，温度在下降，寒气又笼罩着大地，大地又逐渐变冷，变寒。

冬天的阳光照在山上，山满心欢喜，在大地上欢坐；阳光照在树上，树喜上心头，一片生机勃勃；阳光照在草上，草儿笑颜逐开，在风中招摇；阳关照在溪水上，溪水乐不可支，慢慢地流淌。

“寒气”“风寒”都是中医特有的词汇。“寒气”指的是人体受寒时所产生的物质。中医所说的“气”字，有很多种不同的意义，有我们熟知的空气，也有气功师所练的无形罡气，甚至连体液也常用“气”来表示。

“寒气”这个词现代人很少使用，但感冒是每一个人所熟知的。感冒的症状有打喷嚏、流鼻涕、咳嗽、头痛、发烧、喉咙痛等。寒气则是感冒的真正病因之一。

用现代科技知识可能更容易说明中医对“风寒”的观念，“风”和“寒”是两种不同的疾病，“风（风）”指的是“风邪”，“风（凮）”字最主要的内涵是个“虫”字，也就是有外来的病因，正如现代医学所称的细菌或病毒。古时候的中国人虽然不知道细菌的存在，但已认识到有某种类似虫的东西会对人体造成疾病。

中医对于疾病的认定，并不以其症状为主，而是以其病因为主。因此，对于受寒所造成的打喷嚏、流鼻涕这类的症状，就称之为风寒。

炎炎夏日，人们爱在空调房内享受清凉，甚至喜欢躺在空调出风口处入睡，岂料一觉醒来，口角却被冷气吹得歪向一边。这便是老百姓常说的“嘴叫寒风吹歪了”，俗称面瘫，医学上称为特发性面神经麻痹，又叫面神经炎。脸为何会被吹瘫？吹空调之所以会导致面神经麻痹，是因为睡眠时全身的肌肉和毛孔疏松开放，体表微循环受到空调冷风的侵袭，使局部营养神经的血管因受刺激而产生痉挛，导致面神经组织缺血、水肿、受压，进而引发一侧面部瘫痪。面瘫初期症状多表现为一侧面部肌出现不对称瘫痪，面部表情动作完全丧失，不能做皱眉、闭眼、鼓腮、吹口哨等动作，前额无皱纹，鼻唇沟变得平坦，嘴角下垂，口唇向健侧歪斜。约 2/3 的患者可能有味觉减退或丧失，部分患者还可有耳后疼痛的病史。大多数患者最初发作的四五天内，症状比较严重，一般 1~3 周开始恢复功能，1~2 个月可以逐渐痊愈；有些患者会恢复得慢些，可能要 2~8 个月，甚至更长，有的可能出现面肌痉挛等合并症。

俗话说“病从寒中来”，寒乃百病之源。生活中有许多小细节，总是在我们不经意的时候“出招”，为身体种下寒凉之根。

爱喝凉水。贪吃冰凉生冷食物，就相当于在体内开了个“大冷库”，长此以往，寒邪就会在体内安营扎寨。频繁出入空调房，天气突变时没有及时增减衣物，都属于这种情况。寒气在体内慢慢累积，就会引起肾虚、关节炎、长痘、长斑等问题。因此，从外面回到屋里时，不要马上打开空调，15 分钟以后再开，并且要保证室内外温差小于 6℃，否则会引发空调病。秋冬换季时，天气往往忽冷忽热，早晚温差大、寒气重，很多人后知后觉，依然穿着单薄的衣衫，导致寒气入侵。衣服没干透，半干不湿的衣物会将湿气带入体内，埋下风湿病的隐患。没干透的衣服还是细菌的温床。鞋是直接接触地面的，如果鞋底太薄，凉气自然会进入人体。很多年轻人早起后，匆忙中光着脚在地板上走，还有人半夜上厕所，迷迷糊糊不穿拖鞋，当时虽然不觉得什么，但时间长了，地板上的寒气通过足底进入身体，进而游走全身，导致胃肠功能下降，腹痛、腹泻等。很多人游泳时喜欢一头扎进水里，然而，即使在炎热的夏天，这也会让人受寒。如果从水中出来时感觉特别冷，禁不住打寒战，就说明寒气侵入身体了。

寒气入侵人体，阳气作为人体的护卫之气，必然会奋起抵抗，若寒气过盛，阳气就会反被寒气所伤。阳气衰退，寒气侵袭人体肌表，就会怕风怕冷，风一吹就打喷嚏，感冒。如果寒气进入脾胃之中，就容易产生腹部冷痛、呕吐、腹泻等问题。若寒气过重，损伤心肾的阳气，人体就容易出现恶寒怕冷、手足冰冷、小便清长、精神不振、倦怠等问题。同时，阳气不足，人体各种代谢机能就有所减退，出现低血压、消化不良等问题。

阳气是生命的能量之源，正常的生命活动都需要阳气的温煦推动作用。寒性凝滞，就像冬天水会结冰一样，若体内寒气过重，就会使经脉气血运行不畅，甚至凝结阻滞不通。不通则痛，如头痛、肩背痛、腰腿痛、痛经、胃痛等以疼痛为主症的疾病，大部分都是寒气引起的。

寒气还会造成水液的运行障碍，一般表现为咳嗽，吐出白痰。此外，与水液代谢有关的疾病，比如水肿、风湿等，也多与寒气有关。就像热胀冷缩的原理一样，人的血管遇到寒气会收缩，这就是为什么许多高血压病人在冬天时血压都会有小幅度的上升，容易有身体疼痛的问题。在寒冷的水中游泳，容易出现抽筋的问题，也是寒气令筋脉收缩而致。筋脉、血管收缩，严重的甚至会引起冠脉综合征、中风等。除此之外，寒气在人体中积累过多，就容易形成高血压、脂肪肝、类风湿、肿瘤等许多慢性疑难病症。可以毫不夸张地说，寒气是健康的头号杀手。

万病不离一个寒字，慢性病的人，一般都是内寒外热，这表现在容易上火，特别是牙齿会痛，口红，头发白黄，口臭，脚气，冬天怕冷，夏天怕热，四肢无力，特别是握拳没有放射的力量感，给人的感觉就是萎靡不振，这就是中医上所谓的阳虚，整个人没有活力，气短声低。

古往今来，健康长寿的人都非常重视寒气的防治，著名的中医典籍《伤寒杂病论》虽然包罗世间疾病，却以"伤寒杂病"统之，也说明了寒气是万病的根源。所以有："病从寒中来，寒为万病之源"的说法。

感冒是最常见的疾病。中医古代典籍中并无"感冒"一词，"感冒"一词源出官场。

南宋时期，朝廷开设一种学术机构叫馆阁，设有轮流值班制度。当时值班阁员开溜成风，开溜的借口大家约定俗成，一般在签到簿上写"肠肚不安"。

一位名叫陈鹄的大学士，他开溜时，却标新立异大书"感风"二字。陈鹄之所以发明出"感风"这个新奇用语，自有客观原因。在很长时期内，中医对病因的表述都不规范明晰。陈鹄对他的同时代人陈无择的新学说显然已有了解，故而在开溜时能够卖弄学识，随手借来六淫之首"风"，并前缀以"感"，也就是遭受的意思。这种说法在陈鹄的同僚中流行开来，成为约定俗成。

到了清代，又发生突变。清代官员办毕公事请假休息，例称请"感冒假"。"冒"就是透出的意思。大意是，本人在为公务操劳之际，已感外淫，隐病而坚持至今，症状终于爆发出来！故而不得不请假将养。

在中医看来，六邪皆可导致感冒。"伤风"只是中医感冒的一种，系因风邪侵袭人体引起的外感性疾病。病情有轻重不同，轻者俗称伤风，重者称为重伤风。临床上以鼻塞、流涕、喷嚏、咳嗽、头痛、恶风寒或发热、全身不适等为主要表现。

从西医的角度看，感冒是指病毒引起的急性上呼吸道感染，由流感病毒引起的为流行性感冒，由其他病毒（多达 100 多种，以鼻病毒、冠状病毒最常见）引

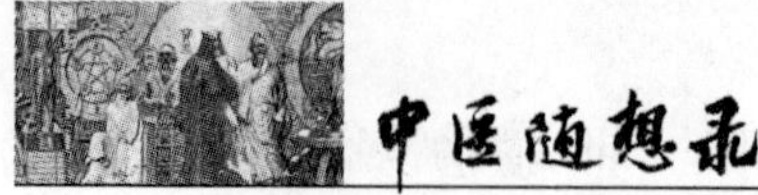

起的为普通感冒。感冒四时皆有，尤以冬春两季为多见，秋季也高发，一般数天即愈。如果病情较重，引起广泛流行者，又称为时行感冒，西医称之为“流行性感冒”。感冒被列入“世界十大疑难病症”，这是因为感冒病毒已经达 100 多种，而且种类越来越多，要想完全认清这些病毒是不可能的，所以彻底消灭感冒也是不可能的。

感冒还容易引起其他疾病，如喉炎、气管炎、肺炎、肾炎、心肌炎等。可见，中西医虽然施治机理大不相同，但还是有一些共通之处的。

日本医学专家说，体温降低是百病之源，生活中各式各样的麻烦都与体温有关。“体温”是人体的根本。不要担心体重、血压、血液检查的结果，请先量一量自己的体温。人体理想的体温是“36.5~36.8 ℃”。特别是 36.5 ℃，可以说是一个分水岭。低于这个温度，身体不适将会伴随你一生；高于这个温度，你的一生将丝毫不用担心健康问题。

一提到温度，人们就会把它和气象、气候联系在一起，而很少有人会想到它其实和我们的生活也是息息相关的，在生活中，我们的许多疾病都是因为寒气入侵所导致的，从一定意义上我们也可以这样说：温度决定人体的健康。

很多肠胃疾病也是因寒而生的，肠胃就是中医所讲的“脾”，负责掌管全身血流供应，如果肠胃功能不好，吸收能力差，食物营养便无法化成足够血液提供身体所需，末梢血液循环自然就会变差。

此外，体内寒重还会导致上火。因为寒气造成的直接后果就是伤肾，造成肾气虚弱，各脏器功能下降，气血两亏。肾主水，这个水是灌溉全身的，当水不足时，就如同大地缺水一样，土地会干燥。脏器也是一样，如果缺少了水的滋润、润滑，就易摩擦生热，最典型的是肝脏，肝脏属木，最需要水的浇灌，而一旦缺水，肝就燥，肝火非常明显。

常常头疼、失眠？害怕高血压、抑郁症？担心发胖、便秘？爱健康的你是否知道，这都是“体寒”惹的祸。据相关数据显示，50 年来我们的体温下降了近 1 ℃，而降低 1 ℃的体温，免疫力会随之降低 30%。体温降低，妨碍了体内脂肪、糖、尿酸等废弃物的燃烧及排泄，引起肥胖、高血脂、糖尿病、痛风等疾病，造成血管收缩，进而成为高血压等常见疾病的发病原因。日本养生大家石原结实在他的新书《病从寒中来》强调说，人体理想的体温是“36.5~36.8 ℃”。特别是“36.5 ℃”，可以说是一个分水岭。在快达到 36.5 ℃的时候，身体会发生戏剧性的变化。如瘦身成功、抑郁症缓解，便秘等症状不医而治，很多威胁生命的疑难杂症得到根除。而低于 36.5℃，细胞活性就会降低，免疫力也随之下降，各种病菌也就有可乘之机，进犯你的身体，使小病不断，甚至引发严重疾病！

体内有了寒气会积累在肌肉里，时间长了，人们就会觉得肌肉僵直、腰酸背痛，形成肩周炎（通常又叫五十肩、冻结肩）、关节炎。寒气积累到一定的程度，就会侵入经络，造成气滞血瘀，从而影响到气血的运行，其实这就是中医理论上的虚亏，能够诱发各种反反复复难以治愈的病症。

所以，我们一定要想办法驱除体内的寒湿，涵养身体内的阳气，让身体温暖起来。

人体背后的寒气，会直接积存在膀胱经中，长期的堆积会在背后形成一层厚厚的脂肪，这些脂肪有一部分即是那些变了质的体液经过长期不断的累积而成。头顶的寒气会直接堆在头顶上，通常头顶只有一层薄薄的皮肤，用手按压时应该是硬硬的感觉。但是寒气堆积得多了，会形成一层软软的物质，摸起来像有一层海绵垫。头顶的寒气更严重的会在前额左侧或右侧形成一个硬硬的肿包，到医院诊断时医生会认定为骨质增生，这是把寒气用固态的形式积存的物质。

人体正面的寒气，上半身会积存在肺经和其经别（经络的分支）中，这两组经分别在人体胸前中线的两侧。正面的寒气也会积存在胃经中，胃经从眼部下方一直延伸到脚趾，在大腿正面是最容易积存寒气的部位。严重的胃经寒气堆积，会使大腿正面形成一层硬而厚的组织，使得大腿的伸缩发生问题，因而造成行动不便。这种疾病很少医生能够诊断出和胃有关联，经常都成为难以医治的疑难杂症，跛了数十年无论如何均难以想象是由于胃经的寒气所造成的。

人体侧面的寒气，则积存在胆经中，只要寒气侵入人体，这个部位都无法幸免。这个部位的寒气有时会在大腿外侧形成一条条的横纹，由于寒气的物质会阻碍经络的流通，使寒气堆积的部位附近，细胞所产生的垃圾无法排出，寒气和垃圾累积多了就会使大腿外侧显得特别的胖。

由于这些废物不是人体的组织，因此会在组织之间流动，如果这个人喜欢运动，大腿部位寒气和组织废物所形成的垃圾会往下流动，转而堆积到小腿肚上，形成萝卜腿。通常男人较女人活动力大些，因而女人多数堆在大腿外侧，男人则大多堆在小腿肚上。这种现象即是前面所说寒气所造成胆经阻塞的原始原因，也就是胆经的寒气堆积造成胆功能受阻，再造成吸收的障碍。敲胆经一方面能刺激胆经，强迫其分泌胆汁；另一方面使这些堆积的废物能够流动，进而排出体外。

寒气从人体的皮肤进入身体之后，如果所承受的寒气分量不多，同时血气充足经络畅通，则很快身体会将寒气从表皮受寒的部位运送到排泄通道，鼻腔是最主要的通道之一，透过一两个喷嚏就排出体外。如果受寒的面积很大，或周围的温度很低，流失的热量很多，身体产生大量寒气（变质的体液），一时无法将寒气排出体外，很可能就会出现生病的症状，这些症状的产生主要是身体排泄寒气

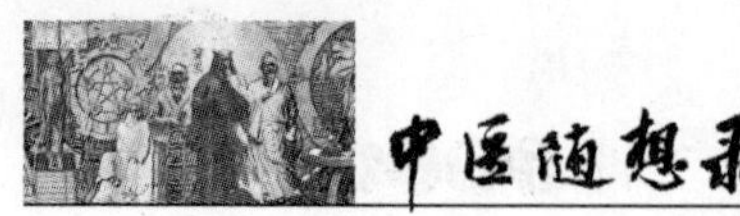

时的现象。这时身体必须耗费大量的能量来驱除寒气，因而使人体呈现非常虚弱的状态。这时最好的应对方法是多休息，把所有的能量留给身体用来驱除寒气。

鼻腔是寒气最常见的出口，当少量的寒气到达鼻腔时，立即造成鼻塞；分量增多时，即出现打喷嚏的症状；分量再增加时，则出现流鼻水的症状，这时的鼻水多数是略低于体温，感觉凉凉的。通常情况下开始流鼻水就是排除寒气的尾声，鼻水流完感冒也就好了。

中医古书里说，寒气先堆积在皮下的经络里，也就是书中所说的“腠理”，时间久了会转移到相应的“腑”中，如常见的“胃寒”即是这样形成的，当这种现象产生时，用手摸胃部，可以直接感觉其温度特别低，有时会和肚脐的温差大到 6 ~7 ℃。

严格地说，寒气侵入人体时，人体只有外表缓慢的变化，并没有不舒服的症状或感觉，多数不舒服的感觉来自寒气排除的过程。存在身体不同部位的寒气排出时，症状都不一样，当然应变的对策也就不同。因此，明白了寒气的原因之后，最重要的就是要学会正确地处理寒气排除的症状。

一年四季，寒来暑往，寒气虽为平常事，人体祸患则无穷。雪山融化是地球变热的一个证明，地球变热了，地球出现了热证，那么这个热证是实热还是虚火呢？这需要我们诊断，这个热是从哪里来得呢？这个热很清楚，是从地球内部来的。石油也好，天然气也好，煤炭也好，都是如此。地球内部的这些热就相当于人体的元阳一样，它要潜藏在海底，可是现在我们把它翻出来了，用它来烧锅炉，用它来开汽车。这样一来上面的热越多，下面的热越少，下面的热越少就意味着越寒，上热下寒，这就是地球目前所处的格局。结合到人，现在十个人有九个人认为自己上火，随便吃一点煎炒的东西喉咙就痛，脸上就冒疱，其实这就是地球格局的影响。老子不是讲“人地法”吗？自然地格局肯定会影响到人的身上来。

寒气进到身体里为什么就排不出来呢？因为大自然的空气是个大气压，而我们人体只是一个小气压，寒气进入体内靠我们自身的小气压是很难和大自然抗衡的，也就很难将寒气排出来的，必须有一个特殊的方法才行。为了有一个健康的身体，靓丽的容貌，一定要严防寒邪的侵入，一旦气滞血瘀，酿成病就必须调理。所谓调理，就是将人体内的寒邪排出体外，疏通淤塞，使气血恢复正常运行，使五脏六腑发挥正常的生理机能。人体就像是一部汽车要经常调试机器才能正常运转，不要等到形成疾病了再去治疗。

中医理论认为：“百病在淤，淤则病，病则通，通则祛病。”五脏六腑好比江河湖海，一但淤塞就会泛滥成灾，及时疏通了，水流通畅了，病就解决了。

许多人感冒时，常常会出现身体发冷的症状，寒冷的感觉像是来自身体的深

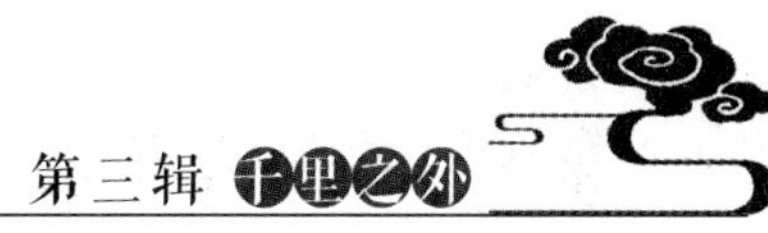

处，盖再多的棉被也没有用。显然这时身体的某些部位是处于低温的状态，但是这种状态并不会持续很久，通常都是过一会儿就不再冷了。

寒冷是一种邪气，这种邪气(外因)之所以能够伤害我们，是因为我们的正气(内因)虚。以往，人们的一般做法是调整外因，比如多穿衣服，使内因不显现。我们是利用寒冷的环境，发现身体的一些疾病，找到对应的内因，进行心理的对症调整，达到强身健体的目的。输液其实就是盐水加抗生素，消炎的目的就是把寒气从身体的外层逼到身体的内层，好了以后必然表现出咳嗽、乏力、食欲减退、睡眠变差的三阴症状，三阴症状虽然体察不出来，但却是非常严重的，所谓家贼难防，人的身体本来对外层的东西感觉比较敏锐，但是对内脏的感觉就弱了，这也是大自然的规律。

输液其实是加重了病情，白血病、糖尿病、高血压其实都是感冒发烧吃西药、输液的结果，长此以往，身体根本就不会发烧，不会御敌了，因为自身的内脏器官全是寒气，怎么能抵抗外来的寒气呢？

西医研究人体的营养状况，中医研究人体的自然状态，因为中医认为人体与大自然相应，大自然有湿、燥、寒、热的天气变化，人体一样也有湿、燥、寒、热的状态改变。随着人体状态的改变，人体的功能、生理表现与自我感觉也有所不同，不舒服的自我感觉常常就是我们所认为的“病”。无论是哪一种寒气，对付寒气的方法，都必须回归到前面所说的养成良好的生活习惯提升血气，正确地处理每一个疾病的症状，没有什么快捷方式，更没有什么仙丹妙药。

威胁现代人健康和生命的疾病数也数不清：癌症、高血压、脑梗死、心肌梗死、糖尿病……我们正在过着“与疾病比邻而居”的生活。而很多常见疾病的发生存在一个共性，那就是正常体温底下导致自身免疫力的下降，体寒侵蚀了我们的健康。

那么，排出寒气有哪些方法呢？

1.“春”捂

所谓“春”捂就是指春天要注意保暖。初春的天气经常忽冷忽热，所以大家一定要注意保暖，出门时多带一件保暖的衣服，以免早晚温差变化导致寒气侵体。

2. 少吃寒性食物

本来体内的寒气就比较重，自然是不能多吃寒性食物的。寒性食物主要有哪些呢？常见的寒性食物有海带、冬瓜、竹笋、茭白、芹菜、绿豆、西瓜、荸荠、梨、柿子等。春季气温并不是非常高，冷饮也是少吃为好。

3. 多运动

运动也是排出寒气的方法之一，经常运动可以促进身体的新陈代谢，活血化瘀，加速排出身体内的寒气，适合春天的运动主要有慢跑、游泳、瑜伽、太极等。

4. 常喝姜茶

我们在受凉之后会喝一杯姜茶来预防感冒，同样的道理，常喝姜茶可以排出体内的寒气。每周喝 1~3 次姜茶则可以排出淤积在体内的寒气。

5. 经常开窗透气

春天到了，气温也不再寒冷，经常开窗通气是非常有必要的。室内湿气重也不利于体内寒气的排出，所以我们一定要保证自己周围的环境是健康的。常开窗可以形成空气对流，减少环境对身体的负面影响。

学伤寒，想用伤寒理论指导治病，那就必须循医圣当时的思维，加入太多的其他的理论，学不好古中医。《伤寒论》，古代汉医经典著作之一，是一部阐述外感病治疗规律的专著。全书 10 卷，东汉张仲景撰于 3 世纪初。张仲景原著《伤寒杂病论》，在流传的过程中，经后人整理编纂将其中外感热病内容结集为《伤寒论》，另一部分主要论述内科杂病，名为《金匮要略》。

张仲景，东汉后期医学家。生于约 150 年正月十八，约于 219 年溘然长逝。他出生于一个没落的官僚家庭。其父张宗汉曾在朝为官。由于家庭条件的影响，是他从小就接触了许多典籍。他从小嗜好医学，“博通群书，潜乐道术”。当他 10 岁时，就已读了许多书，特别是有关医学的书。他的同乡何颙赏识他的才智和特长，曾经对他说：“君用思精而韵不高，后将为良医。”后来，张仲景果真成了良医，被人称为“医中之圣，方中之祖”。这固然和他“用思精”有关，但主要是他热爱医药专业，善于“勤求古训，博采众方”的结果。年轻时曾跟同郡张伯祖学医。经过多年的刻苦钻研和临床实践，成为中国医学史上一位杰出的医学家。何颙在《襄阳府志》一书中曾赞叹说：“仲景之术，精于伯祖。”

北方的 5 月，是田园诗中最美的段落。大地像刚睡醒的样子，舒展着僵硬的身躯。那南风吹来清凉，夜莺在啼声歌唱。河水涨起，太阳变暖了。小草偷偷地从土里钻出来，好奇地打量着周围的一切。柳树如美梦初醒，抽芽，生叶，嫩绿新翠，妩媚得像初熟的少女。桃李花色在枝头上笑靥迎人，油菜花给遍野铺满黄金，野玫瑰染得满地妍红，那遍地的野花，散在草丛中，眨着动人的眼睛。

“好雨知时节，春来发几枝。”雨是最寻常的，一下就是两三天。像牛毛，像细丝，像绣花的针，密密地斜织着。有时，春雨更像是团团飘荡的雾，又像是片片低流的云。雾罩处，云过处，地湿了，草长了，花开了……

春之端倪，竟绽放在这小小的蒲公英上，你或许会怀疑，或许会认定古人那诗词多少有些牵强附会。但只要你留意观察，当那小黄花绽开之后，随之而来的不就是那漾漾然无边的草色？其实，春天总是姗姗来迟，寒冬依然漫长。然而，

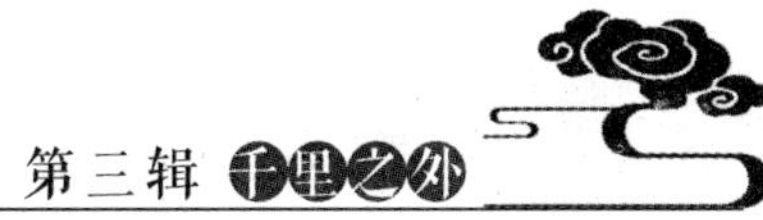

它正在一步步走近，只是很难看到而已。我说好了那么多，为一切描红、打墨、铺彩。最后，一张白色的宣纸，化作天使的翅膀，在意象中飞翔。一切的色彩在刹那间将永恒化为灰烬。

有一首儿歌中这样唱到：推开我的家门口，阳光牵着我的手。每一次听到心里都会感到暖暖的。

人生最美好的事情就是每天早上都享受到生活赐予我们的那一米阳光，这才是生命最美的开始。有生命的地方就会有阳光，有阳光就会有温暖。让心依阳光，生命因为拥有阳光而风清月朗。

一杯热的红茶、盛满热水的浴盆、松软暖和的被窝……这些东西不仅能够温暖我们的身体，驱除导致引发病的“寒”，还能帮助我们放松绷紧的神经，让我们喘口气儿。

流火七月人未央

《诗经·国风·豳风》七月流火，九月授衣。一之日觱发，二之日栗烈。无衣无褐，何以卒岁。

“七月流火，九月授衣”这几句诗出自《诗经·豳风·七月》。这首诗描写了我国古代的家事生活，具有较强的研究价值。

“火”是星名，也叫“大火”，“流”是向下的意思，“七月流火”的意思是，农历七月的时候，是秋季开始的第一个月，这时候，大火星自西而下。

“九月授衣”的意思是九月份来临的时候，快到冬天了，于是开始分发棉衣以做御寒的准备。

“七月流火”的真实意思是说，在农历七月天气转凉的时节，天刚擦黑的时候，可以看见大火星从西方落下去。未央就是还没结束的意思，八月未央就是八月份尚未结束。到九月天就冷了，要多穿衣裳了。

迈着蹒跚的脚步，火红的七月毕竟还是来了。

天空禁不住烈日的灼烤，红着脸，赤着膊，浑身冒出烘烘的热气。大地穿上捡来的红棉袍，得意扬扬。树木擎起厚厚的伞盖。叶片们伸出宽大的手掌，踊跃拉住风的衣襟，表现出空前的荡漾。

刚刚进入阳历七月，天气便酷热起来，一连几天了，炙热的骄阳，焦灼地炙烤着大地，仿佛要把大自然中的一切烤焦蒸发掉一样。每天早上起来，看到空气中弥漫着像雾霾一样的水蒸气，如浮云般在慢慢流动，我的心又晦暗了，又是一个热天。过去常听老人讲：早上浮云走，中午晒死狗。话虽不雅但确是经验之谈。狗没有汗腺，最怕热了，以此喻炎热的天气。塘中的水鸭嬉戏着疯狂。荷叶肩并肩拥挤着，尽管不怀好意，却始终挡不住粉红色荷花箭的亭亭玉立。蜻蜓不愿接受酷热的拥抱，舍弃了飞翔，早早站在小荷尖尖细脚上乘凉。池塘边的老柳树伸展出柔弱的枝条拍打着水面，也无法阻止鸣蝉的聒噪。

炙热焦灼着的不仅是万物生灵，更焦灼着人的心智。自打进入这高温天气以来，除了茶饭寡淡无味以外，总有一种浮躁的气息笼罩着心。上火，是中医术语。

中医认为，人体阴阳失衡，内火旺盛，即会上火。所谓的“火”是形容身体内某些热性的症状。而上火也就是人体阴阳失衡后出现的内热症。症状包括眼睛红肿、口角糜烂、尿黄和牙齿痛等。一般认为“火”可以分为“实火”和“虚火”两大类。而常见的上火症状则有“心火”和“肝火”。

我们知道，无论是长了口疮或者牙龈红肿、出血，咽喉肿痛，身体燥热，便秘尿黄……这些都是“上火”的症状。但中医把上火区分为实火、虚火，所以吃药之前还需要分清上火的性质。

实火指阳热亢盛实热证。以肝胆、胃肠实火为多见。症见高热，头痛，目赤，渴喜冷饮，烦躁，腹胀痛，大便秘结，小便黄，舌红苔黄干或起芒刺，脉数实，甚或吐血、鼻出血等。治疗上宜采用苦寒制火、清热解毒、泻实败火的原则和方法。虚火多因内伤劳损所致，如久病精气耗损、劳伤过度，可导致脏腑失调、虚弱而生内热、内热进而化虚火。

根据病机不同，一般将虚火进一步分为阴虚火旺和气虚火旺两种病状。阴虚火旺大多表现为全身潮热、夜晚盗汗、形体消瘦、口燥咽干、五心烦热、躁动不安、舌红无苔、脉搏细数。治疗时应以生津养血、滋阴降火为原则。气虚火旺者表现全身燥热，午前为甚，畏寒怕风，喜热怕冷，身倦无力，气短懒言，自汗不已，尿清便溏，脉大无力，舌淡苔薄。

相传1万年前，有燧明国，不识四时昼夜。其人不死，厌世则升天。国有燧木，又叫火树，屈盘万顷，云雾出于其间。有鸟若鹗，用嘴去啄燧木，发出火光。有位圣人，从中受到启发，于是就折下燧枝钻木取火，人们就把这位圣人称为燧人氏。

燧人氏是传说中发明钻木取火的人，这在先秦的古籍中已有记载。据《韩非子·五蠹》记载：“上古之世，人民少而禽兽众，人民不胜禽兽虫蛇；……民食果蓏蚌蛤，腥臊恶臭而伤害腹胃，民多疾病。有圣人作，钻燧取火，以化腥臊，而民说(悦)之，使王天下，号之曰燧人氏。”《尸子》云：“燧人上观星辰，下察五木以为火。”《拾遗记》云：“遂明国有大树名遂，屈盘万顷。后有圣人，游至其国，有鸟啄树，粲然火出，圣人感焉，因用小枝钻火，号燧人氏。”《古史考》云：“太古之初，人吮露精，食草木实，山居则食鸟兽，衣其羽皮，近水则食鱼鳖蚌蛤，未有火化，腥臊多，害肠胃。于使(是)有圣人出，以火德王，造作钻燧出火，教人熟食，铸金作刃，民人大悦，号曰燧人。”《三坟》云：“燧人氏教人炮食，钻木取火，有传教之台，有结绳之政。”《汉书》亦有“教民熟食，养人利性，避臭去毒”的记载。清末著名学者尚秉和先生说：“火自无而有者也，其发明至为难能。燧皇感森林自焚，知木实藏火，不知几经攻治，几经试验，始钻木得之。其功又进于有巢，而即以是为帝号，可见当时之诧为神圣，而利赖之深矣。”又说：“或谓火化而食始于庖羲，故以为号，岂知燧人既发明出火，其智慧岂尚不知炮食？况炮者裹肉而烧之，燎其毛使熟耳。”在熟食中，燧人氏不仅发明了人工取火，而且最早教人熟食。

人工取火是一个了不起的发明。从那时候起，人们就随时可以吃到烧熟的东西，而且食物的品种也增加了。据说，燧人氏还教人捕鱼。原来像鱼、鳖、蚌、蛤一类东西，生的有腥臊味不好吃，有了取火办法，就可以烧熟来吃了。

不知过了多长的时间，人们开始用绳子结网，用网去打猎，还发明了弓箭，这比光用木棒、石器打猎要强得多。不但平地上的走兽，就是天空的飞鸟，水里的游鱼，都可以射杀、捕捉起来。捕来的鸟兽，多半是活的，一时吃不完，还可以留着、养着，留到下次吃，这样，人们又学会了饲养。这种结网、打猎、养牲口的活，都是人们在劳动中共同积累起来的，或者叫“庖牺氏”。

这种渔猎的时期又不知经过了多少年，人类的文明越来越进步。开始，人们偶尔把一把野谷子撒在地上，到了第二年，发现地面上生出苗来，一到秋天，又长成了更多谷子。于是，人们就大量栽种起来。他们用木头制造一种耕地的农具，叫作耒耜。他们用耒耜耕地，种植五谷，收获量就更大了。后来传说中把这些种庄稼的人说成是一个人，名叫“神农氏”。

传说中的神农氏还亲自尝过各种野草野果的味儿，有甜的，也有苦的，甚至碰到有毒的。他不但发现了许多可以吃的食物，还发现了许多可以治病的药材。据说，医药事业，就是从那时候开始的。

其实人体里本身就是有火的，如果没有火那么生命也就停止了，也就是所谓的生命之火。当然火也应该保持在一定的范围内，比如体温应该在37℃左右，如果火过亢人就会不舒服，会出现很多红、肿、热、痛、烦等具体表现，也就是我们常说的“上火”。火在一定的范围内是必须的，超过正常范围就是邪火。

人体的生命之水——阴液可以分为三个层次：津、阴和精。“津”浓度小，流动性大，如汗液、唾液等。它好比最外面的保护层，既容易损失，也容易补充。例如，人们夏天活动出汗，就会口渴，这其实就是轻度的“上火”，是因为“津”缺少所致，喝些水就可以补充过来。然而，真正需要治疗的其实是“阴”的缺少所导致的上火。有些人频频上火，而治疗效果又很差，其原因就在于“阴”的缺失。“上火”如果治疗不及时，或频频反复上火，就会损伤到人体的最核心的阴液部分——“精”。“精”与人体的免疫力、抗病能力等密切相关，如果“精”受到损伤，则频频发生的不仅仅是上火，还有诸如感染性疾病肾炎、癌症等也会相继而至。

研究表明，阴虚的人因为体内阴液缺少而容易导致体内“火灾”的发生，正如干柴比绿树更容易着火一样。反过来也如此，如果某人上火越多，说明他体内

阴液缺少得越厉害，“火灾”的危险性和危害性更大。

中医把头昏、咽喉肿痛、口干、舌烂、唇裂、目赤、耳鸣等偏上部位的火热症叫“上焦火”，把烦热、口渴、胃脘疼痛等中间部位的火叫作“中焦火”，把便秘、尿赤、阴痒等偏下的火叫作“下焦火”。又按脏腑开窍，把目赤肿痛称“肝火”，鼻翕气喘称“肺火”，口舌生疮称“心火”等。

常见上火症状有“吃不进”“受不了”“拉不出”等多种，因此，降火选药也当对症。

“吃不进”是指上焦（心肺部位）有火，表现为口干、舌烂、唇裂、目赤、耳鸣及微咳。成人可选服牛黄清心丸（片），小儿可选服珠黄散等。

“受不了”是指中焦（脾胃部位）有火，表现为时而胃火亢盛，食不知饱，时而呃气上逆，脘腹胀满，不思饮食。宜选用栀子金花丸、牛黄清胃丸、清胃黄连丸、清胃散，小儿宜服七珍丹等。

“拉不出”是指下焦（肝、肾、膀胱、大小肠等部位）有火，表现为大便干结，小便短少，尿色黄赤、浑浊有味，阴部时痒，妇女白带增多，甚至带黄。常用中药可选三黄片、当归龙荟丸、栀子金花丸、龙胆泻肝软胶囊等。

另外还有“虚火”，也就是阴虚而热，主要表现为形体消瘦，腰膝酸软，咽干舌燥，眩晕耳鸣，健忘失眠，或干咳气短，或痰中带血，口干咽燥，声音嘶哑，潮热易怒，舌红少津，脉细数，此时，可对症选服知柏地黄丸等药。

当火变得可以控制后，古人马上注意到了火候对于烹饪的重要。

古文中首次谈及火候对于烹饪的重要性的是《吕氏春秋·本味篇》。其中伊尹这样告诉商汤：“凡味之本，水最为始。五味三材，九沸九变，火为之纪。时疾时徐，灭腥去臊除膻，必以其胜，无失其理。调和之事，必以甘、酸、苦、辛、咸。先后多少，其齐甚微，皆有自起，鼎中之变，精妙微纤，口弗能言，志弗能喻。若射御之微，阴阳之化，四时之数。放久而不弊，熟而不烂，甘而不哝，酸而不酷，咸而不减，辛而不烈，淡而不薄，肥而不腠。”这段大意是：味道的根本，水占第一位。依酸甜苦辣咸这五味和水木火这三材来施行烹调。鼎中九次沸腾就会有九种变化，这要靠火来控制调节。有时用武火，有时用文火，清除腥、臊、膻味，关键在掌握火候。只有掌握了用火的规律，才能转臭为香。调味必用甜酸苦辛咸这五味，但放调料的先后和用料多少，它们的组合是很微妙的。鼎中的变化，也是精妙而细微，无法形容，就是心里有数也难以说得清楚。就像骑在马上射箭一样，要把烹技练到得心应手。如阴阳之自然化合，如四时之自然变换，烹饪之技才能做到烹久而不败，熟而不烂，甜而不过，酸而不浓烈，咸而不涩嘴，辛而不刺激，淡而不寡味，肥而不腻口。

袁枚后来在《随园食单》中，专门有一节关于火候的论述。他认为，烹饪食物，关键是掌握火候。煎炒必须用旺火，火力不足，炒出来的东西就会疲软；煨煮则必须用温火，火猛了，煨成的食品就会干瘪，要收汤的食品，应该先用旺火，再用温火。如果心急而一直用旺火，食物就会外焦而里不熟。他认为，腰子、鸡蛋这类，越煮越嫩；鲜鱼、蚶蛤这类，则稍多煮就会不嫩。猪肉熟了就要起锅，这样，颜色红润，起锅稍迟就会变黑。做鱼要是起锅晚了，则活肉都会变死。烹饪时，开锅盖的次数多了，做出的菜就会多沫而少香。如果火灭以后再烧，则菜就会因走油而失味。

古人认为，火有新火、旧火之分。清代的《调鼎集·火》中，就列举种种火配以种种食物烹制："桑柴火：煮物食之，主益人。又煮老鸭及肉等，能令极烂，能解一切毒，秽柴不宜作食。稻穗火：烹煮饭食，安人神魂到五脏六腑。麦穗火：煮饭食，主消渴润喉，利小便。松柴火：煮饭，壮筋骨，煮茶不宜。栎柴火：煮猪肉食之，不动风，煮鸡鸭鹅鱼腥等物烂。茅柴火：炊者饮食，主明目解毒。芦火、竹火：宜煎一切滋补药。炭火：宜煎茶，味美而不浊。糠火：砻糠火煮饮食，支地灶，可架二锅，南方人多用之，其费较柴火省半。惜春时糠内人虫，有伤物命。"

而元代的贾铭在《饮食须知》中，却告知："宜用阳燧火珠，承日取太阳真火，其次钻槐取火为良。"

顾炎武也反对用石取火，认为用火石取火会影响寿命。但他认为，应按四时五行之变取木之火。他说："人用火必取之木，而复有四时五行之变。《素问》黄帝言：壮火散气，少火生气。《周礼》：季春出火贵其新者，少火之义也。今日一切取之于石，其性猛烈而不宜人，病痰之多，年寿自减，有之来矣。"

古人称火为"阳之精"。《后五行志》："火者，阳之精也，火性炎。"《河图·汴光篇》："阳精散而分布为火。"古人把人称为五行之一，认为它有气而无质，可以生杀万物，神妙无穷。古人认为，独有火在五行中有二，其他都只有一。所谓的二者，是指火有阴火和阳火之分。

火把节是彝族、白族、纳西族、基诺族、拉祜族等民族的古老而重要的传统节日，流行于云南、贵州、四川等地，相当于部分族历法的过年。有"东方的狂欢节"之称。不同的民族举行火把节的时间也不同，大多是在农历的六月二十四，彝族、纳西族、基诺族在农历六月二十四举行，白族在六月二十五举行，拉祜族在六月二十举行，节期二至三天。来源于对火的崇拜和各种传说，各族的说法不一。各族男女青年点燃松木制成的火把，到村寨田间活动，边走边把松香撒向天空，火把照天祈年，除秽求吉；或唱歌、跳舞、赛马、斗牛、摔跤；或举行盛大的篝火晚会，彻夜狂欢。现在，人们还利用集会欢聚之机，进行社交或情人相会，并在节日开展商贸活动。

彝族人民是这样传说的："在很久以前，彝乡人民迎来了金秋的收获季节，眼看就要丰收了，可是天王恩泽古兹不愿让彝族人民过上好日子，派十大力士来到彝山，把所有的庄稼都踏坏了。彝族人民满腔愤怒，从人群中走来一个名叫包聪的小伙子，要跟十大力斗个高低。包聪与十大力拼搏了三天三夜，终于战胜了。十大力灰溜溜地低下头，变成了一丛秃山。天王恼羞成怒，就撒下了一把灰粉，霎时间变成了数不清的害虫，像一片乌云遮住了太阳纷纷落到彝乡危害庄稼，眼看一年的辛苦就要落空了，彝族人民每人举起一把火，把所有的害虫一烧而光，夺得了大丰收。从此每年六月二十四日这一天，就成了彝族人民点火把除恶灭害，盛庆丰收的传统节日。"

入夜，一支支火把被点燃了，远望像繁星坠地，近观似火龙飞腾；一堆堆篝火熊熊燃烧，飘运着透亮的火焰。火的队伍在原野与田间穿梭。年轻人们举着火把戏闹着，相斗着，青春在火光中闪烁。待火光完全融入夜幕之后，青年们还要纷纷下水游泳，据说节日之夜痛痛快快洗个澡，更能求得常年吉利平安。有些地区火光通宵达旦，直到迎来东方的彩霞。

伟大的发明家爱迪生，一生中曾两次遇"火"：十几岁时，他在铁路上做小工，一天他在车厢里搞实验，不慎引起火灾，被主人狠狠打了一个耳光，从此这位伟大的科学家患了耳聋病，终身致残；1912 年 12 月，他在自己的工作室研究无声电影，试制镍铁电池时发生了火灾，大火着实凶猛，整个工厂被毁灭，多年来积累的宝贵资料也被烧毁，妻子急得直哭，他却非常乐观："这样的大火，百年难得一见。"次日清晨，他把全体职工召集起来宣布："我们重建！"

古代人们理解大自然，尝试为自然现象分类、总结时往往认为火是其中一个不可分割的元素。古希腊人认为，世界上所有的物质是由空气、水、泥土和火以不同的比例混合组成的。火也是中国传统文化中五行之一。五行相生相克，其中木生火、火生土、水克火、火克金。

天干的丙、丁为火。中医常说上火、去火等，后来被发现跟西医的发炎有关。另外，古称火为"阳之精"。《后五行志》："火者，阳之精也，火性炎。"。《素问》黄帝言：壮火散气，少火生气。《周礼》：季春出火贵其新者，少火之义也。今日一切取之于石，其性猛烈而不宜人，病痰之多，年寿自减，有之来矣。"

从中医角度讲，不同的"上火"症状与不同脏腑的"火热之邪"有关。如目赤肿痛多为肝火上炎所致，咽喉肿痛多为肺胃火上炎所致，牙龈肿痛多为胃火上炎所致，口舌生疮多为心火上炎所致，小便短赤涩痛多为小肠火所致等，所以治疗时应辨证论治。如果目赤肿痛，同时伴有头晕胀痛，口苦咽干，面红易怒，中医辨证为肝火上炎，治疗应以清泻肝火为主，用龙胆草、夏枯草、栀子、麦冬等清肝火药进行治疗，目赤肿痛较重酌加蒲公英、大青叶等清热泻火药。牙龈肿痛常与胃火上炎有关，故以清泻胃火为主，可选用石膏、知母、丹皮、生地等，方剂可选用清胃散、凉膈散等，中成药可选用牛黄清胃丸等治疗。咽喉肿痛常与感冒有关，特别是与中医辨证所讲的“风热感冒”关系密切。风热之邪入侵人体，其性轻浮而炎上，故有咽喉红肿疼痛的症状，治疗原则应以祛风泻火为主，用金银花、连翘、荆芥、薄荷等，中成药可选用银翘解毒丸进行治疗。其一，要保持科学的生活规律，做到起居有常、饮食有节、不暴饮暴食。其二，多吃“清火”食物，如新鲜绿叶蔬菜、黄瓜、橙子，常饮绿茶等。其三，平时多饮水，少吃辛辣刺激性食物及过于油腻的食物。其四，去掉不良嗜好，戒烟少酒。其五，平时要保持平和的心态，避免情绪受刺激而“上火”。

曾经有个很有名的故事：一名病重的人对画家说，当藤蔓上最后一片叶子落下来的时候，我便要离开这个世界。于是画家画了一片绿叶绑在藤蔓上。暴风雨过后，画家去世了，病人却坚强地活了下来。画家，用他的画笔向病人传递了求生的意志，也传递了他生命的火花。我想，所谓的薪尽火传，大概便是这么一回事，人的骨肉最终会化为尘土，但是人类伟大的精神却可以三世乃至万世地传递下去。这便是人类伟大之处的体现。

莎士比亚在《哈姆雷特》中高喊：“人，宇宙之灵长，万物之精华！”怎会有如此文明繁荣的地球？火，是人类的希望。

希望就是火。人生有了希望，便如同有了火的温暖，火的活力，火的气息。没有希望的人生就如一潭没有活力的冰水，冷冷冰冰，没有朝气，终日消沉，因为它没有火的存在。

有的时候，我们为了世俗的生活而营营役役、忙忙碌碌，被生活的重担压弯了笔直的腰杆而变得疲惫不堪，原本锋芒必露的年轻气盛却被世俗的生活打磨殆尽。每当夜深人静的时候，拖着疲惫的身躯回到住处才感叹生活的无奈。庄子说：“古之真人，不知悦生，不知恶死。”古代的真正懂得生命奥秘的人，没有觉得拥有生命有多么可喜，也不觉得死亡来临有多么可怕。人的身体、人的生命是可以消耗掉的，但是人的思想仍然可以传承。对庄子来讲，思想的传承远远胜于一个生命。

泰戈尔说过：“如果你因错过了太阳而流泪，那么你也将错过群星。”

时间飞逝而去，一去不复返，容不得我们半点叹息。不泯的童心，无尽的遐思……那些流光的岁月，溢彩的年华，都已离我们远去了，如同一艘艘出港的小舟，在我们记忆的海洋里驶向远方，最终消失不见。匆匆得就像是一些过客，不愿为

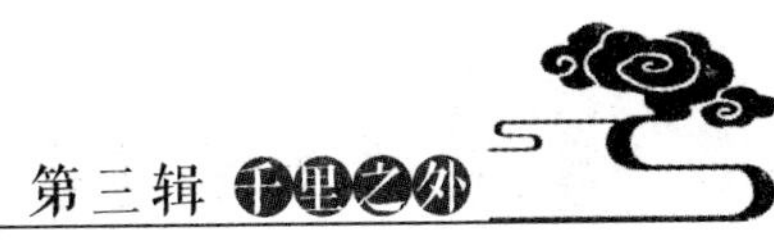

陌生人驻足。

我已经很久很久没有提笔写文章了，随着岁月的流失，这在我看来是人生的一大损失，因为在我们曾经灿烂辉煌的有生之年里，生活中有诸多的美好等着我们去发现、去讴歌，也有不少的瑕疵等着我们去批判、去讽刺。虽然我深深地知道我的文笔不是很出众，但是我还是要写，写尽人间的喜怒哀乐，悲喜无常。其实生活并不适合简单的事情，它需要你去细心呵护，同时也需要相互理解、体谅，假如没有这些信任，你的生活将会是一片死气沉沉！

每个人的生活都是丰富多彩的，但是有的人就会说，我怎么觉得这么了无生趣，让我来告诉你吧，那是因为你没有发现它自身的美好，就像有些经历过死亡的人，他们就会觉得活着是多么美好的事情。

云在青天水在瓶

一直喜欢水。

喜欢和水亲密接触的感觉。

喜欢听溪水轻轻流淌的声音，清音潺潺，像一首梵净的歌，缓缓地流淌在心底，静静地漂着些思想的叶儿……

喜欢在黄昏时流连于一湾清碧的小湖旁，投一颗性灵的石子，看泛起的涟漪在平静的湖面上一点一点漾开，抑或掬水在手，让凉滑凝于指尖，细细地体味水在指缝间亲昵的温存与柔软。

近水的心情很清凉、很闲静……

也喜欢斜织的雨和飘柔的雪花，喜欢玉洁的冰和月色般泛起的霜。冬日里，尤喜欢于临窗的桌上放一杯热热的白开水，一边暖手一边慢啜，直到窗外的风景渐渐淡去，心绪悠然，慢慢地把一切忘掉。

水很淡。无色、无味、透明……真水无香。

是什么时候，水一样的生命里，它变成了一句让我渐悟的佛家箴言了呢？

在我们大多数人的世界里，有时只有天空是蓝色的，除此之外见到的大多是包括绿色、红色、白色、黄色和其他很多灰暗颜色，以及明亮颜色的混合。但是宇航员在太空见到的地球是一颗美丽的蓝色星球，因为地球表面的71%被水覆盖，水是我们这个星球最常见的物质。

水是大气的重要成分，大气中水和其他物质之间的循环相互作用，形成了地球水循环，造就了支持生物生存和繁衍的气候。地球上大部分终年降水稀少的地区呈现为荒漠地貌，生物种群稀少，人类难以生存，而降雨充沛的地区往往可以成为人和其他生物共生的乐土。

组成我们身体的物质大约有65%是水，水存在于人体的各种组织中，发挥着无可替代的重要作用，直接影响着人的代谢、免疫和衰老的质量和节律。人如果没有食物，大致可以存活两个礼拜，如果没有水最长熬不过3天，如果无法代谢排出水分（尿液）达到24小时，临床上就会有生命危险。

我们和地球上的所有生物每时每刻都需要水，水对人和大自然的意义和价值

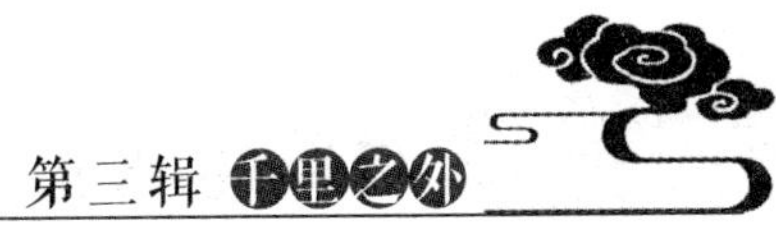

怎么说都不为过。

古希腊第一个哲人泰勒斯说：万物都从水中来。空气是呼吸的水，江河是流转的水，云是飘飞的水，植物是站立的水，人和动物是行动的水，石头和金属在一定的高温下也会还原成液态，它们是静默的水……

水，千姿百态，气象万千。水，无所不是，无所不包，无所不在。水，转动着整个世界，世界因此循环往复，生生不息。

形容女子，女孩儿是水做的；形容时光，叫似水年华；形容心态，便是心如止水。

读国学经典，发现古人喜欢把一些枯涩难懂的道理以水作比喻。比如《老子》，“上善若水”，最高境界的善行就像水的品性一样。水乐意使万物滋长而不与它们竞争，它甘心居于众人不愿处的下位，所以最接近于道。处世要像水那样安心低下，办事要像水那样灵活变通，行动要像水那样相机而行。正因为圣人像水那样与物无争，所以才彰显伟大。再看《孙子兵法》，“兵形象水”，是说用兵的规律就好像水一样。水的规律是避开高处而流向低处，用兵的规律是避开实处而攻击虚处。水流是因地形来决定流向，用兵是顺应敌情变化来采取制胜方略。所以，用兵没有固定不变的方法，就像流水无固定不变的流向一样。

佛经上则这样说：万物如水，万物轮回，没有一样事物是永恒不变的。

喝水是件再简单不过的事，拿起杯子“咕嘟咕嘟”一杯水下肚不就完了吗？其实，喝水的学问远不止这些。喝水的时间、量的多少，都会对健康产生重要影响。

有人认为，喝淡盐水有益于身体健康，于是晨起喝淡盐水，这种认识却是错误的。喝淡盐水有利于健康不假，这对于夏天出汗后补充水分是必要的，可对于晨起补充水分来说非但无益，还是一个危害健康的错误做法。生理学的研究认为，人在整夜睡眠中未饮滴水，然而呼吸、排汗、泌尿却在进行中，这些生理活动要消耗损失许多水分。早晨起床时，血液已成浓缩状态，此时如饮一定量的白开水可很快使血液得到稀释，纠正夜间的高渗性脱水。再喝盐开水反而会加重高渗性脱水，令人倍加口干。何况，早晨是人体血压升高的第一个高峰，喝盐开水会使血压更高，危害健康。

有人习惯早晨起来打开水龙头，接一杯自来水来喝，这是不对的。停用一夜的水龙头及水管中的自来水是静止的，这些水、金属管壁及水龙头金属腔室会产生水化反应，形成金属污染水，并且自来水中残留的微生物也会繁殖起来，这种水含有大量对人体有害的物质，还可能藏着威胁人类健康的一种急性呼吸道传染病菌——军团菌。因此，清晨拧开水龙头，最初流出的自来水是不可饮用的死水，所以有这种习惯的人请马上纠正，以免损害自己的健康。

身体缺少水分，皮肤看上去会干燥没有光泽；饮水过少还容易发生便干，甚至便秘，皮肤很容易生小痘痘。虽说如此，单单靠补充水分对肤质和肤色的影响毕竟有限，不过现在很多添加维生素的饮料打出了美容牌，比如一种含乳饮料里面含有维生素 B_6，其产品声称“能令皮肤润滑细嫩”，而现在含有这种“美容维生素”的饮料还真不少。正统的营养学专著中并没有提到它的美容作用，好在摄入多些也没有危险，还可以预防冠心病的发生，也算有益无害吧。

有的人看上去一天到晚都不喝水，那是因为由食物中摄取的水分已经足够应付所需。食物也含水，比如米饭，其中含水量达到 60%，而粥呢，就更是含水丰富了。翻开食物成分表不难看出，蔬菜、水果的含水量一般超过 70%，即便一天只吃 500 克果蔬，也能获得 300~400 毫升水分。加之日常饮食讲究的就是干稀搭配，所以从三餐食物中获得 1500~2000 毫升的水分并不困难。不如充分利用三餐进食的机会来补水吧，多选果蔬和不咸的汤粥，补水效果都不错。

所谓利水食物，是指能增加身体水分排泄的食物，如西瓜、咖啡、茶等含有利尿成分，能促进肾脏尿液的形成；还有粗粮、蔬菜、水果等含有膳食纤维，能在肠道结合大量水分，增加粪便的重量；辛辣刺激的成分能促进体表毛细血管的舒张，让人大汗淋漓、体表水分流失。补也好、利也好，都是达到身体水分平衡的手段。

中医认为水对于维护人体健康有非常重要的作用。饮食物（包括饮用的水）中的“水”进入人体后经脾（脾主运化）、肺（肺主通调水道）、肾（肾主水）、膀胱（气化）等脏腑的代谢，生成营养物质（化为水谷精微），润滑脏器或营养全身，其代谢的废物通过尿液、汗液等方式排出体外。水谷精微在体内通过各种不同的途径可以化为“津”“液”“血”“精”等一系列属于“阴类”的物质。

中医认为水液的代谢与五脏六腑均可相关，最相关的二脏为肾和脾，肾阳和脾阳是水液代谢的原动力，当肾不能主水，脾不能运化水湿时，体内就会出现水液潴留，导致水肿等疾病的发生。水在人体内属阴，当体内缺水时，从中医的证候来说，表现为阴虚证，可以是肾阴虚、也可以肺阴虚、胃阴虚、肝阴虚、心阴虚，偶尔还有脾阴虚等。中医对健康的总体认识是阴阳平衡，当阴阳不平衡时就会导致疾病。体内缺水，出现阴虚证时就会有阴虚内热的症状，如潮热、盗汗、手足心热、目干涩、口干、便干、心悸、烦躁、腰膝酸软等。这在老年患者及长期慢性疾病的患者中常见。适量的补充水可以补充体内的“津液”，通过肾脏化为“精血”。历代中医养生的大家无不重视养“精”。中医认为，“精”“气”“神”是人体三宝，精充、气足、神全是人体健康的标志，精亏、气虚、神怯是疾病与衰老的表现。人体缺水时则“精”无以充，必然导致衰老或疾病。养生者必重视

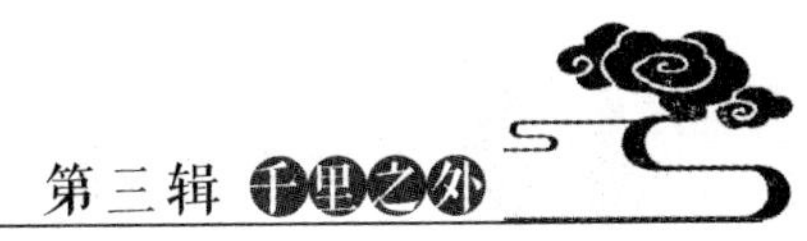

养“精”，养“精”一定会适时适量地补充阴液，即水。

《黄帝内经》的《灵枢·本神篇》言：“故智者之养生也，必顺四时而适寒暑；和喜怒而安居处，节阴阳而调刚柔。如是则僻邪不至，长生久视。”“必顺四时而适寒暑”，用现代通俗的话来说就是：人要顺应春夏秋冬四个节气的变化，适应寒冬和暑夏。具体到饮水方面，在夏季，气温较高，人体出汗多，就要多饮水。同样，在房事后，因消耗人体阴液，也需要适量饮水，以助阴液恢复，阴阳平衡。对于中老年人，中医认为，“四十而阴气自半”，常出现阴虚内热的症状，故也应增加饮水量。因水属阴，补水可养阴，所以，科学地补水也是养生的重要内容。

也许人们会奇怪：为什么我们非得喝水，而不选择那些味道诱人的饮料呢？它们也是用水制成的，也具有解渴功能啊。

身体需要水，没有什么可以代替它。咖啡、碳酸饮料，甚至包括牛奶和果汁在内，它们和水都不是一回事。过多饮用橙汁会增加组胺，使人患上哮喘症。果汁的天然糖分，也会使肝脏收到错误的指令，形成储藏脂肪的模式，使人变得肥胖。

是啊，我们生命的胚胎是在羊水里孕育的。我们来到这个世界上，接受的第一馈赠，是母亲的奶水。在人的一生中，无时无刻不是水在供养，而当我们离开这个世界的时候，肉体会以腐烂的方式还原成为水。

水，本身就是生命。

日本科学家在低温实验室以高速显微摄影的方式，发现水具有记忆、复制、感受和传达信息的能力。他先取纯净的泉水进行实验，拍摄的照片显示美丽的结晶状；他又用受污染的河水进行同样的实验，得到的结晶图案却是混乱而丑陋的。他又在纸上分别写上美好和凶恶的词语，贴在玻璃试管上让水样“读”，结果“读”了前者的水样美丽精致，后者的扭曲破碎……这一长达八年、试验上千次的研究证明：水是有生命的，是懂得感情的，和人类一样有着喜善憎恶的天性。

人体时刻需要水。当我们向外呼气时，水分会通过肺部流失，出汗和大小便也会导致水分流失。我们可以通过观察尿液颜色来辨认身体对水分的需求状况。为了补偿因出汗和排尿而流失的水分，身体每天都需要2升以上的水和半勺盐。低于这一数量，将会对肾脏造成负担和损害。

《素问·上古天真论》中对“肾主水”的一段表述，却带给我们启示和思考。其文曰：“肾者主水，受五脏六腑之精而藏之，故五脏盛，乃能泻。今五脏皆衰，筋骨解堕，天癸尽矣，故发鬓白，身体重，行步不正，而无子耳。”肾受藏五脏之精气，若五脏精气充盈，则肾有所禀受，肾精方能泻于外，阴阳和合而使人“有子”。若五脏精气亏虚，肾无所受藏，肾精耗竭则“无子”。而这一切得以发生的原因和机制，在于“肾者主水”。或者说，“肾者主水”是对男女交合过程中肾精促使生命繁衍的概括和总结。相比于以阴阳五行为代表的成熟数术思想来归纳和阐释“肾主水”的内涵，“肾主水”的这种内涵是更为早期和原始的内涵。是“肾主水”以数术为标准所确立起来的最终内涵的原始形态和基础。这种内涵得以形成的原因主要包括两个方面：首先，在先民还没有充分了解男女两性交合以繁衍生命的机制时，只能依据水崇拜的原始思维模式，根据人与大自然的相似律，把人类生命之繁衍归于水之作用。

“天之道损有余而补不足”。中医为什么能治病，关键就在于对于人体平衡的调节，湿气重了，祛除一些湿气就行了，热气重了，折损一些热气就好了，当然这其中还有不可用药太过、可以通过补正气来帮助治疗等细则，但万变不离调节平衡这个规律，正是这个每个大夫的临床经验和悟性觉得了用药的好坏，正如做一顿可口的饭菜一样，同样去菜市场买调料和原料，做出来的菜那是千变万化，菜的味道和所能达到的效果就要看厨师的手艺了。

一片茫茫无垠的沙漠上，一队商旅骑着骆驼负重跋涉。

阳光很剧烈，干燥的风沙漫天飞舞。而口渴如焚的商人们没有了水。

水是他们穿越沙漠的信心和源泉，甚至是在沙漠中苦苦搜寻的求生目标。

这时候，头领从腰间拿出一只水壶。说：“这里还有一壶水。但穿越沙漠前，谁也不能喝。我们要留到最需要的关头。”

那水壶从随行的人们手里依次传递开来，沉沉的。一种充满生机的幸福和喜悦在每个人濒临绝望的脸上弥漫开来。

终于，这帮人一步步挣脱了死亡线，顽强地穿越了茫茫沙漠。

他们喜极而泣的时候，突然想到了那壶给了他们精神和信念以支撑的水。

头领拧开壶盖。汩汩流出的却是满满的一壶沙。

水湿痰饮主要是指机体水液代谢障碍，也包括水谷精微不能正常转化所形成的病理产物，是继发性病因之一。这种病理产物一经形成，又作为新的致病因素作用于机体，导致脏腑功能失调而引起各种复杂的病理变化。水湿痰饮虽然都是人体水液代谢失常的产物，但四者同源异流，在性状、致病特点、临床表现等方面又有所区别。一般认为，湿聚为水，水停成饮，饮凝成痰。就其形质而言，稠浊者为痰，清稀者为饮，清澈澄明者为水，而湿乃是水气弥散于人体组织中的一种状态，其形质不如痰、饮、水明显。就其停留的部位而言，湿多呈弥散状态布散全身，易困阻脾土，一般无明显的异形异物；水多溢于肌表，以头面、四肢或全身水肿为特点；痰则外而皮肉筋骨，内而经络脏腑，无处不到，致病范围广泛；饮多停留于肠胃、胸胁、胸膈、肌肤等脏腑组织的间隙或疏松部位，因其停留的部位不同而表现各异，故有痰饮、悬饮、溢饮、支饮等不同病名。

另外，痰又有“有形之痰”和“无形之痰”之别。所谓有形之痰，系指视之可见，闻之有声，触之可及，有形质的痰液而言，如咳出可见之痰液，喉间可闻之痰鸣，体表可触之瘰疬、痰核等。所谓无形之痰，系指停滞在脏腑经络等组织中，直接视之不可见，但却有征可察，如梅核气、眩晕、癫狂、呕吐、肿块、腻苔等，临床上主要通过分析其所表现的症状和体征，运用辨证求因的方法加以确定。无形之痰饮的概念，拓展了痰饮作为继发性病因的致病范围，进一步丰富了痰饮学说的内容。水湿痰饮皆为阴邪，异名而同类，既有区别又有着密切的关系，相互间或同时并存，或相互转化。因此许多情况下难以截然分开，故在临床上“水湿”“水饮”“痰湿”“痰饮”等常相提并论。

水湿痰饮是水液代谢障碍形成的病理产物，因此，凡对津液代谢有影响的致病因素及与津液代谢密切相关的脏腑功能失调，均可导致水湿痰饮的形成。外感六淫、疫疠之气，内伤七情、饮食劳逸，瘀血、结石等致病因素是形成水湿痰饮的初始病因。上述因素或直接影响津液代谢，或使相关脏腑的功能失常，导致津液代谢障碍而水湿痰饮内生。例如，外感六淫，或火热煎熬，或寒邪凝滞，如《医碥》所说：“痰本吾身之津液，……苟失其清肃而过热，则津液受火煎熬，转为稠浊；或失于温而过于寒，则津液因寒积滞，渐致凝结，斯痰成矣。”或湿浊留聚，如《症因脉治》所说：“坐卧卑湿，或冲风冒雨，则湿气袭人，内与身中之水液，交凝积聚。”或燥伤津液，如《症因脉治》说：“燥热之气干于肺家，为喘为咳，伤于肠胃，为痰为嗽，此外感燥邪作矣。”或因气滞、气虚，气不行津而津液不布，如朱丹溪所谓：“人之气道贵乎顺，顺则津液流通，决无痰饮之患。一失其宜，则气道闭塞，停饮聚于膈上，结而成痰。”或诸种因素综合作用，而致水湿痰饮内生，如《医学入门》所说：“痰饮，……皆因饮水及茶酒停蓄不散耳，加外邪、生冷、七情相搏成痰。”

肺、脾、肾、三焦等脏腑对水液代谢发挥着重要作用，其功能失常是水湿痰饮形成的中心环节。《素问·灵兰秘典论》曰：三焦者，决渎之官，水道出焉。三焦能“通调水道”（《医学三字经》），调控体内整个水液代谢过程，在水液代谢过程中起着重要作用。人体水液代谢是由多个脏腑参与，共同完成的一个复杂生理过程。其中，上焦之肺，为水之上源，以宣发肃降而通调水道。

中焦之脾胃，运化并输布津液于肺；下焦之肾、膀胱，蒸腾气化，使水液上归于脾肺，再参与体内代谢，下形成尿液排出体外。三焦为水液的生成敷布、升降出入的道路。三焦气治，则脉络通而水道利。三焦在水液代谢过程中的协调平衡作用，称之为“三焦气化”。三焦通行水液的功能，实际上是对肺、脾、肾等脏腑参与水液代谢功能的总括。

“三焦者，水谷之道”（《难经·三十一难》）。三焦具有运行水谷，协助输布精微，排泄废物的作用。其中，“上焦开发，宣五谷味，熏肤，充肌，泽毛”（《灵枢·决气》），有输布精微之功；中焦“泌糟粕，蒸津液，化其精微，上注于肺脉”（《灵枢·营卫生会》），有消化吸收和转输之用；下焦则“成糟粕而俱下入大肠，循下焦而渗入膀胱”（《灵枢·营卫生会》），有排泄粪便和尿液的作用。三焦运化水谷协助消化吸收的功能，是对脾胃、肝肾、心肺、大小肠等脏腑完成水谷消化吸收与排泄的功能的概括。

存在于人体的水分，也有类似于大自然中水分的变化，吸收进人体的水混合了人体中的营养精华成为人体内的津液，正常的津液在人体中呈不断流动的液态，在体温的影响下，一部分变成气态的津液，流动的津液与气态的津液共同维持细胞组织的生理活动。与大自然不同的是，活人体内有正常的相对稳定温度，所以水在人体中没有固态的冰，但却仍有固态的或类似固态的水混合物，那就是津液与病理产物的混合物。津液与病理产物混合，就是人体中的湿邪，由湿邪与寒邪或热邪再混合而成的汗、痰饮、痰、痰核、硬结、肿瘤等，会使人体产生各种疾病，如西医中的上呼吸道感染、风湿、类风湿关节炎、肩关节周围炎、纤维组织炎、湿疹、皮炎、神经衰弱、脑供血不足、脑部肿瘤、鼻炎、鼻窦炎、慢性支气管炎、肺炎、哮喘、胸膜炎、肋间神经痛、胆囊炎、胆结石、急慢性肝炎、急慢性胃炎、胃溃疡、十二指肠溃疡、消化不良、胰腺炎、肝硬化、肝硬化腹水、结肠炎、泌尿系统感染、前列腺炎、良性和恶性肿瘤、妇科带下、月经不调以及多种皮肤病等，都是与湿相关的病症。

藿香正气水是根据宋代《太平惠民合剂局方》中藿香正气散制成，方剂学里将其归类于“祛湿剂”，其功用是解表化湿，理气和中。用于外感风寒，内伤湿滞或夏伤暑湿所致的感冒，症见头痛昏重、胸膈痞闷、脘腹胀痛、呕吐泄泻；胃肠型感冒见上述症候者。例如，暴雨之后的闷热天气，或长时间的“桑拿天”，这时环境湿度往往超过60%，人们会觉得胸闷、恶心、头昏、食欲不振、呕吐、腹泻，用藿香正气水比较合适。

水太寻常了，我们不把水当回事，所以才不珍惜水。

家用10加仑自来水平均才收3美分，这个水量相当于74瓶半升装的瓶装水总量。我们乐意去便利店花3000倍的大价钱买瓶装水，可是，当每个月的水费从30元涨到34元时，用户们的反映却很强烈。是啊，我们甘愿掏冤枉钱去买加工过的自来水，仅仅为了喝瓶装水所烘托出的氛围，却丝毫不对将水运到家中花费的气力而心存感激。

我们对水如何进入日常生活的生产过程，以及制造它们所需的用水量视而不见。

我们对拥有水和掌控水同样无动于衷，比如，在一些地方，人们无法利用落在屋檐上或流到院子里的雨水。

目前，水的难题大多依然不为人所关注。每天，我们用完水后，就不会想到它，对水的未来也视而不见。甚至，人对于水的感情已然被湮没、掩盖，因为水轻而易举地出入我们的生活。我们根本不知道每天浪费的水量，因此，也完全不在乎日常用水习惯对供水产生的影响。然而，水的黄金时代很快就接近尾声了。过去我们习惯性地认为，水原本就富足、安全且廉价，而且应该如此，还会长期如此。我们现在不免会感到震惊。

有两个和尚分别住在相邻的两座山上的庙里。两山之间有一条小溪，两个和尚每天都会在同一时间下山去溪边挑水。不知不觉已经过了五年。突然有一天，左边这座山上的和尚没有下山挑水，右边那座山上的和尚心想："他大概睡过头了。"便不以为然。哪知第二天，左边这座山上的和尚，还是没有下山挑水，第三天也一样，直到过了一个月，右边那座山的和尚想："我的朋友可能生病了。"于是他便爬上了左边这座山去探望他的老朋友。当他看到他的老友正在庙前打太极拳时。他十分好奇地问："你已经一个月没有下山挑水了，难道你可以不喝水吗？"左边这座山的和尚指着一口井说："这五年来，我每天做完功课后，都会抽空挖这口井。如今，终于让我挖出水，我就不必再下山挑水，我可以有更多时间练我喜欢的太极拳了。"

古人云："药补不如食补，食补不如水补。"三天不吃饭，对身体不会造成太大的不利影响，但如果三天不喝水，对我们的身体将会造成无法挽回的结果。

保护环境，节约用水，否则人类看到的最后一滴水将是自己的眼泪。保护水资源，生命真永远。人们赞美水，因为水有一种博大的气魄。相信大家都去过海边，面对大海，一切烦恼便无影无踪，一切失落的疑问也找到了答案。而一个人若做到这一点，就是优秀的人，就是有领袖气质的人。同时，他也会获得内心的宁静和灵魂的升华。这是一种境界。

在生活中，我们也要学习水的精神，如果你想让他是一滴清水，那么他永远就是一滴清水，如果你让他是一滴浑浊的水，即是他会自我净化，可是他还是失去了原有的色彩，纯洁、洁净。"水"养育了整个人类。

流水是一个无私善良、喜走亲戚的妇人，每时每刻都会敲开我们的大门。然而，我们往往辜负了这般流水，虐待了这位亲人。近年以来，我们乱砍滥伐，重工业大力发展，生活、生产污水随之增多，使我们的环境、生活处处有埋怨，她的激怒是我们自己造成的，还有什么资格来指责她。她已经为我们做了那么多，从远古流到近古，从近古流到现代，从现代流到将来，智慧的光芒，照耀一代又一代人。流水是一名不知疲倦的劳动者，千年万年吐故纳新，无论涉水而过，还是隔水而居，我们都割不开水的莫逆亲情。我们可以没衣穿没饭吃，但不能没水喝，没有水，我们就不能活。因此，让我们热爱水，珍惜水，让水的光华，世世代代，与人相坐。听！流水的歌声，正从我们前面奔跑而过。

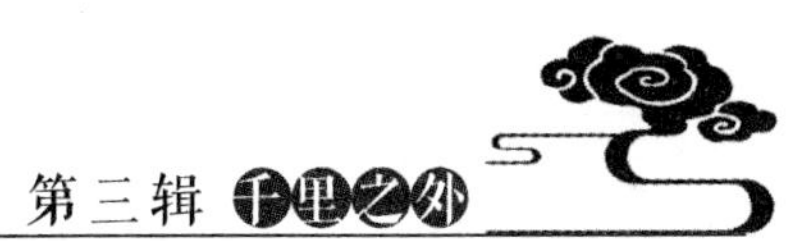

五运六气破解千年迷雾

我们常说“运气好”，或“运气不好”，那么运气是什么呢？估计很少有人能回答得上来。

五运以纪年的天干作为推演工具，推算出该年的岁运、主运、客运。每年分为五时，五时各有木火土金水五运统管，十年一个周期。六气以纪年的十二地支为推演工具，推算出该年的主气与客气。每年分为六时，各有风木、君火、相火、湿土、燥金、寒水六气统管，十二年为一周期。运气上下相临，则产生三十年一纪、六十年一周的德化政令变化。（曲黎敏《中医与传统文化》）

五运是根据天干来推算的，天干有甲、乙、丙、丁、戊、己、庚、辛、壬、癸。如果按照天干本身的属性来说，甲乙为东方木，丙丁是南方火，戊己是中央土、庚辛是西方金，壬癸是北方水。据北宋刘温舒的《素问运气论奥》的记载，五运的推算是根据十干合化来的，十干合化五运分别是：甲己化土，乙庚化金，丙辛化水，丁壬化木，戊癸化火。

所以五运的推算，逢甲天干的年份，不是木气司令，而是土气司令。其中又分阴阳，甲丙戊庚壬是阳；乙丁己辛癸是阴。阳为太过，阴为不足。比如甲己化土，逢甲年为土气太过，己年为土气不足。

六气则是根据地支来推算的。地支有十二个，分别是：子、丑、寅、卯、辰、巳、午、未、申、酉、戌、亥。就地支本身的属性来说，亥子为水，寅卯为木，巳午为火，申酉未为金，辰戌丑未为土。

但是中医里六气的推算却不是这样的。《素问运气论奥》里有一个“十二支司天诀”，根据此诀讲述的是：巳亥之年，厥阴风木司天；子午之年，少阴君火司天；丑未之年，太阴湿土司天；寅申之年，少阳相火司天；卯酉之年，阳明燥金司天；辰戌之年，太阳寒水司天。

六气又分为主气和客气，曲黎敏《中医与传统文化》的介绍：“主气的变化是气候变化的常令，一年分为六个阶段，依次为厥阴风木、少阴君火、少阳相火、太阴湿土、阳明燥金、太阳寒水，年年如此，不随年地支的不同而改变，是地气相对静止特性的表现。”一气管两个月，但是这里的两个月不是阴历的正月、二月，而是阳历的。也就是说一之气厥阴风木主大寒、立春、雨水、惊蛰四个节气；二之气少阴君火主春分、清明、谷雨、立夏；三之气少阳相火主小满、芒种、夏至、小暑；四之气太阴湿土主大暑、立秋、处暑、白露；五之气阳明燥金主秋分、寒露、霜降、立冬；六之气太阳寒水主小雪、大雪、冬至、小寒。

还有所谓客气者，曲黎敏说："是天阳之气本身的盛衰变化，也就是三阴三阳之气。客气也分为六步，但与主气次序不同，为先阴后阳，分别是一阴厥阴风木、二阴少阴君火、三阴太阴湿土、一阳少阳相火、二阳阳明燥金、三阳太阳寒水。其中最重要的是第三气和第六气，第三布客气叫作司天，主一年当中上半年总的气候；第六步客气叫作在泉，主下半年总的气候。"

比如说逢巳亥之年，厥阴风木司天。也就是这一年的第一步气应该是阳明燥金，第二步气是太阳寒水，第三步气是厥阴风木，第四步气则少阴君火，第五步气是太阴湿土，第六步气是少阳相火。我们也就说这一年是厥阴风木司天，少阴相火在泉。

六气是大地上的风云变幻，是人们在日常生活中经常接触到的气候现象，六气虽然有各自的表现特征，形成各自独立的性质功能，但从本质上分析，六气共同由阴气阳气相互运动变化而制造出来，阴气阳气在相互消长的量变过程中，由量变引起质变，在不同的质变范畴内，形成六个各个特色的波段，这些波段分别以风、寒、暑、湿、燥、火为特征，在地球的近地大气层上显示出来。

六气有这样的特点，它主要确定在以一年时间为基础，对全年进行分段统管的六气变化，而出现在每月支、每日支、每时支周期上的变化，则不称为六气。六气的具体统治方式，是在每一年当中，将四季划分为平均的六个时段，风、寒、暑、湿、燥、火各占有其中的一个时段，每个时段的时间为两个月。古代人将统治这六个时段之气，按照排列顺序分别称之为初之气、二之气、三之气、四之气、五之气、终之气，初之气统管正月和二月，二之气统管三月和四月，三之气统管五月和六月，四之气统管七月和八月，五之气统管九月和十月，终之气统管十一月和十二月。

虽说阴气阳气的相互运动变化制造出六气，但又是谁在制造这阴阳运动变化呢？追根寻底，是天上的五运在幕后策划，天上五运之气被地球吸收后，再经过转化，于是生成了六气，人们应该注意到这样的天地对应关系，在一年之中，五运之气制造出初运、二运、三运、四运、五运，按顺序统辖每一年中的相关时空，受到五运的影响，地上产生出初之气、二之气、三之气、四之气、五之气、终之气，与其遥相呼应，在天运和地气之间，金运和燥气有相同性质，木运和风气有相同性质，水运和寒气有相同性质，火运和火气有相同性质，土运和湿气有相同性质，

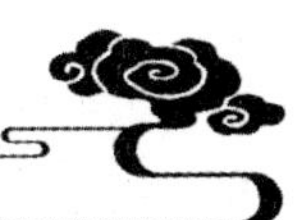

暑气的本质为火，因此，它也和火气一样，同火运相对应。

如果再从深一层次分析六气的形成原因，就会发现地球在制造六气过程中的阴气阳气相互量变过程，同两个方面的因素有关：一是同天上的五运变化有关，二是同地球在地支轨道上的运行有关，天上统运五气的影响再加上大地的自行运动，共同制造出了六气。

五运可以说对应五脏，和中医的藏象学说关系密切。比如说土气太过，则伤水，是容易有肾脏或脾胃方面的疾病。土运不及，则为木气所克，则容易发生肝脏或脾胃之疾病。六气则对应外在的“六淫”之气，也就是中医所说的风寒暑湿燥火。比如少阳相火为病，则口苦咽干目眩，睡眠不好，容易激动。现代疾病譬如胆囊炎症，腿部侧面疼痛等。少阴君火为病，则是心脏的问题，容易出现心脑血管疾病。厥阴风气为病，则容易发生肝脏、中风之类的疾病。

曲黎敏《中医与传统文化》指出，世界流行性感冒的流行与太阳黑子活动的关系，已经得到证实和解释。霍乱的流行则与大气的绝对湿度有关。五运六气学说，可以说是最早的意识到天体运动、气候、物象对人体健康的影响的学问，故近年来也越发受到科学界的重视。

但是在实际的治疗过程中，又不可拘泥于运气之说。比如“1956年为农历丙申年，这一年气运为少阳相火司天，三之气的主气、客气也是少阳相火，引发了乙型脑炎的流行。名医蒲辅周根据当年北京气候偏湿的特点，用白虎汤加用祛湿之药，疗效达到百分之九十”。在这里，蒲辅周先生制方既参考了五运六气，也考虑到了当时北京地区的实际气候状况。

徐大椿《医学源流论：司天运气论》云：“彼所谓司天运气者，以为何气司天，则是年民当何病。假如厥阴司天，风气主之，则是年之病，皆当作风治。此等议论，所谓耳食也……当时圣人，不过言天地之气运行旋转如此耳。至于人之得病，则岂能一一与之尽合？一岁之中，不许有一人生他病乎？”徐大椿说得很明白，司天运气只能是作为一个参考，不能过度相信。比如，厥阴风木司天的年份，这一年的人不一定都得风病，也有可能生其他的病症。所以，更应该具体分析、具体对待。如果执着于此运气之说以治病，反而违背了《内经》之本意。

古人发现，北斗斗柄围绕北极星转一圈，大地的季节依次移行，从冬至日开始，斗柄指向正北方叶蛰宫，主冬至、小寒、大寒三个节气四十六天；期满后下一天交立春，斗柄指向移居东北方的天留宫，主立春、雨水、惊蛰三个节气四十六天；期满后下一天交春分，斗柄指向移居正东方的仓门宫，主春分、清明、谷雨三个节气四十六天；期满后下一天交立夏，斗柄指向移居东南方阴洛宫，主立夏、小满、芒种三个节气45天；期满后下一天交夏至，斗柄指向移居正南方上天宫，主夏至、小暑、大暑三个节气四十六天；期满后下一天交立秋，斗柄指向移居西南方玄委宫，主立秋、处暑、白露三个节气四十六天；期满后下一天交秋分，斗柄指向移居正西方的仓果宫，主秋分、寒露、霜降三个节气四十六天；期满后下一天交立冬，斗柄指向移居西北方新洛宫，主立冬、小雪、大雪三个节气 45 天；期满后回到叶蛰宫，就到了来年的冬至。古人把每个月中太阳和月亮相会的一次称为一节，如果这个月中太阳和月亮及北斗均相会的一次称为一气，如果这个月中北斗不来和太阳、月亮相会的日子把这个月置为闰月，由此创造了二十四节气，来指导农业的生产。

《黄帝内经》认为，人是大自然的一部分，人必须顺应自然阴阳的变化，否则就会产生疾病，致病因素分为三种：即外因 (如六淫、疫疠等)，内因 (如七情) 和不内外因 (包括饮食不节、虫兽咬伤、劳倦、房室、外伤等)。同样，占卜人生也有外因 (如大环境、周边人等)、内因 (自已的个性和处事的心态)、不内外因 (自身的条件等)，占卜就如同医生给人看病一样，望闻问切一个人的人生或是事件。

天地的大四季变了，用药大法亦随之而变，因为太阳系中的大四季已变化，影响了人体的素因——同一种病在前几十年是一种治法，在后几十年又是另外一种治法。人在自然中就犹如漂浮在水中的一块浮木，永远只能在水中自上而下地顺势漂浮。人，也只能顺应自然的规律来调整自已的生活，否则人的生命健康就有可能受到伤害。

与四季相应，根据中医理论所讲，“春生夏长秋收冬藏”，以此为总原则来调整大家的生活习惯。春天以宽松的氛围，促进身体的舒展；夏天以“动”来带动身体的长养；秋天以收敛神气促进身体的精神内守；冬天以“静”来避免扰动身体的阳气而影响身体藏养。

与十二时辰相应，根据中医理论所讲，一天的十二个时辰与人体的十二经脉对应，不同的时辰会有不同的经脉当令。如早上 5~7 时的大肠经主令，是人体排毒的最佳时间；早上 7~9 时的胃经主令，是人体进食最佳时间；晚上 11~ 翌日 1 时的胆经主令，是最佳睡眠时间，因此要保证在子时前入睡等。

与自然的节气相应。在自然界两个节气相交的这段时间里，要注意不要过度使用身体，此时人体是很容易累的，而且恢复也比较慢。在春天的雨水节之后要注意身体的祛湿；在清明节之后要注意增加户外活动等。

五运六气学在唐朝之前一直没有记载，且那时候的《黄帝内经》并没有运气七篇，后来唐朝王冰整理《黄帝内经》时给加了进去，说是先师所秘藏，遂成现在的运气七篇。最早起源于《黄帝内经》里的运气七篇分别是：天元纪大论、五行纪大论、六微旨大论、气交变大论、五常政大论、六元政纪大论、至真要大论。

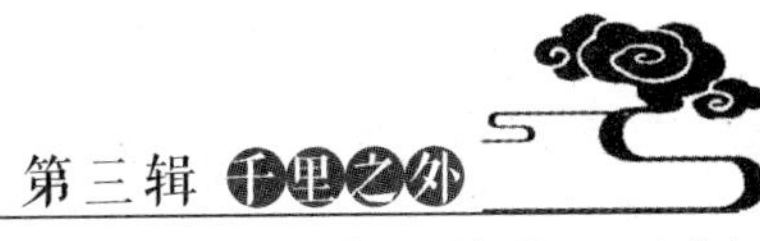

《气交变大论》云："岁运太过，则运星北越；运气相得，则各行以道。"又《六元正纪大论》云："先资其化源，抑其运气，扶其不胜，无使暴过而生其疾。"运气，也叫五运六气，是中医里进行病情预测和治疗的一个重要理论。

《黄帝内经》是中医学最神圣的著作，历代医家都深信不疑。在这部伟大的著作中，最为神奇的是《运气学》部分。《运气学》中谈到上元中元下元三甲子，三甲子一共为180年，这180年中有太阳系在银河系中做周期性运转而产生的类似于地球上的四季更替——古圣先贤在遥远的古时能发现这些，实在是让今天的我们都感到不可思议。

中医讲究"天人合一、神形相合"，把人与自然看作息息相关的统一整体。"山药是好东西吧？没错，健脾补肾，但吃多了也会大便干燥。"以前生活没有现在方便，但正因为物质匮乏，节制了人们的饮食，不得不骑车和走路，反而没那么多难治的"富贵病"。"英国前首相撒切尔夫人为什么也会老年痴呆呢？"有人提问，"正因为她是铁娘子，中年甚至老年时脑子和精力一直处于过用状态，而那种紧张、有压力的生活并不是中老年人的健康生活方式。这恰恰说明，条件再好也不能弥补中医讲的违规生活和过度消耗带来的问题。"

按照每年的运气，五运六气，考虑个体在这个时间段的共同的问题，这是时间段的群体体质得病的问题。六十年一甲子，天干地支轮转，每年的运气不同；每年里面六个主气客气相配合，一之气、二之气到六之气，每一气这段时间的运气不同；每一气之内，又有节气的变迁，五天为一侯，一个节气十五天，为三候，候与候又不同，其所由来者渐矣。

其实，任何一个人一辈子不生病，不出现痛苦不适是根本不可能的。有了疾病并不可怕，怕的是你对此漠然置之，讳疾忌医；怕的是你借题发挥，小题大作，破罐子破摔；怕的是你因为疾病击垮自己的求生意志，从此忧忧戚戚，一蹶不振。在许多时候，一些疾病症状或机体不适很可能是一个信号，提醒我们加强自我保健，劳逸结合。一味埋怨它们，排斥它们是不够公平的，如头痛头昏意味着大脑疲劳需要休息，如视物模糊、吃力意味着眼睛近视，需要及时配镜，如鼻塞流涕意味着感冒病毒入侵，需要请假休息、多饮水等。面对疾病唉声叹气是完全错误的，因为这样做非但无益于疾病的康复，反而因为情绪低落，导致免疫力下降，干扰康复过程，给病原体扩散和病情发展造成可乘之机。当然，患病不是好事，而是要求人们正确看待疾病，"既来之，则安之"，采取积极措施对待它。

我们的肉体是脆弱的。当我们的意念往前的时候，肉体可能会用它的方式拖住你的脚步。冷、热、饿、渴、疼、累等，都是肉体带给我们的感受。张爱玲曾感叹：

病就像一把锐利的锉刀一样，把我系统的写作时间，割得支离破碎。杜甫曾无奈："老病有孤舟""百年多病独登台。"病了，让我们感到疼痛的同时，告诉自己，活着既有痛苦，也是一种勇气。

疾病是我们最好的朋友之一。病是以某一种方式来提醒你，让你知道你的生活方式或思维模式出问题了。如果你因为受到这位朋友的启发，正视自己的问题并改变它，这个病就作为客人走了，不会继续留在身体里。

感冒、高血压、高血脂、心脏病……所有的病名都只是一个代号，比如这个人叫张三，那个人叫李四。我们很容易被代号困住，忘记去看它背后的实相。比如你受了风寒，这时候会以咳嗽或流鼻涕的形式来提醒你受了寒，让你知道该采取一些手段把寒气驱赶出去；当你吃了一些不新鲜或不卫生的食物，这位朋友就以拉肚子的形式提醒你；当你长期睡眠不足，它就以眼睛发红、脾气暴躁来提醒你，把问题的存在表达给你。

如果没有疾病的提醒，我们也许就对身体的各种超负荷和不平衡无知无觉，一直随波逐流让生活腐化下去。

"病不是敌人，是善意的提醒。"我们应该感谢疾病，而不是痛恨它。

现代人说起养生，很多时候就把它想成是一件很高不可攀的事情了，觉得既没有时间，没有更多的精力，还没有太多的金钱等之类。但是，大家细观一下当下那些长寿的人群，如那些在边远乡村的老人，似乎他们中很多人也是一辈子忙碌下来的，为了生活既没有多余的时间与精力，也不一定很有钱。但他们却都健健康康地活过了百年。他们没有刻意去养生，可是也可以说他们时时刻刻都在养生，因为他们的那种生活方式很健康。因此，现代人养生，并不要投入什么，仅仅从自己的生活方式调整入手即可，让自己的生活方式更接地气就行。因为"人法地，地法天，天法道，道法自然"，接地气是人之生命的根本。

养生到底是什么呢？

《黄帝内经》说，法于阴阳，和于术数，饮食有节，起居有常，不妄作劳。用大白话来说，就是顺应自然的规律，太阳起来了人就该起了。该吃饭时吃饭，该工作时工作。别在吃饭的时候工作，工作的时候吃饭，这恰恰是现代人常常爱干的事情。太阳下山了该睡觉时就睡觉，别在该睡觉的时候工作、宵夜、聚会、打牌、看电视，甚至生闷气。

虚邪贼风，避之有时，恬淡虚无，真气从之，精神内守，病安从来。就是说，天气冷了，就穿暖一点，别为了别人眼中的那一点美而在大雪天里穿丝袜，秋裤君该出场时还得出场。夏天就是该出汗的季节，别老是躲在空调房里，再用冰冷

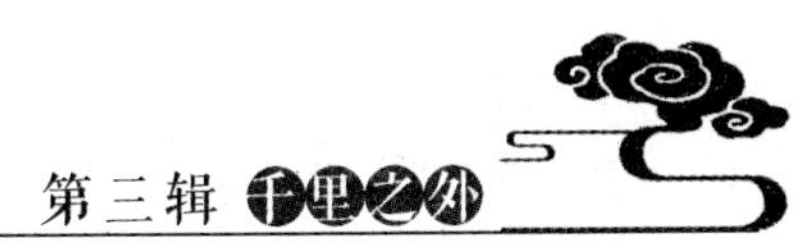

的饮料浇灭那不多的阳气。

不纠结，不执拗，别把自己逼得太惨。正如李开复在得了癌症之后才幡然醒悟，其实人生需要的不多，只是想要的太多。租房子住又如何，非得连父母的棺材本都搭进去，终日勒紧裤腰带过日子就为了买一套房。有了房子还想要别墅，开着别克还想换宝马。几百块也是一块表，戴十几万甚至几十万、上百万的表时间就可以更多一点吗？为了那永远无法满足的欲望，美其名曰理想，很多人把自己绷得像一条濒临断裂的橡皮筋。然而，整个社会却以此为荣，总企图超越自己的极限，以“轻伤不下火线”“带病坚守岗位”为美德，大肆宣扬“别在该奋斗的时候选择安逸”等让人时刻有冲锋的思想。真的要等到失去健康的时候，才要像李开复一样问自己，“除了虚名和成就，我的人生还剩下什么”吗？

“明天和意外，谁知道哪一个先来呢？”所以，在这无常的人生当中，如果今天是最后一天，我们还要在无限纠结中度过吗？抬头望天，太阳每一天都是新的，我们都应该活在今天、活在当下，享受今天的太阳。做自己喜欢的事情，也许并不能带来财富、名誉、地位，但能够活得自在、舒心、不扭曲、不拧巴，幸福也就是如此而已。

中国传统文化博大精深，一个“天人合一”概括了诸多涵义。人是以天地之气而生，所以人天是统一的。天上有日月，人有两只眼，一年 365 天，我们有 365 块骨头节，一年 12 个月，我们有 12 条经络。天为阳，地为阴，太阳为阳，月亮为阴，山为阳，水为阴，男人为阳，女人为阴等。道生天地，天地生人，天地无心，能造万物。人若无心，即同天地。道是什么？道是大自然的规则，天人合一的道理，就是说，要顺应天意，按道行事，不能违背自然法则，不能背道而驰。

有道是，病由心生。中医上讲，心为君主，统领五脏。身体上的毒素，都是心收进来的。怒伤肝，恨伤心，忧伤肺，烦伤肾，怨伤脾胃。病是五毒造成的，心具有残留性，心念动不得，只要你一动恶念，毒气就会乘机而入，残留在你体内，日积月累，就种下病因。养生也是如此，只要把心灯打开，让阳光进来，自然就会百病不侵。心存善念，爱，就像花儿一样开满人间，美好，温暖。挽一抹朝阳，握一份真诚，冷暖人生，一程山水，一程风景，且歌且行。

东方文化用三个字道出了生命的结构：精、气、神。

天有三宝：日、月、星；地有三宝：水、火、土；人有三宝：精、气、神。精、气、神代表生命的三种结构，又称形、气、神。精者，形之精华，是构成我们生命形体的精微物质；气，是我们的能量系统，是我们生命的磁场，是产生我们的生物电、生物波的；神：我们的意识系统，神也是心，所以有安心、安神的意思。

上药三品，神与气精。健康的标准是：精满、气足、神旺。

心中有菩提，四季都葱郁。窗外，依旧是漫天雾霾、车水马龙的世界，人来车往，这尘世的烟火，就这样日复一日地似水流淌。阳台上的一株吊兰，依旧谱写着生命的华章，舒展着碧绿的叶子，悠然自足地生长。那一棵娇艳的旱莲，已经盛开了两朵，花开如佛，佛能静心，不论是温婉的暖阳里，还是雾气沉沉的阴霾里，不言悲喜，默默地绽放着美丽。一颗阴沉的心，也随之明媚，依着冬日的清寒，琉璃的素心，便有了灿烂的温暖。

第四辑　千锤百炼

有一种任性叫中医

在 20 世纪 60 年代，有个女科学家卡逊写了一本书《寂静的春天》，书中揭示了农药化肥的滥用所带来的生态破坏，引发了对环境保护的重视。医学界从农药化学的教训中得到启示：抗生素犹如农药，激素犹如化肥，外源性的替代和补充，对生命健康有不利影响。1970 年，人们鉴于医药源性疾病的教训，提出“从哪里去寻找健康的钥匙”的问题。拜因豪尔等认为：医学的发展要有质的飞跃，在诊疗思想上，不能专注于疾病的病因、病机、病位，应转到机体的防卫抗病反应及其调节机制上来。

一位西医病理诊断为中度系膜增生性肾炎、肾功能损害、血肌酐将近 600 微摩尔 / 升的患者用中医治疗后，从 2000 年到现在一切正常，一直正常。

一位西医治了将近 20 年撤不掉激素的肾病综合征患者，用中医治疗后激素撤掉了，从 2010 年到现在一切正常，一直正常。

北京协和医院外科的一位教授患糖尿病烦躁汗出疲乏，经用白虎加人参汤治疗症状消除，从此爱上中医，不舒服就看中医。

一位西医治疗 10 多天不能退烧的尿毒症合并感染的患者，1 服中药退烧。

一位腹泻 10 多年的病人 7 服中药治疗后，从 2006 年正常到现在。

……

中医为什么能任性呢？就是因为有疗效！

科学是一种认识自然和探索、追求真理的活动，中医学是中华民族在医疗保健领域内追求真理的结晶，如果超越具体的学科内容，从哲学层面来俯瞰的话，我们不难发现，在追求真理的道路上，中华医学中同样闪烁着科学精神的光芒。

中医中药为什么能治病，清代著名医家唐容川在《本草问答》中说：一问曰：药者，昆虫土石，草根树皮等物，与人异类，而能治人之病者，何也？答曰：天地只此阴阳二气，流行而成五运，金木水火土为五运，对待而为六气风寒湿燥火热是也。人生本天亲地，即秉天地五运六气以生五脏六腑。凡物虽与人异，然莫不本天地之一气所生，物特得一气之偏，人得天地之全耳。设人身之气偏胜偏衰，则生疾病。又借药物一气之偏，以调吾身之盛衰，而使归于和平，则无病矣！盖假物之阴阳以变化人身之阴阳也。故神农以药治病。

当你把什么学问理解到非常简单朴素的时候，这时候你才是真正得到其中三昧了。如果你还感到其那么博大精深、深不可测，那是你还没有掌握到其中的精髓，是只见到茂密的树叶，而没看到它的根本，这时候你还是处于“有”的阶段，没有达到“无”的境界。一切离不开阴阳，万事万物离不开阴阳。这个根本就是阴阳。知其一，万事毕。阴阳之道就是矛盾对立的两个方面互相依存、互相转化。任何一对矛盾，如果一方脱离了另一方，不受另一方的制约了。那它离消失、灭亡就不远了。阴和阳就是如此。大自然中，一个事物的出现，总有令它产生的因素，但同时总会出现另一因素来制约它。这就是五行相生相克的道理，也是阴阳相互依存、相互制约的道理。所以养生的道理也是如此，你生病了，总有一个使你生病的因素存在，同时也会有一个制约它、令你疾病消失的因素存在。正如自然界中毒蛇存在的地方，必定附近就有解蛇毒的草药存在一样。现代人往往都在追求提高物质生活方面下功夫，这种追求的后果是很可怕的。要知道，人们对于物质的欲望是无止境的。一旦这种欲望得不到控制，那等待我们的就是无止境的痛苦。其实，物质能带来的享受，精神也能；药物能治疗疾病，心理疗法也能做到。所以，我们用一生来追求财富，不如用一生来培养出一种好的心态，让我们的精神达到一种超凡的境界。人体是一个充满智能的机体，我们的身体有好多“哨兵”：牙齿、阑尾、扁桃体等。本来一旦我们的身体有异常时（通常是“上火”），这些哨兵会立即做出反应通知大脑。聪明的人这时候就应该调整心态，检讨自己，让自己平和下来。但现在我们的西医都做了什么？你不是疼吗，我把你们通通切除掉。现在更有甚者，发明了一种仪器，你不是得了过敏性鼻炎打喷嚏吗？我把你鼻子里的敏感区神经烧毁，这样以后你怎么刺激它都不会打喷嚏了。西医这样做的后果就是可能我们以后再生病后，切掉的就是我们的五脏六腑了。

为什么现在藏医如此引起大家的重视？西藏是一块没有被污染的净土。藏医的疗效十分神奇，但是藏医可以说类似于中医，它是藏传佛教和藏区医生智慧的结晶，它没有被战争、历史和动乱破坏掉，藏医有着完整的分类体系。但是藏医不是闭门造车形成的，它是借鉴了中原以及古印度等地的医学经验，并根据自身的研究进一步发展，形成了今天神秘而又完整的藏医体系。西医没有进入中国的时候，或许还有那么一批懂得中医的郎中。但从民国后，中医被视为糟粕。师承、世袭中断，流落在民间的，仅仅是老百姓比较模糊的草药搭配。改革开放之后，中医应该说迎来了发展的春天。但是教育体制并没有使得中医发展有自己的土壤。大部分的中医学院学生在进入大中专院校学习的过程，已经不再适合学习中医了。因为成长的过程中，一直伴随着的是西医的治疗和对西医理论的顶礼膜拜。

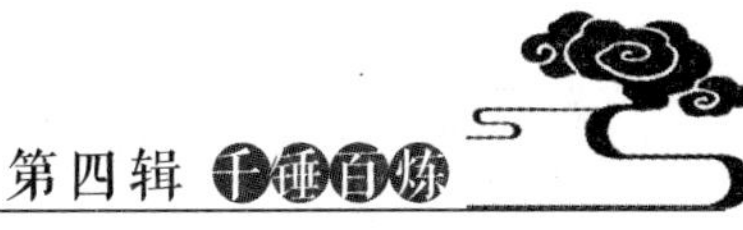

五千年的中医药文明史源远流长。青蒿素是中医药土壤上结下的奇葩，是现代医学与中国传统医学相结合的辉煌成果。疟疾俗称打摆子，我是20世纪60年代出生的人，儿时常常因打摆子死去活来。屠呦呦最突出的贡献是研制新型抗疟药青蒿素和双氢青蒿素，“在全球特别是发展中国家挽救了数百万人的生命”。我们都是屠呦呦研制的药物的受益者。屠呦呦荣获诺贝尔奖是我国中医的骄傲，也为中西医结合造福人类揭开了崭新的一页。时至今日，还有不少西医专家视中医同行为江湖术士。屠呦呦获奖，打了国际上质疑中医者一记重重的耳光。

中医是一套依靠经验累积保存下来的体系，有其特殊历史时期的历史地位，也是传统文化中的重要部分，这个是不容抹杀的。中医不知道为什么吃砒霜会死，但是中医总结经验后告诉你，吃了会死。科学则是去解释到底为什么吃了砒霜会死。一个焊工，他不知道什么热力学原理，仅仅是凭借经验和直觉，就把一块钢板焊接好了。这就是焊接技术。难道他不懂原理你就不许他干活？科学究竟是什么？中医究竟是什么？中医的《黄帝内经》是一部医学哲学书籍。几千年来，文字没有变动，还是晦涩难懂的文言文。其他很多后来的中医，根据自身的医药实践，也写出了不少医药的书籍，但终究没有形成类似西医的分类体系。

中医的发展，就是师承、世袭，一个出色的中医，就是一个医疗的高大全。各种方子，是前辈们心血的总结，被各家视为命根子、祖传宝贝。中医不断从老祖宗那里找权威，从民族主义里找底气。中医从《黄帝内经》开始，即深谙生命与健康之本质，并非在于眼前这一具吃喝拉撒睡的血肉之躯。《黄帝内经》开篇即指出健康与长寿的奥秘：“上古之人，其知道者，法于阴阳，和于术数，食饮有节，起居有常，不妄作劳，故能形与神俱，而尽终其天年，度百岁乃去。”也就是说，健康的前提，是知“道”。而所谓“道”，可以说即是生命与世界的根本规律与道理。《黄帝内经》里甚至指出，一个彻底明白“道”的人，甚至有可能如传说中的“上古真人”，达到一种“提挈天地，把握阴阳，呼吸精气，独立守神，肌肉若一，寿蔽天地，无有终时”的生命状态。

当然，这样的“道”“微妙玄通，深不可识”，与现代人的日常生活和生命状态相去甚远。

中医就像一艘船在历史的变迁中飘摇。

从清末至今，中医一直在衰落，民国时期，以及“文革”时期，中医经历了巨大的挫折，大量的中医精髓失传，如今的整体水平远不如从前，加上现代的中医乱象太多，中医的发展十分艰难。

1929年，汪精卫主张要废除中医，适逢汪精卫的岳母患恶性痢疾，每天腹泻十几次，请遍了当时著名的西医治疗，都没有效果，病人已经到了奄奄一息的地步。有人向汪精卫推荐施今墨先生，刚开始汪精卫怎么也不同意。但为了治好岳母的病，汪精卫别无他法，只好请施先生来诊治。当晚，施今墨为汪精卫的岳母诊治。施先生仅凭把脉，便找准了汪精卫岳母的病症，说到她的症状时，每言必中，使汪精卫的岳母心服口服，连连点头称是。施先生于是为她开了10天的汤药。随后汪精卫的岳母问："先生何时再来为我复诊？"施今墨这回并没有像往常一样谦虚地说"试试看"，而是坚定地告诉她："您就安心服药，3天后痢疾就会停止，5天后您的胃口就会好转，10天后您就痊愈了，不必复诊。""病了这么多天了，怎么可能一诊即愈呢？"汪精卫和岳母都半信半疑。可病情真的如同施先生说的一样，渐渐好转，10天后，汪精卫岳母的病果然痊愈。之后汪精卫对中医的态度也就缓和了很多。废除一案终于没有执行。此事真假不谈，《施今墨医案》中比这神得多的病历多得是。

很多人说中医不是迷信，人血馒头才是迷信。这个其实是依靠现代科学观察，以好不好用来划分的标准，觉得好用的就是中医，觉得不好用的就是迷信。中医不是科学，中医是医疗技术。假设科学是一个人，科学不会拿着自己现在的照片去对比某项技术，一看长得不一样，就去打人家。你不能像鲁迅那样，因为自己小时候被一个打着中医旗号招摇撞骗的江湖术士给骗了，就把气都撒到中医头上。就像你不能因为梁启超被西医折腾死了就质疑整个现代医学一样。就像你不能被一个打着科学旗号、请一个洋老外装教授卖假医疗产品的电视购物骗了，就质疑整个科学一样。就算你是检察官，对犯罪嫌疑人提起公诉，你也不能用破口大骂的方式去侮辱嫌疑人的人格吧？更何况对方有没有罪还不一定呢，你还得听听对方律师的辩护呢。

现代医学是建立在生物学和化学等已被证明严格遵守科学准则的学科上的，亦即人体不能反复论证检验，但细胞和分子可以，而中医仰赖的气血经脉以及诸多循证体系，完全无法通过现有解剖学或者生物学手段得到验证，从这个角度来说，中医没有遵循科学准则。但是没有遵循科学准则是否就不能治病了呢？不是这样的，艺术，催眠，甚至爱情，很多没有遵循科学准则的东西都能够治病。更重要的是，一个老中医可能嘴上说，因为金木水火土，以及妈咪妈咪轰，就发现你得了什么病，怀了什么孕，但他实际判断的依据，是可验证量化的诊疗经验，如一个节奏感极强的老中医可能发现，一个女人的脉搏以四分之三倍节奏跳半首歌时间，说明她肚子里有个双眼皮的红发男孩，然后就把他写进了医典，而为了能让当时人类甚至是他自己明白这一切，他说这四三拍就是炎黄造世的旋律。就像一个西医也会凭借自己的经验，判断什么时候胸口泛青是黄疸，什么时候只是瘀血一样。

有的人不明白，西医学之所以成为现代医学，其实质是哪里？是工业革命的兴起和现代技术的发展。因为西医学选择了科学这一发展方向，选择了借助工具来了解人体，所以它从“不科学”走向了科学的方向。然而科技的发展是博爱的，它并不单纯地独属于任何一方。中医学也可以从科技的发展中获得进步。举个简单的例子，有些病人的胃镜结果下来，幽门螺旋杆菌阴性，未见充血、溃疡、糜烂……，于是告诉病人没有问题。这个时候困惑的患者会问：既然没有问题，为什么我会胃痛胃胀不消化呢？中医师拿到这个单子，除了望闻问切以外，再看下胃镜下胃壁的色泽、形态，判断寒热虚实，给出个适合此人体质的药方，来解决好多功能性的问题。再如抗生素的使用，根据病人的寒热体质选择不同的治疗方案，这是在“非典”，“甲流”等大疫暴发时就已有成效的实例。

美国著名医生哈尔贝克教授为研究疾病与时间节律的关系，曾做了 30 年的试验，在一个固定的生活环境中，把实验者的小便都留下，化验尿中激素的含量，结果发现有明显的七日节律。这位教授就根据这个试验创立了时间生理学，随后又陆续创立了时间病理学、时间药理学、时间治疗学、时间医学，还创办了《时间医学》杂志，为此享誉全世界，被称为“世界时间医学之父”。时间医学，实际上在2500年前我国的《黄帝内经》里已经发现了，其中很详细地描述了人体生理、病理的昼夜节律、七日节律、四季节律、年节律、六十年节律、三百六十年节律；在 1700 年前张仲景的《伤寒杂病论》里更是具体地提出了疾病传经的七日节律。

中医药学凝聚着深邃的哲学智慧和中华民族几千年的健康养生理念及其实践经验，是中国古代科学的瑰宝，也是打开中华文明宝库的钥匙。深入研究和科学总结中医药学对丰富世界医学事业、推进生命科学研究具有积极意义。无论你是中医的拥护者还是反对者，把中医置于现代科学之下去分析才是最有利于人类的选择。中医依然为我们民族提供着廉价、优质的健康服务。

医学不是科学，是一种以科学为武器的应用学科。未来医学是采用以未来的基础科学（哲学、心理学、生物、物理化学等）为指导的诊疗手段为病患服务的。在这段漫长的等待中，中医将发挥余热，与西医携手前行，迎来学问的大合流。

中医的发展，基于中国的自然科学，包括阴阳五行在内。可惜，没人去做。所以说，学中医很辛苦，很不容易。要懂得深，要钻研很多。就像生物现象追溯到化学，化学现象追溯到物理，能得到较深刻的解释。但这不代表学生物的就要学很多物理。没有真实的继承，就没有发展。

谁敢说骨折脱位造成的疼痛功能障碍不用治疗就会好？谁敢说这是安慰效应？ 1987 年，世界针灸学会联合会在北京召开，当时的北京针灸骨伤学院朱明清教授头皮针针刺治疗中风偏瘫患者，当场令两名患者站立起来行走，轰动世人，后其受邀到台湾等地，不断地治疗患者产生如此神奇的效果，这谁敢说是安慰效应？只要仔细研读朱师的《朱氏头皮针》，选择好适应证，认真练习其针刺手法，我相信几乎所有的医生都可以做到同样的疗效。而世人对中医针灸的不了解、不理解导致这些优秀针法长期只能在极少一部分针灸医生中流传。现代的中医医生不认真学习现代医学将寸步难行，不论中医承认与否事实也都是这样。

人类在自然世界上的疾病遭遇，不外乎因为身体脏器衰竭、情绪低落、外邪入侵或内热内寒内湿内燥等因素产生，带来身体的一系列变化。既然病不外乎自然六邪，以及体质衰弱带来的内生外侵，那么治病求本，就成了并非遥不可及的事情：哪里有问题，就从哪里解决。这一切，都基于宏观的层面——以六邪为单位、以衰弱的五脏六腑为单位用药。当然也是宏观的层面，以具备相对个性的药物——可祛湿、壮气、舒展肝气、强胃气等的自然元素为基础来治病。

人的生命中，除了后天人所传授的技巧以外，还有一部分，和天地、自然互相感应的一部分。我们现在所学习的，都是大人世界的东西。但人本身的，和天地之间和谐的部分，我们往往忽略了。我每看到小孩子去表演大人的东西时，都感觉到实在可惜。我们太需要道家的思想了。老子最喜欢的是两样，一样是水，不争。一样是婴儿。就像婴儿一样圆满地绽放人和天地感通的部分。现在人幸福感很低，就是和天地沟通的机会太少了。从住上，城市里很多高楼，加上地板铺上水泥，一个城市就是钢筋水泥的世界，导致我们无法接受到地气，就造成了现在人精神上的恐慌。反思当今世界性的医疗问题，现在高科技的医疗对人类健康的作用只占 8%。当代世界性的医疗危机，其根源就来自近代医学模式的主要针对疾病的技术，统治医学的长期结果。

在这以前，我们是把认识疾病作为科学，中医不认识疾病就不科学。医学自身实践本应是“治向何去”的问题，但却被转换成为疾病对象认识的“病从何来”的问题了，这也许就是现代医学的最大误区，这就是百年来把中医骂得一塌糊涂的原因。物极必反、物壮则老，生生杀杀乃天之大德。这不，这几十年经济的飞速发展又让中国人富起来了，富起来的国人慢慢开始意识到传统文化的重要性。而中医又是最能体现传统文化的一个方面，它既是传统文化的一个重要组成部分，又因为它还关系到每个人的切身利益，和我们身边每个人都有关系。那么到底是传统古中医、纯中医适合如今的社会，还是当下流行的中西医结合更适合，又或是西医为主导的体系更适合呢？

2003 年，SARS 袭击了 32 个国家和地区。中国内地感染者 5 327 例，占世界的 60% 以上。全球病死率为 9.5%。中国内地为 6.5%，中国台湾为 12.5%，中国香港和新家坡均为 17%。这其中有一个发人深思的数字：广州中医药大学的邓铁涛

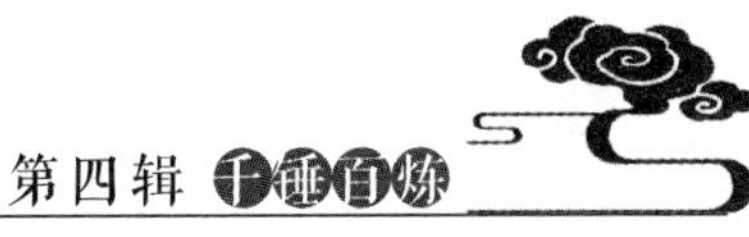

先生治疗50多例，全部治愈，无一例死亡，无一例后遗症。北京中日友好医院仝小林中医小组治疗16例，无一死亡。中医是怎么治的？为什么对一个新发生的恶性传染病，不用抗病毒的药而能百分之百地治愈而没有后遗症。世界卫生组织官员惊叹道：中医治疗SARS很神奇！但为什么这样神奇？这便是中医的奥秘，就是中医对传染病的“利导排异法”，在这里向世界公示。

我们尚且不去抱怨当今世界什么工业污染、农业污染、医疗污染，甚至是精神污染，不管这些污染是如何的肆虐，我们都不能麻木不仁、安于现状。虽然我们都没有选择生存时代的权利，但是我们可以靠个人的努力去主动抵御这些看得见的或看不见的伤害。除了瞪大警惕的眼睛审视周围的威胁之外，我们更应该以“不一样的眼光看世界”。我们每个人都需要刮一场“头脑风暴”！这种“头脑风暴”可以刮掉蒙蔽在我们思想上的雾霾。面对既成的流行观念，我们是不是可以多问一个为什么，多以存疑而不是决断的态度，把跟中医相关的许多观念重新审视一遍。

我们看看这个世界上是不是这个道理。吃饭睡觉有几个人能顺其自然，有几个人能遵守自然。你遵守不了，为什么？因为它太简单了，正因为太简单了，所以你就不容易遵守。这就是辩证法。

看过《神医喜来乐》的人都会说，喜来乐确实是个神医。古时候的很多文献也都显示了中国医学曾经到了登峰造极的程度，望闻问切成了神话。老百姓总是希望自己能有幸遇到“神医”，这也是如今社会上神医层出不穷、大师泛滥的主要根源所在。其实这种现象的根源是老百姓造就了“神医”，因为老百姓需要“神医”。大众有这个强烈的需求就有人投其所好、冒险投机。什么胡万林、张悟本就会像雨后的竹笋那样争相冒出来。人们往往在一种需求欲望的驱使下，是很容易被洗脑控制的，这一点我们从老鼠会传销组织的形式就能看出来。

那么，老百姓到底需要什么样的中医？人们需要纯中医、真中医，不需要“神医”。面对电视上、报纸上铺天盖地的医药广告我们怎么办？每个医药广告都试图营造出病患现身说法，一大票患者统统站出来赞不绝口的造神氛围，靠迷惑人们的耳目来达到洗脑的目的。这种明目张胆的造神形式正好抓住了病人心里最脆弱的地方和最敏感的求医需求，以此来欺骗消费者。这是一种极端不负责任的广告洗脑形式，这是一种变态的商业营销行为，这样做的后果是会从根子上毁掉中医在社会上的口碑。

学者江慕渠曾问王凤仪善人：“是注《金刚经》的人能成佛？还是讲《金刚经》的人能成佛？”王凤仪回答：“注《金刚经》的和讲《金刚经》的，都不一定能成佛，是行《金刚经》的人能成佛。”中医也是一样。

继屠呦呦后，中医药又获一世界大奖。在麻省理工学院举办的第20届未来健康技术峰会上，西奈山医学院的华人教授李秀敏博士获颁“2016未来健康技术奖”，以表彰她在利用中草药治疗过敏和免疫系统疾病方面做出的杰出贡献。据了解，李秀敏系河南中医药大学1978级中医系本科生，硕士研究生就读于中国中医科学院，毕业后到美国斯坦福大学工作，后被纽约西奈山医学院聘为教授。过敏性疾病目前尚无特效药从根本上解决问题，李秀敏教授成功从传统中草药中提取有效成分，可治疗哮喘、食物过敏及其他过敏性疾病，取得了创新性成果。

1949年，大局已定，苏共代表米高扬来到西柏坡。滹沱河畔，没有什么山珍海味，品尝着汾酒和红烧鱼，堪称美食家的米高扬赞不绝口。

毛泽东笑道：“我相信，一个中药，一个中国菜，这将是中国对世界的两大贡献。”这番评价，毛泽东在1953年杭州刘庄宾馆小憩时，又再次重提。

当人们掌握了健康的方法之后，会真正享受那种完全不用担心疾病的自信，这种感觉真好，但愿您也能和我们一样拥有这份自信。

生活处处有中医

退休至今已经有十余年的陈仲富老人，生活却并没因退休而闲下来，“无论我再怎么忙，每星期都一定会抽时间到文化宫来，会会棋友……”缘于象棋，他认识了很多志同道合的老年朋友，大家不约而同地相聚在一起，品品茶、聊聊天、下下棋，“最终输赢并不重要，重要的是一周的心情得到了彻底的释怀。”陈仲富说。

其实生活就像一个万花筒。它常常以不同的方式给人们带来忧和喜、悲和乐，让我们真正懂得了什么是生活。

“不要因小失大，而是要从全局去考虑……”陈仲富说，下象棋就如同人生中不得不经历得失选择一样，每走一步，都必须经过细致的推敲，有时候放宽心退让，则是一片海阔天空，会有意外收获。

多少年来，人们常常可以看到这样一幅《寿星图》：一位天庭饱满、鹤发童颜的古装老者，含笑而立。那和蔼的微笑，使人自然地想象到老人慈祥开朗乐观的性格，给人可亲可敬之感。此画虽是艺术作品，但作者精心塑造的这个老寿星的形象，却很有几分科学依据。如果用现代医学观点来解释，那就不难得出这样一个结论：长寿者应具有慈祥开朗乐观的性格。

象棋来源于生活，它和人们的工作、学习、修身养息、为人处事都有着密不可分的联系……

为什么有的人得乙肝，有的人不得呢？重要的一个原因是条件。如果到医院去检查，不管是坐小车的还是坐公共汽车的人，身体里什么样的细菌都能被找到，只要身体存在，细菌就一定存在。为什么不得病？因为我们没给它们发展的环境和条件。因为只有你给了它发展的环境和条件，它才能在你这儿找到生存和发展的土壤。中医认为“阴平阳秘，精神乃治”。就是当你的身体处在一个很平衡的状态下，致病因子找不到生存和发展的条件，一旦你这种状态被打破，就会给致病因子生存和发展的条件，它就从十到变成一百个，一百个变成一千个。到一千个的时候，你就没办法了，你就病了。所以从这个角度我们能看到，中医学所涉及的药物，中医治病的过程，是用药物的偏性去纠正人体的偏性。也就是说用药物的偏性把被打破的平衡调整过来，不再给它发展的环境和条件。那么它自然就从一千退回到一百个，再从一百个退回到十个，开始重新的和平共处达到平衡，这才是中医治病的根本理念。

纵观古今中外的长寿老人，他们的长寿之道都有共同之处，那就是胸怀宽广、性格开朗。宋代著名爱国诗人陆游一生坎坷不平，在仕途上，屡遭排挤和罢免；在婚姻上，也有着巨大的创痛；晚年闲居山阴，生活也很拮据，但他却活了 85 岁，获得高寿的主要原因在于他乐观豁达。他一生吟诗不绝，什么荣辱、穷富、诽谤、赞颂……在他看来都无足挂齿，他总是用微笑来面对生活。

人们都觉得中医离我们很遥远，其实生活当中我们天天都在用它，只不过是不觉察罢了。博大精深的中医学在我们的生活中触手可及，那真是无时无刻不中医。

原中国中医药出版社古籍研究室主任樊正伦教授几十年来多方投访当代名医，颇得真传，并且博览中医典籍，对其中经典之作，精熟于心。望闻问切，精细周密，充分领悟古来医圣之道术，遣方用药，挥洒自如，广泛淬取近代名家医术之精华。凭借其深厚的中医文化底蕴和丰富的中医诊疗经验，在各类媒体讲授中医文化及中医养生之道。

樊正伦教授认为：父母给你的元气，这是先天的，如果后天不用谷物来补充的话，人就能活 7 天，这些元气只够维持 7 天的生命。而补充谷物是为了减少元气的消耗。如果天天都正常饮食起居，人类的最高寿命应该是 120 岁。

先天的元气需要不断有后天的水谷之气、呼吸之气、自然之气来补充。“真气者，所受于天，与谷气并而充身者也”。所受于天，这个“天”是谁？就是生你、养你的爸爸和妈妈。与谷气并而充身者也，这是你元气的整个概念。

母壮则子肥。如果爸爸、妈妈身体都非常好，你的元气就会像一个新充满的煤气罐一样，非常充盈；如果父母体质不好，那么给你的元气就不足，就像你从煤气公司取回来的半罐气。可是，虽然爸爸、妈妈给了你一罐很充足的元气，如果你的阀门开得很大，你的寿命就很短；如果爸爸、妈妈只给了你半罐气，但是你很节约，你的寿命就会很长。

元气是一个定数，元气耗尽的那一天，一定是你离开世界的那一天。当一个人的元气耗尽的时候，就算拿人参补着他，他也活不了。这就是我们中医的基本理念。那么，医生干什么呢？医生的责任就是把你元气的消耗降到最低。

说起癌细胞对我们人体的影响，就像在我们的社会环境中，好人和坏人是相对存在的，当社会秩序很正常的时候，有几个蟊贼没关系，他们不会兴风作浪，因为社会秩序的整体状态是好的，足以控制这几个蟊贼。反之，如果整个社会秩序都乱了，警察全变成了小偷，那坏人就会发展起来，当他们发展到一定程度，社会就大乱了，我们说的癌症也就表现出来了。

按中医的理论，“正气存内，邪不可干，邪之所凑，其气必虚”，就是说阴阳处在一个很平衡的状态，即使遇见了大风大雨异常的气候变化，你也不会得病。如果你外受风、寒、暑、湿、燥、火，内受喜、怒、忧、思、悲、恐、惊，你自身的正常状态被打破，你赋予了致病因子生存发展的条件了，它们就从十个变成一百个，一百个变成一千个。当它们达到一定数量时，它们就危害你了。你自身又没办法抵抗它们，你就病了。

你看八路军伤员靠什么养好伤的？——小米粥。为什么中国女人生孩子都要喝小米粥？就因为维持人的生命不仅仅靠脂肪蛋白质，更要靠无数具有生命力的种子。你想这一碗小米，种地下就长出一大片啊！那一碗老玉米种地下才长出几十棵啊！它俩能同日而语吗？小米的生命力极强，是用它的生命力来维持你的生命力，所以生完孩子以后就要喝小米粥。小孩脾胃弱，腹泻，可以用小米粥油来解决，因为它味甘、色黄、入脾胃，具有极强的生发之力，所以他气往上提了，腹泻就止了。

我们祖先是以纤维性食物为主的，这是几千年遗传基因的结果，和西方人的饮食习惯是不一样的。而今天，你拿着老祖宗给你消化纤维性食物的肚子，天天去消化什么牛排啦、鸡腿儿啦……不是天天吃菜就是天天吃肉，结果不是得糖尿病就是血压高。饮食结构不是一代人能改变的，我想这是我们国人面临的一个很重要的问题。

西医在治病，中医在治人。西医依靠指标治病，而人不能完全靠指标活着。因为指标只是在一个特定的时间和空间里反映你的状态，当你觉得不舒服的时候，不管西医检查没检查出来结果，这时候你都需要加以调整身体状态。

从 20 世纪 30 年代发现抗生素到现在，全世界投入大量人力、物力、财力，研究出了七千多种西药，而现在临床上使用的西药不过几百种，其中还在应用的抗生素不过就十几、二十种，大部分用不了了。为什么？因为细菌变异得太快了，再也不怕它了。而两千多年前的中药现在还有效，为什么？因为它从来没想杀死谁，它讲求以和为贵，你只要不侵犯我们人类就行了。当我用药物把你身体的状态调整到最好，不适合致病因子发展了，它对你又有什么威胁呢？

外国人吃饭用刀叉，中国人吃饭就是用两根棍儿。吃饭是人生的一件大事儿，任何民族都一样。西方人用两只手吃饭，我们中国人用一只手吃饭。筷子给你的时候，叫一双，这叫“道生一”，用的时候必须一分为二，这是“一生二”，“二生三”，什么是“三”？动者为阳，静者为阴，一阴一阳为之道，这就是“三”。两根筷子这么一动，什么芹菜、韭菜、花生米……你全夹起来，这就叫“三生万物”。你如果两根筷子都不动，什么也夹不起来，两根筷子都动，什么都夹得起来。我们祖先把用筷子的传统延续下来就已经告诉你了，这就是中华民族的传统文化之一，这就是老子说的“道”。

中医、西医有什么区别？简单地打个比方，夏天买西瓜，想买一个好瓜，你把那瓜拿起来，拍一拍，听一听，看看样子，干吗呢？对瓜望、闻、问、切。如果一个很有经验的老瓜农，都不用拍，他一看，他就告诉你，这瓜是生的，那瓜是熟的，为什么？观其象，知其数。西医怎么办，要不就切开观看，要不就从根那儿抽点水，从上面抽点水，再从中间抽点水，到实验室化验一下。然后告诉你，这是熟的，这是甜的。你如果问他是沙瓤还是肉瓤？那他得用 X 光照一照。老瓜农不用，他把西瓜的产地弄明白，把今年的气候弄明白，他就敢告诉你，这瓜就是沙瓤，这就是中医和西医的区别。

朱德元帅曾有诗云：“开心才见胆，破腹任人钻，腹中天地阔，常有渡人船。”一个人有如此开朗豁达的心境，对待人生道路上错综复杂的问题，他就能够站得高，看得远，凡事都从大局出发，求大同，存小异；遇事就能拿得起，放得下，他就能驱散忧虑、烦恼、苦闷等萦绕心头的乌云，不会有什么“想不开”的事，精神自然会轻松而愉悦。“海纳百川，有容乃大”。一个人胸襟开朗宽阔，能够谅人之过，念人之功，助人之短，扬人之长，取得他人的信任和友爱，在生活中左右逢源，心静神安，则灾病不生，福寿永存。一个人鼠肚鸡肠，对己放纵，对人挑剔，嫉人之贤，妒人之能，讥人之短，笑人之过，处处招嫌结怨，烦恼重重，郁郁寡欢，生活得十分痛苦，又焉能长寿？

老百姓有句话：冬天不冷、夏天不热迟早要作病。什么意思？就是当夏天气血都到外面的时候，它有一个作用，通过汗液把你体内多余的东西排出去。冬天的时候，我们中国人讲究冬天要进补，这时候你要点涮羊肉吃啊，吃点儿有营养的东西。为什么？因为这时候是气血都到里边的时候，你吃了好东西，它能够充分地运化，为明年春天的生发再做准备。看看我们的树，到了冬天都要进行冬灌，为什么？就是因为冬天的时候，要营养它的根部。冬灌以后，它就储存了足够的营养，为明年春天做准备了。冬天储存营养的同时，会产生很多多余的产物，到了夏天发汗的时候正好把这些多余的产物排出来。但是我们现在是怎么过冬、过夏的？冬天唯恐暖气烧得不热，夏天唯恐空调开得不大，你违背了四时的规律。《黄帝内经》讲“顺四时则生，逆四时则亡”。道理不是很清楚吗？所以你要想少得病，就要做到顺四时，也就是尊重自然界的规律。

我们的祖先说：五谷为养，五果为助，五畜为益，五菜为充。是说五谷是养命的，人的生命不仅仅靠脂肪、蛋白质来维持，还要靠无数具有生命力的种子，不论什么民族，哪怕是以肉食为主，他也必须吃粮食，不吃粮食是活不了的。为什么？种子是什么？种子是生命的延续呀。您看我们从马王堆里挖出来的那个种子，已经上千年了，还能发芽，说明种子是有极强生命力的东西。现在很多人说我天天不吃五谷，我光吃菜，我就为了减肥，那就面有菜色了。生活中拾取的每一朵小花，我们都能悟出中医的道理来。

有一个故事，说是有一个老人，从没见他服用什么补药，也没见他生过病，90 多岁了还身体健康。后来人们发现他天天击打自己，全身的击打，一了解，这就是他的长寿健身秘方。这个故事很能说明问题，现在有很多老年人也在这么做，据说效果还真不错，许多的慢性病在天天的拍打身体的过程中，都得到了治疗。敲打四肢和头部，这是中医保健里的最常用也最基本的方法，在几千年前，先人们就是这样做的，还制作了不少的工具，如砭石。现在也有保健用的小木槌出售。我们敲打四肢和头部，其实不需要什么工具也可以做，就是用自己的手，每天顺着自己的手臂上下拍打，来回拍打，直打到微微发热为止最好。如果没有足够的耐心，也可以每次拍打几十次，拍腿也是，前后拍打，上下拍打都行，自己做最好，很容易掌握拍打的轻重分寸，拍打时，让自己感觉到微微的疼痛就可以。

拍打疏通经络，可以防治多种慢性病。敲打头部时，要注意掌握分寸，不要拍得太重。先轻拍后脑，再轻拍前额，或改为推拿和按摩都可以，这是醒脑的最好办法。还有一种办法是敲天鼓，就是双手按住耳朵，用八个手指轻敲后脑，让耳朵里听见咚咚的声音，名曰天鼓。

在我们的日常生活中，随处可以见到中医的影子。例如：大多数蔬菜瓜果可以养阴生津，也可以清热；川椒、生姜可以调味，还可以温中散寒，这些食物都具有治病的功效。但是，即使是食物，食用不当也会致病，如吃太多生冷瓜果容易拉肚子，因为这些瓜果性凉；吃太多辣椒容易上火，因为辣椒性热。现在，连外国朋友到中国都会问：“这种水果是‘阴的（凉性）’还是‘阳的（温性）’？”这样的例子很多，在民间也习以为常，特别是在过去缺医少药的情况下，有些东西信手拈来就可以治病，用起来也很方便，一般的伤风感冒、头痛脑热在家里就可以解决。传说唐代名医孙思邈，有一次外出行医遇到兄弟二人，他们跪在他面前，求他救救他们的父亲。据说其父已有两天不能排尿，痛苦不堪，家人焦急万分。孙思邈随他们来到家里，见院内小葱长得正旺，随手揪下一根葱叶，经病人尿道插入，很快病人排尿成功。再经过一段时间的草药治疗，病人恢复了健康，全家人感激不尽。孙思邈就地取材，为病人实施导尿术，在当时被传为杏林佳话。这一技术比西方早用了 1000 多年。

河南省卫生防疫站刘忠杰说：“我于 1992 年秋开始腹泻，便很稀，一天两三次，后来还伴有腹部疼痛，多次到医院医生都说是慢性结肠炎，吃了不少的药也未治好，一直持续了4年。后来，在报纸上看到介绍醋蛋液有多种保健功能，抱着试试看的想法，从1996年8月开始，用500毫升白开水，冲60毫升泡好了的醋蛋液，另加一勺蜂蜜搅匀，每早空腹喝下，一周后大便次数减少，我非常高兴，继续喝，大便慢慢成型了，半月后全部成形，且一日只便一次，腹部隐痛消失，腹泻的毛病至今未犯。”食品保健有优势，让人不生病是行医的最高境界，如果一个医生当到没有病人到医院看病的程度，这个医生也就是真正的大医学家了。

把吃出来的病给吃回去！你别看这话说得过分，其实它是有道理的。只是我们不主张把病先吃出来，再把它给吃回去，你干吗要这样折腾呢？不能一开始就不要吃出病来，而且吃得好、吃得香？

不吃出病来，而且能够吃得好、吃得香，这是可以做到的。养成良好的中医生活习惯就行了。举个例子来说，我们炒菜时，如果不放油，菜不好吃，如果总是放很多的油，菜是非常的好吃了，可天长日久，心脑血管病、糖尿病就给吃出来了。怎么办？中国先人的做法就很好，他们喜欢吃些山楂做的点心，不要小看这个山楂，它可是降脂的好东西，血管清道夫。还有喝茶降脂，吃过饭了，一杯飘着清香的绞股蓝茶就把血脂给排掉了。这样搭配着吃喝，养成生活习惯，就好了。

你看，小时候想吃零食，大人不给，但却喜欢每次饭后给几个山楂糖丸，这个吃着酸甜酸甜的，吃习惯了，就天天想吃，就把油脂给排掉了。还有绿茶，上午喝绿茶也是好习惯，既美味，又可以降脂清血，现在还有专家提倡多喝，说是可以防癌，那就更好了。女孩子从小就开始习惯服用的荷叶茶也是可以排油降脂的，清香自不用说，女孩子们还不长胖，好看，就跟这些饮食习惯有关。

但是，一般老年体弱的人，还有寒性体质的人、神经衰弱的人，不提倡喝绿茶，因为绿茶是寒性的。这些人喝绿茶不但无益，反倒有害，所以凡事都有利有弊，不是一刀切的。一定要具体问题具体对待，就像治痔疮，一般不太严重的用盐水滚烟草丝来治就可以好，但还有很多的人用这个办法就行不通，而且会很痛，像痔瘘呀什么的都不能用，但可以煨香蕉皮，用白酒送服。

喝茶在上午，过午不喝茶，不吃姜多吃萝卜；喝酒在中午，不能一起床就抱着酒喝，那是酒鬼，晚上少喝一点儿补酒是有益的。胖子晚上不吃晚饭是有益的，不但可以节省粮食，还免了喝药，可以减肥防病。

所以，治病有时也得看具体情况，有人说用什么什么方子治好了什么什么病，但李四一用，说不行，是真不行吗？不是，因为人有个体差异，不能千篇一律。

吃里面的讲究很多，但并不复杂，要擅长搭配。现在的人要么乱吃，要么随便吃，没有什么好习惯了，这是很可怕的。有人跟我说，年轻的时候拼命挣钱，

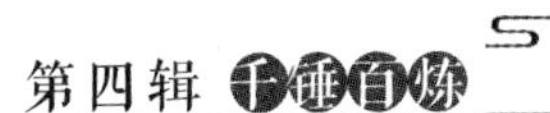

到老了就以钱养命。这是何必呢？人就这一生，得好好过，没有必要折腾自己。从小就养成规律的生活最好，特别是要养成科学规律的生活习惯很重要。只有这些好习惯才可能保证你的健康，保证你不生病、少生病。

痛风是大吃大喝之人或是常饮啤酒之人最易患的病，关节红肿，痛起来也是蛮厉害的。为什么此类人易患此病？原因就是一种叫作嘌呤的物质代谢障碍，所以，痛风又称“高尿酸血症”，嘌呤代谢障碍，属于关节炎的一种。这病可以说完全是吃出来的代谢紊乱症，跟那个糖尿病有类似的地方，就是代谢出了问题，糖尿病是肝糖代谢紊乱，而这个痛风却是泌尿系统代谢紊乱，尿酸的合成增加或排出减少，造成高尿酸血症，血尿酸浓度过高时，尿酸以钠盐的形式沉积在关节、软骨和肾脏中，引起组织异物炎性反应就成了痛风。

如果你有痛风，可以把车前草泡着当茶喝，喝浓汤吃海鲜之前喝点车前草沏的水，可以分解嘌呤、预防痛风，每次用量 10 到 15 克就可以了。也可以用车前草泡脚，每次 100 克，一天 2 到 3 次，还可以用车前子碾成粉末用温醋搅拌后，晚上敷在脚心上，第二天早晨起床时取下，效果也是很不错的。有些医生知道车前草是中医里用来治泌尿系统疾病的，但他却不知车前草与车前子有明显的区别，一个平和，一个峻猛，在用时就必须明白一般只能用草，而不能随意用子。车前草用来治泌尿系统的疾病，在中医里是常用药。所以，用中医里的车前草来治，正对症，效果自然就好起来了。你看，不要随便就说中医不科学来，那是因为你根本就不懂中医，没有见识到中医的高明。这里可以看出一些名堂来了吧？车前草常用来治泌尿系统疾病，解决泌尿系统代谢问题，而现代科学正好证明了痛风源于泌尿代谢出了问题，这就不谋而合了，这可不是碰巧，如果认真研究考察起来，类似的中医治病方法被现代科学证实的例子那就举不胜举了！

人的代谢物——尿，也是一味很有用的药，叫“人中白”，自尿也就是“人中白”，可治乙型肝炎，这是被很多人都证实过的。西安一个患者说：我患乙型肝炎，住院治疗两个月，花光了钱，病还没有治好，天天不想吃饭，闻到肉香味儿就恶心，听一位病友介绍曾大夫让他服用柚子内皮水，治好了，就也写信向曾大夫求救。当时我在信中跟曾大夫说，我们这儿既没有柚子，我本人也没有钱再到医院治疗，很苦恼。曾大夫就回信说，如果你本人不反对，可以试服自尿治疗，这个自尿在中医里也是一味药，叫“人中白”，过去是经常用来治病的。我也顾不了那么多，就试服起来，没想到只服了 10 多天就感觉好转，我就一直坚持了，服了 8 个月，最近到医院去检查，各个指标转阴，医生说恢复得很好。

我国民间常用鬼针草治疗高血压，疗效显著。鬼针草，又名一把针、粘身草、刺针草、盲肠草等，为菊科一年生草本植物，性温，味苦，无毒。现代药理证明，鬼针草含黄酮苷、皂苷、鞣质、多元酚、香豆素、苦味素、碘、胆碱、氨基酸、维生素等成分，对调节人体血压具有良好的功效。具体方法为：每日用干鬼针草30克，加水2 000毫升，水煎后代茶一日内服完，连续服用八九天见效或血压恢复正常，并且能长期保持血压稳定。鬼针草的独特之处在于患高血压的病人服药后血压能降至正常，血压偏低的人可使血压回升，血压正常的人没有变化，它确实是防治高血压、脑血栓和冠心病的特效药物。

我看过一本心理科学的书，提到心理暗示可以让人找回快乐，在我看来，心理暗示何止只是找回快乐呀，它还可以找回人的健康啊。如果一个病人认为自己会很快康复，对康复有着巨大的信心，他就会恢复得快；如果他认为这病不可能治好，那治疗的效果也会大打折扣。我在看美国小说《飘》的时候，对郝思嘉每遇难处时的做法很欣赏，她总是对自己说："我现在不去想它，明天再说吧，明天一定会想到更好的办法的。"结果睡一晚上，第二天好办法真的有了。是的，在生活中也是如此，对待疾病也是如此，只要你有信心战胜它，病就好了一半。过去农村小孩子如果病了，妈妈就会为他叫魂，然后孩子还真的会感觉到病轻松了，而且恢复得也快。这是为什么？就是心理安慰所起的作用。从前说是迷信，这是搞迷信活动，但现在人们通过科学实验发现，人在良好的精神状态下，会分泌大量有利于人体康复的体内激素和抗病细胞，这就找到了科学根据。很多癌症病人也是一样，当他知道自己得了不治之症的时候，只要精神一崩溃，病就会更加沉重，所以也有人说很多癌症病人是被吓死的，有道理。

我国科学家经过多年研究认为，花的色彩与人们防病有关系。有低血压的老人，适宜欣赏红色的花。因为红色能使人情绪活跃，可使病人的心跳明显加速，利于升高血压。高血压患者则宜欣赏蓝、白两色的花，因为蓝、白两色有缓和作用，使病人心情开朗，血压降低。对于体弱多病（除高血压、心脏病）的老年人，赏花宜选暖色花，因为暖色给人温和感，使人有安定感，还能使人心情愉快，乐于活动，可增强身体的新陈代谢和抵抗疾病的能力。有心脏病的老人，不宜欣赏红色的花，也不宜欣赏蓝色的花，可欣赏黄色或橙色的花。因为红色会使病人脉搏加快，蓝色会使病人脉搏减慢，而黄色、橙色则能使病人的脉搏保持正常状态。一位美国学者经过对几百名女性与男性调查研究发现，人们情绪压抑时，会产生某些对人体有害的生物活性成分。人们在哭泣后，情绪强度一般降低40%，而那些不哭泣，没有利用眼泪把情绪压力消除者，结果是影响了身体健康，促进了某些疾病的恶化。现已知道，结肠炎、胃溃疡等病痛与情绪压抑有关，而哭泣则能在一定程度上消除人们的情绪压力，从而可以驱除或减轻这些病痛。自古有云："男儿有泪不轻弹"，这句用来赞扬男子汉的气概和坚强的意志的话，作为一种品格当然值得推崇。

北京大学人民医院老年病科副教授郭远提醒喜欢散步的老年人，散步虽看似简单，却有不少讲究。第一，随意走走停停地溜达不能算散步。运动量过少，达不到有氧代谢的要求，就起不到运动的效果。健康的老年人，可按“3，5，7”原则散步，就是每天走 3 000 米，30 分钟内完成，一周走 5 次，心率控制在（170－年龄）/ 分钟内。比如一位 65 岁的老人，用 170 减去 65，那他的散步心率应保持在 125 次 / 分钟范围内。运动时出点汗，呼吸顺畅，就达到了锻炼效果。第二，背着手走路不能充分活动身体各部位，也不利于身体放松，因此，不能达到最好的运动效果，如果遇上有石子、坑洼路面，背手走路不能迅速平衡身体，很容易摔倒。散步时要保持正确的姿势，挺胸、抬头、摆臂，有利于全身运动和身体协调。第三，散步地点要选择好。人体在运动时，需氧量高。空气清新、草木茂盛的地方含氧量高，对全身有益。第四，不要在坡多的地方散步，郭远认为，老年人很容易出现老年骨性关节炎，这也与不当散步有关系。爬坡或爬楼梯会导致膝关节负荷过重，加重关节磨损。

为什么大家喜欢老医生？因为老医生见过的病人多，见得多了，经验就丰富了，对疾病的判断就非常得准确、精到。所以，不要小看过去的中医带徒，那是从小就让学徒跟病人打交道，积累经验呢。在实践中学习，向实践学习，活学活用长进是最快的。你看中医家的人，基本都是半个中医，为什么？因为天天接触，耳濡目染，这比大学里那几本没有学到家的书重要多了。

中医就是中国百姓的医学，是安全的医学，有效的医学，中医还有很大的发展空间！其前途无量！因为它有效，因为它廉价，因为它安全，因为它靠效果存在了上千年！它就是大自然赐给人类的宝贝！连联合国也承认它的地位，称其为自然医学！自然医学，多么贴切，自然、环保、安全。

有这么一首小诗：“你要是心情愉快，健康就会常在；你要是心境开朗，眼前就是一片明亮；你要是经常知足，就会感到幸福；你要是不计较名利，就会感到一切如意。”这说明人完全可以做自己情绪的主人，保持良好心态，拥有健康，创造生命的亮丽风景线。

中医更像一门手艺

“真是太神奇了！这些中药粉末，随着药匾不断转动，变成了一颗颗匀称的小药丸。”体验中医传统手艺，义乌市三溪堂国药馆举行中医百年器皿及古法制药工艺展示活动，在场市民看到浙江省传统中医非物质文化遗产传承人阿牛的徒弟吴长寅现场展示中医手工泛丸制作工艺后，无不啧啧称奇。

熬膏、浸药酒、做丸药是中医老药工的三大传统手艺。在中医百年器皿“复活”体验环节，清道光年间200多公斤重的石制药碾一亮相，一下吸引了众人目光。在药工的指导下，不少市民上前尝试古人是怎样用药碾进行制药的。

中医在最早时有“方技”之称，从事“方技”的人叫“方士”，他们不仅对医学精通，还要精通天文、历谱、五行、杂占、风水等，因此，大医孙思邈说：欲为大医，须妙解阴阳、禄命、相法、周易……也就是说，中医应该天文地理无所不通，占卜星象无所不晓，这实际是对中医医生文化素质的高标准、严要求。中医以独特的五运六气学说来说明自然界天时气候变化对人体生命的影响。五运就是用木、火、土、金、水五行各配以天干，来推算每年的岁运。六气就是指风、热、火、湿、燥、寒六种气各配以地支，来推算每年的岁气。古人认为一个医生如果不知道年运和岁气，就不能称作一个医生，如果懂得了“年之所加，气之盛衰，虚实之所起”，就可以海阔天空，治病如神。

“当当，当当——”炼剑炉里，火苗被鼓风机吹得呼呼直窜。炉旁，雷龙鑫挥舞着锤头，在一块砧子上叮叮当当地敲打着，一时间铁花四溅，火星飞舞。经过一阵反复锻打之后，雷龙鑫将铁器放入水中，“嗤”的一声，一阵青烟从水面升腾而起，刀刃在“嗤嗤”声中完成了硬度的塑造。只要拥有为了把事情做好而把事情做好的愿望，我们每个人都是匠人。

好的中医一看你就可以知道你有什么病，危险不危险，你有了病自然精力不够，运气也好不到哪去，所以说中医也能算命。在中国历史上最神奇的就是扁鹊“入虢之诊”了，本来大家都以为虢太子已死，就要装殓了，可扁鹊一来，就问了一句“他是几点死的呀”，别人说“鸡鸣的时候”，扁鹊就算定虢太子没死，为什么呢？因为扁鹊掌握了人体气血与时间关系的秘密，鸡鸣时分正是人体气血阴阳交争的时候，虢太子只是得了阳气衰微，不得生发，阴气劲急的危症，因此只要调动出他的阳气就可以了，所以他首先针刺虢太子的“百会穴”，这是人体阳气会聚的第一要穴，然后又从人体少阳穴入手，热敷虢太子的两胁……就这样，一个流传千古的中医“起死回生”的故事引发了后世无数大师的无限景仰！

中国的医圣张仲景在感慨扁鹊神奇的同时，也有神算流传于坊间。张仲景曾遇到“建安七子”中少年得志的才子王粲，望诊而知其有病，开一方嘱其服，而王粲正值春风得意，讨厌别人说自己有病，拒绝服药，于是张仲景悲悯地断言：二十年后王粲会落眉，眉毛脱落半年后死亡……当一切都不幸而言中后，我们真的感到极大的震撼，我们古代这些伟大的医生似乎已经超越了现代科技的极限，他们的透视力量非凡，也超越了我们认知的范畴，他们是神吗？

唐代柳宗元《梓人传》：“彼将舍其手艺，专其心智，而能知体要者欤？”元王晔《桃花女》第一折：“我们靠手艺的买卖，怎害得许多羞。”老舍《龙须沟》第一幕 ：“沟的两岸，密密层层地住满了卖力气的，耍手艺的，各色穷苦劳动人民。”大机器生产时代之下，曾经的手艺人慢慢地被社会遗忘。他们赖以为生的技艺，渐渐不再被这个社会需要。有些人固守着本领，眼看着自己被社会越甩越远。也有一些人，将手工重新赋予艺术的意义。

我受益于中医，临床之外，每天晚上都在学习。中医博大精深，艺术性很高，说它艺术，得先说西医，西医靠的是技术：听诊器、血压表、X 光机、CT、核磁共振……医生根据这些医疗设备检测出的结果来判断病人的状况。西医的手术更是一门技术，它与建筑工程技术没什么两样，开刀割掉盲肠就相当于建筑工程上的定向爆破，心脏搭桥手术就相当于“二战”时美国大兵在搭浮桥。中医则完全不同，它不需要任何医疗设备，只凭一个人的“火眼金睛”。以把脉来说，人有浮、沉、迟、数、濡等 20 多种脉象，什么是浮脉，什么是沉脉，全靠医生自己去领悟。《黄帝内经》中说“春日浮，如鱼之游在波”。意思是说，春天人的脉象应该浮弦一些，就像鱼儿游浮在春天的水面。这多有诗情画意，但这其中很多都只可意会，不可言传。西医头痛医头、脚痛医脚，直接对抗疾病，它采用的是“鲧治水”的方法。中医常常“围魏救赵”，四两拨千斤，它采用的是“大禹治水”的方法。缺钙补钙，这是西医的方法。而中医的思维则是补肾，因为“肾主水、主骨”，骨头出了问题，自然应该从肾上解决。

瓦匠、篾匠、豆腐匠、扎灯匠、木匠、剃头匠、修锅匠、雕匠、花匠、铁匠、杂匠、裁衣匠、教书匠、秤匠、织布匠，正在凋零的乡村，渐渐失传他们的手艺，他们的命运传奇正一点点被遗忘。

幸运的是，2011 年度拉斯克奖公布获奖名单，中国科学家屠呦呦因发现并提炼出用以治疗疟疾的青蒿素而获得“临床医学奖”。一位中国人摘取有着诺贝尔奖风向标之美誉的奖，把一种植物青蒿推到了世界面前。

《本草纲目》是唯一正确记录中医对青蒿使用方法的一本医书。其中提到要使用“新鲜的或阴干后研成粉”，而《本草纲目》其实又是引用了《肘后备急方》中的记载；此外，《本草纲目》中提到的不仅有青蒿，还有黄花蒿，李时珍误以为治疟疾的是青蒿，而非黄花蒿。对青蒿使用正确的《肘后备急方》治疟验方对青蒿素研究有了启发：“青蒿一握，以水二升渍，绞取汁，尽服之。”

1969 年，为研发抗疟疾药物，中国加入该项目，屠呦呦任科研组长。她首先从系统收集整理历代医籍，从本草入手，收集地方药志及中医研究院建院以来的群众来信，寻访老大夫总结实际经验等，最终汇总了植物、动物和矿物等 2 000 余种内服外用方药，从中整理出一册《抗疟单验方集》，包含 640 多种草药，其中就有后来声名远扬的青蒿。

由于超强的顿悟、想象、文采、类比、直觉天赋和崇古习惯，超弱的分析、实证、叛逆传统，因此，她将自己的传统学说发挥到了极限，而且是比较完善的极限。

不久前，“全国中医、中西医风湿病诊治研究提高班”在北京中日友好医院举办。八旬老翁焦树德教授那率真深刻、殷殷期待的声音，令在场来自大江南北的杏林后学们无不称赞不已。焦老先生于五四运动后不久，目睹并感受了近百年来我国中医药事业的起落沉浮。上了年纪之后，焦老对中医药事业的现状心急如焚，他说，现在越来越多的中医治病时不求中医医理，背弃辨证论治，西化倾向严重，疗效不显著，病人不信任。现在的一些中药店也不行，开鹿角霜，给你鹿角片；开生黄芪，给你炙黄芪。好药工也没了，炒的不会炒，淬的不会淬。这样下去，中医早晚要消亡！

有一些人觉得中医玄，很难理解，有点神秘。这部分人习惯用西医的思维方式来思考中医。焦老举了一个例子，很能说明这种思维上的差别。他说，西医认为，升血压的药只能升血压，降血压的药只能降血压。而我们中医则认为，同一味药，我要它升就升，我要它降就降，只是情形不同、配伍有别罢了。

焦树德指出，为什么中医能够几千年长盛不衰？因为中医属于一种文化，有自己的一套理论，所以能传宗接代，绵延不绝。没有理论，那是手艺，大家都容易学。严格地说，中医是医学艺术，而非医学技术，艺术的东西，需要人们去体验、去领悟，所以，每个人所达到的境界和程度也就千差万别。学中医就是这样，同样一个疾病，这个大夫治得好，那个大夫却治不好。每个医生开的方剂、药味、药量都各不相同，所以效果也就不同。中医文化很深奥，你学了十年八年，都只学到了一小部分，还不一定能达到真正意义上的及格呢。所以，学习中医、研究中医、实践中医，

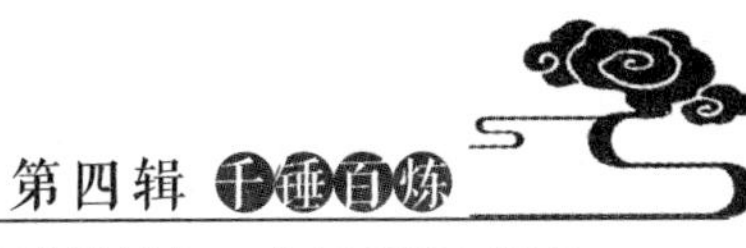

一定要从文化的层面入手，才能深刻理解，才能把握精髓，才能领悟真谛。

焦树德认为，成书于秦汉时代的《黄帝内经》是中医学理论大厦的基石，成为2000多年来历代中医登堂入室的必经门径。但近些年来对传统经典的教育却没有达到应有的重视，中医本科，应该先用两年时间把《黄帝内经》《伤寒论》《金匮要略》《神农本草经》《温病学》等经典读熟，剩下的3年，再去跟师学徒就可以了。

中医表现为天人合一的模仿，更具备艺术性模仿的特点。它不是对现实世界的直观浅显的反应，也是不容易被理解的。比如经络，看不见摸不着，只能想象。比如三阳（太阳、少阳、阳明）和三阴（太阴、少阴、厥阴），简直是对人体极为抽象的艺术性描述。从我们可以理解的外在世界及人体自身到某位或者某几位天才脑中产生的基于这三阳三阴的六经辨证体系，其间有多少主观的加工啊！有多远的距离啊！以至于当下的大脑压根儿就很难直观地理解，只能宗教性地接受或者艺术性地把握，后者需要相当的想象力。

在古代，因医者是有技艺的劳动者，故人们把医者称为"治病工"，《说文解字》也将医释为"治病工也"。《汉书·艺文志》将医事、医书列入"方技门"，根据医疗技术的高低又将医者分为"上工""中工""下工"，这可能受《周礼·天官》考评医者的影响，100%治愈率为"上工"，60%治愈率为"下工"。中医是博大的艺术，远非一般具体的技术！中医师修炼成长如同书法家、手工艺术家，"初习赛牛毛，成者如龙麟"。"天外有天，人外有人"，"玉札丹砂，赤箭青芝，牛溲马勃，败鼓之皮，兼收并蓄，待用无遗者，医师之良也。"

我国传统文化丰厚博大，而中医就诞生在这块土壤上，在其形成过程中，无论是中药、方剂还是其他中医名词的命名，不乏很多文化典故蕴藏在内，每一味药的发现，以及方剂的组成或多或少会有段趣话。一些药名、方剂名从字面上看，也许没有什么特别之处，但如果你真正沉醉于这浩瀚的医海中，就会感到不仅仅是个药名、方名那么简单，就不难发现古代医家殚精竭虑、苦心孤诣的治方用药境界，药名、方名往往有着耐人寻味的寓意。以妇科良药定坤丹为例，传说公元1739年，大清皇宫内很多宫妃因终年闭锁深宫、活动范围受限，心情抑郁、胸肋满闷、食欲不振、经血不调、身体虚弱，乾隆皇帝见此情景，就命太医院的吴谦为宫妃们医治。吴谦不敢怠慢，与太医们讨论后，精心拟定了一个处方。宫妃们服用后，效果显著。乾隆大喜，重赏吴谦，并赐此方名为"定坤丹"。坤指地、属阴，旧指妇女，定坤，即使妇女安定之意，乾隆还将此药列为"宫帏圣药"专供内宫使用，后由宫廷传入山西太谷望族孙氏开办的广乐聚药店。由此可见一个小小的方药，竟寓含着如此丰富动人的故事。

中医有很多术语具有神话般的传奇色彩，当你身临其境，免不了有一种神幻般的猜想，无不使你产生好奇感、探寻感，紧紧地将你的思维带到这个充满无尽遐想的空间。如“二龙戏珠”在民间有各种各样的神奇传说，直到现在，在一些历代建筑物上、民间艺术活动中均可见到其踪迹。而“二龙戏珠”又是中医推拿疗病的专用术语之一，是指推拿过程中上下、左右搓摆滚动，动作轻巧灵活自如，其姿态各异，犹如“二龙戏珠”，妙似“苍龙摆尾”，十分优美。通过这种手法达到祛风止痛、疏通经络、调和气血、协调阴阳等多种效用。类似这样传奇色彩的术语在中医文献中常可见到，如“水底捞月”，方剂中的大青龙汤、小青龙汤、青娥丸，中药中的天仙子、威灵仙等，无不使你产生各种各样的猜想，把你带入一个充满艺术气息的世界。

中医在形成发展过程中，具有很独特的方位色彩，方位在中医中具有很重要的地位，体现在中医的各个领域。如治法中的泻南补北法，是指泻心火、滋肾阴，适用于肾阴不足，心火偏盛，水火不济，心肾不交之症。在左肾右命学说指导下，创立了滋补肾阴的左归丸、滋补肾阳的右归丸。中药中有南沙参、北沙参、南五味子、北五味子；就脏腑而言，有上焦、中焦、下焦之分等，类似的术语在中医中常可见到。

中医对数字的应用可谓淋漓尽致、至微至妙，中医方剂的命名与数字有着完美的结合与体现，处处闪烁着数字使用精妙的光环，有许多奇特的组合和令人难忘的名字。如一贯煎、二至丸、三痹汤、四物汤、五味消毒饮、六神丸、七珍丹、八味肾气丸、九味羌活汤、十全大补丸等，或六一散、九一丹、四七汤、七三丹等。再如中草药中还有不少数字起修饰作用，蕴含着丰富想象。如一见喜、二丑、三楼、四方草、五灵脂、六味松、七叶一枝花、八角莲、九里香、十大功劳叶等。在推拿术语中也离不开数字，如“一指禅”“二龙戏珠”，以及十二井穴、十七推穴、十三鬼穴，十四经、十五脉络、三百六十五会等。这些都展现了数字与中医的精妙组合，使医者可以尽情领略中医数字的韵律之美与数字背后的内在之理。

中医在国外的发展速度之快令人瞠目结舌。以瑞士为例，2003 年，瑞士的中医从业人员不到 300 人，可不到一年间就翻了一番，增加到 700 人。至于中医诊所，更是如雨后春笋，开得人眼花缭乱。而且目前瑞士的每一家医院都在积极筹办中医科室。同时，欧洲人对中医理论的接受程度也大大超出人们的想象。每当和病人讲气血阴阳，病人都会表示很理解，认为这是东方医学对人体和生命的独特认识。所以，中医的价值和生命力不是讨论出来的，也不是谁给它的。中医的价值和生命力源于它本身内在的东西，它深厚的文化底蕴，它那种深层次的对人、对生命和自然的尊重，这种顽强的生命力是任何势力都压制不住的。中医用它卓

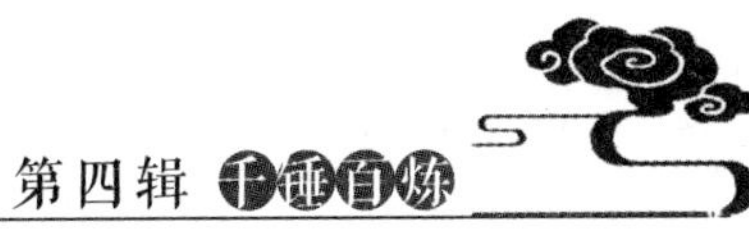

越的疗效赢得了全世界人民的青睐，甚至在西方的医生心中，中医也有它独特的地位，因为它确实能够解决西医所不能解决的问题。所以如何将中医推广、弘扬、光大，让它健康地成长，才是我们这一代中医学者最重要的职责。

中医药是中国文化的一部分。中医理论是直接建立在中国文化与哲学体系之上的，是不可分割的；而中药则是中医理论指导下的实践成果，同样是与中医理论不可分割的。所以，把中医理论与科学对立起来，从而否定中医药文化的做法，它否定的不只是中医理论，也绝不止于中医药，其最后的结果，就是否定整个中国传统文化。由于民族文化的继承性，新文化只能在传统文化的基础上发展，不能全盘否定传统文化，凭空生长出新文化，所以对中医药的否定也势必对中国当代文化建设带来影响。中医药作为中国文化的一部分，它代表着中国文化对于人，对于生命，对于健康与疾病的认识。

一个“时辰”，简直就是一个缩小版的“月份”。12 个时辰和 12 个月份有很强的相似性。

早上寅卯辰时，似春天，“生发”之象，气温渐热，五行属木。

上午巳午未时，似夏天，“成熟”之象，气温最热，五行属火。

下午申酉戌时，似秋天，“凋零”之象，气温渐凉，五行属金。

夜里亥子丑时，似冬天，“缩藏”之象，气温最冷，五行属水。

简言之，一年中的“夏季”最热，相似于一天中的“中午”，所以五行属“火”。一年中的“冬季”最冷，相似于一天中的“夜晚”，所以五行属“水”。

午时，在自然状态下，代表中午、代表炎热、代表火。

假设美国时间和北京时间相差 12 个小时吧。如果一定要换算成“北京时间”后再算命，那么：明明是一个在“正中午”出生的美国人，得到的是自然界的“火”气，你给他排出八字后，却变成夜里子时出生的了。火没了，却又人为地给他换成了“水”。明明是一个在“半夜里”出生的美国人，得到的是自然界的“水”气，你给他排出八字后，却变成正中午出生的了。水没了，却又人为地给他换成了“火”。这样一来，虽然符合了中国的规定，却违背了自然的法则，不合逻辑，不合情理，失之毫厘，谬以千里。

心手相连，每一门手工技艺的背后，都闪现着手工艺人的心血与智慧，每一个精美绝伦的瞬间，都凝聚着岁月与人生的坎坷沧桑。无论是传统还是创新，十指灵动之间，都流淌着最精美的工艺、最真挚的坚持与最美丽的梦想。既是技艺的传承，也是灵感的闪耀，更是生命的悸动与精彩。那些承载着中国传统文化精髓的传统手艺，流传千年却历久弥新。

人是自然的一部分，人的脉象也会随着四季气候的变化而变化。春季虽然阳气已升，但寒未尽除，气机有约束之象，故脉稍弦，同时也显示出体内的生机经过冬天的储藏有一种蓄发之势；夏天阳气隆盛，脉气来势盛而去势衰，故脉稍洪；秋天阳气欲敛，脉象来势洪盛已减，轻而如毛，故脉稍浮；冬天阳气潜藏，脉气来势沉而搏指。所以，如果你的脉象四季颠倒，那就应该去医院好好检查一下了。不要以为医生把脉很轻松，他跟艺术家一样，“台上十分钟，台下十年功”。钢琴谁都会弹，把脉谁都能把，但水平高低却有天壤之别。同一首曲子，你弹是一个味儿，钢琴家弹就是另一个味儿。同一个病人，你把脉是这样的解释，而让扁鹊和张仲景来把脉，他们的解释很可能会完全不同。关键就两个字——悟性。

中医把脉，左手寸关尺是心、肝、肾；右手寸关尺是肺、脾、命门。人体的一切情况都汇集在两只手上。中医把脉就像是音乐家听音乐一样。莫扎特 5 岁就能准确无误地分辨出任何乐器上奏出的单音、双音和弦音，他靠的不是技术，而是天赋。中医也需要天赋和悟性。春弦、夏洪、秋毛、冬石，脉的跳动需要有悟性的人慢慢去体会。一个没有音乐天赋的人欣赏不了音乐，一个没有悟性的人一定把不准病人的脉。学音乐要有音乐细胞，学中医要有中医细胞。中医是“至精至微之道”。所以千百年来名医很少，扁鹊、华佗、张仲景，他们像莫扎特、肖邦一样稀少。

什么是智慧？智慧就是内观，就是定，就是静，就是悟性。北京有个“定慧寺”，什么意思呢？就是告诉你，定下心来才有智慧。《黄帝内经》就那么一点字，你读了一遍，甚至背了一遍，但你真正懂得书上所说的意思了吗？如果你不是一个有慧根、有悟性的人，根本就读不懂《黄帝内经》。李时珍说，只有内观才能理解经络，这是一个伟大的真理，学中医的人一定要时刻牢记。所以说“聪明人学不好中医，只有智慧的人方能成大器”。

一张处方就是一篇文章，中心思想、段落大意、修辞手法等都一应俱全，高明的医生开出的药方思路清楚、主题突出、详略得当，君、臣、佐、使各得其位，和谐统一，疗效自然就好。好处方就像好诗文，不可多得。“明月几时有，把酒问青天”是绝妙好词，可以流传千古。“六味地黄丸”是完美配方，可以造福万代。如果你仔细去品“六味地黄丸”的方子，就会发现其选药之精、组合之美、剂量大小之和谐，无不体现出天地之妙意，堪称处方极品。而有的医生不明白这个道理，好药贵药一齐上，高、大、全，这种处方对人体的伤害极大。有的时候，君、臣、佐、使都得当，可就是缺少画龙点睛的那一笔，药效也不能发挥，这就像写文章缺少了文眼一样。

叶天士是清代著名神医，他虚怀若谷，谁在治病方面有特长，他就拜谁为师。他发现一位高僧医术精湛，便削发为僧向高僧学习医术，三年学满后，高僧对他说：

“你现在医术很高了，恐怕已经赶上了江南名医叶天士了。”叶天士告诉高僧：“我就是叶天士。”高僧惊讶万分，感叹不已。因为中医把脉开方也需要灵感，需要创造，有时这种灵感和创造是不可复制的。

为什么肝是“将军之官”而胆是“中正之官”？能不能反过来？为什么芫花的药性是入足太阳膀胱经而不是手太阳小肠经？最初古人是如何得出芫花入足太阳膀胱经这个结论的？而“药性入足太阳膀胱经”到底是什么意思？是说这药的某个成分会进入足太阳膀胱经中游走一番？那么是先从哪个穴位进入足太阳膀胱经的？还是这药的活性成分仅仅是影响与足太阳膀胱经有关的脏器、经络的强弱、虚实？又是怎么影响的？虽然直觉告诉我这些描述在某种程度上都有不少正确的成分，由此指导的治疗有时候确实有效，但是从科学的角度我还是很不习惯，倒是觉得从艺术的角度看比较习惯，只有在艺术面前才能只关心最终的成品，不需要考虑最初的详细过程。或者把它当作是某种目前未知的史前文明留给咱们的礼物来看待？

印刷机给生活带来了便捷，少有人再摆弄活字印刷。少数活字工坊存活在角落，但是活字仍是中国宝贵的工匠技艺。

依然很多快要失落的技艺等着我们去热爱、去传承。能抵达美之真谛的只有人，而造物本身就是活着。

到底传统中的什么是中国人应该丢掉的，什么是我们应该留下来的？这些老手艺真的只有历史价值或者审美价值而没有了使用价值了吗？假如真的已经没有了消费者，我们又怎么来保留他们呢？尽管今天的日本人很自责说他们丢掉了很多传统的手艺，但实际上我们总体还是觉得日本人是个注重保留传统的民族，起码比我们做得好。他们在现代社会开始的时候曾经推广过一种运动，叫“一村一品”，或许我们今天可以借鉴，就是每个村子推选出一种最拿手的手艺，然后把它们想办法保留下来，这样就能够使一部分老手艺在现代化社会依然能够存活下来。比如制作马鞭的割牛皮过程，每位熟练手艺人的那种自信宁静的心态，完全可以用一种境界来形容。正是这种难得的“境界”警示我们：或许这些老手艺代表的是一种我们渐渐失去的生活节奏和生活态度，只有依附于它们的存在，我们传统中的某些精华才可能存在，一旦它们彻底从我们身边消失，则我们心灵与情感的一部分可能永远再也找不回来，所以从今天就开始珍惜它们是有道理的。

一大早，来郭声全中医诊所看病的人络绎不绝。拔火罐的刚走，就来了一位女子，她说自己经常全身发凉，郭声全看了她的面相，听了她的叙述，问了她的病症后号起了脉，郭声全说：“你这是阳虚气虚，日积月累，阳损及阴，气耗及血，造成目前气血阴阳诸虚。久病只能慢治，需综合调养，滋阴扶阳，补气益血。”

说完单子也就开好了。女子道谢刚走，又来了一位母亲带着小孩来看咳嗽……

现年 76 岁的郭声全行医已经超过 60 年，他家世代行医，郭声全 12 岁就开始抓药，15 岁便独立行医了。1960 年，聪明好学的郭声全发现，许多人用麝香抹在姜片上，贴在身体某处，期望能缓解疼痛，但是效果不甚明显。郭声全就想：能不能把麝香制作成注射液，直接打入患处，取得更好的疗效呢？于是，郭声全便研究起了麝香注射液，经过 10 年的潜心研究，终于取得重大成果，此药可以止痛、通经络、调整气血，直达病根治疗疾病。1970 年 8 月，湖北举办医学研讨会，将郭声全请去公布了这一项研究成果，在同行中引起了巨大反响，众多专家学者对麝香注射液取得的疗效给予认可和赞赏。同年 11 月，房县军事基地一位张营长在开会讲话时，突然倒地，被诊断为脑溢血后在当地医院治疗 3 个月没有好转，房县卫生局局长请来郭声全，通过麝香注射液的治疗，一个星期后，张营长可以起床，20 天后可以走路了。

郭声全告诉我们，他的孙子郭绍龙现在湖北中医药大学就读，准备继承祖辈的事业，将自己编著的《中医麝封精华》继续研究下去。郭声全在送给孙子书的扉页上写道：大医医国，其次医疾；不为良相，则为良医。希望他能继承中医的使命与责任，担负起爱国主义、人道主义以及中医前进的继承与创新的使命。

活着是一门专业

车子驶上了京港澳高速公路。

京港澳高速不知从什么时候开始堵车堵成了这副德行：一眼望不到头的车队像一条长龙，在无聊的等待中，我情不自禁地想起了死亡这件事儿。

一条路，一个城市，跟人一样，也有生命，但如果没有合理“规划”，只知道盲目开发和过度损耗，时间久了，必然也是畸形成长。从前不懂得爱惜身体，大难临头，才来医治，前路未卜，要么起死回生，要么一命呜呼。当我们相信自己对这个世界已经相当重要的时候，其实这个世界才刚刚准备原谅我们的幼稚。偶尔要回头看看，否则永远都在追寻，而不知道自己失去了什么。

在中国活着是一门技术活，你需要脚底板，也要长心眼。

人都是会死的。有一副对联说得好：早退晚退官都要退，早死晚死人都要死，横批：早退晚死。但是人的死因不一样：有一种叫自然凋亡，还有一种叫病理死亡。

我们医院有个同事，他的母亲不久前去世了，走的时候105岁。早上起床时老太太还好好的，11点钟时她突然说了一句话：“我今天特别想吃一碗蛋羹，你能给我做吗？”我的同事说：“行，马上给您做蛋羹。”老太太怎么会突然说出这样一句话呢？原来，老太太想起了100年前她5岁的时候，正是清朝末年，家里很穷，有一天她妈妈给她蒸了一碗蛋羹，她吃了以后，觉得味道好极了，老太太整整记了100年。她吃完以后睡着了，下午3时还没有醒，我同事一看，老太太一动不动，他很害怕，赶紧叫120急救车来抢救。大夫一到，做心电图一看，一条直线了，瞳孔也散了，四肢也凉了。大夫说老太太走了。家里人想，老太太什么话都没有说怎么就走了呢？她儿女正想哭，大夫说：“别哭别哭，你们应该高兴才对啊，这叫作喜丧。”大夫还说：“我要是能活到105岁也这么走，那我就谢天谢地了，我求之不得啊！”他说这叫“自然凋亡”。

什么叫自然凋亡呢？花开就有花谢，日出就有日落，有春夏就有秋冬。人的自然凋亡是指无病无痛，无疾而终，平安百岁，快乐轻松，生如春花绚烂，走如秋叶静美。这句话的意思是说，人活着时像春天的花朵一样，开得美丽灿烂，活得痛快，活得精彩；走呢，就像秋天的落叶一样，风一吹，掉了，挺好，无声无息。

国学国画大师苏菊仙活到114岁，宋美龄活到106岁，他们都是睡着觉就走了，不痛苦，气管切开、心脏按摩、胃管尿管……都不需要，多好啊！这叫自然凋亡，生命如歌，人生如画。

不过，大多数人都是病理死亡。

什么又叫病理死亡呢？中年得病，花钱受罪，肉体痛苦，精神折磨，身心煎熬，人财两空。有一位病人，做了两次肝移植手术，花了将近100万元。受了不少痛苦不说，仅是抗排异药，一年至少5万元钱。最后呢，钱也花了，罪也受了，人也走了，人财两空。这叫病理死亡。

有一个病人36岁，千万富翁，急性心肌梗死，抢救时，一针药0.1克就要15 000元。黄金多少钱啊？当时1克黄金160元，0.1克黄金也就16元！药效挺好，打进去，半个小时后，血栓化开了；赶紧又做冠脉造影，花了8 000元；发现三支冠脉主干都狭窄了，又赶紧上支架，美国进口支架12万，一根管子18 000元，一个手术做下来，花了15万，他挺高兴，出院了。不到两个月，他又回来了，这回为什么回来呢？不是上次的病，这次是脑血栓、半身不遂，偏瘫了。

36岁，怎么病得这么重呢？道理很简单，您别看他岁数不大，但“烟龄”可不短，13岁开始抽烟，“烟龄”23年，“酒龄”18年，“麻龄”12年，外加“赌龄”5年。五毒俱全，能不得病吗？他病怎么得的？抽烟抽出来的，喝酒喝出来的，生气气出来的，着急急出来的，病是自己找来的。所以俗话说得好：烦恼是想出来的，痛苦是比出来的，毛病是吃出来的，健康是走出来的，病是自己找出来的。

我们谁也不希望病理死亡，谁都希望自然凋亡，但为什么大多数人都做不到自然凋亡呢？道理就一句话：我们违背了生命的规律，受到了规律的惩罚。其实顺应规律很简单，不用花什么钱，我们就能做到自然凋亡。

我们怎样才能做到自然凋亡，健康快乐100岁呢？很简单，世界卫生组织说了，健康满分100分由四个元素构成：第一是父母遗传基因；第二是环境；第三是医疗条件；第四是生活方式。

来到人世上，原本就是一次偶然，而离开这个世界，谁也躲不过，这就是必然。生老病死，人间规律。然而，谁不贪恋生得绚烂，活得长久。

中医说，生命起源于阴阳交合，但最重要的是那一股先天之阳，这是一股决定人的寿命多少的阳气。从小孩阶段，先天之阳最足，阳主动，阴主静，所以小孩子最喜欢活动，而且眼睛非常明亮，很有神采，这些都是阳气足的体现。《黄帝内经》曰：“阳气者若天与日，失其所，则折寿而不彰，故天运当以日光明。是故阳因而上，卫外者也。”阳气在给予生命动力的同时，还担负一个非常重要的任务，就是保护身体免受外邪侵入。

青年时期，体内先天之阳的柴火烧得正旺，而后天脾胃发育良好，从食物中汲取的后天之阳也非常充盈，所以体内阳气充盈，很多中老年人都很怀念自己的青年时期，因为在青年时期精力充沛，不怕苦，不怕累，不像老年那样，走几步路就气喘吁吁。为什么说青春期和童年是人生的最好时期？因为那时人的精神最为充沛，体力也最为充沛，其实，人内心深处是怕累，恐惧疲倦的，所以很多人在疲倦时喝咖啡提神，在累时打打游戏，看看小说，希望得到刺激而重新焕发出精神。有很大一部分人，沉迷小说、游戏，不是沉迷其中的情节，而是沉迷那种聚精会神的时刻。所以，青春期和童年的美好，是以强大的身体为基础的，它是整个生命历程中最好的两个时期。而这两个时期，阳气的充盈在其中起了决定性的作用。

到了中年时期，身体阳气开始由盛转衰，不爱惜自己的身体的人，阳气衰落更快，很少人感冒后会发烧，这是因为根本没有足够的阳气烧起来。但是，这并不意味着身体变好了，因为正是这个时期，很多大病在酝酿，或已经生成，如高血压、糖尿病、高血脂，还有一些风湿、类风湿、骨头的疾病，最重要的是癌症在这个年龄段也是高发的，这就是阳气失去保卫作用后，身体已经无力抵抗病邪，病邪遂在身体积累，所以有些人一年到头都没有病，就是经常容易累，结果几年后检查出来的都是一些大病或慢性病。当然，生病不是绝对的，并不是说大病只会在这个阶段出现，只是这个阶段和老年阶段比较容易，也不是任何人都会生病，有很多人很注意自己的身体，劳逸结合，把身体的阳气保存得很好，就不会生病，即使生病也不是什么大病。

到了老年时期，阳气进一步衰退，所以老年人特别容易生病，而且很多老人都有慢性病。不仅如此，很多老人还会出现容易累、气短、不欲动等情况，到了冬天就四肢发冷，有时甚至冷到不能入睡，盖多少张被子都无济于事。这就说明老人家体内的阳气已经很衰弱了，再加上病邪侵入体内，一直和体内的阳气做斗争，使得体内阳气越来越少，而在外面表现出阴盛阳衰的症状，因为阴主静，所以人会不欲动，阴为寒，所以人会感到寒冷，阴寒过甚，还会凝结血液，变成血瘀证，诱发心脏方面病变，还会造成失眠。

当人体的阳气越来越少，人的身体就会变得越来越弱，神气越来越差，所以中医看病首先看神，如果看到病人神已经失了，就知道病非常不好治。当最后一丝阳气消耗完的时候，就是生命结束之时，中国古代有言：“纯阳为仙，纯阴为鬼。”

云子拿驾照不久，开车很谨慎，所以她开车时话不多，加上她老公刚子的沉默，车里的气氛就显得更加沉闷和诡异。很长时间，他们之间一句话也没有。刚子全身心被绝望和恐惧包裹着，费力地揣测着眼前发生的一切到底意味着什么，尽管他始终没有办法把思想集中起来，但有一点可以肯定，那就是，今后这个女人没了老公怎么办？家里那个嗷嗷待哺的孩子没了父亲怎么办？路上车水马龙，行人行色匆匆，后来遇到堵车的时候，云子似乎感觉到了刚子的异样，转过头来，盯着刚子说："你是不是有什么事情瞒着我？"刚子想了想，说："世事难料，就算得了绝症，又如何？""我俩可是有誓言的哦，白头偕老，"云子说，"这才 3 年呢，往后日子还长着呢，你不许胡说八道哈。"刚子没有回答，只是紧紧握住云子放在方向盘上的右手，她反攥紧了刚子的手，似乎害怕刚子真的突然消失了，也一言不发。刚子本来是个侃侃而谈的人，可现在却沉浸在巨大的悲伤之中，所有说教与浪漫的词汇都已悄然不见，他感觉自己像一具被掏空的躯壳。这并不是他们第一次握手，却感觉像是最后一次。那一刻，刚子似乎突然明白了什么叫"生死诀别"。

让我们不快乐的，都是一些芝麻小事，我们可以躲闪一头大象，却躲不开一只苍蝇。我们以往不良的生活方式为自己请来了"癌症"这个客人。医学界始终认为：癌症是一种基因病，源自基因损伤、突变累积。事实上，我们的健康反映了我们生活方式的总和。从某种角度来说，我们的身体是社会和生活方式的一面镜子。如果一个人经常有负面情绪，那它对心脏、血压、脾胃等的影响不亚于地震。国外的调查数据是：此类人死于心血管病的概率，60 岁以下为 50% 以上，60 岁以上者也有 35% 以上。所有的负面情绪都有一个密码。比如，忧伤的"忧"是"心"字旁，迷惑的"惑"是"心"字底，恐惧的"惧"又是"心"字旁等。

所有的负面情绪唯一能击垮你的途径就是通过你的心。你的心认了它，你就垮了。循证医学告诉我们：凡是心情不好的女性，80% 以上都有乳腺疾病，而这些人中，乳腺癌变的可能是常人的 5 倍。中国乳腺癌发病率以每年 3% 的速度在增长。而上海疾病控制中心于 2010 年 3 月 7 日发布：上海近年平均每天诞生 10 名乳腺癌患者，一年就有近 4 000 名乳腺癌患者。触目惊心啊！

病由心生，很多病是由于心理不健康而产生的。"长期的情绪感冒，是滋生百病的土壤"。负面情绪产生以后，人的身体就会产生一种像蛇毒一样的荷尔蒙，医学上称为"去甲肾上腺素"。它会加剧负面效应的身体循环，于是，恶性循环就开始了。同理，如果你始终保持积极乐观的情绪，那么身上就会产生一种快乐的荷尔蒙，叫"内啡肽"。你身体里的"内啡肽"越多，它就越会提高你的免疫功能，形成良性循环，那你的整个机体就越来越平衡，即便有了病，也能依靠自身的自愈力而得以康复。

最近网上流行着这样一段话："中国生活：抱好孩子看住狗，管住媳妇禁网友。不坐动车徒步走，被车撞了别回头！吃的最好地里有，加工食品严忌口。拆你屋子你就走，留下容易火浇油！补充营养留一手，自家养头花奶牛。生病你去问病友，医生拿你当条狗。房价已然鬼见愁，低调做人溜边走，能走多远看户口。”活着是一门技术，否则在墓地昂贵却推崇风光大葬的今日想死也死不起了，当然你想葬在哪个山头或暴尸街头就要另行打算。

有朋友跟我感叹：活着真累！我说活着又不是活该，哪有你说的那么悲惨，你说活着累是活该那还可以。如果哪个朋友真的嫌活着太累就去死吧，提前跟我打声招呼，好把你的所有遗产留给我。万一觉得活着太累又不敢不活着，那就好好活着，别到处感叹了。想不累地活着或者有意义地活着，那得把活着这门技术活学到家，别半途而废地辍学寻死了。

活着，你会突然发觉有好多事等着你去处理，见一个人，去一个地方，处理一件事……当今社会，形形色色，活得精彩是种境界，道貌岸然是另一种方式。好多事在我们生命里表现出风生水起的苗头，大半又显得平凡无奇。要想活得好，必须在生活里找，活着不是让我们在青黄不接的季节感叹，而是平淡充实，学会分分秒秒地享受。

经常听到有人没良心地叫道：我不想活了。然后我故意地补充：不想活你也得找个风光点的地方去死，旁边还要住人的，不然怎么样，只能离我们远点，别做鬼也缠着我们。我的意思是激他活出技术来，不然人生被他自己摧残了。

生病出院的时候感官告诉我，活着可以享受到阳光温暖熟稔，那是活着的体会，万一那个时候我死了，那活着的人岂不是只能触摸到我冰冷的皮肤了。活着，思想没死，随便裸奔。死了，再好再流氓的思想也消殒在岁月里。

生活是一门技术，就医更是一门技术。

多增加些生活常识、多增加些就医常识，多投入一些，在关键时候是会救命的。关爱家人，不要把应该花在健康方面的投资却用于临终关怀上。其实想健康长寿也很简单：心情愉快、平衡膳食、戒烟限酒、适量运动、定期体检。

心情愉快包括清心寡欲，不好争、不郁闷，多参修一下祖宗留下的传统文化。

平衡膳食是戒口欲，目前人绝对不缺营养，千万别妄想靠吃一些补品延年益寿、身体健康，恰恰相反的是，当今许多病都是吃出来的；戒烟限酒就是广义的戒除不良生活习惯，熬夜、不吃早饭、晚起等，要规律生活，爱惜自己。

国际医学界推荐的可以对健康产生积极影响的体力活动量为：每周活动 3 次以上，每次持续 30 分钟以上，强度为中等。不同的人可根据自己的身体状况选择适宜的运动量。

健康体检是一种自我保健方式，它可以变被动看病为主动检查，变消极治病为积极防病。医疗专家认为，看似健康的人也应该每年或至少两年体检一次，因为定期体检能够早期发现一些无痛或症状不明显的疾病。

你可以长得不帅，你可以不聪明，你可以很胖不漂亮，你可以没有钱，你可以碌碌无为，但请你记得一定要善良，常怀感恩。记得每一个生命都是值得被尊重的，记得每一件小事都是美好的。请记得如果真的不可以成功，我们也还可以坐在河边递给路人一瓢水，在台下为精彩演出而鼓掌，为英雄献上采摘的鲜花。记得不要让这个世界再冷漠下去，记得力所能及地帮助别人。

愚昧又怎样，漂亮又怎样，我常以为，是丑凸显了美，是愚昧提升了智慧。如果这个世界都是“美”，美又有何存在的意义？有些美的人为何不能认识到丑的作用，而要去伤害他们。我们赶着生，赶着死，不是为了人类自己，而是为了适应和促进物质的发展。我们为何要这样，为何要泯灭我们的社会属性？

像对待自己的孩子一样对待一只流浪狗，像对待自己辛苦种植出来的蔬菜一样对待一盘菜。我多么希望年轻人可以去发发传单体会一下发传单的尴尬，多么希望年轻人可以去做服务员，体会一下被使唤的滋味，多么希望年轻人跟随自己的家里人去干活，感受父母的伟大。我多么希望年轻人可以懂得感恩，懂得谦逊，懂得善良，懂得沉稳。

要知道，这已经不只是知识，而是智慧。

人之所以会生病，最原始的根源就是生气，这在《黄帝内经》中就有说明。中医专家指出，生一次气毁一次健康，生气导致的疾病与由风寒暑湿等外因导致的疾病不同，它会直接损伤五脏功能，发病更加严重。

长期生气的人，会在身体上留下不同的痕迹。从外表看，脾气火爆、经常处于发怒状态的人，多数会秃顶，严重的还会使头顶变尖；程度轻点的，则会在额头两侧形成双尖的 M 形微秃。美国《洛杉矶时报》也曾报道，爱生气的人容易长色斑，而且脑细胞衰老明显加快。从中医角度分析，发脾气时，气会往上冲，造成头顶发热，导致脱发。严重的暴怒，有时会造成肝内出血。如果血吐不出来，就会留在肝内，一段时间后形成血瘤。生气导致的肝热，继而会影响到肺，肺热的一个严重后果就是失眠。一位中医在临床上曾遇到过一个五天五夜无法成眠的人，就是生气造成的。血气较差的人气往下沉，形成腹部胀痛，会让人误以为是肠胃问题。

不管你喜欢不喜欢，该天亮时天就亮了；不管你热爱不热爱，小鸟该歌唱时就唱了。早晨总是那样忠于职守，绝不独享朝霞私藏鸟语；早晨总是那样无私，从不吝啬光明和旋律。我们有理由向早晨学习，学习它的恒常，学习它的胸襟，学习它的豁达与博爱。

自由的呼吸，和畅的吐纳，如微风拂过鸟鸣，如翅膀剪过天空。活着是一门

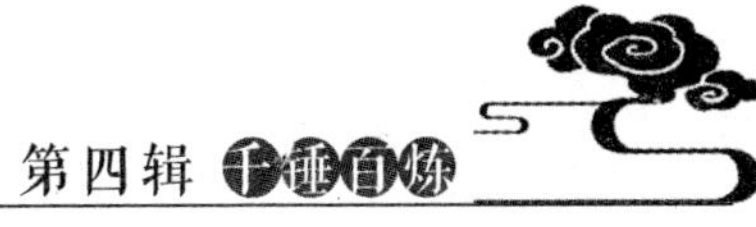

艺术，身体是它的舞台；人生是一门学问，心灵是它的承载。健康是通往艺术圣殿的门票，健康是攀登学问之山的云梯，朋友请珍惜这张门票，请守护这把云梯。

每天睁开眼睛，做不完的事情正等着你，那是一种幸福，说明你的生命还没有生锈。早晨是幸福的，百鸟有唱不完的歌，晨风有走不完的路，朝霞有用不完的情。如锃亮滑轮不停地运转，生活的繁杂在早晨变得简单，人生的丰富在早晨被镀上色彩，在早晨灿烂的生命会补充能量，幸福早晨，生命永远不会生锈。

心态的“态”字，从字面上，拆解开来，就是心大一点。“心大一点，心大一点”，刚子不断在心里暗示自己，慢慢地，再去望眼前这条路，感觉曾经那条堵得心慌的高速路，似乎让他不再生气，不再郁闷，不再焦虑，也不再悲伤了。可不是吗，自己把“高速”默定为“慢速”，想开了，想明白了，心里也不会有那么多负面情绪。大病来了，放慢脚步，也许让他有一个回头审视自己缺点和过失的机会。到底怎么就得上了癌症？真的就要这么死去了？看来，在剩下不多的日子里，得好好调整心态，做个真正的“无求”之人。这让刚子又想起了他姑父手书的、挂在他书房的那副对联来：“事能知足心常泰，人到无求品自高。”这个“无求”，当然不是心灰意冷、垂头丧气和消极的处世态度。相反，恰恰是叫你舍弃脑子里的功利和浮躁，叫你不为外物所羁绊，不被浮云遮了双眼。

漫漫京港澳高速路上，关于生活、健康和生命的问题，我想了太多太多。其实，路还是那条路，只是路上的人不同；路上的人越来越多，只是人们只知道不停地向前奔忙。

收音机里传来了许巍的歌声：“阵阵晚风吹动着松涛，吹响这风铃声如天籁。站在这城市的寂寞处，让一切喧嚣走远……谁画出这天地，又画下我和你，让我们的世界绚丽多彩。谁让我们哭泣又给我们惊喜，让我们就这样相爱相遇。”“总是要说再见，相聚又分离，总是走在漫长的路上。”如果说许巍也算一个“北漂”，他的《旅行》确实唱出了我们作为游子，这么多年来一路打拼、一路“旅行”最真切的悲与欢、爱与恨。人生何尝不是一场旅行？在旅途中，我们遇见过许多来来往往、进进出出的人。前世的千百次回眸，才换来今生的一次擦肩，不幸的是，匆匆忙忙的，可能就要说“再见”了。

不同时代的人有着不同的精神状态。以前，我们的物质生活很贫穷，但精神状态却很好；如今，我们的物质生活水平提高了，可精神生活却匮乏了。不要逢事就是喜欢钻牛角尖，不要让自己背负着沉重的思想包袱，不用把事情考虑得太周全，这会让我们活得累。

为了寻找幸福，我们会许下一些诺言。可当真正去做的时候，却发现有些诺言是虚伪的谎言。但细想一下，就是这些虚伪而善良的谎言让我们对幸福充满了希望和信心。其实承诺并没有什么，不见了也不算什么，所有的一切自有它的归宿。

幸福是自己的感觉，需要自己细细去体会。幸福的距离，有时近，有时远，以为就在咫尺，转眼却还在天涯。平静的生活就像一杯白开水，喝起来淡而无味，却不知道正是它的纯净无瑕才让我们的生命幸福，懂得生活的人才会在平淡中品出甘甜和幸福。

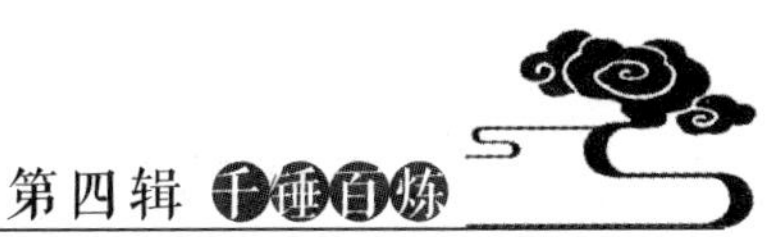

奇经八脉都是药

每天早晨，当晨练的人们陆续走进绿树成荫的公园或来到楼下的小区绿地，你会发现，无论男女老少，总会有人来到树下，撞起树来。或背对着树，撞击腰部、臀部和肩部，或面对着树，用腹部、胸部撞树。不容置疑，这些人找到了一种既简便又理想的健身方法。

你清楚自己的身体吗？我们全身的经络就好像山川大河，川流不息，奔腾无阻，五脏六腑色彩鲜明，层次分明，如同博物馆陈列的珍贵器物一样，各得其所。你知道阴阳、五行、五色、五味这些听起来很玄的东西都跟我们身体的经络有联系吗？经络的主体叫经脉，是运行气血的主要通道。人体的经脉有十二正经和奇经八脉，如果把十二正经比作奔流不息的江河，那奇经八脉就好比水库，十二正经将气血输送到全身，滋养四肢百骸，奇经八脉则为调节宣泄气血的“水库”，储存和供应十二经脉的气血，始终保持其充足的能量。奇经八脉指有八根脉带，其中最著名的就是任脉和督脉。传说中，人如果打通了任督二脉，就会功力大增，是世外高人了。一般认为，任脉起于胞宫，出于会阴部，向前循腹里，上行于上半身的前正中，向上经咽喉，上到面部，到达眼睛下面。因任脉行于人的前正中线，“腹为阴，背为阳”，且任脉与诸阴经交会，故又称“阴脉之海”，是血海之源。

中医经络学说告诉我们，经络是人体组织结构的重要组成部分，是沟通表里、上下，联络脏腑组织和运行气血的独特系统；经络又是人体的自我调节系统，像一位熟练的调度员，尽职尽责地调节着人体经气的上下平衡、左右平衡、内外平衡和阴阳平衡。按照经络学说，人体的 14 条经络，除任脉和督脉不具备对称性外，其余 12 条经脉都左右对称，即人体左右两侧各有 12 条。而人体的 14 条经络中有 6 条发端于手指。在人的左右手掌上，集中了三条阴经的诸多同名穴位。这些穴位在经络路线上各司其职，积极地承担着经气运行的任务。有意思的是，当某一线路上运行任务过重不胜负荷时，它们就能自行通过“协商”得以调度，能将负荷的过多部分，主动疏散到其他线路上去。《黄帝内经·灵枢·脉度》认为：“手之六阳，从手至头……手之六阴，从手至胸中。”《黄帝内经·灵枢·卫气》强调：“能别阴阳十二经者，知病之所生。”凡高明的中医，在阴阳十二经上常常下了很多功夫，他们对切脉十分在行，对病人左右手上脉象脉息的差异往往洞悉入微。中医认为人的经络主要由经脉和络脉组成，好比一棵大树有树干还有枝叶。经，有“径”的含义，也就是路，指的是大并且深的直行主干；络，有“网”的含义，好像网络一样，指的是分支，小并且浅的横行支脉。经络就像身体内深浅不一、纵横交错的沟渠一般，运行着气和血，使人的生命能够延续。只有把这些沟渠打扫干净，让气血畅通无阻，人的身体才不会出现问题。

明代的李时珍，大家都知道他是《本草纲目》的作者，其实他还写过《奇经八脉考》一书，里面主要是对古代人体奇经八脉文献的汇集、考证。他说：“内景隧道，惟返观者能照察之。”也就是说，经络不是一般人能看到的，只有那些练了气功的“能内视”的人方能看到。这种观点影响至今，现在很多练气功的人也是这样的。

我们为了预防身体疾病，为了及时知道身体哪儿堵住了，我们就得先知道经络到底在哪儿。经络不畅，身体就会发出求救信号。经络就是周身气血运行的通道，经络通畅身体才能健康，如果经络不畅，气血不畅，谈何健康呢？

1. 冷

除了头凉之外，身体其他某些部位发凉，最常见的是手脚发凉，常常是经络不通的信号。因为人的体温是由气血输送来决定的，气血旺盛，体温才会正常。哪个地方发冷，哪个地方可能经络不通，气血难以到达。此外，还有体温、出汗不对称的情况出现，如某些半身不遂的人，经络严重不通，健康部位和不健康部位会出现一侧体温正常一侧凉的情况。

经络不通对皮表的影响，除了表现为冷热感觉外，还可以表现为皮肤毛孔粗大、毛囊淤堵等问题，血气不至，毛孔内垃圾排不出来，把毛孔塞住了，毛囊自然长不好。所以如果某个部位出现以上问题，可以对照经络图查找所处的经络，进行按摩等调理，将它们疏通以后，说不定很多问题也就消除了。

2. 热

其主要表现是身体某些地方低热、干燥，局部异常出汗。一般这也是体内经络不通，热气不能通过正常渠道散发出去的缘故。

除了外邪引起的红、肿、热、痛与发热所在的经络不通有关，一般低热可能来自相连的经络。

气血在体内运行周而复始，如果此路不通，它就会从邻近的经络那里寻找突破口，首先容易影响的就是具有表里关系或子母关系的经络，使该经络发热。比如头部低热，不一定全是膀胱经的问题，也可能是与它相表里的肾经气血不足或者不畅造成的。

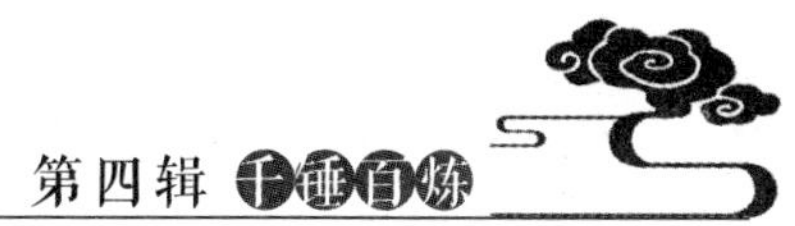

3. **疼和痛**

疼和痛是两个概念，两者都和经络不通有关，但程度上有些差异。比如我们被扎了一下，立刻产生的感觉叫作“疼”；如果接着按压一下受伤的地方，这时候产生的感觉才叫作“痛”。

疼字是“疒”下面一个“冬”字，泛指由寒邪侵袭经络所致的不适，一般是刚发病的时候，经络受到外邪干扰，身体自动发出“疼”的信号，以便募集更多的气血救援，但“不通畅”“堵塞”的局面还没形成，所以，“疼”通常是一闪而过的，呈现点状或散点状，如果没有堵塞，疼过以后也可能无迹可寻。遇到这种情况，我们只要加强防护，就可以自愈或者不再复发。

痛字是“疒”下面一个甬字，古代甬是“隧道”“走廊”的意思，可以理解为人体内部通道——经络的疾病。实际上，痛就是经络集结了很多气血，淤滞不通而发出的信号。“痛者不通，通者不痛”，就是这个道理。所以痛感一般是按压、触摸才会感到，可以反复发作，面积比疼要大一些。

总的来说，“疼”是经络不通的初发期，位置在“经”“痛”则是经络不通的进一步加重，扩散到“络”。“初病在经”“久病久痛在络”，就是这个道理。其中，穴位是“点”，经是“线”，络则是“面”。遇到疼痛类的问题，可以采取点面结合的方法来疏通经络。面积小的可以用阿是穴，也就是哪里痛就按摩哪里，面积稍大一些可以刮痧，这样经络慢慢就通了。

4. **麻和木**

经络不通引起的疼痛进一步发展就是麻或木。

比如我们盘腿坐得太久，下肢气血不通，就会疼痛；接着，经络被堵死，气血彻底不通，双腿就会麻木，只有改变坐姿，气血通畅才能恢复知觉。

麻和木的症状经常一起出现，但在中医里，它们的病因不同，“麻为气虚，木为血虚”，如果麻得重，说明气不足，木得重则说明血虚。

肢体出现麻木时，需要引起重视，尤其对于高血压病患者来说，一定要注意及时疏通经络，这样能降低中风的发生概率。

5. **酸**

酸说明经络气血供应减慢，不能满足身体需求。

人在剧烈运动以后，比如短跑比赛，事后机体会发酸或者无力，这是因为短跑需要更多的气血供应，超过了正常机体气血供应的限度，导致气血供不上来而发酸。

正常状态下，消耗和补充是一个平衡，所以养生运动从来不是剧烈运动，而是气血供求平衡的运动，比如太极拳、导引术等，西方医学也非常推崇有氧运动，比如慢跑、柔韧性运动等。

如果机体某个部位无故发酸，或轻微运动发酸，则说明该部位经络不畅通，气血供应减慢。这个时候，拍打、按摩所在的经络，就可能发现潜在的痛、肿、胀等经络不通的症状。

6. 肿和胀

经络不通可以是有形的，这就是肿，常由血瘀引起。要消肿，就得活血化瘀，可以用刮痧法或者拔罐法来调理。很多人刮出来、拔出来的紫色或黑色“痧”，其实就是经络里的瘀血。经络不通也可以是无形的，这就是胀，由气滞引起。胀通常是气在经络运行不畅时形成的“涡气”。身体某部位发胀，首先可以对该部位经络上循经按摩，找到疼痛点再进行按摩。其次还可以在三焦经查找有关痛点，《难经》言：“三焦主气”，凡是“气病”，都可以通过三焦经来治疗，如掐中渚穴可以治疗小腿抽筋，支沟穴可以治疗胁痛。三焦气不顺主要集中在颈部与上臂之间。患者无事时可以把手当作耙子，从颈部、肩部往手臂后方细细地耙下来，直到无名指。然后哪里痛就重点挠片刻，这样就能理顺三焦之气了。

如果身体出现以上的信号，那么我们就要提高警惕了。

我们的祖先在 2500 年前写就的《黄帝内经》，就对人体经络有了详细的描述与讲解，它说经络是“人之所以生，病之所以成，人之所以治，病之所以起”的根本，也就是说，人生下来、活下去、生病、治病的关键都是经络。可以说是“决生死，治百病”。如果我们的身体是一座大厦的话，那么经络就好比是埋伏在大厦墙体里的电线网络，灯火通明的大厦全靠这些网络来通电，一旦电线短路，大厦就会陷入黑暗之中；同样，经络不通了，我们的气血就不能很好地运送到各个脏腑，我们的身体就有问题。前面讲过，经络在几千年以前就被有心者发现了，并且针灸、按摩一直在用它，可是现在的科学家用最先进的仪器也没研究出经络的实质，只是发现经络及上面穴位的电阻、知热感度之类的指标跟其他地方不一样。那么几千年前我们聪明的祖先是怎么发现经络的呢？

有一种说法认为，发现经络就是经验的总结。我们的祖先在生活、劳动中突然有一次发现身体的某些地方可以治病，比如下地干活时，不小心把食指尖（商阳穴）割破了，然后就发现疼了很多天的嗓子莫名其妙地好了；或本来一直失眠，第二天出门光着脚走路时发现脚底（涌泉穴）又酸又疼，一天下来睡觉踏实了……经验就这样被一点点积攒起来，最后有心人将之总结，又经后人的补充，久而久之就形成了经络学说。还有人说，最早的治病方法是砭石，也就是用石头刺激皮肤，跟现在的按摩差不多，在治病的过程中慢慢观察揣测，最终形成了经络与穴位的实用大全。但如果你把人体经络图挂在眼前就会发现，上面分布的每条经都很复杂，在皮肤肌肉里转来转去，还有在内脏里的复杂穿行，经与经之间看似胡乱地交合。总之，一看之下会觉得这种叫经络系统的东西高深莫测，让人顿生敬畏之感。很多人都不禁怀疑，这种与老天都有联系的东西单凭生活与劳动经验能总结出来吗？尤其是经络在内脏中的走行起止，跟现代科学研究出的神经、激素有很多相符的地方。试想想，如果抛弃这种暗合的现象说经络系统都是想象出来的话，那古人岂不成了神仙了？所以又有另一种说法，经络实际上是古人在修炼气功时发现的。因为气功的打坐、观想以及坐禅，这些都要求体会经气的运行。尽管以上的说法都是猜测，但是很有趣，现代科学绞尽脑汁，穷尽九牛二虎之力也解释不了经络的由来。现在有些人觉得像这种现代科学都解析不了的东西就不科学，就该打倒。但是放眼世界，现代科学解析不了的东西太多了，金字塔、百慕大三角等一个个千古之谜让古今中外的科学家们伤透了脑筋。我觉得，这些伟大的让后人受用不尽的东西从一诞生起就确立了它们超前的地位，现代科学还远远达不到解析它的高度。但我相信，总有一天，谜底会被解开的。

《黄帝内经》里面不仅包括了人体的生理、病理，疾病的诊断、治疗以及防病保健，还涉及天文、地理、哲学，可以说是一部东方的“人体健康圣经”。其实，中国古代并没有明确的分科，所有学问都是互通有无、互为一体的。中医作为与人性命息息相关的一门学科，毫无疑问也融入了哲学、天文、地理等各方面的精华。首先，从哲学上说，中医把人本身看作一个整体，而不是单个的大脑、心脏、肾……中医认为是经络联系了全身，从而体现了东方哲学里常说的整体观；中医认为疾病不是一成不变的，在不同阶段要用不同方法治疗，这则符合现在的发展论；中医涉及的具体理论包括阴阳学说、五行学说等。从天文上说，中医把人与自然看成一个整体，认为自然界的任何一点变化都会影响到人的气血运行，从而对人的身体产生各种好或坏的影响：一年之中，春夏阳气升发，气血浮于身体表面，秋冬阳气内敛，气血沉于身体之里；一月之中，每月月圆的时候，人的气血较盛，月缺时，人的气血较弱；一天之中，时辰不同，各个经络的气血盛衰也不同。从地理方面来讲，居住环境会影响人的身体状况：比如北方风沙多，所以北方人的皮肤纹理较粗糙；南方天气潮湿多雨，所以南方人皮肤较为细腻。因此，治疗同样的病，对南方人和北方人的经络刺激就要有很多不同，不能一概论之。书中具体讲述了每条经在人体上的循行，还讲道“夫十二经脉者，内属于脏腑，外络于肢节”，也就是经络向内归宿于五脏六腑，向外四通八达于四肢百骸、五官七窍，总之，经络把人体各部分都联系起来，变成了一个奥妙无穷的活生生的整体。现在我们看到的完整的经络学说，实际上就来源于《黄帝内经》时期。作为经络学说的第一位实践者，黄帝自己就很注重保养身体，所以他活到了120多岁，而他的子孙也都是寿高百岁。

中医认为“天人相应”，也就是说，人生活在天地之间，是天地的一分子，那人的一举一动肯定就要与天地息息相关。天地是有节律的，太阳每天早上从东边升起，晚上在西边落下，祖先们根据太阳的位置把一年分为春夏秋冬四季和二十四节气。人的气血也应该随着自然界的变化而变化。几千年前的中医，把人的身体与大自然中看到的景象紧密联系起来，并用这种整体思维的方式给人看病。比如，大自然中有黑夜和白天，有静有动，这些都是相对的，那么人作为微缩的小自然体也一样，也有阴和阳。古时没有“小时”这个说法，一天被分为12个时辰，每个时辰人的气和血都是不一样的，比如这个时辰大肠经的气血最多，下个时辰胃经的气血最多，气血跟水一样都是流动着的，像一个环似的完美无缺。十二经脉的走行方向有向上和向下两种，比如手三阴从胸走向手，手三阳从手走向头，足三阴从脚走向胸，足三阳从头走向脚，十二经脉相互连接起来就像一个环。具体次序是这样的：手太阴肺经→手阳明大肠经→足阳明胃经→足太阴脾经→手少阴心经→手太阳小肠经→足太阳膀胱经→足少阴肾经→手厥阴心包经→手少阳三焦经→足少阳胆经→足厥阴肝经→手太阴肺经。每一条经的人员、装备（血）和战斗力（气）都不一样。像五个手指有长有短一样，不同经脉的气血也同样有多有少。下面的十二经络气血歌可以说明这个问题：多气多血为阳明，少气太阳厥阴经；二少太阴常少血，六经气血需分明。也就是说，手足阳明经属于多气多血的经络，这也是为什么我要提倡阳明经是最重要的经络的原因。手足太阳和手足厥阴经属于多血少气的经络，而手足少阴、少阳和太阴经属于多气少血的经络。

中医认为，时间不同，人体气血会运行到不同的经络，并且有一定的规律。

人体内脏分为五脏属阴：心、肝、脾、肺、肾。

六腑属阳：胆、胃、大肠、小肠、膀胱、三焦。

人体分三阴、三阳十二经络走向。

（1）手三阴，手三阳：手三阴从胸部走向手部，手三阳从手部向头部。

（2）足三阴，足三阳：足三阴从足部走向胸部，足三阳从头部走向足部。

（3）手三阴经络走向：手太阴肺经，手厥阴心包经，手少阴心经。

（4）手三阳经络走向：手阳明大肠经，手少阳三焦经，手太阳小肠经。

（5）足三阴经络走向：足太阴脾经，足厥阴肝经，足少阴肾经。

（6）足三阳经络走向：足阳明胃经，足少阳胆经，足太阳膀胱经。

中医将一天分成12个时辰，并用十二地支代表。子午流注学说是中医学的主要组成部分，是研究人体气血运行的时刻表。中医认为，自然界与人是统一的整体，自然界的年、季、日、时周期变化，影响着人们的生理、病理相应的周期变化，如人的脉象、春弦、夏洪、秋毛、冬石；人的病情变化多半是早晨轻、中午重、夜晚更重，这些情况和人体气血运行有关，也就是在不同的时辰，气血运行到不同的经络，对人体的生理，病理起到直接的影响，恰如现代科学提出的生物钟效应相似。

为什么叫为奇经八脉呢？因为奇是数字的代号，从阴阳的观点上来说，奇就是阳，因为此八脉影响着阳气所走之路，故而称为奇经八脉，所谓奇，并不是稀奇古怪的意思。

正常人体本来就是通的，只是可以通过修行来加强和升华而已。

人体上的八条经脉，分别为冲脉、任脉、督脉、带脉、阴维脉和阳维脉等。因其不拘于十二经脉，无表里配属五行干支，所以称为奇经。在作用上虽然每经各有所异，但是总的来说，有溢蓄正经脉气的调节作用。假使以自然界的物象来作比喻的话，则十二经脉犹如江河的干道，而奇经八脉则是调节流量的湖泊。所以李时珍说："正经之脉隆盛，则溢于奇经，故秦越人比之天雨降下，沟渠溢满，流于湖泽。"奇经八脉的分布纵横于全身，皆以其循行的部位和作用而命名。其中冲脉、任脉、督脉皆起于胞中，而出于会阴之间，任脉由会阴而行于腹，督脉由会阴而行于背，相接于齿缝中龈交穴，分之则为任督二脉，合之则为一体，以象征地理上子午南北现象；冲脉由会阴出气街，并足少阴绕络口唇。此三脉同起而异行，一源而三歧，都为带脉所经束。由于奇经之中除了任、督二脉有自己的腧穴外，其他各经都没有自己的穴位，而附于他经，以他经的腧穴作本经的穴位，所以奇者也有"寄"的含义。

《黄帝内经》对经络的认识是从大量的临床实践中得来的，记载这些临床实践的文献近年来已在马王堆帛书、张家山竹简和绵阳木人经络模型等出土文物中逐渐找到。这些早期文献主要描述了经脉系统，并涉及了三种古老的医疗手段：一个是灸法，一个是砭术（即用石头治病的一种医术），另一个就是导引术（一种古老的气功），而经脉是这三种医术施用时借助的途径。

无论对古代中国人还是对现代中国人来讲，对经络的认识几乎是尽人皆知。比如某人患了肢体障碍，很多人会自然地想到是经脉不通。只是到了 20 世纪 20 年代中医被政府强行取缔的"科学主义"盛行，80 年代以来的全盘西化才使得对中医学的研究，一味用西方科学研究方法割裂拆解。昂贵的仪器设备根本无法测出经络的实质，数十种假说与经络实质的真说相比更是风马牛不相及。这种舍本求末的研究方法，使众多科技精英像邯郸学步一样，越来越不知道应该用什么方法来研究中国自己的学问，更无法找到"经络的实质"了。

究其根本原因，还是因为古代中国天文科学知识的散轶，使得传世的《黄帝内经》《神农本草经》《伤寒杂病论》等医书的丰富内容，不能够被习中医者正确予以理解。无论是专业人士，还是非专业人士，都不能够把“中医是从哪里来的”之具体内容——五脏五腑十经与十天干、五脏六腑十二正经与十二地支直接对应，十天干、十二地支与阴阳五行直接对应，阴阳五行与春、夏、秋、冬直接对应，以及阴阳五行八卦的天文学原理展现给世人。经络有现象无形质，化而无迹，虽然是客观存在，但是却找不到实体。只有全面展示中华传统科学技术与思想文化知识，来分析中药的“归经”，气血在经络的运行与年、月、日、时直接对应，经络与气血的相互依存与支撑，经络的传导功能等方面体现出的经络特点——“引力”功能，从经络与阴阳五行八卦、干支的关系中，才能诠释经络的实质，解开经络之谜。

中华先哲们认为，“气”是化生万物的本原，而中华先哲们所讲的“气”，是涵盖了现代科学所定义的天气、大气、引力、辐射、风化、风蚀等多项内容。要想让今天的读者比较容易理解经络的实质，必须加上“引力”二字，即经络是带有“引力”的气血运行通道。这条“通道”就好像地球运行的轨道，只是气（包括引力）很难被抓住实体。因为它看也看不见，听也听不着，抓也抓不住。但是，只要地球运行着，地球运行的轨道就存在着；同理，只要人体具有生命活力，经络就存在着。因此我们可以理直气壮地说，带有“引力”的“气血运行通道”，就是经络的实质。

揭去面纱，还原一个科学含量高、操作简便、又不必花任何本钱的健身方法——撞树，现在你知道了一些人为什么天天到公园或小区，与树过不去的原因了吧。撞树有很多好处。一般来说，生活在城市里的大多数人，基本生活是完全有保障的，天天吃鱼吃肉，营养是足够的了，也就是说，气血足够运行滋养全身了。但为什么年龄不大，总出现腰酸背痛，精神不振，力不从心，常患伤风感冒等“亚健康”状态呢？原因就是经络不通、气血不畅、四肢百骸得不到气血的滋养。“不通则痛”说的就是这个道理。

那么应该怎样撞呢？一年春夏秋冬四季，只要时间允许，随时随地可以找棵树撞起来。最好时间选择在早晨日出以后。因为，这个时间经过阳光的照射，树木开始释放氧气，最适合人们在树下锻炼。另外，晚饭后一段时间也是撞树的好时辰。

树要找棵相对大些的，最好树干稍弧形，便于与人体很好地贴近。树不能太小，太小了树根撞松动了，影响树的生长，也容易硌身体。最好找棵树龄十年以上，直径 20 厘米以上，四季常青的树木，这种树根系发达，枝繁叶茂，能量充足，其长年储存的天地精华便于被人体吸收。

至于撞树的方法，没有太多的讲究。无论先撞背臀还是先撞胸腹都一样，只要全身各部位尽可能撞遍撞到位就行。开始时先轻一些，让身体适应了，可以用力撞。也许有人要问，是否要注意呼吸？一般不要太在意，自然呼吸就行。一段时间后你找到感觉，可以适当注意撞击节奏与呼吸一致起来，并尽可能地用腹部呼吸，或逆腹式呼吸，这样丹田集聚的能量会更快、更足。一般情况下，每天坚持撞上半小时左右，一周下来你定会发现自己胃口大了，睡眠好了，上班有精神了。如果能坚持撞下去，你会发现全身的肌肉力量增加，皮肤也越发润泽，所有亚健康症状消失了，常年不知道伤风感冒的滋味了，你会感到成天有使不完的力气，同事会说你好像换了个人似的。

最后提醒一句，有些内脏有病或怀孕的妇女是不适合撞树的。

天干地支藏玄机

据说有这样一个故事：有一年，郑板桥任山东潍县县令。潍县遭遇大旱，很久未下雨。有一天，突然雷声阵阵、电光闪闪、下起雨来，这下庄稼有望丰收了，老百姓喜出望外，甚至摆起了戏台唱戏。身为县令的郑板桥也自撰自书了一副对联：

何天之休，休说不好，好歹地下了场雨，
雨能润物，物阜民丰，丰产万石还嫌少；
因地之利，利大无穷，穷富地凑上俩钱，
钱会通神，神要看戏，戏唱三天不算多。

中国传统文化中流传下来许多值得推敲的东西，乃至于就是这样小小的一种修辞手法，都大有可观。

每到高考，附近的寺庙道观就是一片香烟缭绕，人流如织，来上香跪拜的大多是考生家长，甚至还有考生，泥塑的菩萨自然面无表情，但算命的先生阅尽人间春秋，只要察颜观色，上嘴唇碰下嘴唇，什么天干地支，什么生辰八字命理相克，家长白花花的银子就心甘情愿流地进了先生的口袋里。

对于风水先生，生在乡下的我自小耳濡目染，一张桌子，一支笔，一个罗盘，几本命理书，便可以笑看天下了。算命先生这个行业，我不敢去妄加论断，毕竟风水学也是老祖宗们传下来的遗产。把自已的人生依附在几本薄薄的命理学里，既是可笑的也是可悲的。

命运不是天干地支一个罗盘，命运是掌握在自己手里的！

古圣岐伯说：头疼病皆因五行不和，即人身五脏不和也，因五行通于五脏六腑，通于九窍。凡十天干受病属六腑，十二地支受病属五脏。丙丁巳午火局南离主病在上，壬癸亥子水局，北坎主病在下，甲乙寅卯属震，主病在左，庚辛申酉属兑，主病在右，戊己辰戌丑未属坤艮，主病在脾胃及中脘。诸风晕掉眼光目昏，血不调畅，早年落发，筋青爪枯属肝家，甲乙寅卯木受魁宝主病故也。诸病脓血、疮疥，舌苔暗哑者属心家。丙丁巳午火受亏主病故也。浮肿，脚气，黄肿，口臭，翻胃脾寒，膈热者属脾家，戊己辰戌丑未土受亏主病也。鼻塞，语塞，气结，咳

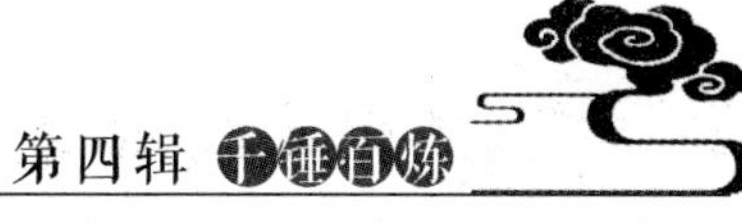

嗽者属肺家，庚辛申酉受亏主病故也。白浊，白带，霍乱，泄利，疝气小肠属肾家，壬癸亥子受亏主病故也。赋云：筋骨疼痛盖因木被金伤，眼目昏暗必是火遭水克，土虚逢木旺之乡脾伤定论，金弱遇火炎之地，血疾无疑。人的身体各个部分，都有五行所属，中医便是以五行代入五脏里，故有肺属金，心属火，肝属木，脾属土，肾属水之喻。中医的医理，也是根据五行的生克制化来治病，所谓“实则泻其子，虚则补其母”之语。而谈到命理的五行也是如此代入身体各个器官中。

大千世界，为什么有的人天生聪明，有的人天生愚笨；有的人一生富有，有的人却穷了一辈子；有的人健康长寿，有的人多病短命……到底是什么在决定着我们的命运？

在探究人类命运的话题上，早在几千年前，中国古代的先贤就已经开始了人类生物基因密码的研究。天干地支，就是人体生物遗传基因密码的标志。

甲：从田，从田下露头出根。意即在田里生根了。若指人就是男人之精扎根在女人之田地上了。这是动植物都通用的根据自然现象，用道德哲理学原则造的一个既抽象又具象之字。比如六甲是指女人怀孕六个月了。天干中第一位就是甲，因为无论动物植物都是先扎根，才能继续生长传续而去。比如鸡蛋，受精的鸡蛋能够孵出小鸡来，而未受精的鸡蛋就孵不出小鸡来。我们用光筒就可以在孵鸡前照出鸡蛋是否是受过精的。再者生豆芽的时候你会发现也是先出根，而后两个豆瓣裂开才看到发的芽。所以我们的祖先造字之初正是理解了这道德哲理学的自然现象，才造了个甲字作天干的第一个字。“天干”两字的意义就是自然而然的“天”所干之事就是“天干”。地支：意即地支派着的事。天支派着土地做的事曰地支。譬如子：天支派着土地做的第一件事就是生子。无论是动植物还是人，概莫能外。尤其老鼠，繁殖能力极强。这是从抽象又回来到具象的具体例证。子鼠，指阳性男人精子既真又多之意。

天干地支，是古人建历法时，为了方便做60进位而设出的符号。对古代的中国人而言，天干地支的存在，就像阿拉伯数字般的单纯，而且后来更开始把这些符号运用在地图、方位及时间（时间轴与空间轴）上，所以这些数字被赋予的意思就越来越多了。

在中国古代的历法中，甲、乙、丙、丁、戊、己、庚、辛、壬、癸被称为“十天干”，子、丑、寅、卯、辰、巳、午、未、申、酉、戌、亥叫作“十二地支”。两者按固定的顺序互相配合，组成了干支纪法。古人（一说黄帝）观测朔望月，发现两个朔望月约是59天的概念。12个朔望月大体上是354天多（与一个回归年的长度相近似），古人因此就得到了一年有12个月的概念。在搭配日记法（十天干），产生阴阳合历，发展出现在的天干地支；较为成熟时应该是在夏商周三代。

在说天干在地支的根之前，我们先了解一下地支藏干的由来。

关于地支藏干，《三命通会》云："世界一片混沌时，形质不分，阴阳未定。到了盘古开天辟地时，世界将万事万物才分为天地人。天轻清有十干，也叫天元；地重浊有十二支，也叫地元；天与地的位置周正无斜，人存活于天地之间，即地支藏干，也称人元。"生辰八字源于上古天文历法，即河图、洛书通天彻地之数。而地支人元藏干，则是古人通过对天文星象、节气、万物旺衰的长期观察总结，把其代表的五行、分属二十八宿纳入对应的地支，然后归纳出万物发展的规律，进而运用到社会人生方面。那么十二地支都有哪些人元藏干？有歌诀云：

子藏癸水在其中，丑中癸辛己土同；
寅藏甲木和丙戊，卯中乙木独相逢；
辰藏乙木兼戊癸，巳中庚金有丙戊；
午藏丁火并己土，未中乙木加己丁；
申藏戊土庚并壬，酉中辛金独丰隆；
戌藏辛金及丁戊，亥藏壬甲是真踪。

古人很早就注意观察天象，发现宇宙星体的变化会影响到人们的生活，如果能按照日月星辰的变化去安排农事、出行、交易就会吉利；反之，星体运行反常，人将会面临灾难。比如秦始皇在去世前，星相家就发现了"荧惑守心"天象，这种天象被认为是最不祥的，象征皇帝驾崩、丞相下台，是战争、死亡的代表。对于普通百姓来说，掌握天象的运行规律，就可以使庄稼风调雨顺，过上富足的生活。古人为了记录星体运行周期的变化，便用天干地支来描述。地支记录了大地气候的温度、湿度、风力的变化，并记录了这种变化产生的五行之气会给人体产生什么影响。

人的出生时间中的天干地支阴阳五行排列，既是人体阴阳五行之气，又是时间、空间方位的信息标志；既是人体阴阳五行之气的旺衰，又是阴阳五行发生生克制化的信息标志。人的一生中，各种信息都储存在人的出生时间天干地支中。所以，人的出生时间中的天干地支排列，不仅是一个人一生的时间表，而且是一个人一生命运的轨迹图。

在中国古代的历法中，甲、乙、丙、丁、戊、己、庚、辛、壬、癸被称为"十天干"，子、丑、寅、卯、辰、巳、午、未、申、酉、戌、亥叫作"十二地支"。两者按固定的顺序互相配合，组成了干支纪法。

从殷墟出土的甲骨文来看，天干地支在我国古代主要用于纪日，还曾用来纪月、纪年、纪时等。那么，干支纪法的发明者究竟是谁呢？

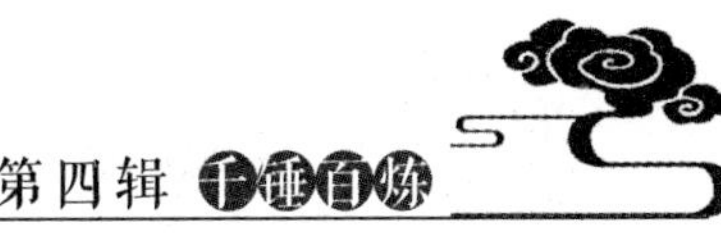

郭沫若在《甲骨文字研究·释干支》中认为，以往人们对干支的解释，都是望文生义的臆测，“十天干”纯属十进位记数法的自然发生，其中多半是殷人所创制。至于“十二地支”，起源于古巴比伦，在比较中国古代的十二时辰和古巴比伦的十二宫后，指出中国古代的十二时辰和十二地支，都是从古巴比伦的黄道十二宫演变而来的。其传入中国的途径，可作大胆推测，也许商民族“本自西北远来，来时即挟有由巴比伦所传授之星历知识，入中土后而沿用之”，或许“商室本发源于东方，其星历知识乃由西来之商贾或牧民所输入”。

天干地支的含义，在《史记》《汉书》中均有部分记载。大体含义是：

甲是拆的意思，指万物剖符甲而出也。
乙是轧的意思，指万物出生，抽轧而出。
丙是炳的意思，指万物炳然著见。
丁是强的意思，指万物丁壮。
戊是茂的意思，指万物茂盛。
己是纪的意思，指万物有形可纪识。
庚是更的意思，指万物收敛有实。
辛是新的意思，指万物初新皆收成。
壬是任的意思，指阳气任养万物之下。
癸是揆的意思，指万物可揆度。

由此可见，十天干与太阳出没有关，而太阳的循环往复周期，对万物产生着直接的影响。

子是兹的意思，指万物兹萌于既动之阳气下。
丑是纽，阳气在上未降。
寅是移、引的意思，指万物始生寅然也。
卯是茂，言万物茂也。
辰是震的意思，物经震动而长。
巳是起，指阳气之盛。
午是仵的意思，指万物盛大枝柯密布。
未是味，万物皆成有滋味也。
申是身的意思，指万物的身体都已成就。
酉是老的意思，万物之老也。
戌是灭的意思，万物尽灭。
亥是核的意思，万物收藏。

六十甲子顺序：

甲子、乙丑、丙寅、丁卯、戊辰、已巳、庚午、辛未、壬申、癸酉、甲戌、乙亥、丙子、丁丑、戊寅、已卯、庚辰、辛巳、壬午、癸未……千年的轮回，只为沉淀出一个厚重、经典的匆匆那年……

用天干地支代表的人体基因信息标志，和人的经络穴位一样，布满了全身各个部位，犹如形成了一个庞大又复杂的电网。如果某一个网点发生了五行生克变化，就会引发身体健康问题。比如肝病，医学上要确诊，会经过抽血化验、做CT、切片检验等很多复杂的手续。而用一个人的出生年月日时转换成天干地支，只需要 5~10 分钟，就能预测出病人有没有肝病的结论。

干支相配的方法，是以阳干配阳支，阴干配阴支，从甲子开始，继为乙丑、丙寅、丁卯、戊辰、己巳、庚午、辛未、壬申、癸酉、甲戌、乙亥、丙子、丁丑、戊寅、己卯、庚辰、辛巳、壬午、癸未、甲申、乙酉、丙戌、丁亥、戊子、己丑、庚寅、辛卯、壬辰、癸巳、甲午、乙未、丙申、丁酉、戊戌、己亥、庚子、辛丑、壬寅、癸卯、甲辰、乙巳、丙午、丁未、戊申、己酉、庚戌、辛亥、壬子、癸丑、甲寅、乙卯、丙辰、丁巳、戊午、己未、庚申、辛酉、壬戌，到癸亥为止，共合为六十数。之后再从甲子开始循环。

天干的运行周期为十，以十个时辰、十天、十个月以及十年为一个个不同时段的周期，并不断地有序地反复循环，形成稳定的周期律。地支的运行周期为十二，以十二个时辰、十二天、十二个月以及十二年为一个个不同时段的周期，并不断地有序地反复循环，形成稳定的周期律。

天干地支的配合，制造出一个以六十个时辰、六十天、六十个月以及六十年为一周的运行周期，并不断地有序地反复循环，形成稳定的周期律。由于天干地支配合产生的周期以天干“甲”与地支“子”为开始，因此人们又将这个以六十为一个过程的周期称为“甲子”。

天干周期和地支周期在明确地告诉人们，在我们生活的空间内，在天上存在着一个以十进制为一个循环周期的规范化与标准化的自然运动程序，在地上存在着一个以十二进制为一个循环周期的规范化与标准化的自然运动程序，它们都是出自于大自然的创作，是不可人为更改的自然规律。

据《黄帝内经》的记载，在远古时代，中医就运用了天干来预测疾病的发展趋势，比如说肝病甚于庚辛，愈于丙丁；肺病甚于丙丁，愈于壬癸；脾病甚于甲乙，愈于庚辛；心病甚于壬癸，愈于戊已；肾病甚于戊已，愈于甲乙等。在唐朝的时候，又发展为以年、月、日、时的天干地支为预测事物趋势与结果的专用工具，创造出了风格独特的“四柱”预测术，后来经过宋朝、明朝、清朝的不断发展，“四柱”

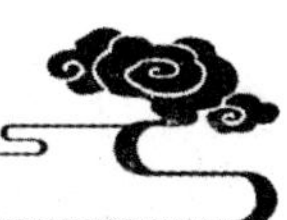

预测成为一项非常重要而且影响力非常大的预测术，它被广泛地用来预测人的命运趋势。即使时到今日，以天干地支为工具平台的预测方法，仍然是最具优势的预测手段之一。

古代的人们以中华大地为观察原点，将环绕太阳系的恒定星座进行划分，共划分为二十八座星宿，又将由二十八座星宿组成的一个环绕圆圈，按照春季对应东方，夏季对应南方，秋季对应西方，冬季对应北方的原则，划分出四个空间方位，再将这四个空间方位分别以青龙、朱雀、白虎、玄武为形象来表示，青龙表示东方、朱雀表示南方、白虎表示西方、玄武表示北方，它们简称为“四象”。

“四象”从东、南、西、北四个方位包藏了二十八星宿，在四个方位空间中，每一个方位的空间范围内都分别包含着七座星宿，如果按顺时针顺序方向观看，它们分别是：东方青龙含有箕、尾、心、房、氐、亢、角等七宿；南方朱雀含有井、柳、鬼、星、张、翼、轸等七宿；西方白虎含有参、觜、毕、昂、胃、娄、奎等七宿；北方玄武含有壁、室、危、虚、女、牛、斗等七宿（注：古籍一般以逆时针方向的顺序介绍，由东向北，从北到西，再从西到南，然后由南返东，介绍星宿时，青龙由角起，玄武从斗起，白虎从奎起，朱雀由轸起）。

当以二十八宿为基础，建立起一个空间定位框架结构后，太阳系的运行轨道、地球的运行变化，就拥有了一批基准的测量坐标。由太阳系在运行轨道上变化而制造出来的天干周期律，就有了一个可以直观的演绎平台。

可以肯定，我们的祖先们对太阳系的行星有非常清晰的认识。只要认真地以五行性质对照天干进行思考分析，人们自然会醒悟出其中的秘密，站在五行的认识观点上来看，太阳系内不管有多少颗行星，它们最终也只能产生出金、木、水、火、土这五种不同的性质，根据类似现代数学中合并同类项的原则，选出金星、木星、火星、水星、土星为代表，就可以将太阳系内所有行星的不同个性性质作出归纳，从这个意义上，可见五大行星不单在代表自己，也代表了太阳系内五行性质相同的其他行星，这就是古代人们虽然知道太阳系内有诸多行星，但始终只提五大行星，不提其他行星的根本原因。

人们可能也在疑问：地球也是太阳系内一颗非常重要的行星，它的五行性质又是属于什么呢？如果要想从古书典籍中找这方面的解释，肯定找不到，因为根本就没有清楚地解释这些问题的答案存在。没有解释并不等于没有表达的信息，表达地球五行属性的信息肯定存在，只是它隐藏得比较深，让人们一时难以看清楚而已。

人们将一年十二个月的气候变化，按照四个明显性的特点，分为春、夏、秋、冬四个季节，春季的特点是温暖，夏季的特点是炎热，秋季的特点是凉爽，冬季的特点是寒冷，四季的变化规律，体现了阴气阳气相互作用产生的变化过程。先从春季的阴气渐消阳气渐长阶段开始，再发展到夏季的阳气极盛阶段，然后转入秋季的阳气渐消阴气渐长阶段，最后发展到冬季的阴气极盛阶段，完成一个年运动变化周期。

人们从一天的气温变化中，发现了它与一年的气候变化有相应的同步，早晨显得清凉，中午显得炎热，傍晚显得干爽，午夜显得寒冷，形成一个小四季的运行变化周期。

十二个月与十二时辰的地支排列告诉人们，寅卯月与时为风气旺盛，巳午月与时为火气旺盛，申酉月与时为金气旺盛，壬癸月与时为水气旺盛，辰戌丑未月与时为土气旺盛。

以现在的科学知识来看，引起一年四季气候与一天昼夜气温发生变化的原因，完全是因为地球围绕太阳旋转的运动。重点体现为一个固定地域对太阳能量吸收状态的变化，太阳光和热的变化，制造出一年的气温变化，制造出一天的气候变化，由此就更加肯定了太阳是地支五行之气的产生来源。

由于天气的变化与地气的变化之间在过程中存在有一个时间差，地气的变化必然要滞后于天气的变化，这个时间差就成为季节过渡期的制造者，比如在夏季的时候，天气炎热，地气也炎热。当季节转凉时，天气迅速跟随着转凉，但地气还带着余热，在慢吞吞地开始发生变化，逐渐地转凉，于是出现了天气的冷在逐渐增加，而地气的热在逐渐消退，这就成为前一个季节消退，后一个季节增长的过渡。

古代的人们在经过实践观察后发现，每个月份的五行性质，并不是从当月的初一开始，也就是说它并不是以月亮的运行为依据，而是以阴气与阳气的量变为依据，这种依据在气候上的反映，是有据可查的。为了准确地划分每个月的性质时段，古代的人们找到了自然界中能够判定量变的标定点，创造出了一套以二十四个节气为性质量变定位点的划分方法，二十四个节气分别为立春、雨水、惊蛰、春分、清明、谷雨、立夏、小满、芒种、夏至、小暑、大暑、立秋、处暑、白露、秋分、寒露、霜降、立冬、小雪、大雪、冬至、小寒、大寒。

在一年十二个月当中，每个月份都有一个相应的干支，在一天的十二个时辰当中，每个时辰都有一个相应的干支，稍为分析一下就会发现，月份与时辰对应的地支是固定不变的，它们拥有的地支十分清楚，绝对不会错乱，也不能人为地改变。农历的正月为寅，二月为卯，三月为辰，四月为巳，五月为午，六月为未，七月为申，八月为酉，九月为戌，十月为亥，十一月为子，十二月为丑。在时辰的定位上，晚上二十三时到凌晨一时为子时，一时到三时为丑时，三时到五时为

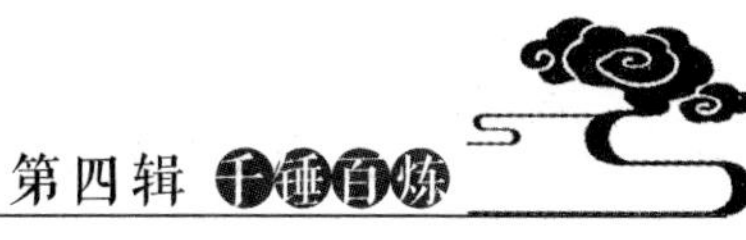

寅时，早上五时到七时为卯时，七时到九时为辰时，九时到十一时为巳时，十一时到十三时为午时，十三时到十五时为未，十五时到十七时为申时，十七时到十九时为酉时，十九时到二十一时为戌时，二十一时到二十三点时为亥时。

《黄帝内经》为人们揭开了这个谜，书中记载，天干所表达的五行之气变化，是指天上近地星体运动对地球所产生的影响，并以太阳系内金星、木星、火星、水星、土星的影响为代表。书中说道："东方青色，入通于肝，开窍于目，藏精于肝。其病发惊骇，其味酸，其类草木，其畜鸡，其谷麦，其应四时，上为岁星。""南方赤色，入通于心，开窍于耳，藏精于心，故病在五脏。其味苦，其类火，其畜羊，其谷黍，其应四时，上为荧惑星。""中央黄色，入通于脾，开窍于口，藏精于脾，故病在舌本。其味甘，其类土，其畜牛，其谷稷，其应四时，上为镇星。""西方白色，入通于肺，开窍于鼻，藏精于肺，故病在背。其味辛，其类金，其畜马，其谷稻，其应四时，上为太白星。""北方黑色，入通于肾，开窍门于二阴，藏精于肾，故病在溪。其味咸，其类水，其畜猪，其谷豆，其应四时，上为辰星。"

据《扬子晚报》报道，扬州有一位叫朱杰敏的 13 岁小女孩，编出了一本真正的《万年历》——从公元元年到公元 10000 年的干支纪年表！记者见到了这位女孩。她笑着说，自己跟农历兔年春节真的很有缘：生日就是 2 月 3 日，正好是兔年的大年初一。在朱杰敏的家中，记者看到了朱杰敏和其父朱鼎龙合编的厚达三厘米的 A4 开线装本《万年历》，内芯页脚部分标有"国际通用公元纪年、中国传统干支纪年比照表"。记者随意在纸上写下"3628 年"，只见她稍一思考，报出了"戊子年"。一查，没错！记者又写下几个年份，小杰敏的回答无一错误。

朱杰敏现在是扬州市邗江实验学校七（九）班的班长，除了熟记干支纪年，她还能流利背诵《滕王阁序》《阿房宫赋》《师说》《琵琶行》《出师表》等上百篇长篇古诗文，被师生们称为"古诗文神童"。去年，当朱杰敏得知"武汉准备巨资筹备辛亥革命百年庆典"的消息后，便动了编一份"干支万年历"的念头。

1911 年的那场革命之所以被称为辛亥革命，是因为 1911 年中国传统的纪年是辛亥年，1894 年的中日海战，因为那年是甲午年所以叫甲午战争。我觉得干支纪年特别有历史味道。"小朱决心把这个传统纪年法攻下来，永记心中。通过几个月的努力，随便你报出已经过去的两千年，还是报出即将来临的八千年，从公元元年到公元 10000 年，小朱都能在瞬间将它所对应的干支纪年报出来。

将天干与月份和时辰对照，则会发现，天干月份和时辰没有一个固定不变的对应，只是有规律地转换。从这个发现中说明，一天的时间变化，一年的季节变化，重点在体现地上五行之气的变化，地支的排列，则是对地上五行之气变化过程的如实记载。虽然金木水火土五大行星不发光不发热，但它们也和地球一样，反射太阳的光，放射自己的红外线，有自己的电磁场，有自己的信息场，有自己的引力场，而且五大行星都有各自的自转周期和各自的绕日公转周期，并且五大行星的质量有大有小，产生的影响力也有强有弱，反射的太阳光也有强有弱，于是这诸多因素的综合，为五大行星各自制造出了强弱不一、周期不一，但同是由光波、红外线、电波、引力波等组成的信息能量波。

太阳的质量占了整个太阳系总质量的98%，成为太阳系中的主体，也成为制造天干周期的主体。因此，整个太阳系的运行轨道，实质就是太阳所要走的那条运行轨道。天干的规律周期，从本质上看就是太阳在宇宙空间的运行周期。当确定了这些基本原则后，再回过头来研究时干、日干、月干、年干时，就容易找到它们所隐藏着的时空关系。

当太阳在自己的轨道上运行时，发出的信息能量波必然对太阳系内的行星产生重大影响，而且这种影响力还应当起着决定性的作用，可以确定，在太阳发出的强大信息能量波影响下，太阳系内各大行星发出的信息能量波必然被相互融合为一体，并且在融合过程中形成高一层次的同步振荡，令到太阳系成为一个整体性的信息能量波源。也只有太阳系统一性的信息能量波运动，才能产生出均匀的等时等量影响力。如果说五大行星的信息能量波能够对地球有着等时等量的影响力，它们肯定是融合了太阳系中与自己频率相同的那部分力量所为，并且是以太阳的影响力为主体，以行星的影响力为形式来表达。否则的话，五大行星对地球所产生的稳定有序影响就不能发生。

制造天干的主体是谁？是太阳。这不是很奇怪吗？《黄帝内经》只说五大行星与天干有关系，并没有说是太阳制造了天干，为什么要这么肯定呢？天干的最终秘密似乎非常神秘，不可捉摸，其实这是错误的认识。因为人们掌握的现有知识中，早就隐藏了破解它的理论根据，必须明白，天干是科学知识的一部分，要破解它，就必须依靠现代的科学原理。另外，天干又是古代人们对天文观察的认识，其原理又必然会从天文的星体演绎中表现出来。只要用现代的科学知识为基础，以天文观察的资料为依据，就必然能够破解天干隐藏的所有秘密。

清晨的光缕，在信笺背面舒展情绪——

无忧无虑的情怀，穿透日子的远：

山，空空。

城，空空。

世界，空空。

我知道，瞳眸里的聚焦，只是事物的假象。

谁能诠释：真，又是些什么？又会是些什么？

天下无病一点通

如果有一个人跟你说天下无病，疾病只不过是个假象，你会怎么想？你是不是会觉得这个说法虚无缥缈，说这话的人简直是痴人说梦？如果你醍醐灌顶，微笑点头，你会发现疾病原来只是一个代号而已，这在很大程度上消除了我们对疾病的恐惧。是啊，生病时，我们的痛苦实实在在，这时候说“天下无病”觉得多少有点荒唐。感冒、高血压、高血脂、心脏病……所有的病名都只是一个代号而已，比如这个人叫张三，那个人叫李四。我们很容易被代号困住，忘记去追溯它背后的真相。为什么有些人经常生病，有些人却身体强壮？

人生就像一辆车，车的磨损度很大程度上是由车行走的道路状况决定的，如果车走的是水泥路，行走了 5 万公里，车仍然很好使用。如果车行走的是坑坑洼洼的道路，行走 5 万公里的时候，车已经磨损得不能行走了，就要大修。同样人体也是有磨损度的，年轻的时候没有疾病是因为人体的器官完好无损，到了中年，有的人仍然身体很好，是因为他走的路是“水泥路”，而有的人到了中年就百病缠身，是因为他走的路是“坑坑洼洼的路”。不过人和车是有区别的，第一，车辆行驶到了一定的年限就要强制报废，而人不同，人是自然报废的。有的人在 100 多岁才“报废”，有的人 40 岁就“报废”了。第二，车辆磨损坏了零件，不能修复的可以换零件，而人体器官坏了只能修复。现在的手术移植人体器官完全是违背自然规律的，医学走进了死胡同。因为移植人体重要的器官现在最多能活 7 年，一般是 2~3 年，以后科学发达了也不会有出路。而修复人体就能多活几十年，甚至尽天年。

魏文侯问扁鹊，曰：“子昆弟三人，其孰最为善医？”

扁鹊曰：“长兄最善，中兄次之，扁鹊最下。”

魏文侯曰：“可得闻邪？”

扁鹊曰：“长兄于病，视神未有形而除之，故名不出于家；中兄治病，其在毫毛，故名不出于间；若扁鹊者，镵血脉，投毒药，副肌肤间，而名出闻于诸侯。”

魏文侯曰：“善。”

有一次，魏文王问扁鹊：“你们家兄弟三人，哪一个医术最高？”扁鹊回答：

“长兄最高，仲兄次之，我最差。”魏文王让扁鹊解释一下。扁鹊回答说：“我长兄治病，是在病症还未表现之时就把病治好了，所以他的医术只有我们家人才知道，他的名气根本传不出去。我仲兄治病，是在病情初起时就把病人治好了，一般人以为病人得的只是小病，所以他的名气也不大，只有乡里人才知道。我扁鹊治病，是在病情严重后才治，别人见我割肉切骨，动作颇大，就认为我医术很高明，我也因此而闻名于天下。其实，比起我长兄与仲兄来，我的医术是最差的。”

这是大家都听说过的名医扁鹊的一个故事。

在这则历史故事里，扁鹊精辟的见解却值得我们深思。健康的生活方式使生命受益如“春雨润物”，不健康的生活方式则是“冰冻三尺”。不知不觉中，我们自己决定着自己的健康。

《黄帝内经》中就有“精神内守，病安从来”的经典教诲。古人也说过：不药而治为上医。中医治病提倡三种境界，所谓三种境界就是上医、中医、下医。所谓上医，简单地说就是在病症出现之前就及时处理，因此，最终的“上医”就是我们自己。

对于一棵树来说，树叶落了还会再生，树枝断了也没有关系，但是如果树根死了，这棵树就不能再活了。对于人来说，五脏就是生命的根基，缺少了其中任何一个，这个人的生命也就结束了。在社会学中有一种木桶理论，认为一只木桶究竟能装多少水，既不取决于木板的平均长度，也不取决于最长的那块木板，而是取决于最短的那块木板。人体的五脏就好比构成木桶的五块木板，一个人的寿命究竟有多长，并不取决于身体各个脏器的平均寿命，也不取决于寿命最长的那个脏器，而是取决于寿命最短的那个脏器。诚然，随着现代医学的发展，已经可以进行人体脏器移植手术，但并不能改变这个基本的现状。很多百岁老人，他们的父母并不长寿，甚至连他们的儿女也不如他们活得长，这就充分证明长寿主要靠后天努力，先天条件是次要的，后天努力因素能占到长寿因素的 80% 以上。人们只要经过后天努力，形成良好的、健康的生活方式，不管你的先辈活多长，你自己活到 120 岁并不是梦想。

一位朋友曾经给我讲过这样一个故事，说他有一个舅舅，在 50 多岁时查出了癌症，当时医生已经下了定论，说他最多只剩下几个月的寿命。多数人如果知道这个消息都会痛不欲生，每天精神萎靡不振，可这个舅舅却不这样。他心想：反正我就剩下这么几个月了，辛辛苦苦了大半辈子，现在该好好享受享受了。于是该吃吃，该喝喝，还到处游山玩水。结果，医生的预言不但没有实现，反而优哉游哉地活到了 85 岁。“气聚则生，气壮则康，气衰则弱，气散则亡。”这里的“气”是指人体的元气，元气充足免疫力就强，就能战胜疾病；元气不足或虚弱，就不

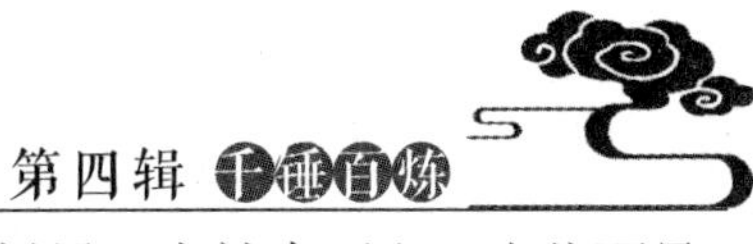

能产生足够的抗体或免疫力去战胜疾病；而元气耗尽，人就会死亡。由此可见，人的生命是由元气来决定的，只要有元气在，人就可以活下去。人从降生的那一刻起，上天就给每个人分配了一个能量库，每过去一段时间，库里的能量就会减少一些，等到能量耗完，生命也就结束了。然而，消耗能量的除了时间，还有我们自己不良的生活习惯，所以我们总是在与上天约定的时间之前就结束了自己的生命。事实上，我们的任何一个举动，如读书、走路等都在消耗能量。如果是按正常的速度消耗能量，每个人都可以活到 120 岁，但是大多数人都在透支自己的能量，比如吸烟、酗酒等，都是对能量的过度消耗，正是这样的过度消耗，缩短了人类的寿命。快节奏的生活容易让人产生不良的情绪，比如失望、消沉、沮丧、嫉妒、焦虑、忧愁、悲痛、烦躁、愤怒等，这本身就是一种能量的自我损耗，也是寿命的损耗。还有各种慢性病，如肾炎、肝炎、胃病、糖尿病、高血压等，既是能量损耗的结果，也是损耗更多能量的原因；再加上来自家庭方面的因素，比如长期纵欲，使肾精亏损、阳气虚弱……

养生到底是什么呢？《黄帝内经》说，法于阴阳，和于术数，饮食有节，起居有常，不妄作劳。用大白话来说，就是顺应自然规律，太阳起来了人就该起床了。该吃饭时吃饭，该工作时工作。别在该吃饭的时候工作，该工作的时候吃饭，这恰恰是现代人常常爱干的事情。太阳下山该睡觉时就睡觉，别在该睡觉的时候工作、宵夜、聚会、打牌、看电视甚至生闷气。

虚邪贼风，避之有时，恬淡虚无，真气从之，精神内守，病安从来？就是说，天气冷了，就穿暖一点，别为了美而在大雪天里穿丝袜，秋裤君该出场时还得出场。夏天就是该出汗的季节，别老是躲在空调房里，再用冰冷的饮料浇灭那不多的阳气。还有一点儿很重要，就是不纠结，不执拗，别把自己逼得太惨。正如李开复在得了癌症之后才幡然醒悟，其实人生需要的不多，只是想要的太多。

西方人很重视健康，他们提倡“储蓄健康，旅游保健”，中国很多人正好顺序倒过来了，“储蓄金钱，透支健康”。健康是什么？是命啊！人的命有几条？就一条啊！透支健康，就意味着主动向死神靠拢。不用死神来拉走你，自己就送上门去了。上帝是最公平的，我讲的上帝是指自然规律。自然规律是一样的，人世间很多事不公平，但上帝是公平的。你为什么得病，道理很简单，你违背了健康规律，规律是铁，谁碰谁流血。有一个病人 36 岁就患了脑血栓，花了十几万元治病，住院几个月后出院，然后又回来住院。这是为什么呢？原因是他 13 岁开始抽烟，36 岁时已经有 23 年的烟龄、18 年的酒龄，还有十几年的麻将龄，他与有规律的生活方式处处对着干，受伤害的只能是他自己。“带病延年”是清代医学家王孟英提出来的，出自《王孟英医案》。书中认为：患了慢性病（痼疾）

很难治愈，只能改善临床症状，缓解病情，所以王孟英用“带病延年”救助患者。今天，这句话可以被我们推而广之，作为正确对待疾病的态度。

当年，白居易曾向一位高僧虚心讨教佛法的真谛究竟是什么。高僧说就8个字：“诸恶莫作，众善奉行。”白居易说：“这还不简单，连3岁孩子都懂得。”高僧说：“3岁孩子懂得，80岁的人做不得。”真是一语道破天机。

大自然是人类的母亲，回归母亲的怀抱，接受阳光、空气、水的洗礼，看看神奇的造化，秀美的山川，你的心灵会净化，人格会升华，会有一种对自然的敬畏和感悟，“念天地之悠悠”“感吾生之须臾”，还有什么想不开的呢？我们的肉体是脆弱的。当我们的意念向前的时候，肉体可能会用它的方式拖住你的脚步。冷、热、饿、渴、疼、累等，都是肉体带给我们的感受。张爱玲曾感叹：病就像一把锐利的锉刀一样，把我系统的写作时间割得支离破碎。杜甫曾无奈叹道：“老病有孤舟”“百年多病独登台。”病让我感到疼痛，告诉自己，活着既有痛苦，也是一种勇气。

现代社会，从达官贵人到平民百姓，从百万富翁到贫苦工人，从专家学者到目不识丁的百姓，无不在疾病的漩涡中挣扎，这也算是天赐平等吧。为什么？想过吗？因为从西方舶来的功利医学绑架了人们的思维，人们深度陷入迷信之中，只知道有疾病医学存在，不知道还有个“健康医学”存在。人类何时能理解健康医学的伟大作用呢？只要承认疾病发生是个过程，就会有起始端和终末端，头尾不一样这是铁的事实，只有白痴说看不到，凡正常人都能看到，看到才能理解伟大。人不可能不生病，但有些病可以一辈子都不会发生。条件是：你懂它；它一露苗头就抓住它；及时纠正它，它就不会发展到大病程度。这个“它”就是萌芽病。人体可发生也可以不发生的病非常多。例如，动脉粥样硬化症、原发性高血压病、高脂血症、高黏血症、冠心病、脑中风、老年性痴呆症、骨质疏松症、结石症以及大多数的癌症等。凡病都有源，凡木都有根，你能掐断树苗，大树就长不成，断其根就能限制大树生长。

理论上，我们生活中的食物、饮用水、空气以及环境愈纯净，身体也会愈健康；但当整体环境不甚理想时，我们的身体会本能地产生抵抗力，它的能力会随外界挑战而增强。因此，大家在生病时，不需一下子就掉入恐惧中，更千万别轻视身体的抵御能力。当我们的生命突然受到威胁时，我们会自然地停下脚步来省思和回顾：这一路走来，我是否善待自己和别人？是否有好好地活着？还是我的日子已过得荒腔走板，甚至是走火入魔了？我们会在乎别人的看法，会拼命赚钱以取悦父母或亲人，建立自己的尊严和安全感，目的只是为了得到爱而已啊。人活着是为了实现自己的梦想，我们的灵魂因为有梦想而伟大，但我们不妨问一问：我每天花多少时间爱自己？花多少精力在实现心中的梦想呢？在面对各种挑战时，我们是否有真正拿出生命的热情？古人说："人身可贵，生命难得。"但如果我们活在地球上，整个心却完全迷失了，思绪都困在自私自利和执着的念头中，只满足于跟人家斤斤计较，根本没有活出生命应有价值的话，那么我们的生命就会提早结束。

治疗冠心病，可以在堵塞的心血管处插一根导管，再放一个支架就可以了，很简单。可你知道吗，这个支架内径 3 毫米，重量不到 0.5 克，但要 2.5 万元！一次就需要两三个。再搭一根导管，1.5 万元一根，用一次就得扔，做一回 5 万元、7 万元、10 万元，代价太高了。而且，最重要的是，这些手段并不能让病人恢复到原来没有病的状态！有个同志患高血压 12 年，他的血压很奇怪，高压到 200 毫米汞柱也不难受，吃降压药倒难受了。他看了两个医生，一个医生说，你必须吃药；一个医生说，既然吃药难受，那就别吃了。于是，他就不吃了。12 年下来，他患了动脉硬化、尿毒症，还要透析，1 年花 9 万元，透析了 10 年，花了 90 万元，并且他请了 10 年的假。他整天坐在轮椅上，什么事都做不了，尽管他非常想活，但一身疾病到后期谁也挽救不了他。其实呢，一天一片降压药，不到 1 块钱就能控制住高血压，他有病没有按照科学的办法来治疗，结果花了 90 万。预防其实很简单，也很廉价，可以让很多人不得病，但却能够换来无价的生命的延续。

我在农村搞过一个调查。有户农民家庭一年收入 20 多万，父亲过年给孩子买烟花爆竹就花了 2 000 多块。就是这样一户有钱的人家，我去他家调查的时候，很吃惊。吃惊什么呢？一家 7 口人竟然用一把牙刷！他们认为刷牙是多余的。结果这家 7 口人中，4 个得了高血压。

现代医学过于强调技术性和物质层面，很少考虑信念和心灵的力量。但事实上，人的身体是一个强大的能量转化器。我们的精神转化（瞬间开悟——即当下是威力之点）所产生的力量，能让癌细胞快速痊愈，这种奇迹的效果，绝非任何先进的医疗方式做得到。如果没有疾病的提醒，我们也许就对身体的各种超负荷和不平衡无知无觉，一直随波逐流让身体机能退化下去。"病不是敌人，是善意的提醒。"我们应该感谢疾病，而不是痛恨它。

人来到地球上，就是要追求喜悦自在、健康平衡，以及与他人共享生命中的快乐与感动。为了达到这样的目标，我们的身体天生具备了相当高的智慧与能力，它本身就是一个精致复杂的小宇宙，蕴含丰富的能量，并且能为人类做许多事情，所以我们必须给予身体极大的信任，并应时时感谢它给予我们的保护。在美国电影《出水芙蓉》里，学校里的女学生每天都要对镜子说："我长得很美，人人都喜欢我。"就是培养她们肯定自己、喜欢自己的健康心理。

“明天和意外，谁知道哪一个先来呢？”所以，在这无常的人生当中，如果今天是最后一天，我们还要在无限纠结中度过吗？抬头望天，太阳每一天都是新的，我们都应该活在今天，活在当下，享受今天的阳光。做自己喜欢的事情，也许并不能带来财富、名誉、地位，但能够活得自在、舒心、不扭曲、不拧巴，幸福也就是如此而已。

第五辑　千岩竞秀

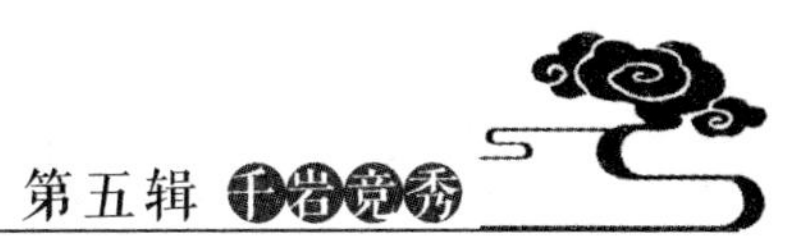

身体打过来的电话

一位年约七旬的老婆婆，坐在电话亭下面的石墩上。两鬓已花白，梳得倒还整齐，微胖的脸上有些皱裂，两颊被太阳晒出两团红红的晕来。老人穿着厚厚的棉袄，外面还套着一件厚实的深红暗花的羊毛衫褂，裤子也穿得很暖的样子。脚跟前放着两个装得鼓鼓的蛇皮袋子，用一根短竹竿牵搭着，看不清里面装的是什么，旁边好像还有个白色的塑料袋，里面装着几个梨。老人左手很闲适地搭在左腿上，右手握着话筒，一端紧挨着嘴唇，另一端连着的电话线横在空中，将电话线拉成了一条直线。只见老人的嘴对着话筒，不停地翕动着，一会儿快，一会儿慢，头也跟着一点一点，像母鸡啄米似的，老人的眼睛全神贯注地盯着嘴边的话筒，她的嘴不停地动着，她的头不停地点着，谁也听不清她说了什么，任身旁人来人往、车水马龙……她深深地沉浸在电话那边的美妙的世界里了，她似乎有说不完的嘱咐、谈不完的家常、道不完的心事。

当你从睡梦中醒来，还未整理好思绪，一阵急促的电话铃声会让你睡意远去，接通的那一刻也许不知道该说些什么，只是傻傻地一笑，但你却能感觉到那份牵挂和温馨。

生活？这个既简单而又深奥的名词，是我们每天都要接触到的。当然，还有许多来自生活的提醒：有来自亲情的提醒，也有来自老师和同学的提醒。这些看似不起眼的提醒，在我们的生活中却起着至关重要的作用。

亲情无处不在，我们每天都生活在亲情的大家庭里，家里有亲人，家中有亲情，家长对我们的亲切关怀无处不在。同时也时刻提醒我们，虽然我们天天都和父母生活在一起，交谈的机会却很少，但是妈妈每天早上在你开始出发去学校的时候，总免不了一句："路上小心，在学校不要乱玩，要好好学习。"虽然这句话已经听过无数遍了，对你来说已经成为一种唠叨，但是这种唠叨却是一个母亲对儿女的关爱，我们可以听到这种生活的提醒已经是一种最大的幸福了。

俗话说得好："病来如山倒，病去如抽丝。"实际上任何疾病的发生发展都有一个过程，在突发前都有一些身体上的先兆，只不过没有引起我们足够的重视罢了。随着健康意识的增强，我们应该对人体发出的不良信号，给予足够的重视，以避免酿成大祸。

早晨醒来后头晕、头昏，可能出现了颈椎骨质增生或血黏度高等疾病。凌晨4~5点钟醒来有强烈的心慌饥饿感，且疲乏无力，直到吃早餐后不舒适的感觉才逐渐消失，提示可能有糖尿病倾向。

清晨浮肿如果在起床活动20分钟之后还不彻底消失，则提示可能有肾病或心脏病。尿液棕色，提示肝脏可能出现问题。口臭，可能是胃或肝出现了问题，或是由牙周病引起。口中有氨味，要格外注意肾脏的健康。眼睑苍白，提示可能患了缺铁性贫血。眼角膜出现一圈模糊的灰环，说明心脏可能有问题，如果是30~50岁的男性应马上与医生联系。脸色潮红，可能与心脏病或高血压有关。

恶心想吐，除去怀孕的原因，若每天早上都如此，可能是慢性胃炎。舌面白而呈毛茸茸的状态，提示免疫系统功能严重失调或身体出现了某种癌变。

眼睛痛，除去用眼疲劳的原因外，若看书看报时眼睛剧痛就要小心青光眼了。手发抖，可能是甲亢，也可能是帕金森病。吃油腻食物后上腹疼痛，并放射到右肩背部，很可能是患有肝胆疾病。食欲亢进，体重却减轻可能患了甲状腺功能亢进症。没有食欲，见到油腻就恶心，易疲劳，可能是患了肝炎。饭后总是出现反酸、腹胀腹痛等症，提示积食了，要多吃新鲜蔬菜，三餐要注意清淡、利消化。

爬楼梯时心慌、胸闷，提示心脏功能较弱。指尖比指节更粗大，可能患有较严重的肺部疾病。指甲生长缓慢，没有光泽且变黄变厚，提示淋巴系统出了毛病。手背静脉突出，随着年龄增加，会有此现象，但也有患心脏病的可能。手掌泛红，肝脏出现问题时，因荷尔蒙失调，手掌会发红。手掌潮湿，过度兴奋或紧张时手掌会出汗，若常如此则可能是甲状腺异常。背痛：除了肌肉痛，也可能是脊椎或内脏有了毛病。

伸懒腰时腰痛，多为坐姿不良。单纯头晕，若不是因为工作单调，请检查一下甲状腺。洗澡时头发容易脱落，提示头发养分不足或是荷尔蒙分泌异常。黑痣变大或新长出痣，当心皮肤癌的侵袭。皮肤上出现非摩擦所致的红斑，有可能是肝病的前兆。打鼾，情况十分严重则提示可能鼻子或呼吸道出了问题。磨牙，如果每天晚上都磨牙，牙齿一定出了问题。必须枕高才能入睡：提示心脏功能弱。经常因脚抽筋而惊醒，提示缺钙或动脉硬化。

《黄帝内经》提出了“上医医未病之病，中医医欲病之病，下医医已病之病”，将疾病分为“未病”“欲病”“已病”三个层次。所谓“治未病”，多数注释“未病”为“无病”。然则无病之人，即常人，有何治之必要？可见此“未病”与平常健康之人“无病”有别。即有患病的因素存在，或将病未病。高明的“上工”，能够预见和分析出“将病”的各方面因素，从而防其发作。故而“治未病”中“未病”二字，应理解为“病将作”，或“将病”方为确切。

《素问·四气调神大论》中提出："是故圣人不治已病治未病，不治已乱治未乱，此之谓也。夫病已成而后药之，乱已成而后治之，譬犹渴而穿井，斗而铸锥，不亦晚乎。"就生动地指出了"治未病"的重要意义。

"治未病"思想源自《黄帝内经》，历代医家乃至现代医学对"治未病"思想都极为重视。根据现代医学理论，将人群的健康状态分为三种：一是健康未病态，二是欲病未病态，三是已病未传态。因此，"治未病"就是针对这三种状态，具有未病养生防病于先，欲病施治防微杜渐和已病早治防止转变的作用。把中医的"未病"说和现代提出的"亚健康"状态等同看待，是欠全面的。现代所谓的"亚健康"状态，仅是中医"未病"中部分阶段的表现，即疾病微而未显、显而未成的时期，而不能包括中医未病说的全部。

《金匮要略》第一条就开宗明义地提出了"上工治未病"。揭示诸病当预防于早，勿等病成再治。清代新安医家程云来说："治未病者，谓治未病之脏腑，非治未病之人也。""上工"又称"大医""良工"，是指良医。上工即"见色知病，按脉知病，问病知处"的高明医生。张隐庵说："能参合而行之者，可以为上工。"所谓"参合而行之"，是指脏腑阴阳、色脉气血、皮肤经脉内外相应，能参合而行之。即周详诊察，精细判断，能洞悉色脉、皮肤、异气、顺逆、生克制约的。认真负责的医生治疗效果好。所谓"上工十全九"即是也。

在中医看来，我们体内有很多毒素，凡是不能及时排出体外，对我们的身体和精神会产生不良作用的物质都可以称为"毒"，如瘀血、痰湿、寒气、食积、气郁、上火。这些毒素堆积在五脏之内，就会加速五脏的衰老，然后由五脏供养的皮肤、筋骨、肌肉、神经也就跟着一起衰老了。虽然毒素深藏，但它们在身体表面还是会留下蛛丝马迹，不同的样貌代表毒素藏在哪里。我们要找出毒素的藏身处，尽快把它赶出身体。

脸色好的前提就是身体健康。忙忙碌碌的你不妨经常观察一下自己的脸，也许透过自己的脸，会发现身体健康状况的秘密。

1. 鼻尖发红

鼻尖代表了心脏的情况，鼻尖呈红色或紫色可能是血压偏高，或食物中盐和酒精摄取过多。要经常测量血压，少食用酒精类饮料，少吃盐。

2. 上嘴唇肿胀

嘴唇肿胀，很可能由胃痉挛引起的。要多吃些马铃薯、红薯、板栗、山芋、莲藕等暖胃的食物。如果皮肤过于粗糙，你试试用笋、海参、瘦肉炖汤食用。

3. 额头皱纹突然增加

出现这种情况表明你的肝脏负担过重，要少吃动物脂肪，多吃清淡的食物。

4. 眼圈发黑，脸色晦暗

早上起来，如果发现自己呈此状，表明肾脏负担太重了。要减少用盐量和用糖量，用鸭肉煮栗子、烧大白菜等进行食疗，还可用红白萝卜煮肉汤喝。猪腰子煮汤也很有效。

5. 皮肤过于白皙

这有可能是气血欠亏所致。可以将红枣、花生米用温水浸泡后，用小火煮熟，再加些蜂蜜熬至黏稠。常吃这样的食物，脸色会变红润。

6. 面颊呈褐红色

面颊发红是高血压的征象。要注意减少吸烟量或戒烟，经常量血压。

7. 耳朵发红

耳朵代表了肾的状况，耳郭呈红色或紫色说明肾循环不好。要少饮酒，少吃精细食物，少吃糖，多做运动以促进循环功能。

每个人都是多梦的，对未来有着各种各样的设想，对要干的事有各种各样的想法，但要明白的是人的精力有限，总会有取有舍，有失有得。将自己的精力放在最重要的事情上，他的追求才会有价值，有希望，即使到头来没有鲜花和掌声，他也是成功的，因为他没有遗憾。放弃了追求享乐，才能活得更好，更有价值；放弃了纷繁世事，才能集中精力去做大事；放弃了思绪乱飞，才能平和心境，追求自然；放弃了世俗的偏见，才能寻觅到久已失去的自我。

我们都知道要定期对自己的物品清点，哪些是生活必要的，哪些又是对生活并不太重要的，以此来决定对它们的取舍。其实生活也是如此，需要经常地清点，我们在清点生活的过程中，清点着生命。

元代朱丹溪指出："与其求疗于有疾之后，不若摄养于无疾之先。盖疾成而后药者，徒劳而已。是故已病而不治，所以为医家之法，未病而先治，所以明摄生之理。夫如是，则思患而预防之者，何患之有哉？"他提出了预防与养生的重要性。

明代杨继洲的《针灸大成》中也有艾灸预防中风的详细记载，例如："但未中风时，一两月前，或三四月前，不时足胫发酸发重，良久方解，此将中风之候也，便宜急灸三里、绝骨四处，各三壮……如春交夏时，夏交秋时，俱宜灸，常令二足灸疮妙。"

清代温病学家叶天士根据温病的发展规律和温邪易伤津耗液的特点，提出对于肾水素虚的患者应防病邪乘虚深入下焦，损及肾阴；在治疗上他主张在甘寒养胃同时加入咸寒滋肾之品，以"先安未受邪之地"，是既病防变法则的典范。

任何试图更改生物钟的行为都将给身体留下莫名其妙的疾病。若二三十年之后再后悔，已经来不及了。

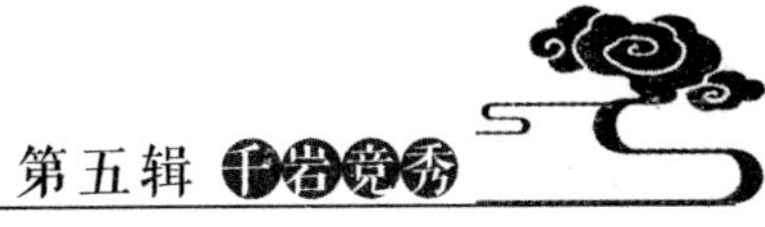

一、晚上9~11时为免疫系统（淋巴）排毒时间，此段时间应沉静下来或听音乐。

二、晚间11时至次日凌晨1时，肝的排毒时间，需在熟睡中进行。

三、凌晨1~3时，胆的排毒时间，亦同。

四、凌晨3~5时，肺的排毒时间。此即为何咳嗽的人在这段时间咳得最剧烈，因排毒动作已走到肺；不应用止咳药，以免抑制废积物的排除。

五、凌晨5~7时，大肠的排毒时间，应上厕所排便。

六、上午7~9时，是小肠大量吸收营养的时段，应吃早餐。疗病者最好早吃，在6时半前，养生者在7时半前，不吃早餐者应改变习惯，即使拖到9时、10时吃都比不吃好。

七、半夜至凌晨4时为脊椎造血时段，必须熟睡，不宜熬夜！

生活需要提醒。除了别人给我们提醒，我们还应学会自我提醒。没有提醒，也许机遇会和我们擦肩而过，幸福与我们遥遥相望，驶入迷途而不知返……生活不能缺少提醒。

很久没有在夕阳下，惬意地捧起书本，钻进知识的海洋遨游了。一摞摞书本在我的书柜中躺着，落满了灰尘，透出一股逼人的怨气，好像在埋怨我没有将它们品读。在眼睛一睁一闭间的缝隙，嘴巴一张一合间的裂痕中，消逝的时光，没有半点怜悯之心，依然故我地流逝。我每天的生活轨迹单调，沾满空虚，记忆里只有太阳的东升西落。曾子曰：“吾日三省吾身”，我们每天都应该反思，自己倾心去做的事是否有意义，是否能对自己的人生负责。

当我们步入迷途，不要困扰自己的心，你的追求还在你的身后……

如果你经常感到腰酸背痛，没干什么活儿就觉得累，双腿浮肿、冒凉气，四肢发冷，尿少而清；女性月经总是推后，量少，经常小腹胀痛或经血块多色暗等，都要引起注意，这是典型的阳虚症状。尤其是腰以下，按了凹陷不起，甚至觉得腹部胀痛，更要小心。

如果你双腿怕冷，同时还手脚发热，就是肾阴虚了。应多吃凉性食品，如绿豆、银耳、莲子等，也可做散步、慢跑、瑜伽、打太极等运动。

如果你双腿水肿，中医认为，肺虚、脾虚、肾虚都可导致水肿，脾虚导致的水肿尤其体现在腿。按下凹陷不易恢复、不爱吃东西、脸色灰暗，就应健脾利湿。

如果经常感到手脚冰凉、膝盖凉，多是冷寒证的表现。中医认为这是气虚、气滞、阳气不足的反应。女性在经期、孕期和产期等特殊生理时期更易如此。

中医认为，气血是人体生命活动的物质基础，人之气血、津液、精血均来源于脾胃的生化。饮食合理则不病或病轻；反之，则多病或病重。因此，中医养生之要以食为本。在这方面，古人有很多有见地的论述，认为除正常养生之外，凡病更应从调理脾胃入手，先食之而后药之，即“善用药者，使病者而进五谷者，真得补之道也”。

大米是补气的。女人一定要每天都吃米饭，脾胃健康就靠它呢！米能补脾，但五谷中它补脾的效果最好。中气不足，疲倦乏力就要吃它了，像脾胃虚寒，心烦口渴，就喝大米稀饭就行了。中医书上说“稀饭为世间第一补人之物”。所以就算你在减肥，也一定每天至少吃一碗大米饭。

山药补气健脾胃，养阴益肺，补肾固精，把脾脏、肺和肾脏都补了！阴虚亏损的人容易咳嗽，用它煮汤当水喝，可以治愈虚劳咳嗽的毛病。山药因为益肺，而“肺主皮毛”，所以山药可以滋润皮肤。虚弱羸瘦，皮肤干燥，记忆力减退，过劳和疾病后体虚，都要多吃山药，可以强壮身体，抵抗衰老。需注意的是，它滋阴的同时助湿邪，所以还要吃祛湿的东西，像薏苡仁、茯苓。直接水煮山药，或把山药打成浓浆煮开喝。不喝多，喝完之后，再喝水加薏仁粉。好东西还有大枣、蜂蜜等，皆补脾，益虚损，令人脸色好。

《素问·四气调神大论》说：“四时阴阳者，万物之根本也。”“阴阳四时者，万物之终始也，死生之本也。逆之则灾害生，从之则苛疾不起，是谓得道。”这充分体现了天地人相应的整体观念，强调个体必须适应自然气候变化，才能够避免疾病发生。

精神状态是衡量一个人健康状况的首要标准。中医认为“恬淡虚无，真气从之，精神内守，病安从来”，喜、怒、忧、思、悲、恐、惊等情绪的刺激是百病之源。因此，中医始终把心理调治作为防病健身、治病疗疾的第一步。医生为患者解决的不仅是身病，还有心病。与患者心灵的拉近和沟通，是治疗身病的基础，从某种意义上说较之前者更为重要。

《吕氏春秋》指出“形不动则精不流，精不流则气郁”。现代研究表明，运动可以活动全身的肌肉、筋骨、关节，能疏经活络、振奋阳气、畅行气血、增强体质。适量的运动是预防和消除疲劳的重要手段，同时运动还可以使人心情舒畅。长期运动可促进新陈代谢，增强体质，是预防亚健康的有效方法。

张仲景在《金匮要略》中讲道：“适中经络，未流传脏腑，即医治之。四肢才觉重滞，即导引、吐纳、针灸、膏摩，勿令九窍闭塞。”又说：“见肝之病，知肝传脾，当先实脾。”这些都是在强调疾病的早期治疗。在疾病初期，一般病位较浅，病情较轻，正气受损不重，早期治疗很容易解决问题。正如《医学源流论》所说：“病之始生浅，则易治；久而深入，则难治”“故凡人少有不适，必当即时调治，断不可忽为小病，以致渐深；更不可勉强支持，使病更增，以贻无穷之害。”疾病在早期被治愈，就不会进一步发展、恶化。否则，等到病邪强盛、病情深重

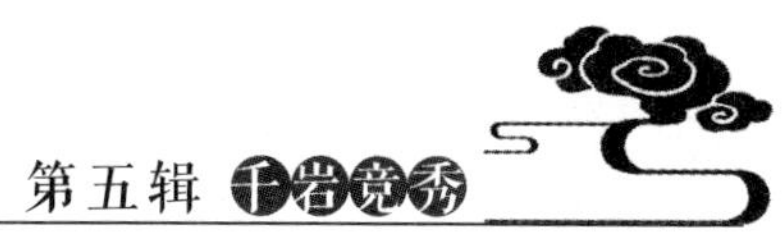

时再去治疗，就比较困难了。

飞翔于碧空的雄鹰是自由的，背负青天，与白云为伴，在高山栖息。锐爪利喙，健羽疾目，它是天地阴阳交合的尤物。傲视苍穹，小觑大地，有实力，才有自由，雄鹰是力和美的化身。草原上的野马，尽展轻灵自由之性，不为人牢笼，不为人羁绊。它是绿草、蓝天、白云孕化出的精灵。名山大川，钟灵毓秀，开阔的草原，才有自由的驰骋。

不洁净的东西不要吃，不干净的地方不要去，不美丽的东西不要看，不动听的声音不要听，不是自己的东西不要拿，不快乐的事情不要做。但是，要做到这些，谈何容易。曾几何时，我羡慕别人，我埋怨自己；曾几何时，我迷茫双眼，忘了自己拥有的美好。随着岁月的流逝，阅历的增加，生活提醒我：不要羡慕别人，珍惜你所拥有的。

慢慢地，我不再羡慕别人，而是用一双充满关爱的眼睛重新审视这个世界，竟发现有那么多让我感动的东西：妈妈的叮嘱不再让我心烦，我明白那句句包含着妈妈的牵挂和关爱；我不再羡慕那优越的生活，我知道艰难困苦是上天赠给一个人最好的礼物；我不再蹉跎岁月，我懂得今天最宝贵，明天不易把握；我不再斤斤计较生活的小事，我已明了生命宝贵，没有时间去埋怨。怀着一颗珍惜拥有的心走进生活，我发现：窗外的天不再阴晦，而是晴空万里，阳光明媚。

人是有智慧的生命，但又是最愚蠢的动物。人有时候不知道自己是谁，自己在干什么。有时候你可以想，你为了什么而身心俱疲，形容憔悴，白日惕厉，半夜惊魂。奔走劳碌，恓恓惶惶，到头来反弄得蒙羞含垢，灰头土脸。是缘于名？是困于利？其实，名也好，利也好，都是身外之物，只有你个体的生命才是真正属于你的，你要善待自己的生命。

冬去春来，万物欣欣向荣，江南三月，草长莺飞。自由的生命，自由的生灵，自由的心性，当作自由的旅行。不错过太阳，不错过月亮，也不错过星星。去踏青，去旅游，去沐浴太阳的光辉，去感受小河水的清凉。看绿草劲长，瞧鹊飞雀跃，看晨岚夕晖，听天籁鸣响。一方净土，脚可踏，手可触，目可视，耳可闻，甚至你可以去亲吻它。一河清澈而美的水，掬一捧入口，一丝儿甘甜滋润心肺，清悠悠的水，亮目清眼，怡人情怀。

脱去虚伪的外衣，走近香茗，手捧一杯冒着热气泛着生命绿色的茶水，耳边萦绕着轻柔甜美的轻音乐，一边小口轻啜香甜的茶水，一边和朋友聊天，一边享受真实的自己和真诚的友谊，即使一言不发，互相都能感受到远离尘世惬意的心境和人性那纯朴恬静的美。

生命是一场意外的美丽，感受生命的每一个细节，余味淡而悠远。

免疫力是最好的医生

当下，生活好了，大鱼大肉吃得多了，人们又想起了野菜。想吃野菜的人，大多对野菜都很熟悉，菊苣菜（苦菜的一种）、马齿苋、蒲公英、苦菜，这些东西虽然过去都是给猪、牛、鸡、羊吃的“贱”东西，人们现在知道它们可以降血压、降血脂，还能解决胆固醇、上下通畅的问题，并且可以增加人体免疫力，可比吃药强多了。于是有些人便骑上车子，沟沟壑壑，岭下沟上，挖上一些回去吃，吃上一个月后，查一下，血压、血脂、血糖都降低了，管事。岂不知，每天骑车走路，小腿的腱子肉都出来了。再挖，继续吃，老菜就当中药吃，能到的地方都去了，没了，反正病也治得差不多了。

野生动物当然也会生病、死亡，人们之所以见得不多，恐怕与它们有极强的免疫力有关。动物一经家养，免疫力下降，疾病就多起来。

人类初始，也许和野生动物一样具有极强的免疫力，很少生病；社会越是向前发展，人的免疫力似乎越是下降，发展到今天，千百种怪病都出来了，弄得人类手足无措。

家养动物生病，多半是人闹出来的；不家养也许动物就不容易生病。

人类应该自问：怎样向野生动物学习，重新获得极强的免疫力？

人类能够找回像野生动物一样的免疫力吗？

“正”指正气，泛指人体各脏腑、经络、气血的正常功能和抗病、康复能力。“扶正”指扶助、补益人体呈虚弱的正气，使之恢复正常状态。所以，“扶正”常用补法，用于虚证。“邪”指邪气，泛指一切致病因子，如六淫、疫疠、蛊毒、瘀血、痰饮等。“祛邪”就是指祛除使人体发生疾病的一切致病因子。所以祛邪常用泻法，用于实证。

中医发病学的观点认为，疾病在发生、发展过程中，都存在着正、邪两方面力量的相互斗争。疾病向愈好或向恶化，取决于正邪双方斗争时力量的对比。正气强，邪气弱，体内有邪气存在，也可以不发生疾病，即使发生了疾病也很轻，或很快就会痊愈。正气虚，邪气盛，人体就必然会发病，甚至患重病，并会迅速恶化。这正如《灵枢·百病始生》说：“风雨寒热，不得虚，邪不能独伤人。卒然逢疾风暴雨而不病者，盖无虚，故邪不能独伤人。此必因虚邪之风，与其身形，两虚

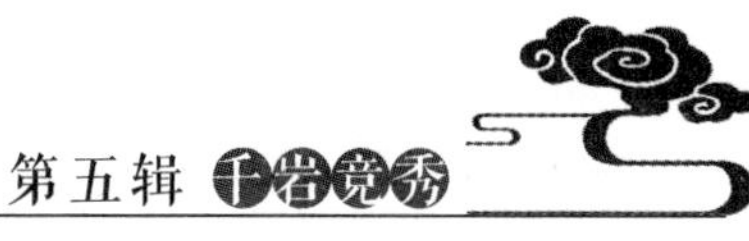

相得，乃客其形。”《素问·刺法论》又说：“五疫之至，皆相染疫，无问大小，病状相似。”所以中医认为邪气是疫毒发病过程中的一个重要因素。由于扶正与祛邪可以改变疾病过程中正邪双方力量的对比，使疾病向愈转归，所以扶正祛邪是中医治病的重要法则。

科学不是看理论多丰富或仪器多精密，不然为什么我们总是在生病？符合自然就是最高的科学，因为自然是神技，仪器是人技，人力无法胜天。否则科学这么发达，为什么世界卫生组织公告上说人类尚有8000多种疾病不能被治愈。还有许多超级病菌正入侵人类，目前无药可治？而且该组织文献显示：全球病人，有三分之一死于医疗性事故，三分之一是被药害死的，三分之一是治死的。他们都不是因疾病本身致死的，所以我们真的要回到自然。

我们常说“祝你好运”，为什么说“运”，实际指的是，顺应天地节律养生就会走运；背道而行就会背运、坏运。所以说“祝人好运”。

几乎每个人都生过病，但人为什么会生病？未必每个人都思考过这个问题。与人类健康相关的学科给出的答案可谓“丰富多彩”：现代医学认为“细菌、病毒和其他一些微生物是引起许多疾病的罪魁祸首”；环保学认为“人类生存环境不良化的加剧导致疾病的多发”；心理学认为“现代社会人们身心压力加大是致病诱因”等。应该说都有道理，但都还不是问题的关键。

人之所以生病，按照辩证法的观点来解释，不外乎内因和外因两个方面。外因是指影响人体健康的各种不利因素，如细菌、病毒、不良环境等；内因是指人体的免疫系统存在问题。并且内因起决定作用。换句话说，致人生病的关键原因不在细菌、病毒，而在人自身的免疫系统。为什么？可以打个比方：国家安全是世界各国的头等大事，每个国家都备有训练有素的士兵、精密尖端的武器及先进的防御系统，昼夜不停地监控并维护整个国家的安全。我们的身体就像一个国家，也会时刻受到诸如细菌、病毒、灰尘、寄生虫和霉菌等“敌人”的进攻。

为什么有的人会生病、有的人不生病？这是因为我们的身体也有一支军队——免疫系统。当微生物攻击人体时，健康的免疫系统就会立即投入战斗。两军交战，自然是兵强马壮的一方胜出。在强大的免疫系统面前，微生物就完全没有了用武之地，强大的免疫系统保护我们免受感染的侵害，这与我国传统医学中“正气存内，邪不可干”的古训是一致的，但一支羸弱的军队很快就会对入侵者投降。当身体营养失调或毒素积累等原因，导致免疫系统过分虚弱时，我们就会生病。当然，免疫系统过分敏感也不行，这就类似于一个国家的军队在没有外敌入侵的情况下对着自己的老百姓滥施攻击。红斑狼疮、牛皮癣等疾病都属于免疫系统的盲目攻击造成的。总而言之，大多数疾病都是由于免疫系统出了问题所引起的。

现代医学之父希波克拉底指出：最好的医生就是你自己，就在人体内，他就是健康的免疫系统。免疫系统与疾病的战争是一个非常复杂的过程，但在这一战争中，人体的免疫系统各环节协调运作，配合默契，处理问题恰如其分。

不管我们是处于什么生存阶层，生存压力、条件所限等原因，使我们不能科学饮食，科学地生活，就是营养师自己也不能保证自己总是科学饮食。加上不能保证心理平衡、合理的运动等使我们的免疫力时时处于不健康状态。

以 2008 年美国南佛罗里达大学健康科学研究中心的首席科学家威斯理教授（Dr.David Vesely）的研究为例：心脏可以分泌救人最后一命的荷尔蒙，它不仅可以在 24 小时内杀死 95% 以上的癌细胞，而且对其他绝症也有极好的治疗效果。威斯理教授的研究源于他的好友：一对 2003 年时双双罹癌，生命仅剩下三个月的英国夫妇。他们在放弃治疗后，选择用两个月的时间完成生命中最想完成的 50 件事。之后他们与旅行社订下合约，倾尽余下的四万英镑家产，开始一场豪华的环球旅行，条件是只要夫妻中任何一位在旅程中去世，合约就自动终止。旅行社到医院核实情况，认为他们仅剩一个月的寿命，签订此旅行合约十分划算，就订下了合约。出乎意料的是，原本以为这场只有一个月的旅行却持续了一年半，这对夫妇同情旅行社即将破产，于是自动解约，返回家中之后，赴医院检查之下，发现所有的癌细胞全数消失，原本不治的恶疾竟在旅途中不药而愈。这个情况引起威斯理极大的兴趣。他深入研究后发现，心脏在非常平静快乐喜悦时，会分泌一种缩氨酸荷尔蒙，能治疗重大疾病和其他绝症。他的研究震惊世界，被誉为“揭开上帝终极底牌”的科学家。这就是《黄帝内经》讲的“主明则下安，以此养生则寿”。

1928 年，抗生素诞生了，由此我们向世人宣称能够控制所有感染性的疾病。但我们没有想到，抗生素会给人类带来一系列疾病。过去，医学人员认为是病毒、细菌制造了疾病。但是现代研究发现，有 10%的病人感染伊波拉病毒，却并没有死于这种病，原因在于他们身体里有抵抗力；同样，有 30%的肺结核病人并没有出现严重的症状，而且还可以自行恢复。科学家认识到，是否患肺结核取决于自身免疫系统；有 5%的人感染后 5 年甚至 10 年也不发病。陈昭妃博士是著名美国华裔科学家，“营养免疫学”的创始人。1997 年，她荣获“美国十大杰出青年奖”，是 59 年来首位获此殊荣的华人，也是获此奖项唯一的女性。她说在各种宣传资料上都提到了 HIV 病毒，但我没有在任何的医学报告上看到有实验证明是 HIV 病毒制造的艾滋病。我们所看到的实验报告上是这样写的：所有的艾滋病人体内都有 HIV 病毒的存在。这两种意思是完全不同的。

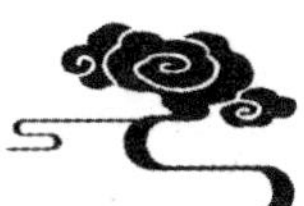

陈昭妃博士举了个通俗例子：这里有一堆垃圾，有垃圾的地方自然会有苍蝇，但这并不表示，是苍蝇制造了垃圾。而以前我们认为苍蝇就是病因，然后赶快发明一种化学武器出来，将苍蝇消灭掉；杀死苍蝇以后，垃圾里又跑出蚊子，我们又赶快把蚊子消灭掉；之后，垃圾里又跑出蟑螂，杀死蟑螂后，垃圾里又会跑出老鼠……因为真正的原因并不在于苍蝇、蚊子，而在于这堆垃圾。得到健康的关键是要把垃圾消灭掉。所以现在的科学家开始研究基础免疫学。

从微观角度来看，自身的免疫系统就像一个军队，里面有空军、海军、陆军各类军人，一旦有敌人侵入身体，就会被消灭掉。陈昭妃博士曾受邀于美国最大的一个医学研究机构，在和科学家们一起讨论的时候，得到一个统一的结论：99%的疾病都和免疫系统失调有关。当然，有的疾病和免疫系统疾病无关，如基因、遗传类的疾病。以前，我们对免疫学没有这么重视，一直认为还是化学药物的作用比较强，治病效果比较明显。有人会说，既然免疫系统这样强，为什么还要用化学药品呢？事实上，免疫系统的功能本身是很强的，但正是由于化学药品的副作用而使免疫系统的功能下降。我曾经做过 10 年的癌症研究，看到许多被医生宣布只有两三个星期可以活的病人，过了几年以后，又回来找我们，更奇妙的是，我们居然已经发现不到任何癌细胞的存在。这种药物无法治愈的疾病，我们的自身免疫系统却会将其治愈，这就证明，自身的免疫力比化学药品的功能更要强大。

据美国医学统计报告，美国每年有 960 万人因为服用化学药品而必须住院，有 2.8 万人因服用心脏病药而死于心脏病；有 3300 人因为吃了治关节炎的药物而死亡（而原来人们想不出关节炎和死亡有什么关系），每年有 16.3 万人因药物的副作用而导致大脑记忆力衰退，有 3.8 万人得了老年痴呆症，有 2.8 万人因药品而导致骨质疏松症。这个统计结果还是非常保守的，有很多医院不在调查之列，实际情况只会更为严重。

免疫力是人体自身的防御机制，是人体识别和消灭外来侵入的任何异物（病毒、细菌等），处理衰老、损伤、死亡、变性的自身细胞以及识别与处理体内突变细胞和病毒感染细胞的能力。现代免疫学认为，免疫力是人体识别和排除“异己”的生理反应。人体内执行这一功能的是免疫系统。数百万年来，人类生活在一个既适合生存又充满危险的环境，人类得以延续，也获得了非凡的免疫力。所以说免疫力是生物进化过程的产物。

在我国医学历史上，很早就有“免疫”的思想，这就是“以毒攻毒”的治病方法。我国最古的医学著作《黄帝内经》中提到，治病要用“毒药”，药没有“毒”性就治不了病。然而有趣的是，最早把这种免疫思想付诸实践，并最早从事免疫学研究的先驱，竟是醉心于炼丹的道教徒葛洪。

葛洪，字稚川，别号朴子。他从小就喜欢读医书和炼丹书，长大后，他更在热衷于炼丹术的同时潜心研究医术，并成了东晋有名的医学家，老百姓有什么急病重病，常找他来医治。

一天，有位40多岁的老农急匆匆地来到葛洪家，焦急地对他说："我的独生儿子被疯狗咬伤了，请您给想个办法，救他一命。"葛洪听了这话，也很焦急。他知道，人若是被疯狗咬伤，会非常痛苦，且受不得半点刺激，哪怕是受到一点儿光、听到一点儿声音，都能引起抽搐、烦躁，尤其是怕水，甚至听到水，谈到水，见到水，都会立刻咽喉痉挛，发病几小时内便可迅速死亡。葛洪在脑子里快速思索着各种各样的药方，但很遗憾没有一个药方能治这种病。忽然，他有了主意：古人不是提倡用"以毒攻毒"的疗法治病吗，为什么不能用疯狗身上的毒物来治这种病呢？想到这儿，他便对老农说："现在也没别的什么好办法。不过，我想用疯狗的脑髓涂在你儿子的伤口上，或许能让他脱离危险。"老农回到家后，依法行事。没承想，还真管用，病人竟没发病。自那以后，葛洪又用这种方法给许多被疯狗咬伤的人治过病，效果挺不错。

近代医学科学证明，在人被狂犬咬伤后，狂犬病毒便通过伤口浸入了人体。由于它与神经组织有特殊的亲和力，所以导致狂犬病的发作。狂犬的脑髓和唾液中，均有大量的狂犬病毒存在。法国著名的生物学家巴斯德便是从狂犬的脑组织中分离出狂犬病毒，并把它加以培养，制成病毒疫苗，来预防和医治狂犬病毒的。很显然，巴斯德所用的原理同葛洪使用的方法基本相似，只不过比葛洪更科学些。但从时间上来看，巴斯德的发明晚于葛洪1000多年。

人类有过无数瘟疫横行的历史，但在每次大范围的疫情中，倒下的只是少数人，大多数人都生存了下来，为什么呢？我们生活在细菌无孔不入的世界里，一生中要经历无数次与细菌病毒的生死斗争，但总会取得胜利，这又是为什么呢？追根溯源，我们应该感谢忠诚的人体健康卫士——免疫系统。

数百万年来，在这样一个处处充满危险的环境里，人类能够生存并繁衍生息，就是因为获得了非凡的免疫力。没有免疫力就没有健康，免疫失调是百病之源。无论是面对甲流、非典等传染病，还是癌症，人类最应该依靠的不是药物，不是医生，而是自身的"生命卫队"——免疫力。

影响健康的因素总的来说分为内因和外因。遗传是内因，它所起的作用大概占了15%。而社会环境、自然环境、医疗条件和生活方式都属于外因，其中生活方式所产生的影响占的比例最大，达到65%。而生活方式与其他影响因素最大的区别在于，它是唯一可以由我们自己选择的因素，我们可以控制它、改变它，从而让自己生活得更健康。

因此，通向健康、延缓衰老的道路，第一步应该从选择健康的生活方式做起。那么，我们应该怎么来提升免疫系统功能呢？

1. 均衡营养，合理膳食

人体免疫系统活力的保持主要靠食物，各种营养素必须合理搭配，任何一种摄入不足或过量都有损于人体的免疫系统。营养专家推荐的标准为荤素搭配，一周吃 50 种以上不同类别的食物。

2. 加强运动，张弛有度

运动已经是全人类都在提倡的生活习惯。适当的运动，是提高免疫力的有效途径。此外，运动还能改善人体的神经系统、消化系统、运动系统和骨骼机能等，从而提高人体的免疫力。美国阿帕拉契州立大学有 3 项研究指出，每天运动 30~45 分钟，每周 5 次，持续 12 周后，免疫细胞数目会增加，抵抗力也相对增强。

3. 按时作息，保证睡眠

睡眠左右着人体的免疫功能。美国佛罗里达大学的免疫学家贝里·达比教授研究小组对睡眠、催眠与人体免疫力做了一系列的研究，得出结论：睡眠除了可以消除疲劳，使人产生新的活力以外，还与提高免疫力、抵抗疾病的能力有着密切的关系。进入睡眠状态时，人体会分泌大量的与代谢和免疫有关的激素，免疫系统在活跃地工作。如睡眠不足，不但身体疲劳得不到恢复，而且由于激素合成不足，会造成体内内环境失调。

4. 补硒提升免疫

硒元素是强效免疫调节剂，能增强人体免疫力；硒参与构成很多酶类，特别是谷胱甘肽过氧化酶，它可以保护细胞和组织，维持其正常功能；硒还有解毒的功效，能抵抗铅、砷、镉等有害重金属；硒具有很强的抗氧化性，具有保护肝脏、心血管和抗肿瘤的作用；硒对甲状腺激素有调节作用；硒能维持男性的正常生育功能等。

我对于铺天盖地的减肥宣传和减肥药从不信任，理由很过硬，看看那些活跃于世界舞台的各国政要及富可敌国的大款们，那里面胖人不算少。若真有某种药物吃了既不损害健康又能成功减肥，这个人群会迫不及待地捷足先登。已故的以色列总理沙龙是典型的胖人，据报道，沙龙生前多次中风，应当患有与肥胖伴生的严重疾病，但他的医生也毫无办法。以沙龙的经历而言，他应当是有毅力的人，但他无法战胜肥胖，可见肥胖是个很顽固的“敌人”。

曾听过一个说法，上帝创造人类的时候，规定了每个人一生中的吃食和定量。先享用完的寿命会短，后享用完的寿命会长。由于那些每日山珍海味、胡吃海塞的人早早享受了上帝的定量，于是年纪不大就被召入天堂。而那些很节俭的人由于享受不多，上帝反而怜惜他们而许以长寿。这或许是穷人编造的故事，带着一点点自我安慰，但面对着心血管疾病这个和平年代的人类杀手，减肥确实刻不容缓。

另外，无论是为了美还是为了健康，减肥都不可急于求成；狠饿暴减，常常会强力反弹，甚至从此进入恶性循环。减肥需要平常心，要作为日常坚持的“功课”，所定目标要切合实际，比如平日吃八两会有些发胖，那么就减少一点吃六两。人体是个平衡系统，进食的热量少了，体重自然会减轻。

人的健康不是一天就会得到，疾病也是一样。要得癌症也很不容易，人体里必须有 100 多种错误，才会产生一个癌细胞。我们的生命就像一棵小树，需要精心地浇灌、呵护才会茁壮起来。

生活水平不断提高，物质生活、文化生活越来越丰富，享受快乐时光，这是每个人的诉求。在优越的生活环境下，自己要因地制宜调节自己的生活模式，调控情感格调，调节好生活秩序，安排好作息时间，这样有益于身心健康。常言道，饺子好吃，需要天天分享。

锻炼身体可以采取多种多样的方式，室内户外都可以。年轻人体力充沛，喜欢较激烈的运动，如足球、篮球、网球、跑步；而年纪大一些的人，则喜欢柔性的轻缓的锻炼模式，如打乒乓球、桌球、门球、太极拳，以及散步、跳舞等……随着年龄段的转化，运动量适量增减，因人而异制定可行的活动项目。有氧运动，中心目的是锻炼身体，提高免疫力，使自己的身体素质得到提高，更好地学习、工作、生活，……不可为了锻炼而锻炼，不要强求，更不能天天超标，透支身体，结果是反其道行之，身体素质没有提升，反而严重伤害了身体，这是万万不可的。

有氧运动对身心健康有益，这是无可非议的。有氧运动形式不限，因人而异，你喜欢什么运动做什么运动。目标明确，就是锻炼身体，提高自己的身体素质，提高免疫力，健健康康地生活下去。拥有一个强健的身体，充沛的精力，在生活上、事业上应付自如，游刃有余，这是每个人追求的目标。

“越伟大的道理往往也越简单”，中医到底是学出来的，还是悟出来的？由于中医不只是知识性的，还讲宇宙天人合一的健康道理，因此无法从技术与物质层面一窥全豹。正如《黄帝内经》中要求医者须“上知天文，下知地理，中晓人事”“近取诸身，远取诸物”“通神明之德，类万物之情”，说明“中医功夫在医外”，除了熟谙人情世故，还要有高深的文化涵养与修为。《中庸》说：“唯天下至诚，为能尽其性。能尽其性，则能尽人之性。能尽人之性，则能尽物之性。能尽物之性，则可以赞天地之化育。”

列宁说：“身体是革命的本钱。”哲学家叔本华说：“健康的乞丐比有病的

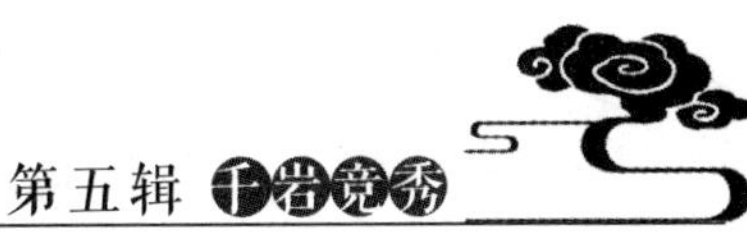

国王更幸福。”德国作家哈多格恩说：“唯有健康才是人生。”美国总统罗斯福说：“我本是体弱多病的孩子，因为能够注意锻炼，身体就日趋健康，精神日见充沛，所以做事必能达到目的。”有了健康，才能拥有事业的灿烂与辉煌；有了健康，才能拥有生命的潇洒与从容；有了健康，才能拥有人生的快乐与幸福。没有健康，一切都无从谈起。

问世间，健康何求？多少人望穿秋水、上下求索，又有多少人求之不得、抱憾终生。健康对一个人来说是何等重要！我们经常说：“拥有健康才能拥有一切。”这句话可谓至理箴言。

生命至上，健康无价。

饮食有道　药食同源

腊月正是呵气成雾、滴水成冰的季节。

每到农历腊月初八，母亲就会早早起床燃起炭炉给家人熬“腊八粥”。腊八粥的食材是很丰富的，除了可以选用米、豆等粮食作物之外，还可加入青菜、慈菇、荸荠、红枣、白果、莲子、杏干、核桃仁等蔬菜和干果混合煮成。听母亲说，“腊八”一词中的“八”字，一般指在配料时都是以凑齐八样为宜，搭配可随各人喜好而定。

熬“腊八粥”是很费时的，但母亲却总是很有耐心。她先将豆油在锅里烧热，再放进葱花和盐爆炒，然后逐步加入水和配料，待锅烧开后才会放点菜叶进去搅匀。其中，花生米是母亲用菜刀在面板上挨个切成碎块的，喝着母亲的腊八粥，每当嚼到里面的花生米时，感觉那味道真是格外的香。时间每当迈进了腊月的门槛，母亲便开始扳着手指数起日子来，念叨着：“快到腊八了，又该给你们熬腊八粥喝了……”

现代作家梁实秋写过一篇散文，说是某位太太炖的萝卜排骨汤特别好喝，许多人便去打探秘诀，此太太支支吾吾不肯说，倒是有旁人开了口，说道，多放排骨，少加萝卜，少加水。其实，这奥妙所在就是烹调的方法和智慧，多则腻，寡则淡，恰到好处才刚刚好。这轻易一点拨，用寻常之物做出美食便不再是独门绝活了。

活着，抑或生活。我看吃饭至少也有两重境界——吃饱，或是吃好。

生活中有了美食，就如同荷叶之上有了荷花，山峰之间有了青藤，翠柳之上有了黄鹂，那真的是一种微妙而美好的相依相伴，是不可或缺的。在品味美食中享受人生，其实是在拥抱丰富多彩的生活。

不过，真正的美食并不是高高在上的。若是留心，就会知道，美食中的食材更多的是寻常之物，比如青菜、萝卜或豌豆、蚕豆之类的寻常菜蔬。只要烹调得恰到好处，都是令人食之难忘的美食。

把一份小青菜炒好也不是件容易的事。我曾向一位厨师长讨教虾皮炒小白菜的嫩绿之道，他说要在开水里放上几粒盐，几滴油，先把小白菜焯一下。听说北京有家餐馆一年光粉蒸肉一个菜品就卖 500 万元流水，我想，这一定不是一般意义上的粉蒸肉，至少这是一份令人期待的带有厨师个人独有艺术气质的粉蒸肉。

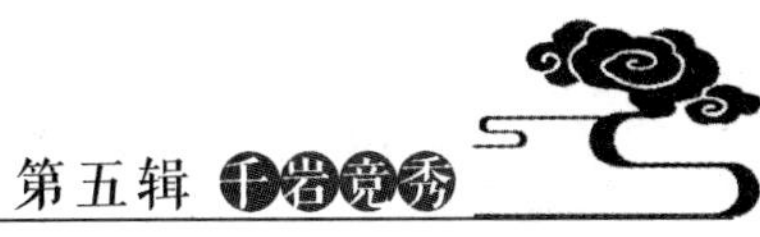

东方有个小国，叫有莘国。有一天，一个姑娘提着篮子到桑林去采桑，忽然听见不远处有婴儿的啼哭声。她循声找去，发现一株老桑树的空心中有一个胖娃娃，赤裸着身子，摇手蹬足，张着嘴巴大声啼哭。姑娘很是奇怪，便将娃娃抱起来，去献给本国的国王。国王一面命御膳房的厨子把婴孩带去抚养，一面派人察访婴孩的来历。

不久出去察访的人回来向国王禀报说，婴孩的母亲原住在伊水的岸边，身怀有孕。一天晚上，梦见有神人告诉她说："舂米臼出了水就向东边走，千万不要回头看。"第二天舂米臼果然出水了，她一面赶紧把神向她说的话告诉邻居们，一面照着神的吩咐向东边走去。邻居们有相信她的话的，都跟着她走；也有不相信她的，就仍待在家里。她向东走了大约有十里路程，因惦念着家园和邻居，忍不住回过头去一看——啊呀，只见家园已经浸没在一片白茫茫的大水里，汹涌险恶如狼牙一般的波涛正追踪在她和与她同行的邻居们的身后，恶狠狠地向着他们扑来。她吓得连忙举起两只臂膀，正准备呐喊狂呼，声音还没有从喉咙发出，她的身子就在一瞬间变成了一株空心老桑树，站在大水的中央，抵抗住了激流，洪水在她的身后慢慢退去了。所有曾经和婴孩的母亲一同逃避洪水的邻居，都指证这是个真实的故事。于是婴孩就确定是这株空心老桑树的孩子。由于孩子的母亲原住在伊水岸边，后来孩子又当上了"尹"的官，因此人们就叫他伊尹。

伊尹在御膳房厨子的抚养下，渐渐长大成人，也成为一名御膳房的厨子，烹调得一手好菜肴。同时加上自身的不断努力，读过很多书，掌握了很多知识，因而又兼做了宫廷教师，教有莘王的女儿读书。

后来成汤到东方去巡游，到了有莘国，听说有莘王有个女儿非常美丽贤淑，便要求她做自己的妻子。有莘王知道成汤是个贤明的君主，对这件亲事非常满意，就按照当时的习俗，把女儿嫁送了过去。

那时伊尹也很想到成汤那里去做事，发挥自己的才干，使自己有用武之地，只是找不到去成汤那里的门路。现在趁着有莘王嫁女的机会，便毛遂自荐，申请做了陪嫁的臣子。有莘王本来也并不怎样重视这个生长在水边桑树里、脸孔上连眉毛和胡须也不长的怪孩子，便答应了他的请求，把御膳房厨子兼宫廷教师的伊尹，当作陪嫁臣子和女儿一起送过去。

伊尹随着他的女学生陪嫁到成汤那里，教师的本领一时还用不着，厨子的手艺在办喜事的时候倒可以大显身手。于是这个黑皮肤的矮个子青年，就背着鼎锅、抱着菜板，兴致勃勃地在厨房里安排着一切，把他的烹调手艺全部施展出来。果然，他做的菜肴甚合成汤和宾客们的口味，得到了他们一致的好评。

中国著名烹饪理论学者熊四智先生在《伊尹与开封饮食文化》（孙润田、赵国栋主编）中《当立伊尹为厨坛始祖》一文中说：

伊尹说，烹调美味，首先要认识原料的自然性质："夫三群之虫，水居者腥，肉玃者臊，草食者膻。臭恶犹美，皆有所以。"

伊尹说，美味的烹调："凡味之本，水最为始。"

伊尹说，烹饪的用火要适度，不得违背用火的道理："五味三材，九沸九变，火为之纪，时疾时徐。灭腥去臊除膻，必以其胜，无失其理。"

伊尹说，调味之事是很微妙的，要特别用心去掌握体会："调和之事，必以甘酸苦辛咸。先后多少，其齐甚微，皆有自起。"

伊尹说，烹饪的全过程集中于鼎中的变化，而鼎中的变化更是精妙而细微，语言难以表达，心中有数也更应悉心去领悟："鼎中之变，精妙微纤，口弗能言，志弗能喻。若射御之微，阴阳之化，四时之数。"

伊尹说，经过精心烹饪而成的美味之品，应该达到这样的高水平："久而不弊，熟而不烂，甘而不哝，酸而不酷，咸而不减，辛而不烈，淡而不薄，肥而不腻。"

我并不懂烹饪，但能品出那每一份用心烹制的佳肴中的绵绵情谊。品得最多的自然是母亲的菜肴，精心烹制，一丝不苟，生怕营养跟不上或是生怕我吃腻了她做的菜肴而流连于外面的小吃摊。那时的我往往是叛逆的，读不懂热腾饭菜中的担忧和爱意。如今想吃母亲做的饭菜竟是一种奢望了。母亲老了。

我国历史悠久，随便什么美食，动辄可追溯到几百年上千年前，起源多半还和某位历史名人有关联：屈原与粽子、苏东坡与东坡肉、杜甫与五柳鱼，诸如此类。

我在旅行的时候有一个小小的爱好，就是搜集当地的美食传说。比如在福建有道菜叫西施舌，其实就是蛤蜊。我曾在当地某小菜馆看到一个关于西施舌来历的故事——这故事有点猎奇，说越王勾践灭掉吴国，他老婆怕他被西施的美色迷惑，偷偷派人把西施绑了石头沉入大海，结果她死后一缕冤魂不散，化身在贝壳里，只吐出一截雪白粉嫩的舌头，向路过的人吐露冤情。男子捡到这种贝壳，往往直接咬住舌头吸吮，幻想与西施接吻，鲜美无比……但你别说，这故事还颇有来历，宋代《苕溪渔隐丛话》就提及了福州有美味名叫西施舌。古人重口味起来，比今人不遑多让。

我搜集了许多类似的故事，做了一个简单的整理，发现一件有趣的事。在所有的民间故事里，出镜率最高的一共有三个人：朱元璋、乾隆和慈禧。他们三位的身影几乎无处不在，而且每个人都有自己的一套故事模板，只消把里面的食物作个替换，连情节都不用改。

朱元璋式的美食故事，开头总是先揭个短儿：明太祖朱元璋年轻时，家里非常的穷。有一天他饿得不行，到处找吃的，碰见了一个叫花子。这个叫花子手艺

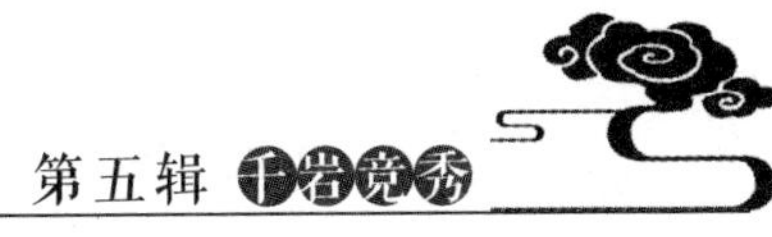

很多，有的故事里他偷了一只鸡，用荷叶包糊上泥巴烤，后来就成了叫花鸡；有的故事里，这个叫花子用烂菜叶煮了一锅珍珠翡翠白玉汤；有的故事里，这个叫花子从仓库里扫出一堆杂粮，煮了一碗腊八粥。无论做什么，朱元璋都吃得特别香甜，印象极深。后来朱元璋登基，派人寻访到这个叫花子，于是“叫花鸡”“珍珠翡翠白玉汤”“腊八粥”都成为御制皇家美食，流传天下。

乾隆皇帝比朱元璋强点，他的故事基本上都是以“乾隆皇帝下江南”来开头，路经某地，微服私访走迷了路，不得已敲开当地一户老百姓的门。老百姓——多半会是一位美女，给这位皇帝做了一道菜。这道菜一般有两个类型，要么是食材前所未见，比如在苏州淞江岸边他吃过一道龙舟活鱼；要么是做法无比新奇，比如他在扬州吃过一道松鼠桂鱼。总之一定让这位皇帝吃得龙颜大悦，然后亮出天子身份，题诗留念，从此名声大噪。姑苏的鲫鱼汤、微山湖的四鼻鲤鱼、吴山的鱼头豆腐、三江口的石锅鱼、砀山县的㵾汤，甚至远在四川的剑阁豆腐，都不忘把这位乾隆爷编排进去，使他成为美食传说中当之无愧的头号明星。

慈禧太后的美食故事模板，就没那么幸福了。故事发生在八国联军进北京以后，她带着光绪皇帝西逃，一路上落难窘迫，每次都会有人适时地奉上一道名菜，让慈禧吃得十分慰怀。等到慈禧回到北京，立刻将此厨此菜召进京城，从此发扬光大云云。张家口的柴肉、摩止坡的腊牛羊肉、天津杨村的火锅饺子、东北的贴饼子炖小鱼、怀来的绿豆粥，甚至连晋南有一道菜叫烧大葱，故事全都如出一辙。至于河北、山西、河南的各地小吃，用这个模板的更是不胜枚举。

于丹说，在考究的食单里，她最喜欢的是袁枚的一份戒单。随着年龄的增长，越发体会到舌尖上“戒”的珍贵。

清代著名的饮食家袁枚的戒单里分别有“戒耳餐”“戒目食”“戒暴殄”“戒强让”“戒纵酒”“戒穿凿”。

“戒耳餐”：就是戒听着好的东西，比如海参与燕窝，用袁枚的话来说“这些东西就是没有个人的操守与性情的庸俗小人，它必须得配了别的食材才有味道”。这些东西听起来很好，但是吃起来，可能连豆腐的味道都不如。

“戒目食”：顾名思义就是看着漂亮的东西，不见得好吃，也不见得对身体好。比如去酒席三道点心十六味，大小菜肴百余款，讲究色香味俱全的宴席，还不如在家煮一碗鸡蛋面来得美味。

“戒暴殄”：现在人讲究吃“瑶柱”，撬开一个江瑶只得到一个指尖大小的干贝，在古时它是进贡皇室的珍品。炖甲鱼只吃裙边，别的弃之不用。这点，清代的慈禧太后最为在行。现在，“暴殄”似乎成为一种生活品质的象征，吃到这些似乎便成为美食家，殊不知美食家的讲究不在食物的稀有，而在于平常食材的精致味道。

《黄帝内经》开篇就提出了这样的观点："昔在黄帝，生而神灵，弱而能言，幼而徇齐，长而钝敏，成而登天。乃问于天师曰：余闻上古之人，春秋皆度百岁，而动作不衰；今时之人，年半百而动作皆衰者，时世异耶？人将失之耶？岐伯对曰：上古之人，知其道者，法于阴阳，和于术数，食饮有节，起居有常，不妄作劳，故能形与神俱，而终其天年，度百岁乃去。"文中认为古人长寿的原因之一就是饮食有节。

《吕氏春秋》记载：凡食之道，"无饥无饱，是之为五脏之葆"。葆字的意思是安，就是说要注意掌握进食量，不可食之过饱。南北朝时道家著名人物、医药学家陶隐居曾写过这样一首诗："何必餐霞服大药，妄意延年等龟鹤。但于饮食嗜欲中，去其甚者将安乐。""餐霞""服大药"是当时追求长生不老常用的两种方法。陶陶居这首诗歌劝告世人：何必去追求什么长生不老药，还想靠那些东西益寿延年，像龟鹤一样。宋代诗人陆游曾将节食的好处凝练成一句诗：多寿只缘餐饭少"。

明末宿儒朱柏庐在《治家格言》中有一句话："饮食约而精，园蔬愈珍馐。"饮食约而精"，就是指饮食要简单，并指出园蔬胜过珍馐。从营养学观点看，饮食不宜吃得过饱，也不宜太肥腻。多吃新鲜蔬菜水果，以素为主，荤素搭配，七八成饱，最有利于健康。朱柏庐这个观点是符合现代科学养生原理的。清代医家石成金也指出，人们要想长寿，就必须"以食半饱法定自辅"。现代医学也证明了这一观点的正确性。

伊尹是个厨子，同时也是一个治国的宰相，中国人的和鼎调羹的妙处体现在做饭上。中药要想让人吃着好吃，你必须是个好厨子，伊尹写的《汤液经法》天下第一方桂枝汤的组成：桂皮、生姜、大枣、甘草、白芍，什么方？酸辣汤！而且这个汤辣要比酸重，桂皮和生姜是君臣，白芍、甘草是佐使，不要发散太过，好多中药的配方其实是我们日常生活厨房用的调料。

元代王好古撰有《汤液本草》一书，他坚信汤液就是伊尹所创立的："神农尝百草，立九候，以正阴阳之变化，以救性命之昏札，以为万世法，既简且要。殷之伊尹宗之，倍于神农，得立法之要，则不害为汤液。"历代医家皆对伊尹创制汤液的故事深信不疑。元代起的三皇庙中，伊尹已列配享，与上古传说的医家进入医家朝拜的殿堂。

唐代期间的《黄帝内经太素》一书中写道："空肚食之为食物，患者食之为药物"，反映出"药食同源"的思想。"药食同源"是说中药与食物是同时起源的。《淮南子·修务训》称："神农尝百草之味道，水泉之甘苦，令民知所避就。当此之时，一日而遇七十毒。"可见神农时代药与食不分，无毒者可就，有毒者当避。

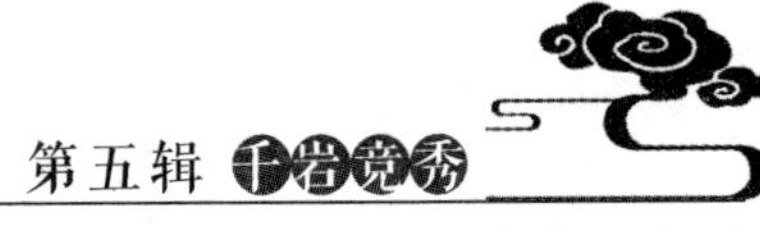

豌豆是寻常之物，蚕豆、萝卜也是寻常之物，它们质朴、洁净，如素衣的女子，不经意间却流露出一种与脂粉无关的清雅。然而，尽管是寻常之物，豌豆、蚕豆、萝卜都可以烹调成让人回味无穷的美食。

青菜和大白菜也是寻常之物，却可以做成美味的汤。用猪骨浓汤，加上莲藕片，再加入切好的白菜和青菜，煮一锅汤。看上去汤清菜绿，莲藕嫩白，还没有油星。这汤有一个雅致的名字，叫翡翠白玉猪骨汤。不明其中玄机的人看到这锅汤，会皱皱眉，觉得这种清水白汤是不会好吃的。不过，美食的滋味要尝过才有发言权。尝一口这汤，忍不住会惊叹，哇，鲜美无比，且不油腻。于是，就会埋头大快朵颐，很快就会吃个精光。寻常之物只要用心烹调，就会化腐朽为神奇。青菜、白菜和猪骨浓汤一和谐，那真是乡村大姑娘披上了绫罗绸缎，转眼间便成了倾城佳人。人们常说的做饭，换种表达就叫作厨艺。

读过刘净植先生的《不能遗忘的餐芳往事》，方才明白有一种食物生来带有高洁的气息。鲜花本该供人欣赏，陶冶性情，但刘先生从小便食芳餐，那些由鲜花做成的食物，不知是否早已融入他的骨血。玉兰花糊上面粉放油里炸过的清香，菊花撒在肉汤里的芳美，将玫瑰捣碎化成绵绵甘糖时的甜蜜……很难想象，饮食可以这样精致，这样有情调，与芳餐相比，我们平时吃的食物竟有些粗鄙了。自那以后，每每见到娇艳的花朵，我总忍不住猜想，若是食用它们是一种怎样的滋味啊。

在中国传统饮食里面，自古就有“以形补形”的养生饮食之道。我们日常生活中常吃的一些水果、蔬菜从某个角度看竟然跟我们身体的一些器官非常相像，而更加奇妙的是，这些食物恰恰是为相应器官补充营养的极佳选择。这也就是我们常说的“吃什么补什么”的道理。

药膳是中国传统医学知识与烹饪相结合的产物，因此药物和食物为原料，通过烹调加工制成的一种具有食疗感化的膳食。它“寓医于食”，既将药物作为食物，又将食物赋以药用；既具有营养价值，又可防病治病、强体健身、祛病延年。所以，药膳是一种兼有药物效用和食品鲜味的非凡膳食。它可使食用者得到美食享受，又使其身材得到滋补，疾病得到医治。

中国千年来的生活体验，已经将食物及医药溶成一体，演变出“药食同源”之文明，中国医学发展过程中首重预防，而预防之道在于遵循自然治疗之原则，因此食疗须求其所宜，其所忌，且中医治病相当重视“对症下药”，所以在选择得当的中药进行食补前应先了解体质，以免选择误差太多，失去其意义。“吃啥补啥”“以形补形”纯属简单的类比和推论，都非常牵强附会。食物多样化和均衡的饮食结构才是健康生活的基础。食物毕竟是食物，不能替代药物，不要迷信单一食物对于疾病的作用。

祖国医学第一部经典著作《黄帝内经》中有“食饮有节，谨和五味”的至理名言。文中“虚则补之、药以祛之、食以随之”等句都指出了患者在治疗过程中不能单靠药物，必须密切配合饮食调理。古代名医扁鹊也认为，饮食调理是医疗中不可缺少的部分。宋朝《太平圣惠方》中列出了对 28 种疾病进行食疗的具体方法：如水肿病人食黑豆粥，咳嗽病人食杏仁粥，明确了饮食的治疗学意义。唐代大医学家孙思邈所著《备急千金要方》中已设有“食治”专篇，收载药用食物 154 种，分为果实、菜蔬、谷米、鸟兽四类。

中国传统医学认为食物的客观效果与中药药物有相似之处，在《本草纲目》等古籍中也记载了各种食物的性、味、归经、功能和主治。煎熬复方中药就是综合发挥多种不同药物的治疗效果，这和中餐采用多种食物原料烹饪，使用不同比例搭配的多种食物，发挥营养成分的综合协调作用如出一辙。

在古代，人类就对坏血病很熟悉，欧洲有关坏血病的记载始见于 13 世纪十字军东征。1498 年 Gama 号船绕好望角航行时，160 名船员中有 100 名死于坏血病。患者牙龈出血，牙齿松动，有一点外伤就很难治愈，病人越来越虚弱，终致死亡。坏血病是因饮食中缺乏维生素 C 所致，由于这种病人体表被轻轻一碰就会出血或出现紫癜，所以才被称为“坏血病”。有趣的是，中国古代的远洋船队却没有坏血病的记载。从明代郑和下西洋的有关史料中了解到，在当时中国船队的食谱中，包括有用新鲜蔬菜制作的“泡菜”、用黄豆生出的黄豆芽，以及饮料绿茶。中国船员正是食用了富含维生素 C 的上述食物，才奇迹般地免遭坏血病的威胁。这不仅是中国传统食物综合营养功能的生动体现，也证明了中华民族传统膳食结构深厚的科学内涵。

古人还常将一种食品的食疗功效比喻为一服中药复方的名方，如清代医家张璐在《本经逢原》中说：“西瓜能解太阳、阳明及热病大渴，故有天生白虎汤之称。”将西瓜比作清热名方“白虎汤”。清代名医王孟英曾说：“甘蔗榨浆，名为天生复脉汤。”他将甘蔗汁的功用比作益气滋阴的名方“复脉汤”。梨甘寒生津，润燥止渴。而中医方剂中将食物列入处方的例子更是不胜枚举；如粟即小米（胃风汤）、糯米（白虎汤、麦门冬汤）、蛋黄（黄连阿胶散、排脓汤）、豆豉（栀子甘草汤）、红小豆（小豆瓜蒂散、红小豆汤、麻黄连翘红小豆汤）、大豆（大豆散、黄卷散）、白扁豆（香薷饮）等。

中国自古以来的“滋补养生膳”就是根据人体健康状况，用包括蔬菜、谷物、肉类在内的各种食物来补充和调节人体营养的平衡，也就是利用了食物具有的药效调整人体健康。中国古代就有“以食代药”的主张，提出了世代传诵的“药补

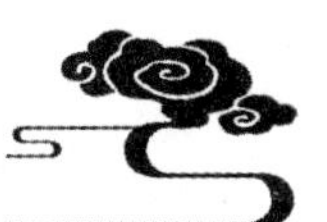

不如食补”的名言，前人在这方面积累的经验是很丰富的。

早在原始社会时，人们在寻找食物的过程中发现了各种食物和药物的性味与功效，认识到许多食物可以药用，许多药物也可以食用，两者之间很难严格区分。生活中这样的食物有很多，比如橘子、生姜、赤小豆、龙眼肉、山楂、乌梅、核桃、杏仁、饴糖、花椒、小茴香、桂皮、砂仁、南瓜子、蜂蜜等，它们既属于中药，有良好的治病疗效，又是大家经常吃的富有营养的可口食品。

当然，药物和食物还是有一定区别的，简单地说，中医把中药的性味分为“四气五味，升降浮沉”。中药的性味要强于普通的可药疗食物，也就是人们常说的“药劲大”，用药正确时效果突出，而用药不当时，容易出现较明显的副作用；食物的治疗效果不及中药那样突出和迅速，所以，如果配食不当，也不至于立刻产生不良的结果。

人们常说“良药苦口利于病”，以为用来治病的，大多都是些苦药。其实不然，味道甘甜的食物也同样可以起到良好的治疗作用。东汉著名医家张仲景在《金匮要略》中创立了一个著名的方剂，叫作甘麦大枣汤，是由甘草、小麦、大枣三味药食共同组成的方子。这样的汤药，其实就是加入甘草的一碗甜味麦枣粥。只不过，其中的甜味不用加糖，而是来自于方中的甘草和大枣。这个方子具有养心安神、和中缓急、补脾益气的功效，用来治疗妇女脏躁症，症状主要表现为精神恍惚、常悲伤欲哭而不能自主、睡眠不实、言行失常、哈欠频作、舌红苔少等。现代多用它来治疗妇女围绝经期综合征、抑郁症、精神分裂症、眩晕等因心脾两虚引起的多种疾病。

中医主张“药补不如食补”。根据人体的需要，结合四时季节气候变化规律，适当地调整饮食结构，既能起到饮食养生的保健作用，还可以通过食疗改善体质状况，并且可以用于辅助某些慢性病的治疗。古人认为，人与大自然是息息相通的。大自然有春、夏、秋、冬四个时令，人类必须与之相适应。《黄帝内经》谓：“随春夏秋冬四时之气，调肝、心、脾、肺、肾之神志也。”是故要根据春夏秋冬气候的不同，使用相应的药膳。

“养生之道，莫先于食。”饮食养生首先指的是应用食物的营养来防治疾病、促进健康长寿。对于平和体质的人来说，食补就可以了，不必进行药补。古人云：“是药三分毒”，我们平时之所以用药，就是要借助药性，对“病”进行矫枉过正，使身体达到平和。而对于平和体质来说，本身就已经平和了，就不必再用什么“补药”对身体进行补益了，因为这样一来，不仅达不到强壮体质的效果，甚至还会造成意想不到的危害。

养生之道　生活至上

亲爱的朋友，当东方刚刚吐晓、黎明来临之际，你也许在散步、舞剑、打球、练太极……进行着有益的健身活动。当夜幕降临万籁俱寂的此刻，你也许在上网、赏乐、读书、看电视……进行着有益的娱乐活动。

随着社会的进步、物质生活的富裕、工作节奏的加快，加上来自各方面的压力，人们越发注重自身的养生之道，更渴望满足精神生活的需求。

生活在大千世界，食饮五谷杂粮，身居于世俗的红尘，历经风雨的波折，我们的身心真正健康的为数不多，往往处于亚健康状态。我们的心境犹如天气一样，有时艳阳高照、丽日风清，也会阴霾密布，狂风骤雨。

前段时间看到一本养生方面的书，上面写到多喝水的种种好处，自认为平时喝水不多，以后每天也就多喝了些。可在一次微量元素检测中，医师说我缺钙，说是由于体内水分过多造成了钙流失，又劝我以后少喝些水，我茫然。现代人们生活得既异常明白，又十分糊涂。不是人的脑子退化了，而是因为现代社会发展日新月异，信息爆炸，我们分不清哪些是真的，哪些又是假的。

有一个这样的故事：记者去采访一位90多岁的老寿星，希望得到长寿的秘诀，写出来供大家分享。老寿星侃侃而谈，说自己不沾烟酒，从不发脾气。记者如获至宝，赶紧记到了本子上。正在这时，楼上传来一阵“乒乒乓乓”的打砸声，老寿星急忙往楼上跑，一边跑一边回头说：“哎呀不好了，我爹喝醉了，又发脾气乱摔东西了。”记者顿时瞠目结舌。

同样是长寿老人，有的人说自己从来不吃肉，有的人说自己只吃肉不吃菜，有的人说自己什么都吃……长寿的秘诀究竟在哪里？老寿星说不清，估计老寿星他爹也说不清。

相传，有一位先生曾向苏东坡请教长寿秘方，他仅用四句话作答，即“无事以当贵，早寝以当富，安步以当车，晚食以当肉”。苏东坡解释说，“无事以当贵”，是指人不要把功名利禄、荣辱得失考虑得太多，如能在情志上任性逍遥，随遇而安，无事以求，这比大贵更能使人终其天年。“早寝以当富”，对成年人来说，起居有常，养成良好的起居习惯，比获得任何财富更加富贵，它是人体培养气血、修复机体

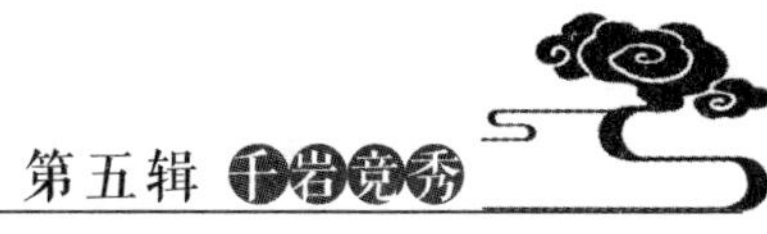

的重要保证。这两点看似简单，实际做起来可并不简单。单说这“早睡”，这在苏东坡老夫子那个时代并不是难事，可放在现代人身上就是难事了，现在有几个人能早睡？要他们能做到不玩通宵就不错了。后两句话则出自《战国策》：“安步，缓行也；晚食，晏食也。”“安步以当车”，指人不要过于讲求安逸，而应多以步行来替代骑马乘车，多运动才可以强健肢体，通畅经络，活气活血。“晚食以当肉”，意思是人应该已饥方食、未饱先止代替对美味佳肴的贪吃无厌。何为晚食？对此苏东坡还做了具体解释：“已饥而食，蔬菜有过于八珍。”就是说肚子饿了才吃饭，但食不可过饱，这样的饮食，即使是蔬菜也胜过皇帝吃的山珍海味。

有一天，苏东坡到寺庙与好友佛印侃谈对酌，不觉已至半夜，于是留宿寺中。睡前，他脱去长袍靴袜，上床闭目盘膝而坐，他先用右手摩擦左脚心，然后再用左手换擦右脚心。佛印见他如此专注，便戏道：“学士打禅坐，默念阿弥陀，想随观音去，家中有老婆。奈何！”东坡擦完脚心，张开双眼，听佛印如此这般玩笑，也笑笑道：“东坡擦脚心，并非随观音。只为明双目，世事看分明。”原来东坡居士擦摩脚底，正是一种日常的养生功课。

古人云：“难得糊涂。”是的，在这个信息爆炸的时代，有些事是不必看得太清楚的，如果看得太透了，反而会陷入了困惑之中。就像我现在，渴了就喝水，喝多少，自己还不清楚吗？

人类是大自然造就的，是地球发展到一定阶段的产物。人和自然有着统一的属性和本质。人的生命活动规律、生理和病理现象，都受到自然规律的影响和制约。这就是中医“人与天地相参，与日月相应”“人以天地之气生，四时之法成”的“天人相应观”的理论基础。而气象条件又是大自然中影响人体最重要的环境因素。所以《黄帝内经》中说，“人生于地，悬命于天”。南京中医药大学 80 多岁的干祖望教授在一篇文章的序中说，“欲知《灵枢》《素问》之精华，半在气象。”变幅极大的特殊天气呼唤相应的特殊医学，中华民族治病养生的需要诞生了璀璨的中医文化。

每个人的身体条件都不一样，生活习惯也不尽相同。有时两种人的生活习惯明明相左，但因为不同的人有不同的适应性，他们都可能健康长寿，你非把其中一种说成是长寿秘诀，岂不是瞎子摸象？譬如虚寒体质的人，你还去吃绿豆，不是越吃越糟糕吗？养生是在提倡一种人生态度和生活的理念，是道，不是术，不在具体的一招一式。

那么，何谓养生之道？我认为联合国教科文组织所总结的 16 个字概括出了养生之道的内涵，就是“合理膳食、适量运动、戒烟少酒、心理平衡”。也许前十二个字人们经过努力可以做到，但唯独最后四个字人们却很难把握。诚然，“心理平衡”，乃精神世界的范畴。学者周有光的生活座右铭是“顺其自然”，即不养之养，周老以他106岁尚能写作、出书的事实验证了他的独特“养生说”。而他的顺其自然，并非放任自流，是饿了就吃却不胡吃海塞，困了就睡却非赖着不起。在适应自身需求中，无意间将“规律”融入“自然”，便成了他的生活方式，这才是高智能的养生之道。

天地有阴阳，四时有规律。养生务必调节阴阳，顺应四时。《黄帝内经》云：“四时阴阳者，万物之根本也。所以圣人春夏养阳，秋冬养阴，以从其根，故与万物沉浮于生长之门。”又云：“其知道者，法于阴阳，和于术数，食饮有节，起居有常，不妄劳作，故能形与神俱，而尽终其天年，度百岁乃去。”

人之一生，无论贫富，当清心寡欲。出则以车，入则以辇，肥肉厚酒，郑卫之音，皆伐命之斧也。志闲而少欲，心安而不惧，形劳而不倦，气从以顺，各从其欲，皆得所愿。所以庄子说：人之失性有五，“一曰五色乱目，使目不明；二曰五音乱耳，使耳不聪；三曰五臭熏鼻，困惾中颡；四曰五味浊口，使口厉爽；五曰趣舍滑心，使性飞扬”。眼、耳、口、鼻、心，当时时养护。

养生又称摄生，其目的是强身健体，防病祛病，延年益寿。养生是指保养、调养、颐养生命。即以调阴阳、和气血、保精神为原则，运用调神、导引吐纳、四时调摄、食养、药养、节欲、辟谷等多种方法，以期达到健康、长寿的目的。

陶弘景《养生延命录》说得比较具体：养生之道，莫久行，久行伤筋；莫久坐，久坐伤肉；莫久卧，久卧伤气；莫久视，久视伤血；莫久听，久听伤耳；莫久立，久立伤骨。他提出要做到十二少：少思，多思则神殆；少念，多念则志散；少欲，多欲则损志；少事，多事则神疲；少语，多语则气争；少笑，多笑则伤藏；少愁，多愁则心摄；少乐，多乐则意溢；少喜，多喜则忘错昏乱；少怒，多怒则百脉不定；少好，多好则专迷不治；少恶，多恶则憔煎无欢。

《抱朴子》则说得更为详细：养生之方，唾不及远，行不急步，耳不极听，目不久视，坐不至久，卧不及疲。先寒而衣，先热而解。不欲极饥而食，食不过饱，不欲极渴而饮，饮不过多。凡食过则结积聚，饮过则成痰癖。不欲甚劳甚逸，不欲起晚，不欲汗流，不欲多睡，不欲奔车走马，不欲极目远望，不欲多啖生冷，不欲饮酒当风，不欲数数沐浴，不欲广志远愿，不欲规造异巧。冬不欲极温，夏不欲穷凉。不露卧星下，不眠中见肩。大寒大热，大风大雾，皆不欲冒之。五味入口，不欲偏多。故酸多伤脾，苦多伤肺，辛多伤肝，咸多则伤心，甘多则伤肾。此五行自然之理也。

平时居处，则应南向而坐，东首而寝，阴阳适中，明暗相半。在饮食上，已饥方食，未饱先止。百味未成熟勿食，五味太多勿食，腐败闭气之物勿食。还有就是，

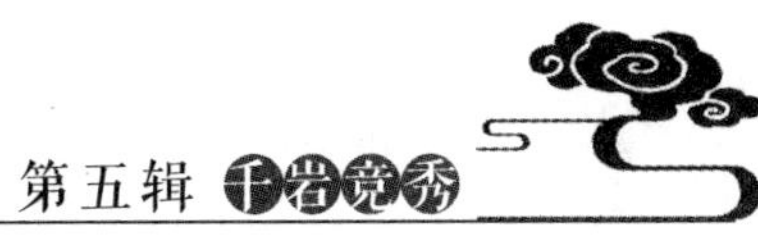

一日之忌，暮食勿饱，夜饱食眠，损一日之寿；一月之忌，暮饮勿醉，夜醉卧，损一月之寿；一岁之忌，暮须远内，一交，损一岁之寿，养之不复；中华文化博大精深，其中有关养生的著述可谓源远流长，这些不绝于书的精辟论断构成了中华传统文化中独具特色的养生文化。

古人讲究心态好，饮食规律，不暴饮暴食，或老吃大鱼大肉，各种饮食搭配都有度。现代人做不到日出而作、日落而息，但是可以有规律地生活，吃饭要怎么吃，吃什么健康，什么时候休息，那都是养生。比如收拾房间，既运动了身体，还得到内心快乐与放松，这就是养生，时时刻刻都可以养生，不是非要练个太极才叫养生，只要能让心情愉悦舒畅，做的任何事情都是养生。

心中有了碧海蓝天，脸上就会朝气蓬勃！不是有一句俗话吗：高职不如高位，高位不如高薪，高薪不如高寿，高寿不如高兴。看来，高兴是生命的至高追求。后来我便留心去观察和思考，一个人的心情郁闷，就不会有好的胃口，还会失眠，血压也要出问题，心脏跳动也会失常。想到这里，我便萌发了一个概念：心病乃万病之源，我不知这个概念能否经得起推敲，但也自信。既然这样，我便常常祈祷着人们都能有颗快乐的心，让春天在心灵中扎下根。

唐朝僖宗年间，黄巢领兵造反，所到之处，杀人百万，血流成河。老百姓只要一听见黄巢来了，就急急忙忙地逃难。有一年五月，黄巢的军队攻进河南，兵临邓州城下，黄巢骑马到城外勘察地形，只见一波波的老弱妇孺拥出城外，他看见一个妇人背着包袱，一手拉着一个年纪小的男孩，另一只手却抱着年纪较大的男孩。黄巢感到很奇怪，就下马问道："大嫂，你急急忙忙地要到哪里去？"那妇人回答："听说黄巢是个杀人不眨眼的大坏蛋，不日就要攻进邓州。城里的男人都被征调去守城，我们这些老老小小，不如早些逃命。"

黄巢又指着小孩问她："你为什么手牵小的，却怀抱大的呢？"那妇人就说："怀里抱的是大伯家唯一的活口。手里牵的才是我亲生的儿子。万一情况危急时，我宁可丢掉自己的儿子，也得为大伯家留下一根苗。"黄巢听了，深受感动，就对那妇人说："大嫂，你快快回去，把菖蒲和艾草插在门口，这样黄巢的军队就不会伤害你了。"妇人听了，将信将疑，不过她还是回到城里，把这个消息传了出去。第二天正是五月初五，黄巢的军队攻进城里，只见家家户户门上都挂着菖蒲、艾草。为了遵守对那位妇人的承诺，黄巢只得无可奈何地领兵离去，全城因而得以幸免于难。为了纪念这件事，此后每到端午节，大家就会在门上插菖蒲、艾草，在邓州这一习俗一直流传到今天。

我们的心就像一块肥沃的土地，所以又称心田。心田可以长鲜花，也可生杂草，全看你撒的是什么种子。心里长着鲜花的人，善良正直，乐观向上，热爱工作，乐于助人，富于进取精神，大家都愿意和他在一起。而心里有杂草的人，终日心情郁闷，心理阴暗，看谁都不舒服，干啥都没劲儿，自已一事无成，还嫉妒别人，甚至会干出种种违纪犯法的事。

一个青年到寺里进香，眼露凶光，面带杀气。一个冷眼旁观的老僧拦住他说，施主，你心中有杂草。果然，经与之交谈知道，这青年交往多年的女友近来移情别恋。因为失恋，他由爱生怨生恨，想到寺里上一次香，就回去实施报复。在老和尚苦心劝说、一番点化后，青年幡然醒悟，放弃了复仇计划。禅宗大师神秀云："身是菩提树，心是明镜台。时时勤拂拭，勿使惹尘埃。"我们的心田也应时时勤耕耘，除去杂草种上鲜花，心灵才会充满生机，生活才会充满阳光。

可能大家一听到"养生"这个词，总会认为是 40 岁甚至 50 岁之后的事情，恰恰错了，养生不分年龄段，越是年轻越应该懂得养生之道，不要等到无法弥补才觉得为时已晚。最近一段时间我对养生深有感触。

人要活着，饮食是最基本的条件。但是，百病横夭，多由饮食。久饥不得饱食，饱食即卧，积聚不消则病。空腹勿食生果，否则膈上发热，容易生疖子。饮食当少，多则气逆，百脉锁闭，气不行则病。明代陈继儒《养生肤语》云："多饮酒则气升，多饮茶则气降，多肉食谷食则气滞，多辛食则气散，多咸食则气坠，多甘食则气积，多酸食则气结，多苦食则气抑。"《吕氏春秋》云："凡食之道，无饥无饱，是之谓五脏之葆。大甘、大酸、大苦、大辛、大咸，五者充形，则生害矣。"味过于甘，心闷气塞，肾气不衡；味过于酸，肝多津液，脾脏不调；味过于苦，脾气不濡，胃气增多；味过于辛，血流缓慢，精神萎靡；味过于咸，瘦骨嶙峋，心气抑滞。《养生延命录》云："春不食肝，夏不食心，秋不食肺，冬不食肾，四季不食脾。如能不食此五脏，尤顺天理。"《云笈七签》谈了吃饭时的精神状况，"人食，慎勿愠怒，勿临食生说不祥之事，勿吞咽忽遽，必须调理安详而后食。"孙思邈说："春月少酸宜食甘，冬月宜苦不宜咸，夏月增辛聊减苦，秋辛可省但教酸。""饮酒可以陶性情，太饮过多防有病。肺为华盖倘受伤，咳嗽劳神能损命。""太饱伤神饥伤胃，太渴伤血多伤气，饥餐渴饮莫太过，免致膨胀损心肺。"淡薄滋味，可以养气，食淡极有益，食淡精神爽。平时不要等到十分饥饿才吃东西，亦不要吃得很饱才收碗筷，经常要处在饥中饱、饱中饥的状态。《保生要录》云："凡食太热则伤骨，太冷则伤筋，虽热不得灼唇，虽冷不可冻齿。"五味之于五脏，各有所宜，若食之不节，必致亏损。

目前在各地的书店里，养生健康类图书种类之多让人眼花缭乱，大家也会感到困惑。各种养生书籍内容"互掐"的现象屡见不鲜：有的说"大蒜能治很多医院治不了的病"，有的则又说"大蒜是惰性食物，多食用会使我们经常生病"……

养生专家告诫我们，几点入睡，何时锻炼，一顿饭吃几两米，如何搭配水果等，但是如此高强度的“养生”，事事处处比照专家之训去做，谨小慎微，唯恐哪点不慎而祸及自身，也太累了吧？这实际上违背了养生的初衷。

所谓生，就是生命、生存、生长之意，这三个词有递进关系，即先有生命才讲生存，求得生存后才说活得好些；所谓养，即保养、调养、补养之意。总之，养生就是保养生命的意思。以传统中医理论为指导，遵循阴阳五行生化收藏之变化规律，对人体进行科学调养，保持生命健康活力。《吕氏春秋》中将医学定义为“生生之道”——前一个“生”是动词“提高”，后一个“生”是名词“生命力”“道”是根本性的规律。养生就是人类提高自身组织、自身康复能力的学问，从而达到延年益寿的境界。

也许因为年龄的增长，我便开始格外关注养生了。生命在于运动，这是养生之道；生命在于静养，这也是养生之道。好好地养心也不失为一种养生之道啊。

李时珍在著名的药典《本草纲目》中特撰一篇“四时用药例”，说明他用药讲究季节。《黄帝内经》中还具体指出，在春、夏、秋、冬季节中用药宜分别加辛温、辛热、甘苦、酸温和苦寒之药，以顺应春升、夏浮、化成、秋降和冬沉之气，做到顺四时气象而养天和之气。

中医认为，疾病的发生与发展是由痛耀（外因）和人体抵抗力（内因）的消长决定的。中医把致病的外因归为“风、寒、湿、热、燥、火”六淫。它们大都和气象要素相关，例如，气压高低（高压主晴旱，低压主雨湿）降水和湿度与中医燥湿相通；气温高低和中医寒、热、火关联；风向风速和中医的风有关；日照也与中医的燥、火、湿有一定联系（日照少易湿）。因此我国春季多风病，夏季多暑病，长夏多湿病，秋多燥病，冬多寒病。但是，当气候异常或在特殊环境条件下，某季节中也可出现另一季节的病。因而中医讲究辨证施治。中医在治疗疾病时，并不完全针对生物致病源，头痛医头，脚痛医脚，而是侧重于对六气致病（与气象条件密切有关）所产生的病理变化（内因）的调整和对证候的消除。这也是中医的高明之处。

民间有句俗话：冬天不冷，夏天不热，迟早要作病。这本来是指某些气候异常的年份患病的人会增多，但这句话中所说的情况现在已成为常态。“夏天的时候将空调开足马力，室内寒气彻骨，穿套装还略感寒凉，这种情况是很容易患感冒和关节痛的。那么冬天将暖气烧得‘热火朝天’，室内温度高得穿短裤背心，这样‘温暖’的环境总不会生病了吧？也不然。这不但浪费能源，而且是违背自然规律的，其危害并不比冷气小。”老中医认为，《黄帝内经》中有“冬不藏精，春必病温”一说，严寒的冬季，人体精气本应处于闭藏状态，如果外部温度太高，人体腠理反常张开，气血自然随之耗散。虽然此时看起来仍是“健康”的，但人体早已形成“表虚”之态，若是遇到稍低的温度环境，焉有不感冒之理？

可把人比喻成一棵落叶树。冬天树叶落光，原来分散于枝叶上的营养开始收向根部，枝叶营养相对不足；春天营养又从根部走向树叶；到了夏天，枝繁叶茂，而根部的营养相对冬季有所不足。人也是一样，春天气血由内向外走；夏天气血充盈，表面相对空虚。这就很好地解释了夏天为何多患胃肠道疾病而秋冬易感冒。除了细菌滋生以外，夏天人体内部气血相对空虚，故易扰内，而秋冬体表之气不足固卫，所以容易感冒。

由于人体具有这种“顺时”的特性，我们的生活起居都应顺应这种特性，有针对性地调养进补。食养顺时而变，作息亦是如此。简单地说就是“跟着太阳走”。春天是万物生发的季节，但也容易“春困”，此时不宜长睡不起，而应“夜卧早起，广步于庭”，以疏肝气。夏天昼长夜短，主张“晚卧早起，无厌于日”，但也不宜太晚，以 24 时前睡觉为宜。需要注意的是，炎夏人的情绪容易随着温度的上升而“上火”，怒则加剧耗散充盈于表面的气血，故控制情绪为重要的养生环节。秋天的起居原则是“早卧早起，与鸡俱兴”，此时气血由外而内逐渐收敛，为顺应气血收藏，睡眠时间也应逐步延长，情绪方面应注意勿“悲秋”伤肺。到了冬天，我们就应该“懒”一些，遵循“早卧晚起，必待日光”之原则，“有些老人早起惯了，大冬天五六点钟天还没亮，就早早起来，顶着北风出门锻炼，这简直是折腾自己。”因为冬季外界寒冷，过早起床锻炼使得毛孔过度开放，反而不利于精气的储藏。

一天如同浓缩的四季，子时与五时正对应一年的冬至、夏至，因而中医提倡睡“子午觉”，以保持体内阴阳平衡。上午 7~9 时是一天之中胃气的顶点，9~11 时脾运化强健，而 15 时左右是小肠的工作高峰期，因而 9 时和 15 时是最宜进食的时间，如果工作繁忙不能按时吃饭，可将进餐时间调整至此。夜班者不必勉强自己夜间禁食，但应选择清淡饮食，避免过高的“油水”对肝脏产生损害。

中医靠调理来治病。调理，就是用一些小方、小法、小技巧，使人愉快地接受，身体迅速地恢复到健康状态。在中医看来，疾病是由一些不平衡造成的，一旦这些不平衡被调节过来，人体恢复到中正平和的状态，疾病就没有了。所以，在中医看来，没病的人也可以调节调节，这就是养生，就是“治未病”。最高明的医生总是对那些没有病的人进行一下简单调节，把疾病扼杀于尚未成形之际，使人不再生病。遇到已经生了病的人，中医还是调理。草药、针灸、推拿，一切中医治疗手段都是调理，目的都在于使人体恢复平衡，激发人体自愈机能，而不是说有一个病马上把它直接镇压下去。

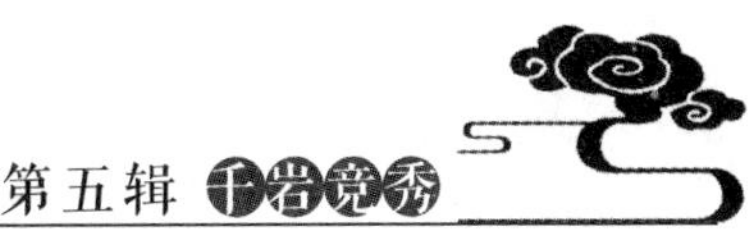

最近，家里的茶叶耗得厉害，既然有，当然得“人生得意须尽欢”了，就像人赚了钱，却又像葛朗台般吝啬，多无趣啊！不过，喝茶犹如人的心，犹如人的眼，既已开了眼，又如何能闭得上呢？既已动了心，又如何能收得回呢？犹如那潘多拉魔盒，既已打开了，又如何能关得上呢？既已愈喝愈浓，又如何说淡就淡呢？也只能是待到茶叶用尽时，再用白开水聊以自慰了。

如果一开始就不喝茶，也就无所谓到懂茶味的时候了；如果一开始就不加茶叶，也就不会有茶越喝越浓的时候了；但已然喝上茶了，就没法控制，没法收拾了。人之生存，总有生死，养生并不是怕死，是要一个健康的生命，有了健康的生命，就会长寿。讲究养生的，大多是老年人，年轻人正在拼搏，还顾不上这些，当然养生自然并不只是老年人的事，对年轻人也很重要。年轻人如果不惜力气，总超负荷地工作，到老了落下一身病，这就不是自然养生。当然养生并不是不干活、不工作，是要劳逸结合。年轻人也好，老年人也好，都要讲究养生。

中医认为，人的情志即精神世界是非常重要的。精神的调养是养生的一个重要环节。避免不良精神刺激，提高自我心理调适能力，是中医养生遵循的原则之一。《黄帝内经》说：“志意和则精神专直，魂魄不散，悔怒不起，五脏不受邪矣。”“志意和”与人群中个体的气质、性别、年龄、经历、文化思想修养等密切相关。人们应自我心理调适，消除不良刺激，保持良好心态。

世间道路千万条，总在曲折中延伸，在延伸中曲折，没有一条道路是永远平坦笔直的。人生之路也不例外。人们常说：盛极而衰。任何事物到达了顶点必将面临一次大的调整或回落，犹如股市 K 线图或人生的“抛物线”，正所谓：“此一时，彼一时也。”无论五彩的光环有多么耀眼、多么绚烂，必将随着时光的更迭而黯然失色，暗淡无光。仿佛灿烂星空瞬间划过的流星雨，虽美得惊艳，却犹如昙花一现，转瞬即逝，灰飞烟灭。

不要左顾右盼，把过多的目光投向自己所不及的层面，漠视眼前，忽略拥有，甚而把拥有当作一种习惯、一种自然，不以为然。懂得珍惜就要将目光聚焦于自己拥有的东西上，时刻蹲下身，用柔软的双手为她弹去身上的尘土，细细品味、细细思量，学会用欣赏的目光透过简陋的外表发现闪光的内瓤，去珍惜，去珍藏。

养生，就是指通过各种方法颐养生命、增强体质、预防疾病，从而达到延年益寿的一种医事活动。所谓生，就是生命、生存、生长之意；所谓养，即保养、调养、补养之意。总之，养生就是保养生命的意思。

自我毁灭转角遇到癌

在医院重症监护室，旁边的家属休息室里，最能感受到生死无常，人生的苦，心灵的煎熬……

二嫂因脑梗住院，住院 11 天中，又查出很多病：心脏肥大，胆囊肥大，肺部多处发炎，重型胰腺炎造影显示，脾脏低密度多处病变，肝脏伤损，肾炎，糖尿病综合症……全面崩溃了。

二哥说，这都是自己造的，饮食不调，说通俗一点，就是吃多了……

一位县卫生局副局长脑死亡，50 岁左右，家属不认账，医生反复劝说，让转到市三院："在那儿插上呼吸机，再待两天，尽尽孝心……"

还有一位公安局的中层，30 多岁，爱喝酒，每天下午 3 时十几分钟的探视，见人就哭，颇有忏悔之意，觉得对不起家人。

家属们互相交流，除了特殊疑难杂症，酒肉、性子浮躁、爱生气引起的占一多半。

加班、熬夜，现代人最多的感觉就是"累"！长期疲劳，会带来许多健康隐患，从疲劳到癌症只需四步：轻度疲劳→深度疲劳→重要脏器内部变异→诱发癌变。说话有气无力、食欲差、不易入睡……这是身体在提醒你：要休息了！

因为听信了百度搜索中关于"滑膜肉瘤"的广告信息，魏则西在北京武警总队第二医院尝试了一种号称与美国斯坦福大学合作的肿瘤生物免疫疗法。在花费了 20 多万元医疗费后，才得知这个疗法在美国早已宣布无效被在临床停止。这期间，肿瘤已经扩散至肺部，魏则西终告不治。

魏则西案件将本在"千里之外"的斯坦福大学医学院搅入漩涡中。而对于这一事件，斯坦福大学医学院的态度是及时"撇清关系"。

魏则西所接受的是 DC-CIK 细胞免疫治疗，据媒体报道，该方法的治疗原理为将患者体内的两种免疫细胞——树突细胞（DC）和细胞因子诱导的杀伤细胞（CIK）抽取出来，培养、扩增后再回输到患者体内，相当于增加攻打肿瘤细胞的"士兵"，从而增强患者的抗癌能力。清华大学博士何霆在接受媒体采访时表示，此前 DC-CIK 疗法在美国已经历了多年研究，但相关临床试验在美国基本

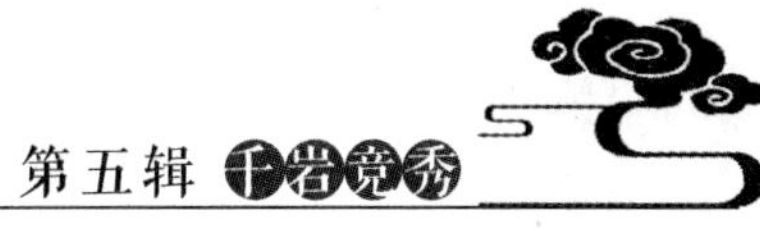

全部宣告失败，没有得到上市许可。目前，在美国确实已经鲜有DC-CIK用于癌症治疗的临床试验，我国是这个技术研究的主力军。

清华大学医学院千人计划教授、著名免疫学专家林欣表示，目前国内没有权威研究认为DC-CIK治疗有明显的效果，国外的临床试验也没有达到预期的治疗效果。至于临床试验结果不好的原因，暂时没有公认的结论。但是在美国，如果没有很好的临床结果，是不能通过权威机构的批准，因此DC-CIK是不能用于临床治疗，只有很少的一些临床研究。

现在得癌症的病人多，癌症毕竟是大病重症，得了癌症的人求生欲都很强，不惜倾家荡产也要治疗，现代医学大多采取放疗或化疗，甚至放疗化疗一起上。查出癌症，说不怕，没人相信。但真的怕，又有什么用？只有科学地对待，理智地面对，该手术手术，该化疗化疗，乐观面对，积极配合，保持一个健康的心态，才是普通人战胜癌病的策略。

我国在应对癌症上，各种治疗手段并不输于美国，但是输在两个地方：一是中国人对健康还不够重视。有了小病先忍着，早期癌症的发现率不高，跟美国比有差距。最重要的是我们输在对待癌症的观念上，在中国谁都知道，患癌是非常可怕的。我们的社会存在着让人高度恐惧的恐癌文化才是问题的症结所在。我举个例子，去年美国大选时和奥巴马、希拉里共同竞争的民主党参议员叫爱德华兹。他的资格很老，年纪比奥巴马大，是肠癌患者。他的夫人伊丽莎白是乳腺癌肝转移患者，还处在治疗过程中。美国竞选总统时，选举人是要和选民见面的，要举行大会进行演讲。爱德华兹就牵着伊丽莎白上台跟大家公开宣称："我们俩都是癌症患者，我们愿为美利坚合众国服务"，下面掌声一片，这说明什么？说明患癌就跟患冠心病一样，你还是可以竞选最高公职；同时选民也认可你，你还可以为他们服务。这说明美国人不恐癌，而这在中国不可能。当然这个观念的转变需要时间。

曾记得我每每去殡仪馆送相继去世的人，有亲属、朋友、同学、战友等。他们有的是因意外和脑出血猝然去世的，有的是因心肌梗死溘逝的，也有因癌症等死亡的，年龄都在四五十岁左右。每次我看到他们的遗体被火化工推进炼炉里，被那熊熊的火焰烧得惨不忍睹的时候，简直让我悲怆得撕心裂肺无法控制了。头一年、头几个月、头几天，我们还在一起谈笑风生，谈楼房，谈挣钱，谈子女……可是遽然间，一个个鲜活的生命就接二连三地被烧成了一把灰，而且永恒地进入了黑寂之中，永恒地不知道天地人世间的事了。

说癌症病人有吓死的，的确有它的道理。一些来自农村的病人到医院检查，一听说是癌症，心理上就垮了，许多人的确因此瘫倒在地，丧失了治疗和康复的信心，一蹶不振而病入膏肓。我亲眼见到过一个人，因为推土机从四五米高的煤堆上翻车而被压在驾驶室，施救后一直瘫倒在地，当时大家不知他伤得有多严重，被人小心翼翼抬着送到医院，医生检查后说除了一点皮外伤其他没有问题，只见他从病床上一跃而起，行动自如。可见精神的作用有时候真的能左右生死。我有个同乡，55 岁得了直肠癌，秘而不宣，不敢告诉任何人，刚治疗了半年，化疗期间跳楼自杀了。在各种癌症中，直肠癌的治愈率还是比较高的，这个同乡应该是吓死的。

随着乔布斯去世，人们最终要面对一个此前模糊不清的问题：究竟是什么终止了乔布斯的生命?

从医理上讲，2003 年乔布斯所检查出的，只是一个相当温和的胰岛细胞肿瘤。可之后的 8 年中，他先后切除了胰脏和部分十二指肠、移植了肝脏、减去了几十斤的体重，最终仍未能逃离死神的黑翼。在医疗发达的今天，美国人平均年龄为 76 岁，仅 56 岁就辞世的乔布斯可谓早逝。

越来越多的癌症医生在各种场合指出：如果乔布斯正常就诊，结局不会如此。而在沃尔特·艾萨克森那本基于 50 次对乔布斯的独家专访而写成的传记中，这种猜测得到了验证。艾萨克森在书中写道，确诊后，乔布斯不听任何家人好友的劝诫，一意孤行地为自己制订了食疗计划，甚至尝试吃马粪、请灵媒等离奇的手段，直到 9 个月后，他的肿瘤恶化，变得不可治愈。

所以，我们今天首先需要观念变革。癌症目前在世界范围内已经逐渐形成了一种共识，它只是一类和冠心病、高血压、糖尿病有所类似的慢性病。世界卫生组织在一些文件当中，把癌症定义为伴随着衰老所出现的和衰老同步的一种退行性病变，和骨质疏松和动脉硬化、甚至和脑萎缩是有所接近但性质不完全一样的慢性病。

贾平凹说人总是要死的。大人物的死天翻地覆；小人物的死，一闭眼，灯灭了，就死了。人怕毛毛虫，据说人是从小爬虫衍变而来的，人也怕人，人也怕自己，怕自己死。在平日，“寿比南山”的话我们说得很多，“万寿无疆”也喊过，极少有以死来恭维别人的话，死只能是对敌人最痛恨的诅咒，是法典中的极刑。依我的经验，30 岁以前，从来是不会考虑死的，人到了中年，下一辈的人拔节似地往上长，老一茬的人接二连三地死去，死的概念就会动不动冒在心头，几个熟人凑一堆了，瞧，谁怎么没有来，死了，就说半天关于死的话题。凡能说到死的人，其实离死还遥远，真正到了死神立于门边时，却再不说死了。

我见过许多癌症病人，大都有三个发展阶段，先是害怕自己是癌症，总打听化验检查的结果，观察陪护人的脸色；再是知道了事实，则拒不接受，陪护人谎说是无关紧要的某某部位炎症，他也这么说，老实地配合治疗，相信奇迹的出现；后是治疗无效果，绝望了，什么话也不说了，眼睛也不愿看到一切，只是流泪。

人一生下来就预示着要死，生的过程就是死的过程，这样的道理每个人在平时都能说一套，甚至还要用这般的话去劝导临死的人，而到了自己将死，却想不开了。《红楼梦》里的那一段《好了歌》，说的是不能将功名、富贵、声色看得通达是人性的弱点。人性里最大的可悲之处是不能享受平等。试想，我们作为一个平头百姓，平日里看不惯以权谋私，看不惯不公正的发财，提意见、闹斗争地要平等，可彻底消除贵贱穷富和男女老幼界限的最平等的死到来时，却不肯死，直到不死不行时，才依依不舍地去了。不管来到人世的情景怎样美好，人又怎样地不愿去死，最后都得死。这人生的一趟旅游是旅游好还是旅游不好，每个人都有自己的体会。我相信有许多人在这次旅游之后是不想再来了，因为看景常常不如听景。

中医专家认为，癌症表面上来势凶猛，但仔细分析一下，却与其他慢性病没什么太大区别。就如冠心病的病人，在心血管堵塞达到 50% 时，病人如果在疲劳或情绪激动时就会出现胸闷、心前区不适的症状，到医院检查，却查不出任何问题。当心血管进一步堵塞达到 70%~75%，医院里的设备才会检查出你的心肌已出现明显缺血症状，就给你戴个“帽子”——冠心病。当心血管的堵塞进一步严重达到 90% 时，心梗就会随时发生，你的生命就处在危险的边缘。癌症也是一样，就如肝癌多数是从肝炎、肝硬化一步步发展起来的一样，胃癌也是由胃炎、慢性胃炎、胃癌走过来的，而妇科的癌症则是女性生殖系统的反复感染再到良性肿瘤，直至恶性肿瘤的。所以，当我们面对癌症时，急于一下子祛除它是不现实的，它其实是慢性炎症，是生活无规律，饮食的不合理，还有长期抽烟、喝酒等综合各方面的不良因素长期作用于身体造成的。

在发现癌症时，第一步应该做的是赶紧踩刹车，将生活中那些不良的生活习惯全部纠正，再根据你所患病的具体脏器的喜好进行调理，这个脏器喜欢什么，你就给它什么，这个脏器怕什么，你就祛除什么。比如肝脏是属木的，就如树木一样，不但需要充足的水分和营养，同时还需要在自然生长的状态中舒畅通达。

将癌细胞当作“坏分子”非常不明智。不论用“切、烧、割、放射、下毒”等方式对待这些“坏分子”，都是将患者往坏里搞的做法。真正的问题是你要明白，是什么原因让你的身体容忍了癌瘤的滋生和蔓延，原因就是你的饮食，都是肉类、鱼、牛奶、蛋类，还有其他诸多因素在综合起作用，导致身体全面癌化。不良饮食因素包括维他命小丸子，含砂糖食品，汉堡，鸡排，含牛奶、咖啡食品，喝酒，含反式脂肪酸面包，饼干，猪肉、牛肉、鸭肉、鸡肉、鱼虾、螃蟹，氢化植物油、色拉油等，还有您每次感冒都吃抗生素？还是每天都愁眉不展？你每天压力大吗？

日本有对双胞胎姊妹，叫金花银花婆婆，她们愉快地活到人瑞的岁数。原因在于她们一生都拒绝做全身检查，不招惹任何恐怖心理。推拿、按摩、点穴平衡疗法、中医，立竿见影。推拿、按摩、点穴平衡疗法、中医是整体治疗，患癌，通常身体偏寒，因患癌阻塞身体更偏寒，推拿、按摩、点穴平衡疗法、中医使用热药处理，让身体增热。

最近有一本书，叫作《癌症不是病》，这本书是国外的医师写的，颠覆了许多原来一般人的观念，而且这些观念是老早医学界就已经知道的事实，可是却没有人愿意告诉我们……癌症不是真正的疾病来源，因每个成年人，每天都会有300亿个细胞死亡，而其中有1%~10%是癌细胞。换言之，我们都有癌细胞。癌细胞是我们自己自动(突变)产生的，每个成年人每天都会产生几百万个癌细胞。因此，有癌细胞，您并不需要恐慌，恐慌是一件很不明智的事情，只会让自己增加心理压力、影响新陈代谢和生命力、紊乱内分泌、降低免疫力，让更多正常细胞发生突变，让更多突变细胞得不到杀灭。癌细胞的生长和灭亡，就像是一般细胞的生长和灭亡一样，都是身体的自然运作的情形。上空的云朵飘来又飘走，那么的自然，您需要恐慌什么？又好像自己每天大小便排泄，对于健康很有帮助，但您不会刻意去在意大小便排泄，是一样的道理。

癌症并不可怕，它并不等于死亡！只要抱着这样的信念你就会发现自己的情绪会越来越乐观，而好的情绪就是我们远离癌症的死亡威胁所要做的第一步，之后我们只要再配合这一些科学合理的生活方式，就可以帮助我们远离癌症所带来的死亡威胁，坚持下来就会发现，原来患了癌症真的不代表这是我们生命的终结。只要还怀抱着对生活的希望，我们就会距离死亡越来越远。而且这句话其实在任何地方都可以用到。我们只要谨记就可以受益无穷：“只要怀抱着对生活的希望，你就会发现，其实生活之中处处都有着美好的阳光！”

有一个流传很久但从来未经证实的说法：如果谁能够攻克任何一种癌症，世界卫生组织将在总部前建一座与其本人外形尺寸一样大小的纯金塑像。从40年前美国实施“向癌症宣战计划”起至今，并没有任何一位科学家哪怕能够引出这一有趣的话题。但是，这主要是由于“攻克癌症”的过程恐怕远远没有人们设想的那么富有戏剧化，而是一个几乎涉及生物医学各个领域、长期不懈努力的结果。如今，“金像”的传说基本上被淡忘，但人类对癌症的生物学理解已经非常深入，癌症预防、早期诊断、综合治疗的手段都取得了很大的进步。

现在，科学家已经在基因水平上理解肿瘤的发生与发展，肿瘤医学正在进入一个个性化治疗、精确治疗的崭新时代。随着癌症基因组计划的推进，更多潜在的药物靶点将被鉴定出来，为新药的开发奠定基础。同时，分子技术还可能准确预测某些癌症（比如卵巢癌）药物治疗的效果。肿瘤科学几十年来进步带来的结果是：癌症已经成为一种可控制甚至可治愈的疾病，患者的生存率达到从未有过的高度。如果对癌症的发病率进行横向比较，占据癌症发病率排行榜前10位的都是发达国家，如丹麦、法国、澳大利亚等，中国的发病率尚属中等水平，大约在八九十位。“但我们的死亡率很高，排得比较靠前，”陈万青说，“我们衡量一个疾病的危害程度，最终还是要看这个疾病的死亡率，要看对个体生命的威胁有多大。”

“肺癌患者如果在早期发现，5年存活率是90%，而晚期患者90%都会死亡。”王宁说，中国的癌症患者在就医时，往往已经是晚期。因此，她在各种场合不断强调：“40岁以上人群要定期体检，进行癌症筛查。”

当科学家至今未能搞清楚癌症的病因，也没有全面根治癌症的办法时，除了及时筛查，是否还有更有效的战胜癌症之道？

患过癌症的病人有这样一种说法：“80%的癌症患者不是死于癌症，而是死于过度化疗。”这是因为，化疗药物往往有副作用，在杀死癌细胞的同时也杀死健康细胞，导致病人免疫力低下，还会造成呕吐、脱发、局部组织坏死等。尽管如今的化疗药物已能够避免患者的呕吐反应，复杂的药物配合方案也可以降低对人体的误伤，但这样的进步仍是杯水车薪。

“实际上，癌症不等于死亡，”季加孚说，在医学界，癌症早就和高血压、糖尿病一样被归为慢性病的行列，“带癌生活”“姑息疗法”的理念在国外已颇为流行。

癌症治疗的关键问题是什么？是单纯消灭癌细胞吗？回答当然不是，要想治疗癌症，关键问题就在于如何改变“癌状态”，改变癌细胞赖以生存的内环境。

传统古书中，早就有关于癌症的认识，《黄帝内经》中就对癌症有了认识，提出了一些肿瘤病名，如昔瘤、筋瘤、肠覃、石瘕、积聚、膈等，并对这些疾病的症状进行了系统的描述。《仁斋直指附遗方论》首提“癌”字，说：“癌者，上高下深，岩穴之状，颗颗累垂，毒根深藏。”当然，古代也有很多关于癌症治疗的医案。在《孟河费氏医案》中曾记载了一个医案，讲的是广西巡抚张丹叔的事情，张巡抚当时得了“噎嗝”，就是现在的食管癌，饮食不进，胸腹疼痛，请费大夫诊治，脉诊后，费大夫考虑了气液皆虚，肝阳夹痰阻胃，气失降令。处方：参须、北沙参、白芍、牡蛎、酒黄连、吴茱萸、陈皮、制半夏、麦冬、炒竹茹。上方服用10服后，病情好转，胸腹疼痛大减，饮食渐进。上方加减后，又服用10服，食欲更好，已能正常进食。后来，因生气加食油腻太多，病情复发，最后不治！这个医案讲得非常详细，特别在康复阶段，一定要避免情绪的变化和饮食的情况，不然，就可能半途而废。

在临床，往往有“只见树木，不见森林”之失。仅盯着肿瘤的大小，不顾及患者的体质以至于“病没了，性命也难保了”，缺乏整体的、宏观的把握。古语有云：“用药如用兵，治病如治国。”“能攻心则反恻皆消，自古知兵非好战，不审势则宽严皆误，后来治蜀要深思”，用以类比抗癌之战略，重视心理治疗和整体辨证综合治疗。

俗语有“话为开心的钥匙”之说，对肿瘤患者采取“话疗”，可谓谈话攻心法。全世界在近 50 年的癌症研究中，已在癌症病因学、癌症的预防及治疗上取得了很大进展，因此，1981 年世界卫生组织公开宣布当前全世界癌症有 1/3 可以预防，还有 1/3 经过早期诊断、早期治疗可以治愈，剩下 1/3 的癌症病人经过治疗，可以延长寿命，减轻痛苦。因此，对待癌症应有一个正确态度，谈“癌”色变或对癌症漠不关心的态度都是错误的，“心诚则灵”。反之，“病不许治者，病必不治，治之无功也矣”。

癌症离你我并不遥远。它是一个沉重的话题，但我们不得不面对。随着平均寿命的延长、生活节奏的加快、生活方式的改变等，人类患癌的概率还会上升。美国国家疾病控制与预防中心是一个非常权威的机构，有专家预测，如果美国人平均寿命达到 90 岁（美国人现在的平均寿命和上海差不多，不到 80 岁），那么美国男性公民最终将有 47% 死于肿瘤（肿瘤就是癌症），女性公民最终将有 32% 死于肿瘤。当然，这不一定是坏事情，因为有生必有死，这是一个规律。

特别强调一点，因为癌症就像冠心病、糖尿病、高血压一样，是早晚会出现的一种伴随衰老所产生的慢性损伤，是一种慢性病。你们当中可能有部分人生了癌，但我坦率地说，只不过你比我早生了几年而已。据目前的数据显示，已有 1000 多例癌症患者经历了肿瘤自发消失的神奇体验。那么，癌症究竟为什么会突然消失呢？我们能否从中找到治愈癌症的方法？

最早的癌症自发复原可追溯至 13 世纪晚期，意大利人 Peregrine Laziosi 在一次重度细菌感染后，体内的骨肉瘤奇迹般消失。19 世纪晚期，美国医生 William Coley 发现，发烧可使肿瘤复原，他因此研发出了一种细菌疫苗，使很多病人脱离了癌症的魔掌。

那么，我们可以用这种方法来治愈癌症吗？事情并不这么简单。过去 70 多年来，自发复原的癌症类型多种多样，不过主要集中在皮肤癌、肾癌、血癌等类型。尽管我们有了这一重大发现，但却并不清楚导致癌症突然复原的机制。

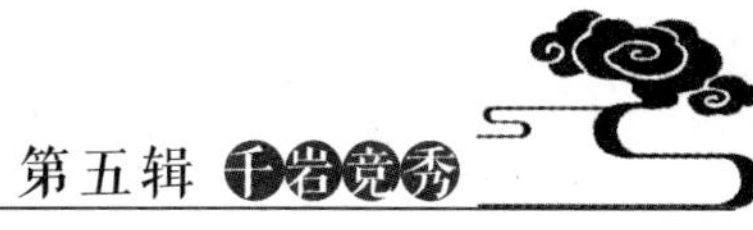

一个可能的解释是，人体对肿瘤细胞表面的特异性抗原产生了一种免疫应答，研究人员在很多皮肤癌患者的肿瘤中发现了大量免疫细胞。另外，一名肾癌患者在切除了一部分肿瘤后，其余的肿瘤也逐渐消失，这是因为局部免疫应答阻止了肿瘤的发展。

癌症不仅是一种慢性病，还是一种生活方式病。这就和我们怎么吃、怎么工作、怎么起居有很大关系。今天城市癌症患者中很大一部分是吃出来的，因为我们快速进入了小康社会，餐桌丰盛起来了，营养过剩了。肠癌、胃癌、乳腺癌、胰腺癌，包括一部分肝癌，往往是营养过剩造成的，所以要管好嘴。还有就是和坏习惯有关，比如说抽烟、酗酒等。很多食道癌患者喝白酒，一天两三斤，完全把食道给烧坏了。所以我们要防癌，首先要管好嘴，管好坏习惯。当然也与性格、精神状态有关，和生活方式有关，还有环境因素。自然环境的恶化会导致癌症，可喜的是政府已经注意到这个问题。最后是和遗传有关系，但遗传在癌症发生过程中占的比例不高，仅占 8% 到 10%。而癌症的发生是多个因素促进的，是心身相关性疾病。心理因素对癌症的发生有影响，心理因素在癌症康复过程中也有影响，因此我们要好好调整心态，改变个性，使自己更健康。

健康就是财富，健康就是生命的存折。蹂躏、践踏健康就是透支生命，积累罪孽就要寿命缩短甚至死亡。谁珍爱生命，等于寿命在延长。

每个人活在世上都有着强烈的生存欲望。你说哪个人不想活个百儿八十岁的甚至更多一些，即便已是高位截瘫了，或常年卧床不起的，也都想多活它几年；即便得了不治之症了，以至于意外的事故，如车祸、水灾、火灾等，造成了生命垂危的，哪怕还有一口气儿，甚至倾家荡产，不惜一切代价，也要眼巴巴地祈求大夫妙手回春驱走死神。不是吗？我的一个同事 1998 年查出有癌症，当时家里一个脑瘫的儿子，一个上高中的女儿，老婆还没工作，心理压力大得不得了。怕，是死；治不好，也不过个死。怎么办？不吃不喝两天两夜，自己战胜了自己，勇敢面对，积极治疗，坚持上班，2001 年还被评为劳动模范，癌症也治愈了。同事们没有一个不佩服他的勇敢、顽强，当然也为他战胜癌症而高兴。两年内，多次检查均没有发现癌细胞，他有些庆幸自己，放松了警惕，因为工作关系，烟也开始抽了酒也开始喝了，还喝得无所顾忌。2007 年一天突然发现尿血，一查，已是癌症晚期，没过两个月，就撒手人寰。这一个应该是自己作践死的。

研究发现，身体代谢变好，癌症也会好。因此，身体的代谢功能、免疫功能，排毒功能才最应该加强，这能让你避免身体的阻塞和毒素的累积。有的人不知道自己有癌症，一直活到死，过着幸福快乐的日子。医案显示，即使全身移转，西医都放弃，但还有治愈的机会。真正的医师，是我们自己的免疫功能。良好的心态也是远离癌症的重要因素。

人的生命只有一次，就是正常活着，充其量也就平均活个两万多天，何况黄泉路上没老少呢。说实在的，一个人晚上脱了鞋，第二天不知道能不能再穿上鞋？我每每徜徉在大街上的时候，时不时就会看到 120 急救车呼啸而过。当时我就想，这车里的人十有八九是活不了多长的。人活着的时候，有的总是跟自己过不去，老寻思能活个百儿八十岁呢。因此，总是口挪肚攒、节衣缩食的，平时老是挣啊挣啊，攒啊攒啊，有的节约一辈子也没吃穿着什么好的。末了，什么你的、我的、他的，什么金钱地位、争名夺利的，什么金银财宝房子地位的。你等不知啥时候两眼一闭，剩下的一切又都是谁的？即便是你最没享尽的琼楼玉宇，你最喜欢的好东西，你的心爱之物又都是谁的？是的，万里长城今犹在，不见当年秦始皇！

当城市洗尽浮华的喧嚣，被宁静的夜色笼罩，走下红尘之上的霓虹，步入曲径通幽的影翳，羞涩月光下的一切都缥缈得如同梦境，恍若隔世中，我依然听得到脚下逝者如斯的匆匆脚步。

红尘之上，我们常常忘记了什么才是最重要的。我们为了形形色色的诱惑，一次次失去本心！直到某一刻，蓦然回首，我们发现那在孤寂时温暖心田的不是领奖台上的荣光万丈，而是一蹶不振时投向我们的暖暖目光。然而，造化弄人，那时的我们甚至连追忆往昔的机会都不复存在了！

“如果能早期发现，科学治疗，癌症患者的五年生存率可大大提高。”李鹰飞说，目前，全球癌症患者的五年生存率达 45%，我国仅达 30.9%，因此，我们还有很大的提升空间。

癌症治疗方法主要有化学治疗（简称化疗）、外科手术、放射治疗。首先从病因源头上治疗，该手术的就做手术，该化疗的就化疗，该放射治疗就放射治疗。然后要养成良好的生活习惯。

“早发现，早诊断，早治疗是防癌治癌的科学法则。”李鹰飞说，目前，早期的结肠癌治愈率可达 90%。癌症固然可怕，但也无须谈癌色变。万一患上癌症，一定要到正规医疗机构，配合医生按照正规的治疗方法治疗。同时，保持积极乐观的心态，养成良好的生活习惯，这将有助于战胜癌症。

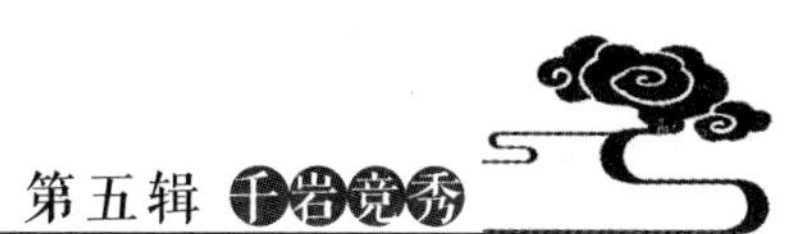

痛风痛苦痛恨自己

你相信有一种疾病，可以在一夜之间突然让一个健壮的人疼得死去活来，不能正常的生活，只能靠拄双拐甚至坐轮椅行动吗？可以明确地告诉你，有！那就是——“痛风”！

在门诊经常会遇到这样的病人，突然下肢关节疼痛不能行走，有的是被家属抬进诊室的，检查会发现患者脚部大趾趾掌关节或踝关节红肿，再一问，患者多在前一天有大吃大喝、进食海鲜肉类或饮酒史。查血，尿酸增高，这就是痛风。典型的痛风起病急骤，多在半夜被足痛惊醒，痛处的关节出现明显的红肿热痛，60%~70% 的患者首发于拇趾单关节处，90% 患者的拇趾关节疼痛，其次易发生痛风的关节是跖趾关节、踝关节。有的患者一次发作后可一生不再发作，有的可能数年发作一次，有的则每年发作数次。有的患者发作次数逐渐频繁，受累的关节越多，症状越重，最后形成痛风结石及慢性关节炎。痛风病程有四期，无症状的高尿酸血症期，这一期患者无任何不适，多在体检时发现。第二期就是急性痛风性关节炎发作期。第三期是痛风症发作的间歇期。第四期是痛风结石及慢性关节炎、痛风性肾病期。痛风结石可以引起关节部位的骨质侵蚀和周围软组织的纤维化，进一步造成该关节僵硬畸形，尿酸盐在肾脏的组织中沉积，可引起慢性进行性间质性肾炎，到了晚期可以导致肾功能衰竭。

那么痛风是怎样发生的呢？痛风的发生是由于血液里尿酸过多，如同糖尿病是葡萄糖代谢障碍、高脂血症是脂肪代谢异常一样，痛风是蛋白质代谢紊乱性疾病。在蛋白质中有一种叫作“嘌呤”的东西，嘌呤在体内的代谢最终产物是尿酸，如果嘌呤的代谢出现问题，导致尿酸产生增多，就会形成高尿酸血症。血尿酸高于正常，在高嘌呤饮食、全身疲劳、酗酒等诱因作用下，尿酸盐就可能析出结晶，沉积于关节软骨、滑囊、耳轮、腱鞘、关节周围组织、皮下组织和肾脏的间质处，引起各种症状。为什么现在有这么多痛风的病人呢？这和我们的生活方式改变有关。过去痛风是西方人常见病，东方很少见。近 20 年来，我们的生活发生了很大变化，食物的热量过剩，蛋白质食品成倍增加，现在，痛风已成为新的流行病。一般常见的诱发痛风的原因有：

一、与肥胖有关：饮食条件优越与诱发痛风的原因有关。有资料统计，痛风患者的平均体重超过标准体重 17.8%，并且人体表面积越大，血清尿酸水平越高。肥胖者减轻体重后，血尿酸水平可以下降。

二、与高脂血症有关：75%~84% 的痛风患者有高酯血症，少数有高胆固醇血症。

三、与糖尿病有关：糖尿病患者中约有 0.1%—0.9% 伴有痛风，伴高尿酸血症者则占 2%~50%，也是常见的诱发痛风的原因。

四、与高血压有关：高血压也是常见的诱发痛风的原因。痛风在高血压患者中的发病率为 12%~20%，25%~50% 的痛风患者伴有高血压。未经治疗的高血压患者中，血尿酸增高者约占 58%。

五、与饮酒有关：长期大量饮酒同样是诱发痛风的原因，对患者十分不利：①可导致血尿酸增高和血乳酸增高。②可刺激嘌呤增加。③饮酒时常进食高嘌呤食物，酒能加快嘌呤的代谢，导致体内血尿酸水平增高而诱发痛风的急性发作。

我还清晰地记着那天是 2015 年 5 月 1 日，我的左脚剧烈疼痛，无法行走，最后只能让人把我搀回家。回家后疼痛加剧，疼得我直哼哼。有明白的朋友说我得的是痛风，并到药房帮我买来了秋水仙碱。吃完药，我的病半夜就好了。当时也没太在意，以为这么快就好了，应该不是什么了不起的病。后来看了中医，大夫说我肝肾阴虚、脾胃不和，应吃一些中药进行调理。

痛风的第一次发作很容易治疗，掉以轻心的我哪里想到，噩梦才刚刚开始……

随着年龄的增长，更觉体力不支。历史就是这样的巧合，还是在刚一开春，还是在 5 月 1 日的同一天晚上，我第二次被人搀回了家！可这次却和两年前大不一样，我拼命似的吃秋水仙碱，但就是不见效，半夜里痛不欲生、夜不能寐。于是，我上网查个究竟，半宿下来明白了一些简单道理：痛风的病因是起居无常、酒肉无度、营养过剩、缺少运动，导致体质酸化；同时生活中又不拘小节，随着年龄越来越大，阳刚之气越来越弱，风、寒、湿、邪渐渐侵入脏腑导致五脏失调，从而引发嘌呤代谢紊乱、血液尿酸盐结晶。

在网上查阅资料时看到，很多痛风患者因长期服用痛风药物导致肾衰竭、尿毒症甚至是提前结束了宝贵的生命。据世界卫生组织调查：有 25% 的痛风患者会出现肾衰竭，其中有 60%~70% 的患者会因此而死亡；而且痛风患者的寿命普遍比正常人减少 10~30 年。痛风已成为 21 世纪全球面临的、亟待控制的十大疾病之一。

在以后的日子里吃的稍有不对，我的五脏六腑就"集体闹事"，狠狠地折磨我！当时，吃豆腐犯过病、喝胡辣汤犯过病、吃木耳犯过病，甚至喝一小碗紫菜蛋花汤居然也犯病……漫漫长夜，拄着双拐的我，仰望天空，眼前一片漆黑，仿佛我

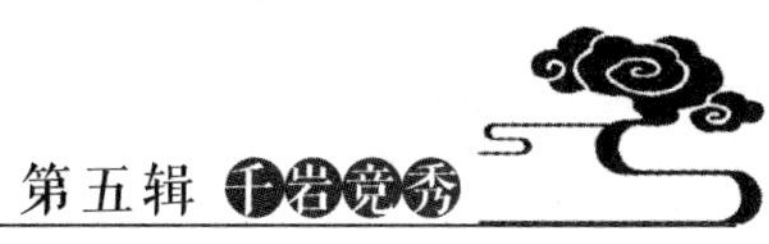

未来的人生……

西方医学认为，痛风是由于关节处的结晶脱落而引起的。尿酸再高，没有结晶（痛风没有发作过的高尿酸血症者，被认为没有结晶），当然痛风不会发作；另一种就是痛风者在痛风间歇期虽有结晶，但结晶在关节处附着，没有脱落，痛风也不会发作。痛风俗称“帝王病”，与高尿酸血症有关，主要病因可以分为两大类：其一，体内“普林”代谢异常；其二，肾脏排除尿酸的功能出现障碍。这两种病因的结果均导致血液中尿酸过高，但这并不表示一定会发生痛风。当诱发因子出现，如天气变冷或大量饮酒、享用海鲜大餐之后，尿酸盐结晶大量沉积在关节内，引起急性的发炎反应，造成关节剧烈疼痛、肿胀及变形，这时才叫作痛风。

祖国医学早有“痛风”病名，且历代医家均有论述。元代朱丹溪《格致余论》就曾列痛风专篇，云：“痛风者，大率因血受热已自沸腾，其后或涉水或立湿地……寒凉外搏，热血得寒，汗浊凝滞，所以作痛，夜则痛甚，行于阳也。”明代张景岳《景岳全书》中认为：“外是阴寒水湿，今湿邪袭人皮肉筋脉；内由平素肥甘过度，湿壅下焦；寒与湿邪相结郁而化热，停留肌肤……病变部位红肿潮热，久则骨蚀。”清代林佩琴《类证治裁》：“痛风，痛痹之一症也……初因风寒湿郁痹阴分，久则化热致痛，至夜更剧。”近代医家认为痛风的病因乃浊毒瘀滞使然，归纳起来主要有以下几方面：

素体阳盛，脏腑蕴毒嗜食膏粱厚味，脏腑积热是毒邪攻入骨节的先决条件，积热日久，热郁为毒是发生本病的根本原因。

湿热浊毒，流注关节湿热浊毒，根于脾胃，脾虚则生湿，湿浊留滞经脉，壅络，流注关节，正虚邪恋，湿毒不去，循经窜络，附于骨节，形成痰核，坚硬如石。故脾失健运，湿热浊毒是形成痛风的主要原因。

脾虚为本，湿浊为标素体脾虚加之饮食不节，损伤脾胃，运化失调，酿生湿浊，外注皮肉关节，内留脏腑，发为本病。

外邪侵袭感受风寒湿热之邪，留滞肌肉关节致气血不畅，经络不通，不通则痛，久则血热致瘀，络道阻塞，引起关节肿大畸形僵硬。

现代医学所说的痛风是指嘌呤代谢紊乱引起的一组代谢性疾病，表现为高尿酸血症和尿酸盐结晶沉积在关节所致的特征性急性关节炎等，中医认为应属“浊瘀痹”范畴，主要原因在于脾肾功能失调，脾胃对肥甘厚味之食运化失调，湿热痰浊内生，肾司二便，排泄湿浊缓慢量少，则湿浊内聚，注于关节，痹阻经脉，加之久居湿处或冒雨外湿引动内湿，气血运行不畅而发为浊瘀痹。病甚湿浊还可流注内脏，伴发石淋、肾病等疾病。

了解痛风之痛，我们就知道为什么堂堂八尺男儿也会声泪俱下，甚至彪形大汉也会苦苦哀求使用超剂量止痛药。一个英雄加硬汉，一生征战无数，却败给了小小的痛风。此人就是元世祖忽必烈。清朝《元史类编》评价忽必烈“遂辟雄图，混一中外；德威所指，无远弗届”，由此可见我们这位元世祖打仗之勇猛，但这一点也不影响他同时还是个吃货。相传现在火锅店盛行的“涮羊肉”就源于忽必烈。

忽必烈率军远征，嫌伙食太差，想吃清炖羊肉。厨子赶忙宰杀羔羊，说“马上就好”。但这“马上”的工夫有点久，就在这“马上”的空当里，敌军突袭，忽必烈肚子饿得咕咕叫，于是这位吃货直接跨上大马——不是冲锋陷阵——而是直接前往厨房，厨子情急之下把羊肉切成薄片，放在锅里胡乱搅和一下，就捞出来，给忽必烈端了出去。忽必烈吃完觉得很爽，饱腹之后披挂上阵，不久便凯旋而归，高兴之下他召见厨子，给这道新菜赐名“涮羊肉”，但说味太淡，建议该多些配料，并配些酒来喝。

这位吃货雄主到了晚年，坐拥一个空前大帝国，以征服为主题的生命突然失去了意义，他变得消沉，沉溺于酒食和宴会，他喜欢每天坐在酒席间，吃涮羊肉、烤全羊和动物内脏，当然还免不了喝大量的奶酒，而事实上，奶酒在忽必烈时代也进入盛产期，正式更名为“蒙古酒”。在此，我们在忽必烈的晚年生活中看到大量的痛风高危因素：老年、男性、高嘌呤食物和久坐。

没有无缘无故的胖，更没有轻而易举的瘦。长期的暴饮暴食令忽必烈迅速增肥，并饱受痛风的痛苦，这位衰老的帝王终于意识到自己日益增长的腰围和日趋不便的身体，当某一天他想重新跨上马鞍一展风采时，脚上的关节突然一痛，踩了个空。

痛风的存在严重影响忽必烈的日常生活和心情，为了缓解疼痛，他寻遍了蒙古大夫、汉方、东南亚药物，甚至请来了高丽的巫师，但都无济于事。当然，这个结果是预想得到的，痛风是代谢相关的疾病，没有饮食和运动的基础，怎么能够光靠药物和巫术？但忽必烈请来的这些大夫，有几个胆去训斥忽必烈的生活方式？

痛风是一种与现代经济发展和饮食结构有密切关系的疾病，随着生活条件的改善和饮食习惯的西化，痛风的发病率逐年增高，发病年龄也越来越年轻化。很多人对痛风不以为然，认为痛风只要不发病就没有关系，照吃照喝照玩，一旦发作起来再吃止痛药也不迟。也有人担心药物副作用而不敢用药，可是要知道即使痛风未发作，但是潜在的代谢异常会使你出现血脂增高、糖尿病甚至尿酸盐结晶会导致肾功能不全。

痛风患者大多形体偏胖，《黄帝内经》云：“高粱之变，足生大丁。”原来早在几千年前，我们祖先就已经认识到经常食用肥厚滋腻之品会导致足部关节的

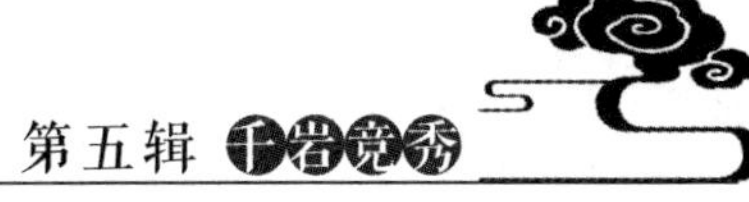

疼痛，甚至关节肿大、溃破出脓等。（中医学中亦有“痛风”病名，如元代朱丹溪《格致余论》就曾列痛风专篇，云：“痛风者，大率因血受热已自沸腾，其后或涉水或立湿地……寒凉外抟，热血得寒，汗浊凝滞，所以作痛，夜则痛甚，行于阳也。”）经过多年的积累，我们对痛风的认识更加全面和深入：痛风与一般痹证不同，一般痹证是正气虚弱感受风寒湿邪，痹阻经络，不通则痛；而痛风与饮食密切相关，痛风患者饮食稍不注意便会发作，所以认为本病脾虚为病之本，脾虚不能健运，水湿痰浊流注关节，蕴而化热而致发作，故治疗时需以健脾为大法，急性期清热化湿解毒佐以健脾，缓解期则以健脾化湿为主。

一些患者在痛风未发作的时候，认为已经甩掉了痛风这个包袱，因为痛风不发病的时候，可以是完全没有症状的，他们也不再坚持服用药物，甚至不控制饮食。这样做危害是很大的，一些疾病如高血压、动脉硬化、冠心病、脑血管意外、心肌梗死、心力衰竭、致命性心律紊乱以及糖尿病正在不知不觉中发生，而坚持服用中药配合饮食控制，既能大大减少痛风的发作次数，也可降低痛风再次发作时的程度，且很少有副作用。

此外，某些药物可以影响尿酸的排泄：如青霉素、四环素、大剂量噻嗪类及氨苯喋啶等利尿剂、胰岛素及小剂量阿司匹林（每天小于 2 克）等，要尽量少用或不用。对于肥胖者要积极减肥，减轻体重。平时注意劳逸结合，避免过劳、精神紧张、感染、手术，一般不主张痛风病人参加跑步等较强的体育锻炼，或进行长途步行旅游。如果平时能坚持中药的调理联合饮食的控制，那么痛风的病程进展会缓慢很多，不仅痛风的发作次数会减少，连痛风发作时的疼痛感也会减轻不少。所以说痛风可防可治。

痛风治疗效果良好的标准：①痛风性关节炎不再发作、关节功能及形态均保持正常；②无痛风结石和泌尿系统结石；③常见合并症（高血压、高血脂、肥胖、糖尿病、动脉硬化和冠心病）能得到有效控制；④血尿酸长期稳定在正常范围，尿常规和肾功能正常，关节 X 线检查正常。

近两千年前，在澳门的路环岛就居住着很多本土渔民，以打鱼为生。当时，当地居民有爱喝酒、吃海鲜的习惯，50% 的渔民都患有一种特殊的病——“痛风”。当地人不远千里，历时数月，到中原找到当时的“医圣”张仲景，请其相助。张仲景在当地居住半年，提出“治风先治血，血行风自灭”的中医理念，对患者进行医治，待当地患者基本痊愈方才离开。

临走前，为彻底解决当地渔民以后的痛风病医治问题，他留下这个验方给当地的一个郎中，并命名为“风之消”（意思是希望痛风像风一样消失），并特别叮嘱一定要用长白山的黑蚁、神农架的野生灵芝、昆仑山的冬虫夏草、武当山的黄芪，方才有奇效。当地居民如获至宝，该方一直沿用至今。其炮制要点是：黑蚁 20 克，黄芪 15 克，冬虫夏草 10 克，灵芝 30 克，文火水煎半小时，每日三次，一个月一半患者即可痊愈，严重者需一个半月。此方在《千金方》中也有记载：“取黄芪、虫草、灵芝、黑蚁煎水，日三次可愈也。”据澳门当地居民讲，服用风之消后，一生不再患痛风了。

多数痛风患者是不小心“吃”出来的，出来混都是要还的。“留得青山在，不怕没柴烧”，一言道破了只要有健康的体魄，什么人间奇迹都是有可能创造出来的。健康体魄可以创造出无穷无尽的财富，相反失去了健康就意味着失去了财富。还有数字表明，我们国家生活在绝对贫困线以下的人群中，有 37% 甚至有的区域远远高于这一数字是因病致贫，因病返贫。因此，健康是“财”。病痛病痛，生病带来很多的痛苦，痛风、高血压、中风、糖尿病等所有的大小疾病对病人带来无穷无尽的痛苦。没有了健康，就会在生活中散失几许欢笑。

一位罹患痛风的著名医生——Thomas Syndenham（1624—1689），是个牛人，他写了一本书叫 Observation Medicine，在接下来长达两个世纪的时间里，成为英国标准的医学教科书，被称为“英国的希波克拉底”。

Thomas Syndenham 患上痛风后的行为举止也有别于常人，他竟然饶有兴趣地观察起自己身上的这种疾病，而这一观察就是 34 年。这 34 年的光阴换来许多有关痛风的研究著作，其中比较特别的是一段痛风性关节炎的描述：

“罹患之人毫无先兆，安然入睡。夜半二更，剧痛惊醒，痛发于拇趾，疏为足跟、踝部或足背。痛似关节错位，又似足浸于冰水，激寒至处又似灼烧。初时尚可忍耐，然此痛绵绵不绝，愈发剧烈。痛甚，足骨、韧带亦牵连其中，或似撕扯，或似啃啄，或似压榨。疼痛所及之处，敏感异常，轻薄被褥之分量，微弱地板之激荡，无端倍增其苦痛……”

老家侄女给我捎来一袋樱桃，那果子，一颗颗红润中透着晶莹，一粒粒闪着宝石般的光泽，捧一颗在手，故乡的春天涌上心来……

樱桃应该是春天最早自然成熟的水果。据《说文》考证，“莺桃，莺鸟所含食，故又名含桃。”后来衍变为樱桃。成熟早，自然也成为鸟雀的最爱！那么，大面积种植的人家，怎样保护劳动成果呢？母亲说，多数人家有专人驱赶，有些在果园中布置音响，换着声音驱鸟。种植管理本不轻松，驱鸟累，摘樱桃也累，以后街头买樱桃再不挑剔了——从开花到挂果到成熟，再平安抵达市场，每一颗樱桃，都是一种幸运！

听说樱桃对痛风的治疗很有效！那年，是我患痛风的第二年。吃过不少药，也忌一些饮食，可疼痛依旧不时来袭。老家侄女在我身边读书，年少的她周末回

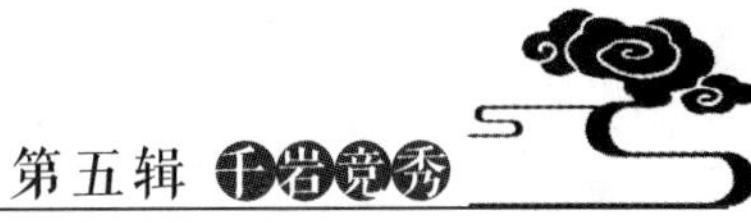

家时在母亲面前说漏了嘴，母亲知晓了我的疼！不知年迈不识字且身处农村的她问过多少人后，得知樱桃对痛风有效，于是执意给我捎樱桃。樱桃落尽阶前月！母亲从极力反对我喝酒，到执意捎樱桃叫我泡酒，都是岁月更替中不变的爱！母爱，什么味道？于我而言，八十高龄的母亲，是樱桃酒的味道！

是谁偷走了我们的健康

突然发现，身边许多年前就已经老朽不堪的人至今仍然活蹦乱跳，至少能够生活自理。他们当中，有 80 多岁的，也有 90 岁以上的，不一定都是身体健康的，有的还有些小毛病。许多年前村里的人就揣测，他们还能熬过多少年，可多少年过去了，这些老人仍旧好好地活着。就算是生了病，只用了一点点药，马上就恢复过来。而我们中的同龄人，他们多数还只是三四十岁上下，有的就不经意地离开了我们，当我们的老人们还在顽强地生活着的时候，我们年轻一代的人们的生命为何会变得如此脆弱？身边健康的朋友越来越少，每每三五好友相聚，总会有人提到自己或家人的身体开始抱恙，久治不愈，接着就是大家一起控诉这令人无奈的医疗体系，开始感叹人性的缺失，开始质问我们的健康去哪里了。

据官方统计中国高血压人口有 1.6 亿 ~1.7 亿人，高血脂的有 1 亿多人，糖尿病患者达 9240 万人，超重或者肥胖症 7000 万至 2 亿人，血脂异常的 1.6 亿人，脂肪肝患者约 1.2 亿人，平均每 30 秒就有一个人罹患癌症，平均每 30 秒就有一个人罹患糖尿病，平均每 30 秒，至少有一个人死于心脑血管疾病，目前我国主流城市的白领亚健康比例高达 76%，处于过劳状态的白领接近六成，真正意义上的健康人数比例不足 3%，白领女性更容易受到妇科、心脑血管疾病的威胁，男性则面临猝死、过劳、癌症等问题！曾经我们以为离自己很远，但是随着压力的增大，亚健康其实已经在我们身边徘徊很久了。世界上没有无缘无故的爱，也没有无缘无故的恨；同样，也没有无缘无故的疾病，也没有无缘无故的健康。大多数人得了病以后，就去看医生，然后按照医生的药方来吃药。其实最重要的不是看病吃药，而是反思自己的生活方式。慢性病也叫生活方式病，它是因为你的吃、喝、拉、撒、睡，衣、食、住、行、思偏离了正常的轨道，使得身体机能下降、自体中毒而出现的疾病。因此，“解铃还需系铃人”，找出你所犯的生活错误在哪里，把你错误的生活行为方式改变过来。

这个时代，每一个人都在渴望健康，都在追求健康，但真正的健康是什么呢？世界卫生组织给健康下的正式定义是：“健康是生理、心理及社会适应三个方面全部良好的一种状况，而不仅仅是没有生病或体质健壮。”而亚健康是介于健康

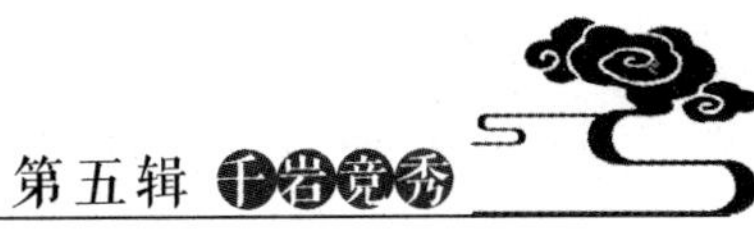

与疾病之间的一种生理机能低下的状态，世界卫生组织称其为“第三状态”，也就是我们常说的“亚健康”状态。处于这种状态的人群数量是相当多的。据世界卫生组织一项全球性调查结果表明，全世界真正健康的人仅占 5%，经医生检查、诊断有病的人也只占 20%，75% 的人处于健康和患病之间的过渡状态，亚健康状态实际上已经在警告人们，如不加以重视，疾病就会接踵而来。

在我国的文献记载中，寿命最长的人就是彭祖。据说他是颛顼的玄孙，历经唐虞夏商等代，活了 880 岁。不过，对于这一记载，不少人提出了质疑。由于年代久远，关于彭祖活到 880 岁的真实性我们已经无法考证。人究竟应该活到多少岁？自古以来这就是一个争论不休的话题，中医学对此还提出了一个形象的概念——天年。所谓“天年”，就是人的天赋寿命、自然寿命。也就是说，活到百岁不算寿星，因为每个人都应该活过 120 岁。为什么物质丰富了，吃穿不愁了，生活小康了，但心脑血管病、糖尿病、肿瘤等慢性病反而增多了，发病也更早了？许多人即使未得病，也是处于“亚健康”；即使不属于“亚健康”，心灵也是灰蒙蒙的，不是春光明媚、春意盎然、自由自在的。特别是儿童肥胖、高血压，患了成人病；青年动脉硬化，血栓形成，患了老年病。提前得病，提前衰老，“亚健康”成了普遍现象、流行病。

中华文化群经之首《周易》提出了一个千古命题，叫作“一阴一阳之谓道”，就是说，万事万物的运动都是阴阳的运动，阴阳运动是万事万物的原规律。生命活动也不例外。在人类历史上，对寿命影响最大的三大杀手是战乱、饥荒和疾病。在一个稳定发展的社会里，可以排除战乱因素，只要有基本的人道精神，也不会食不果腹，剩下的就只有疾病了。《黄帝内经》认为，阴阳是万物生杀的根本，阴阳是生命的根本。另外，《黄帝内经·素问》还提出了“法于阴阳，和于术数，食饮有节，起居有常，不妄作劳，故能神与形具，而终其天年，度百岁乃去”的健康长寿之道，意即一个人要想健康长寿，必须把握阴阳，顺应四时调节规律。人体就好比一个能量库，里面的能量支撑着生命的延续，并且随着时间的推移，库里的能量在不断地消耗、减少，等到能量耗完，生命也就终结了。事实上，我们的任何一个举动，如读书、走路等都在消耗能量。如果是按正常的速度消耗能量，每个人都可以活到 120 岁，但是大多数人都在透支自己的能量，比如吸烟、酗酒等，都是对能量的过度消耗，正是这样的能量消耗，缩短了人类的寿命。

人来到地球上，就是要追求喜悦自在、健康平衡，以及与他人共享生命中的快乐与感动。为了达到这样的目标，我们的身体天生具备了相当高的智慧与能力，它本身就是一个精致复杂的小宇宙，蕴含丰富的能量，并且能为人类做许多事情，所以我们必须给予身体极大的信任，并应时时感谢它给予我们的保护。“读书静坐，各得半日；清风明月，不用一钱”。值得庆幸的是大自然是人类的母亲，回归母亲的怀抱，接受阳光、空气、水的洗礼，看看神奇的造化，秀美的山川，你的心灵会净化，人格会升华，会有一种对自然的敬畏和感悟，“念天地之悠悠”“感吾生之须臾”，还有什么想不开的呢？生命的目的，不就是为了好好地活着吗？如今的我们，能够称得上好好地活着吗？

人到中年，按理说是人一生中精力最充沛的时候，如机器一样，正处于全速运转之时。然而，处于生活和工作压力之下，各种各样的健康问题随之而来。年轻的时候，脑海中勾画了许许多多宏伟的蓝图，仿佛自己有使不完的力气，用不完的精神。渐渐地，有了一定的成就感，或积累了一定的财富，获得了许多同龄人羡慕的眼光，此时人在这种“成就感”的推动下，全力工作，废寝忘食，以期获得更多的财富，或在职场上获得进一步的提升，这时常听到有人说，“生活可真累啊”，但在某些目的驱使下，不得不放弃本该属于自己的休息时间，加班加点，在貌似充实的生活中，人开始变得疲惫。失眠、腰颈椎、咽喉部疾病等随之而来，出现在了不该出现的中年人身上。各种各样的职业病使得我们在享受奋斗获得的成果同时，也在为我们的健康付出代价。

不良的生活方式是看不见的“杀手”。“一个人 20 年前的生活方式，决定 20 年后的身体状况”，这并不是危言耸听。下面这些错误，你还在让它继续吗？

一、熬夜等于慢性自杀。人若经常熬夜，所造成的后遗症，最严重的就是疲劳、精神不振；人体的免疫力也会跟着下降。感冒、胃肠感染、过敏原等的自律神经失调症状都会找上你。

二、吸烟。香烟中所含的有害成分会大幅提高罹患心脏病、肺癌和其他类型癌症的危险。具体来说，因吸烟导致的癌症死亡比例可占到所有癌症死亡总数的 30%。

三、酗酒。长期过量饮酒会造成慢性酒精中毒。大量酒精会杀死大脑神经细胞，长此以往，会导致记忆力减退。还可能引起脂肪肝、肝硬化等肝脏疾病，情况严重者必须进行肝脏移植才能保全性命。

四、经常处于嘈杂环境。听觉系统对中波声音的接收能力下降，有时候听不清别人所说的话，周围有噪声的时候情况尤甚。

五、反复减肥。医学研究显示，多次减肥会使人体长期免疫力下降。尽管尚未找出具体原因，但研究人员发现反复减肥会降低细胞活力和对抗感冒、感染和早期癌细胞的能力。

六、生活过度紧张。过度的脑力和体力劳动后，随之而来的是抗疲劳和防病能力的减弱，而可能引发多种疾病。

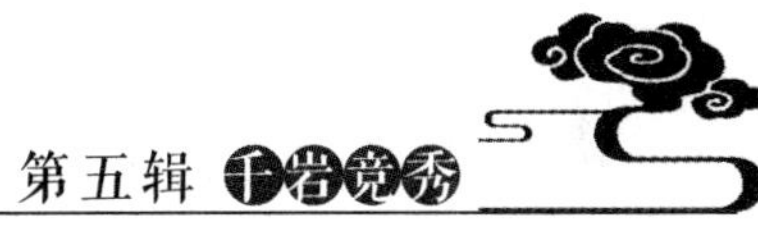

七、睡眠恶习伴随生活。有时候你正在坚持的“睡眠理论”未必是科学的，而有时候你不屑一顾的方法还真是有效的。

世界卫生组织前总干事中岛宏博士指出：“许多人不是死于疾病，而是死于无知。”“只要采取预防措施，就能减少一半的死亡。”也就是说，很多疾病是可以预防的，很多死亡是可以避免的。我们平时完全可以通过预防来“防病于未然”。

为什么小鸟在清晨鸣叫，而青蛙在夜晚聒噪？为什么心脏病多发作在凌晨，而哮喘病多发作于黄昏之后？答案是：无论动物还是植物体内都有生物钟，生理活动都受生物节律的控制。东汉的王充就曾在《论衡》中提到过“治风用风，治热用热”。生病了，一定表示健康在恶化吗？俗语说：小病不断，大病不犯；从来不生病，一病就要命。首先，要听懂身体发出的信号，并听从指示。我们的身体不会无缘无故地闹脾气，如果有不适感，那么必定是某一方面出了问题。因此，我们要按照身体的指示行事：饿了就吃，困了就睡，累了就休息，该发的脾气发出来，该看开的时候就释然。其次，要顺应自然的规律，不可违背天道。自然环境的变化可直接或间接影响人体五脏的功能和津液的代谢，使机体相应地产生生理、病理反应。例如，昼夜更迭，古人日出而作、日落而息就是顺应天时。现代人喜欢过夜生活，在脏腑机能都减弱的时候还要活动，长此以往必然会伤精耗血，损害身体。另外，人类的破坏性活动影响了自然环境和气候，恶化的环境和气候条件最终又影响了人类自身。人之所以会生病，是因为人类漠视了自身的自愈力，也藐视了自然界的强大力量。《黄帝内经》云：春夏养阳，秋冬养阴，必先岁气，无伐天和，也是说无论是养生还是治病，都要顺应自然和身体的规律，否则就会破坏天道，损害人体的自愈能力。人不能无所畏惧，也不能耍小聪明，更不能目光短浅。总之，如果你想要有一个健康的身体，养生的核心就是顺应自然，顺应人体规律，做到天人合一；而具体的方法则是让身体做主，适合自己的方法才是最好的养生方法。《内经・素问・上古天真论》说：“其知道者，法于阴阳，和于术数，饮食有节，起居有常，不妄作劳，故能形与神俱，而尽终其天年，度百岁乃去。”意思是说，要保持身体健康、精神充沛、益寿延年，就应该懂得自然变化的规律，适应自然环境的变化，对饮食起居、劳逸等有适当的节制和安排。不要“以酒为浆，以妄为常，醉以入房，以欲截其精，以耗散其真，不知持满，不时御神，务快其心，逆于生乐，起居无节”。顺应四时节气变化，天地人合一。《黄帝内经・素问・四气调神大论》说：“四时阴阳者，万物之根本也。”“阴阳四时者，万物之终始也，死生之本也。逆之则灾害生，从之则苛疾不起，是谓得道。”充分体现了天地人相应的整体观念。强调个体必须适应自然气候变化，才能够避免疾病发生。而且引申到起居的规律性，要白天活动，夜晚休息，不能日夜颠倒，作息紊乱。

无论西方寻找“青春之泉”的探险，还是东方千奇百怪的“炼丹术”，今天听起来都近乎荒诞和无望。近代科学诞生以来的种种研究努力大多收效不彰。在西方科学尚未启蒙的5000多年前，中国人的祖先便已尝百草，懂得了五谷为养，五果为助，五畜为益，五菜为充的饮食道理，便已晓得了正气内存，邪气不侵的养生文化。

生命在于运动——这是一个永不过时的口号。坚持锻炼有利于健康，它可使您的血液变得“富有”，血管富有弹性，肺活量增加，心肌更加强壮，心率降低，骨骼密度增强，血压降低；可以控制体重，使形体更趋健美，预防肥胖；还能提高机体工作能力，激发和增强机体免疫力，改善不良情绪，更为重要的是，积极运动的人，外表和身体机能都处于良好状态，性格开朗，对生活充满信心。18世纪一位法国医生讲过：“运动可以代替药物，但没有一样药物可以代替运动。”怀特博士还曾指出：“运动是最好的安定剂。”现在，对健康有四种不同心态的人：第一种人是聪明人，他们主动健康，投资健康，结果健康增值，活到一百二十；第二种人是明白人，他们关注健康，储蓄健康，结果健康保值，平安活到九十；第三种人是普通人，他们漠视健康，无动于衷，结果健康贬值，只能带病活到七八十；第四种人是糊涂人，他们之中许多是白领精英，他们透支健康，提前得病，提前死亡，结果生命浓缩，活到五十六十。四种态度，四种结局；因为健康面前人人平等，种瓜得瓜，种豆得豆；一分耕耘，一分收获。人生像一条长河，唯有绵绵流淌才是美丽的风景。我们应该抛弃许多尘世间的功利，对自己的心境营造一片宁静的空间，为自己的身体健康多一分关爱。

第六辑　千秋评说

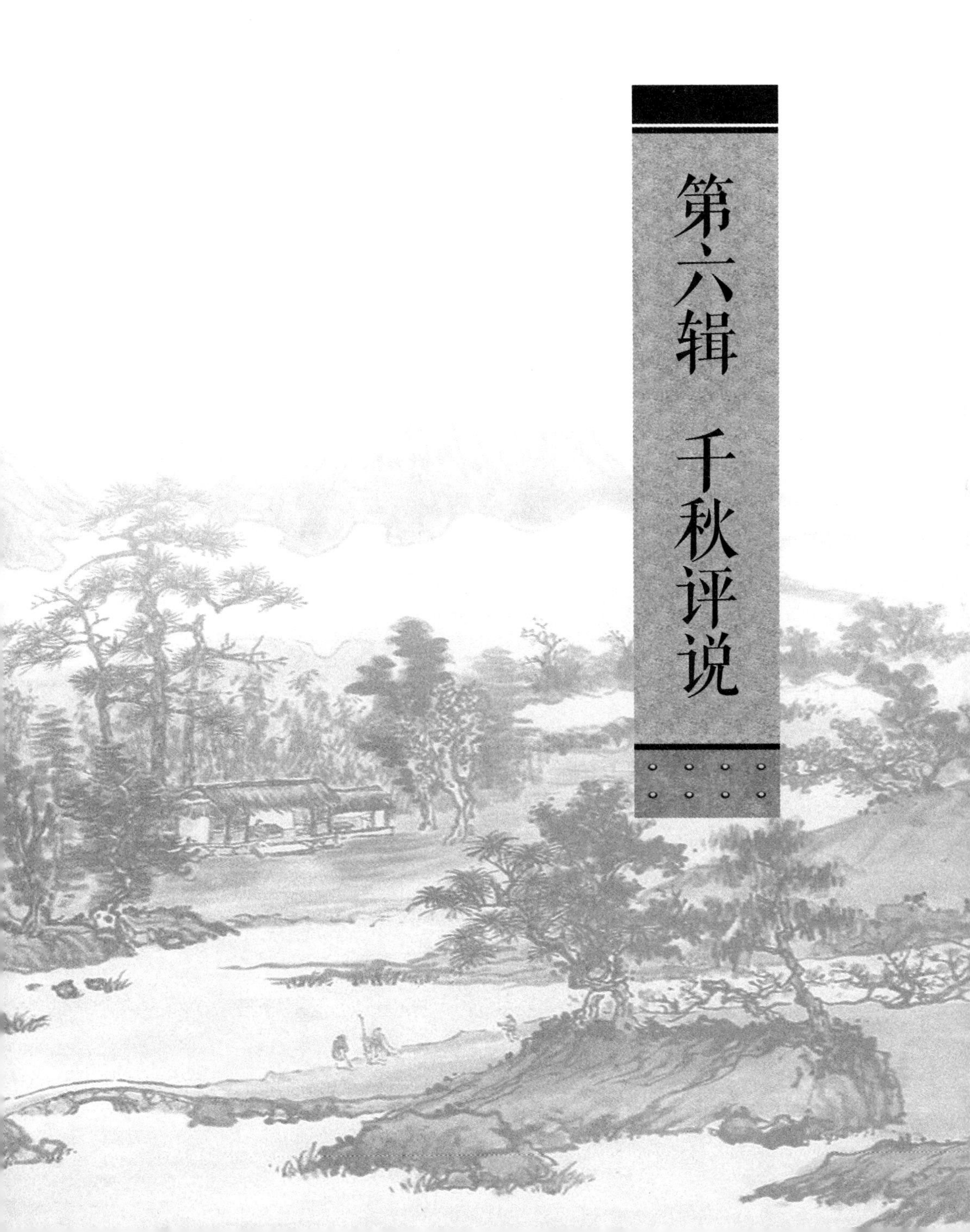

你会吃中药吗？

一株草，长于高山之巅，吸取天地精华；一个人，食于杂粮五谷，行止生老病死。

炎帝神农氏遍尝百草，悟出了草木“苦的凉，辣的热，甜的补，酸的开胃”，为“宣药疗效”而刻“为尝百草作方书”，是以中医药学之鼻祖，丰富了中华民族灿烂的文化。

无论是甘草、贝母，还是丹砂、雄黄，《神农本草经》中记载的300多味草木良药记述了君、臣、佐、使，七情和合、四气五味等药物理论，悬壶拯救世世代代的苍生黎民。年轮流转，华佗的麻沸散，李时珍的《本草纲目》，孙思邈的千金方……一个个中医名家，忍受岁月风霜的磨砺，为针砭时弊解除疾苦，为寻求救民良方而尝遍百草，几千年风雨缥缈。莫名的岁月，莫名的风雨雷霆，将中药洗礼得更加璀璨辉煌。

谈到中药，我想大多数人首先联想到的应该是一碗黑不溜秋，散发着一股股难以名状的古怪草药味，喝下去时可以让舌头苦上好一阵子的不明液体。然而就是有着这样可怖名声的中药——哪怕它曾经也是我所避犹不及的——如今却成了我成长中不可或缺的一段至为珍贵的记忆。宋人徐铉对着一瓯药汤，叹道：“常嗟多病嫌中药，拟问真经乞小还。”中药，闻之清雅，愉悦自然；食之健康，祛病延年……

《红楼梦》中有一段描写，晴雯病了，宝玉命人把煎药的银吊子找出来，在火盆上煎。晴雯嫌屋子弄得都是药气，宝玉却说：“药气比一切花香果子香都雅。神仙采药烧药，再者高人逸士采药治药，最妙的一件东西。我正想这屋里各色都齐了，就只少了药香，如今恰好全了。”身处女儿香中，他贪恋的不过是药香的独特。药，是有香味的。

其实说到药，就是采摘一些植物的根、茎、叶或者花，经过晾晒或蒸炒、烘干之后放进木制的抽屉里。长得正旺盛的草，直接保存是会发霉腐烂的。所以，要成药必经历磨难。药有一股子味道，说不出来的苦涩味，这也正是历经沧桑后的“甘甜”吧！若没有这股子味，就谈不上良药苦口一说了。

《神农本草经》说：“药有阴阳配合，子母兄弟。”后世医药学家多用“阴阳”来阐释药理。“硫黄原是火中精，朴硝一见便相争。水银莫与砒霜见，狼毒最怕密佗僧。巴豆性烈最为上，偏与牵牛不顺情。丁香莫与郁金见，牙硝难合荆三棱。川乌草乌不顺犀，人参最怕五灵脂。官桂善能调冷气，若逢石脂便相欺。大凡修合看顺逆，炮爁炙煿莫相依。”脍炙人口的“中药十九畏”歌谣向世人揭示了中国古代哲学“阴阳”理念。

翻开《红楼梦》，见宝钗耐心解说“冷香丸”——“要春天开的白牡丹花蕊十二两，夏天开的白荷花蕊十二两，秋天的白芙蓉蕊十二两，冬天的白梅花蕊十二两。将这四样花蕊于次年春分这天晒干，和在末药（引子）一处，一齐研好；又要雨水这日的天降水十二钱，白露这日的露水十二钱，霜降这日的霜十二钱，小雪这日的雪十二钱，将这四样水调匀，丸了龙眼大的丸子，盛在旧瓷坛里，埋在花根底下。吃时以一钱二分黄柏煎汤送下。”冷香丸制作之精致，实实令人叹为观止！

中药文化源远流长，在无数精文美词中娓娓道来。且看《红楼梦》中描写过的300处中医药知识、125味中草药、5万余字，足以彰显作者对中医理论的精通。自古精于医者，多精于文，而精于文者，亦精于医。医儒相通，不仅是我国中医药文化之特色、魅力所在，同时也正基于此，才使得古老而传统的中医药文化能巍然屹立于世界文明瑰宝之列，且始终流彩众芳，与时俱进。

很多人拿着中药包，不知道该如何正确煎药。其实，熬中药是一门学问。

中药汤剂的质量与选用的煎药器具有密切的关系。现在仍是以砂锅为好，因为砂锅的材质稳定，不会与药物成分发生化学反应，其传热均匀缓和，这也是自古沿用至今的原因之一。此外，也可选用搪瓷锅、不锈钢锅和玻璃煎器。但是不能使用铁锅、铜锅。煎药的加水量也很重要，加水量的多少直接影响到汤剂的质量。加水少了，会造成药物煎煮不透，有效成分浸出得不完全。加水多了，煎煮出的药液多，病人服药时很不方便。中药材因其质地不同，它的吸水量差别也较大，一般加水量控制在5~10倍。重量相同的药物，质地疏松，其体积就大，吸水量自然就多；质地坚实，其体积就小，吸水量就少。因此，煎煮花、叶、全草类药物，加水量就要多一些。煎煮矿物类、贝壳类药物，加水量就少一些。按照传统的加水方法，是将药物放入锅内，第一次煎煮的加水量以水超过药物表面3~5厘米，第二次煎煮的加水量以超过药物表面3厘米为准。

药物在煎煮前一定要浸泡，这是因为来源于植物类的中药多是干燥品，通过加水浸泡可使药材变软，组织细胞膨胀后恢复其天然状态，煎药时易于有效成分

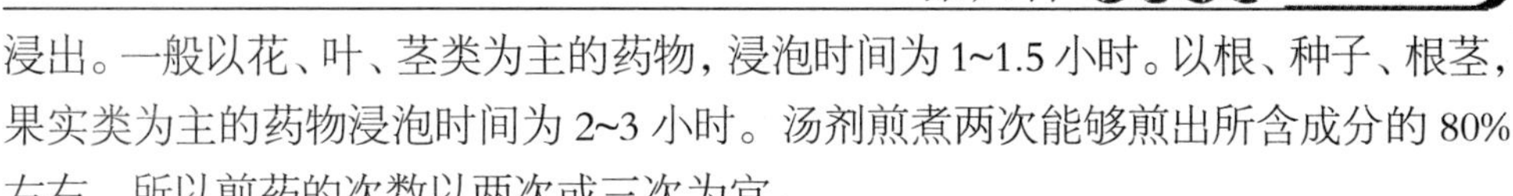

浸出。一般以花、叶、茎类为主的药物，浸泡时间为1~1.5小时。以根、种子、根茎，果实类为主的药物浸泡时间为2~3小时。汤剂煎煮两次能够煎出所含成分的80%左右，所以煎药的次数以两次或三次为宜。

煎药温度的高低，中医称之为“火候”，一般习惯上称为“文火”或“武火”。所谓文火，就是弱火，温度上升缓慢，水分蒸发较慢。所谓武火，就是强火，温度上升快，水分蒸发得也快。如煎药时火候过强，水分蒸发快，会影响有效成分的浸出，也容易糊锅。反之，火候弱，煎煮的药效果就差。一般是在未沸腾前用武火，至煮沸后再改用文火，保持在微沸状态，可减慢水分的蒸发，这样有利于有效成分的煎出。

根据药物和疾病的性质，以及药物的情况，一般对第一煎以沸腾开始计算需要20~30分钟，第二煎30~40分钟。治疗感冒类药物，第一煎10~15分钟，第二煎15~20分钟。滋补类药物，第一煎30~40分钟，第二煎40~50分钟。医生会根据患者的病情和药物的性质，在处方中开出带注脚的药物。

煎煮中药要注意器具的选用、加水量、煎药时间、温度等，煎中药是需要耐心、细心的，想煎好一服中药要集中注意力，这样才能煎出好药。

中药什么时候吃最好？一些急、慢性病可昼夜服药，才能让药效持续发挥治疗作用。对于慢性疾病患者来说，大多会认为这种服药方法比较麻烦，不易做到，但是急、重症就必须这样做。正如丹波元坚在《药治通义》中所说：“世人服药，多只日间服之，往往夜间不服，致药力不相接续，药不胜病，而冬日夜永，尤非所宜。”

中医认为饭前服药易使药力得到发挥，从部位上看，它比较适宜于治疗人体下部的疾病。东晋时期著名医药学家葛洪说：“未食内虚，令毒势易行。”多用于实证疾病，特别是积滞、瘀血、水湿等病症。

中医传统认为，上部的疾病，如耳、目、口、鼻、五官等都宜采取先食后服药方法，能使药性留连于上。我国第一部药物学专著《神农本草经》即说：“病在胸膈以上者宜先食后服药。”偏于滋补一类的药物，也宜饭后服。如葛洪说：“服治病之药以食前服之，服养身之药以食后服之。”

每一味中药背后都有一个美丽传说：

有一个病人，身目俱黄，全身没有力气，人亦消瘦了。这天，他拄着拐杖，一步一哼地来找华佗：“先生，请你给我治治吧。”

华佗见了病人得的是黄疸病，皱着眉摇了摇头说：“眼下都还没有找到治这种病的办法，我也无能为力啊！”

病人见华佗也不能治他的病，只好愁眉苦脸地回家等死了。

半年后，华佗又碰见那个人，谁料想这个病人不但没有死，反而变得身强体壮，满面红光了。华佗大吃一惊，急忙问道："你这个病是哪位先生治好的？快告诉我，让我跟他学习去。"

那人回答说："我没有请先生看，病是自己好的。"

华佗不信："哪有这种事！你准是吃过什么药吧？""药也没有吃过。""这就怪了！""哦，因为春荒没粮，我吃了一段日子的野草。"

"这就对啦！草就是药。你吃了多少天？""一个多月。""吃的是什么草啊？"

"我也说不清楚。""你领我看看去。""好吧。"

他们走到山坡上，那人指着一片野草说："就是这个。"

华佗一看，说道："这不是青蒿吗？莫非能治黄疸病？嗯，弄点回去试试看。"于是，华佗就用青蒿试着给黄疸病人下药治病。但连试用了几次，病人吃了没有一个见好的。华佗还以为先前的那个病人准是认错了草，便又找到他，问："你真的是吃青蒿吃好的？""没错。"华佗想了想又问："你吃的是几月里的蒿子？""三月里的。"

"唔，春三月间阳气上升，百草发芽。也许三月里的青蒿有药力。"

第二年开春，华佗又采了许多三月间的青蒿试着治害黄疸病的人吃。这回可真灵！结果吃一个，好一个。而过了春天再采的青蒿就不能治黄疸病了。

为了把青蒿的药性摸得更准，等到第二年，华佗又一次做了试验，他逐月把青蒿采来，又分别按根、茎、叶放好，然后给病人吃。结果华佗发现，只有幼嫩的茎叶可以入药治黄疸病。为了使人们容易区别，华佗便把可以入药治黄疸病的幼嫩青蒿取名叫"茵陈"，又叫"茵陈蒿"。他还编了四句话留给后人。

三月茵陈四月蒿，传与后人要记牢。

三月茵陈能治病，四月青蒿当柴烧。

按传统民俗，药渣最好倒在路上，取"对路"之意。按中国传统文化的思路，"铜山西崩，洛钟东应"，因为铸洛钟所用之铜是从西边的铜山采来的，两者之间仍有冥冥的联系，所以铜山崩时洛钟会有响动。人喝下去的药液跟药渣本是一体，它们虽然分开但仍有联系，所以，不要把药渣倒在下水道或垃圾堆里，这样也会影响药效。这一条，虽无现代科学依据，但这是中医前传后教的东西。

家住汉口的罗女士今年 43 岁，家境富裕。听说木瓜炖雪蛤能丰胸，竟把它当作一日三餐必备的甜点，一吃就是 3 年。去年年底，罗女士右乳开始胀痛，她以为是"二次发育"暗自高兴。前不久，她感觉疼痛愈发明显，里面还有小硬块，跑到市第一医院乳外科一查，竟然被告知患上了浸润性乳腺癌。

医生分析认为，过度食用雪蛤很可能是导致乳腺癌的重要推手。"临床已经

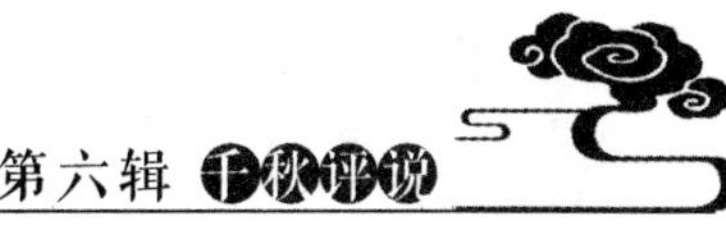

证实，摄入过量的雌激素，会明显增加罹患妇科肿瘤的风险。”《武汉晚报》记者询问市一医院中医专家、主任医师谢沛霖得知，雪蛤在中医主要用来入药，药用价值极高，适合体弱多病的人食用，健康的女性根本没必要吃。在食用时要严格控制用量，每天一次，一次不建议超过 1 克。雌激素并不是任何人都能随便“补”的。

人们常有一种误区，以为滋补类膏方价格越贵越好，其实不然。有的膏方中会含有人参、灵芝等一些名贵药材，价格也是随药材价格的不同而变化，但膏方不只是滋补药材的简单堆积，而是根据个人身体状况辨证施治、配伍讲究的复方。一方面，有些名贵滋补药材是可以用作用相同的普通药材代替的；另一方面，由于现代人日常摄入营养较为丰富，真正需要用高档滋补品大补体质的人群并不多见，盲目过多服用滋补类膏方轻则会加重脾胃负担，重则导致人体阴阳失衡甚至气血壅滞，造成“补身未成反伤身”。所以，膏方应用对症才最重要。

随着社会的发展，越来越多的人开始重视养生。人们除了会花很多钱去看病治病，还会花很多钱去买补药，买保健品。很多保健品公司都在对外宣传自己的保健品很好，可以补气补血等，但这是真的吗？从《神农本草经》开始，古人认为“药食同源”。最早，人们发现食物除了能饱腹提供能量，还能治疗疾病，但药物又不等于食物，它对机体有防病治病的作用，所以又将食物和药物分离开。有些食物是有效的，但是可能对一个人有效对别人无效。所以补药不等同于保健食品。

近年六味地黄丸应用较多，不过它也不是万能的，它适用于肝肾阴虚之人，可见腰膝酸软、耳鸣耳聋、头晕目眩、潮热盗汗、手足心热、舌红少苔等表现。补中益气丸适用于中气不足、脾胃虚寒；生脉饮适用于心气阴虚，可见血压过低、无力等表现；复方阿胶浆养血，适用于血虚、贫血，不过其中阿胶偏滋腻，人参偏热，故血虚改善后不要再过多服用；玉屏风散适用于体虚感冒或过敏体质之人，不过患感冒后不可再吃，以免上火。此外，有朋友会自己用药材泡制药酒，但这些药酒如人参酒等多为补的作用，故不建议高血压或患基础疾病的人饮用。

禁用药材是准妈妈们千万不能使用的药材，这些药材包括：大戟、商陆、三棱、莪术、巴豆、牵牛子、水蛭、麝香、土鳖虫、蟾酥、芦荟、蜈蚣、藜芦、芫花、甘遂、乌头、附子、斑蝥、雄黄、砒霜、轻粉、水银、冰片、雄黄等。

在中药古方中，简单的小处方里面只有一两味药也能四两拨千斤的，小兵立大功达到治病的疗效；而华丽的大处方则洋洋洒洒有二三十味药，有如千军万马攻城略地。因此在水药的处方上并没有限制，而完全是凭医师的个人经验，当然剂量愈高则药物浓度愈高。

水药可以随病患的体质作出加减变化、使中药更快速地发挥作用。比方说“四物汤”,在科学中药里就是当归、熟地黄、川芎、芍药这四种中药材以固定比例制造,但是如果是水药,医师觉得病患血虚较严重可以加重当归的剂量。当然,如果是科学中药可以处方四物汤后另外加当归。

但是,如果病患体质容易上火,处方水药时可以直接将会上火的熟地黄改为不会上火的生地黄。但是科学中药的复方是已经固定的比例了,只能加不能减,在这个状况下医师只能额外加入一些清热的中药,来减少服用四物汤上火的可能。

大家熟知的“八珍汤”,其实就是补血的“四物汤”加上补气的“四君子汤”。大家可以想想看,将这八种药材一起共煮,或“四物汤”与“四君子汤”分开煮最后再倒一起混合,这同样的八种药材,两种不同的煮法,效果会一样吗?前者的煮法就是现在水药的煮法,传承于古法,后者就类似现在的科学中药的配方法,无论单方复方,都是先单独制作好最后再混合。

李东垣是脾土派的祖师爷,他曾说过:“汤者荡也,去大病用之;散者散也,去急病用之;丸者缓也,舒缓而治之也。”最简单的分野就是:水煎剂是治疗大病、急症、重症的首选,因为水药的浓度高、吸收快、效果强;散者,就类似目前所使用的科学中药粉,是治疗急病用的,像是一般感冒、肠胃炎就可以用散剂治疗;而“丸者,缓也”,如果是需要长期服用调理体质的中药,通常会选择用丸剂代表效果温和而持久,如在曹雪芹笔下纤弱的林黛玉就长期服用“人参养荣丸”来调整体质。

我们都听说过药引子,可以起到增强药效的作用。很多人都有这样的疑惑,喝药为什么还要依靠药引子呢?药引子有哪些作用呢?哪些食材能做药引子呢?《神农本草经》《本草纲目》等古代医药名著中都有记载:玉石咸寒,有“除中热,解烦懑,润心肺,助声喉,滋毛发,养五脏,安魂魄,疏血脉,明耳目”等疗效,积滞必生内热,用之为引,正合病机。“药引”又叫“引药”,犹如导游,将诸药引向一定的经络脏腑,进行针对性治疗。它们不仅与汤剂配伍,更广泛地和成药相配伍应用。药引能引导其他药物的药力到达病变部位或某一经脉,起到“向导”的作用。另外,“药引子”还有增强疗效、解毒、矫味、保护胃肠道等作用。

“药引”在方剂汤剂中起着重要的作用。中医学认为,经络是人体气血运行的通路。气血通过全身经络,通达表里、脏腑,营养四肢百骸、筋骨皮毛。经络使人体内外表里形成了一个统一的有机整体。“药引”犹如向导,它将诸药引向某经络脏腑及身体部位进行针对性治疗。也就是说,“药引”的特殊作用,是引导药力直达病所,有向导之妙用。

药引的种类繁多,但以单味药为多。如桔梗开宣肺气,引药上行,上焦病变

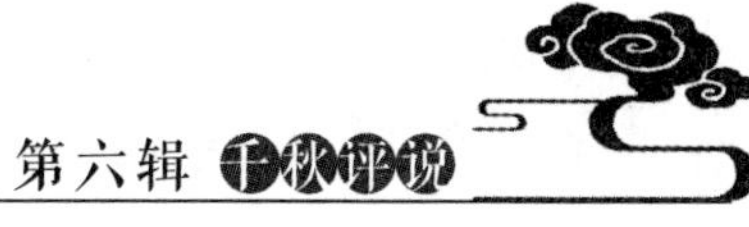

多用；牛膝补肾强筋，引药下行，下焦病症可投；治太阳经病用羌活、防风；阳明经病用升麻、葛根；少阳经病用柴胡；喉咽病用桔梗；上肢病用桑枝；下肢病用牛膝等，临证验之，多有裨益。

再如生姜有发汗解表、温中、温肺止咳之效，治疗风寒感冒、胃寒呕吐时，常用生姜 2~3 片为引。

葱白能散寒通阳、解毒散结，治疗感冒风寒、小便闭塞不通时，常用葱白 5~7 根为引。而在辛温解表药中，同时加入生姜、葱白，则更增强发汗解表作用。

大枣能益气补中、养血安神、调和药性，使用甘遂、芫花、大戟等峻烈药时，常取大枣缓和药性，以防中毒。

治疗肾阴亏虚的六味地黄丸、杞菊地黄丸，宜用温淡盐开水送服，取其咸能入肾之功。

食醋能散瘀止痛、收敛固涩，治疗妇女带下、血热崩漏、蛔虫腹痛病症时，常取食醋一汤匙作药引。

红糖能补血、祛瘀，治疗产妇恶露不畅、小腹冷痛等症时，常取红糖为引。

华夏民族，生生不息，聚无数炎黄之魂，凝万千草本之精。那黄连、人参的甘苦之味，于瞬息万变的时代中，为华夏民族奠定为生命奋斗甘之如饴的情感。本草之魂，亦是民族文化苦旅。

养身，还是伤身？吃补，还是吃毒？

中药我们从小吃到大，但你吃对了吗？

说到“老中医”，我想因为每个城市都会有那么一两个“老中医”。人们说起他们时，自然不是联想到什么装神弄鬼的“江湖郎中”，而是一位口碑载道、沉默寡言、鹤发童颜的老医师。无论是什么疑难杂症，只待他不紧不慢地号了个脉，看看你的舌头，便可以给出一张可以到达药到病除效果的药方。

记忆中的老中医，正襟危坐还在不停地咳嗽，厅里摆上一张大的红木桌，几张木沙发，来就诊的人或在大厅或在门外排队。老人先会问上几个问题，“什么病症”“咳了多久”“痰是什么颜色”等诸如此类的问题。

“手。”老人的声音轻柔得像扫过百子柜的鸡毛掸子。

那药方，我从来不会看懂。老人用的是钢笔，写出来却是毛笔的效果。但抓药的阿姨们却不费吹灰之力就能看明白。抓药，这是最愉快的时候。那些药材，在百子柜里整整齐齐地躺着，散发出清香。

一晃五十年过去了，现如今，中药的那点苦早就不在话下，我反而喜欢上了中药的这种味道，草木茎叶在用泥土制成的砂锅里用火煮沸，这些来自于大自然元素的结合，远远胜过那些刺鼻香水的味道。我小心地拿干毛巾衬着砂锅两耳，

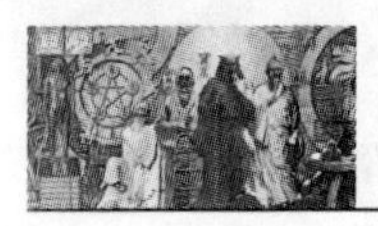

在白底色的青花瓷碗上放好滤网，趁热将药倒出来，热气袅袅散开，气味氤氲满屋。待到微热可以入口，一口气不停，将药喝下去。苦苦的，热热的，从口里到肚子里。汗，似乎从额头渐渐渗出来，心，似乎也从悬浮着落下，到实处，踏实着。

一个人喝茶，好像与沉默有关。坐在宁静而有淡淡阳光洒入的角落，品一杯香茶，可以沉思，让人安然。看着一朵朵茶叶，像云儿在安闲的游荡，化凡俗为清淡；像鱼儿在欢快的游畅，变尘嚣为悠然，花的心在氤氲的气息中渐渐溶化，化为不着痕迹的云淡风轻。我独坐案前，心思也浸泡成一杯茶茗。看着时光从身边悄悄地流走。欢乐也罢，痛苦也罢，甜蜜也罢，伤心也罢，所有的惊心动魄的过往都变成回忆，或深或浅。

从神农氏尝百草到李时珍的《本草纲目》、张仲景的《伤寒杂病论》，先人们一代又一代的探索，创造了神秘而玄奥的中医科学世界，远非我这个外行所能企及，但药香和墨香、茶香、书香一样，都是属于中国的味道，是我喜欢的味道。

千古遗恨蔡桓公

“春花秋月何时了，往事知多少？……问君能有几多愁，恰似一江春水向东流。”南唐后主李煜的一曲《虞美人》，唱尽了古往今来人生的一切遗憾。

这正是常言所道的“人生几度伤往事”，试问何人不遗憾？

生活告诉我们，生活在现实中的人们，对自己所置身其中的生活现实，无论何人，都难免有这样或那样的不满足感，物质的，或精神的；轻微的，或强烈的。这些种种不满足感一旦升华为心理上或精神层次的某种状态，便被称为失望。日积月累，斗转星移，逝者如斯，随着时间的推移，这些“润物无声”的失望便悄然汇集，终于酿就了绵绵不绝、恨无尽期、挥之不去的遗憾。

辛稼轩的“欲说还休，欲说还休，却道天凉好个秋”；东坡居士的“但愿人长久，千里共婵娟”；范仲淹的“人不寐，将军白发征夫泪”；李后主的“流水落花春去也，天上人间。”这些脍炙人口的诗句，成为一代又一代中国人传诵不已的经典。这些千古名句除了蕴含其中的声韵美和语言结构之美以外，总会令人感受到诗人那感慨人生的遗憾情怀。而构筑了这些名篇佳句的审美底蕴的，正是这千年一叹的人生遗憾。

蔡桓公，正史上并没有这个称号。这个称号源于《韩非子·喻老》中的一篇文章《扁鹊见蔡桓公》。这篇文章里所谓的“蔡桓公”，据考证应该是战国时期田氏代齐以后的第三位齐国国君，谥号为“齐桓公”，史称“田齐桓公”或“齐桓公午”。本名田午，史载他“弑其君及孺子喜而为公”，意思是说他杀了齐废公田剡而自立。

扁鹊是战国时的良医，名闻天下。

有一次，扁鹊因事路过齐国，去拜见蔡桓公。谈话中他发现桓公的神色不正，就说：“您患病了！现在病在肤肌，如不及时治疗，病情就要加重。”蔡桓公不以为然地说：“我没有什么病。”扁鹊见桓公不信，只好告辞。他刚走出宫门，桓公就对左右的人嘲笑说：“这个医生是个好名利的人，想通过治没有病的人的病，来显示自己的医术高明。”

过了五天，扁鹊又碰见桓公，看了看桓公的脸色，便严肃地说：“您的病已经进到血脉，再不治病情就要恶化了！”桓公听了很不高兴，扁鹊只好悻悻而退。

过了五天，扁鹊特地去探望桓公，他看桓公的脸色十分难看，就大惊失色地说：“不好！您的病已经进到肠胃了，再不治疗有生命危险！”桓公一听此话，顿时翻了脸，便拂袖而去。

又过了五天，扁鹊见到桓公，远远一望，转身就走。桓公感到很奇怪，连忙派人前去追问。扁鹊摇摇头对来人说：“病在皮肤里，用汤药可治；病在肌肉里，针灸可以去病；病在肠胃里，还可以用清火的药剂抢救；病入骨髓，那是注定要死，无可挽救了。现在桓公屡次拒绝医治，已病入骨髓，我也无能为力喽！”

桓公听了回话，似信非信。五天以后，他突然遍体疼痛，病疾骤发，这才慌了手脚，急忙派人去请扁鹊。哪知扁鹊早已料到桓公不可救药，又怕加害于己，便躲到秦国去了。不久蔡桓公病毒攻心，不治而死。

讳疾忌医出自宋朝周敦颐编著的《周子通书·过》：“今人有过，不喜人规，如护疾而忌医，宁灭其身而无悟也。”意思就是隐瞒疾病，不愿医治。

中国民生研究院特约研究员纪连海经过考证后认为：“中国历史上从来没有过一个被称为‘蔡桓公’的人，倒是有一个被人称为‘蔡桓侯’的人，可是这个被人称为‘蔡桓侯’的人在公元前 695 年就死了。他死时距离出生于公元前 407 年的扁鹊还要早上 280 多年呢；再说，这个蔡国也在随后的公元前 447 年被灭亡了，而那时的扁鹊仍然没有出生呢。”其实，这个蔡桓公，就是齐桓公。但不是春秋五霸之一的齐桓公，而是战国时期齐桓公。春秋战国时期，齐国分为两个阶段，即吕氏齐国、田氏齐国。田氏代齐以后，国名、君主爵位田氏依然沿用。战国田齐桓公，名为田午。

春秋时期有个蔡桓侯。蔡桓侯是春秋时蔡国（现今河南省上蔡县一带）第七代国君，为蔡宣侯的儿子，承袭蔡宣侯担任该国君主，在位期间为前 714—前 695 年，共 20 年。这个蔡桓侯历史上没有被称为“蔡桓公”。在汉末张仲景的《伤寒杂病论》序文中，张仲景曾经提到过这个故事，并说：“余每览越人入虢之诊，望齐侯之色，未尝不慨然叹其才秀也。”可见此时之人是认为这个蔡桓公应该是齐侯而非蔡侯的。

扁鹊少年时期在故里做过舍长，即旅店的主人。当时在他的旅舍里有一位长住的旅客长桑君，他俩过往甚密，感情融洽。长期交往以后，长桑君终于对扁鹊说：“我掌握着一些秘方验方，现在我已年老，想把这些医术及秘方传授于你，你要保守秘密，不可外传。”扁鹊当即拜长桑君为师，并继承其医术，终于成为一代名医，先秦时期医家的杰出代表。扁鹊云游各国，为君侯看病，也为百姓除疾，名扬天下。他的技术十分全面，无所不通。在邯郸听说当地尊重妇女，便做了带

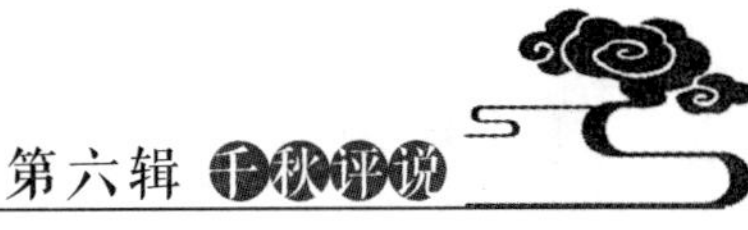

下医（妇科医生）。在洛阳，因为那里很尊重老人，他就做了专治老年病的医生。秦国人最爱儿童，他又在那里做了儿科大夫，不论在哪里，都是声名大震。

一天，晋国的大夫赵简子病了，五日五夜不省人事，家人十分害怕，扁鹊看了以后说，他血脉正常，没什么可怕的，不超过三天一定会醒。后来过了两天半，他果然苏醒了。

有一次，扁鹊路过虢国，见到那里的百姓都在进行祈福消灾的仪式，就问是谁病了，宫中术士说，太子死了已有半日了。扁鹊问明了详细情况，认为太子患的只是一种突然昏倒不省人事的“尸厥”症，鼻息微弱，像死去一样，便亲去察看诊治。他让弟子磨研针石，刺百会穴，又做了药力能入体五分的熨药，用八减方的药混合使用之后，太子竟然坐了起来，和常人无异。继续调补阴阳，两天以后，太子完全恢复了健康。从此，天下人传言扁鹊能“起死回生”，但扁鹊却否认说，他并不能救活死人，只不过能把应当活的人的病治愈罢了。

可见，扁鹊的望诊技术出神入化，真是“望而知之谓之神”的神医了。在中医的诊断方法里，望诊在四诊当中居于首位，十分重要，也十分深奥，要达到一望即知的神奇能力更是非同寻常。这三个例子都是非常有名的医学故事，“起死回生”“讳疾忌医”的成语也出于此。

公元208年，曹操操纵朝政，自任丞相，总揽军政大权，遂要华佗尽弃旁务，长留府中，专做他的侍医。这对以医济世作为终身抱负的华佗来说，要他隔绝百姓，专门侍奉一个权贵，自然是不愿意的。何况，曹操早年为报父仇，讨伐徐州的陶谦，坑杀徐州百姓数万人，尸体壅塞，泗水为之不流，接着又连屠取虑、夏丘诸县，所过“鸡犬亦尽，墟邑无复行人”。徐州是华佗后期行医和居住之地，与百姓休戚与共，内心岂不愤慨！因而决心离开曹操，便托故暂回家乡，一去不归。据《三国志》记载，华佗回家后，曹操曾经多次写信催他回来，还曾命令郡县官员将华佗遣送回来，但是华佗均以妻病为由而不从。曹操恼羞成怒，遂以验看为名，派出专使，将华佗押解许昌，严刑拷问。面对曹操的淫威，华佗坚贞不屈，矢志不移。曹操益怒，欲杀华佗。虽有谋士一再进谏，说明华佗医术高超，世间少有，天下人命所系重，望能予以宽容，但曹操一意孤行，竟下令在狱中处决。华佗临死，仍不忘济世救民，将已写好的《青囊经》取出，交狱吏说：“此书传世，可活苍生。”狱吏畏罪，不敢受书。华佗悲愤之余，只得将医书投入火中，一焚了之。后来，曹操的头风病几次发作，诸医束手，他仍无一丝悔意，还说，“佗能愈吾疾，然不为吾根治，想以此要挟，吾不杀他，病亦难愈。”直到这年冬天，曹操的爱子曹冲患病，诸医无术救治而死，这时曹操才悔恨地说：“吾悔杀华佗，才使此儿活活病死。”

当今工作、生活压力日渐增大，以及社会和家庭环境等各种因素影响，包括抑郁症、焦虑症、双向情感障碍等精神障碍的发病概率都在日渐增高，但事实上，这些疾病患者的就诊率却并不高。“其实有很多人明明知道自己心理上存在一些问题，但由于怕被人误会，或者对精神健康知识的知晓率不高，认为情绪有什么问题，并没有什么大不了的，平时有点不开心也很正常，不觉得这已影响到了健康，因此能主动前往医院进行咨询的人往往很少。”杨剑虹告诉记者，短暂的情绪、心理问题对工作、学习和生活的影响不大，但若焦虑、抑郁等情绪持续，就不可碍于面子、忌讳就医。

如何判断自己是否存在心理问题？专家提醒说，当发现自己的性格或生活习惯突然出现改变，或经常容易出现恐惧心慌、睡眠障碍等早期症状时，就应当引起警惕，寻找专业人士帮助或就医。而当压力过大时，应换一种方式来休息或解压，比如：可以找亲朋好友聊聊天、喝喝茶，通过打牌、唱歌等方式解除烦恼，或玩沙包、拳击、音乐、运动、深呼吸等方法转移注意力，释放压抑的情绪，通过自我调节，来调适不良情绪，达到自我放松缓解。

鲁迅先生在《立此存照》一文中写道：“患着浮肿，而讳疾忌医，但愿别人糊涂，误认他为肥胖。”若是普通病，比如营养不良性浮肿，讳疾忌医只是害己。如果是传染病，像丝虫病引起的象皮肿，讳疾忌医，不仅害己，而且殃及他人，危害社会。

扁鹊见蔡桓公是历史的玩笑。看来古人在记载历史的时候也难免出现误差，而历史的真相可以通过多方的考证鉴别出来。那么《扁鹊见蔡桓公》里的“蔡桓公”到底指的是谁呢？当然就是且只能是田齐桓公田午啦，因为当时蔡国已亡，而齐国此时的都城就在原来蔡国的都城旧地上蔡。

上蔡古国，在今河南省上蔡县西南，此地为西周古国蔡国的故都，今存蔡国故城遗址。1996 年，蔡国故城被国务院定为国家级文物保护单位。

据传伏羲氏因蓍草生于蔡地，为定天下之吉凶，画卦于蔡河之滨，遂名其地为“蔡”。蔡国始建于公元前 11 世纪。西周初年，周武王姬发封其弟叔度为蔡叔于此。春秋时蔡灵侯十二年 (前 531 年) 楚灵王诱杀蔡灵侯，蔡被灭。前 530 年，蔡平侯复国，旋迁都于吕，称新蔡，后蔡昭侯又从新蔡迁于州来，称下蔡，因此蔡国的故都称上蔡。蔡国都上蔡历经 500 多年。

上蔡既是物华天宝、钟灵毓秀之地，更是古代文明和民族文化的聚集地、发祥地，中华民族的传统节日——重阳节，即源于东汉上蔡人桓景为避祸消灾而于九月九日举家佩茱萸绛囊，登高于望河楼饮菊花酒的缘由而来。重阳登高起于上蔡，兴于两晋，盛于唐宋，经过近两千年的演变、发展、再演变、再发展，现已

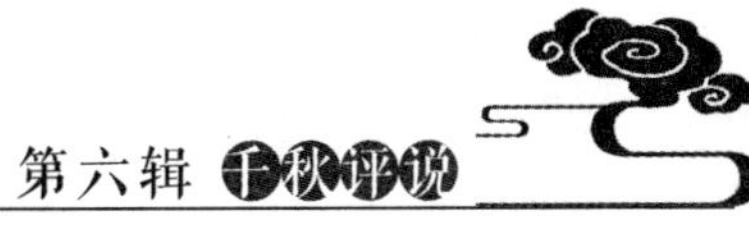

成为普天之下企盼平安吉祥、健康长寿、尊老敬老的华人之节。2005 年 12 月，上蔡县被中国民间文艺家协会命名为“中国重阳文化之乡”。

前日，接以前老同事的电话，M 小姐要住院了。我一点也不吃惊，因为她整个是现代版的“蔡桓公”。

从当初发病到现在已经 4 年了，这 4 年里她作为现代知识女性，不敢进医院正式看病，怕面对现实，其实这是躲不过去的。M 小姐是白领，有一份收入不菲的工作，平日里的工资大部分交给了高档消费场所，美发、减肥、服装、美食都是每个月必需的开销。在体检前面的时间里，M 小姐过着无忧无虑的生活。但是，自从发现直肠上有颗不明的阴影后，一切有了很大的改变。害怕万一是恶性肿瘤的话，手术后需要人造肛口并挂着肛袋，这是她无论如何都接受不了的现实。

于是她不听朋友的劝告，硬说自己得的只是“子宫内膜异位症”，对劝解的朋友和亲人大发雷霆。直到今年病情严重到她已经好似 7 月怀胎的样子才不得不进入了医疗程序。医生都很感慨：现代社会怎么还有这么讳疾忌医的知识分子呢？

看着躺在病床上的 M 小姐，我觉得太惋惜了……

一切极端的坚强和消极忌医都不是正常的心理状态。在看过身边得病的朋友后我只有这个感觉：心理辅导真的太重要了！可是不知道是不是中国人太多的缘故，太多需要心理辅导的人失去了机会！

讳疾忌医最终只能害自己，和旁人无关。只能让我们失去真实，只剩虚伪的假东西。你不看病还是有病，你不承认错误还是有错误，你掩盖缺点它还是跟着你，莫如大方拿出来面对，尽量让自己去改正，控制自己不好的言行，就算是一点点缓慢的变化也是好开端，量变确实会引起质变。

几米说：我们错过了诺亚方舟，错过了泰坦尼克号，错过了一切惊险与不惊险，我们还要继续错过。是啊，我们一直在不停错过，错过人，错过事。人生犹如行路，一路走过不断与人擦肩，与你擦身只是在某个时间，某个地点，你是否会突然泪眼满眶，是否会在喧闹的人群中突然安静下来，是否会蓦然回首？

中医强调：疾病的康复“三分治，七分养”。无论是中药还是针灸，都离不开患者的积极配合。人之所以生病，首先是人与自然、人与社会、人体自身发生不协调，然后才使各种致病因素有了可乘之机，最终导致一系列生理、心理障碍。因此，人体任何部位出现问题，都是内、外环境不协调的结果——“阴阳失调”所造成的。

“正气内存，邪不可干。”疾病的发生发展和转归，不过是正邪斗争的具体表现。致病因素是必要条件，患者个人的先、后天因素也是决定条件。因此，患病以后，中医提倡清心寡欲，主动调整生活节奏，积极配合医生治疗。

据《史记·扁鹊仓公列传》曰："人之所病，病疾多；而医之所病，病道少。故病有六不治：骄恣不论于理，一不治也；轻身重财，二不治也；衣食不能适，三不治也；阴阳并，藏气不定，四不治也；形羸不能服药，五不治也；信巫不信医，六不治也。有此一者，则重难治也。"

人们所患的疾病太多，病情复杂，终有不治者，而医生殚精竭虑的是医法太少，其"六不治"值得今人借鉴、学习，本段历代析译很多，不敢乱翻译，从字里表面解释为：

一、骄傲任性、依仗权势，骄横跋扈、蛮不讲理的人为不能治愈的表现。

二、贪图钱财，不顾性命、舍命不舍财，不注重养生的人病更难治。

三、暴饮暴食，饮食无常，对服饰、饮食、药物等过于挑剔、不能适应的人，虽服药而难愈，应遵医嘱调养疾病。

四、病深不早求医、五脏功能失调，体内气血错乱、脏腑功能严重衰竭的人，为难治之疾，一时难愈。

五、身体极度虚弱，不能服药或不能承受药力的人，也为沉疴痼疾，难以急速求救，不得勉强求之。

六、信奉鬼神、巫术不信医学的人不治。此乃古人扁鹊认为六种不能治愈的表现。

孙思邈《备急千金要方》中的《大医习业》和《大医精诚》，从业务技术和医德修养两方面对医生的职业道德进行了规范和要求，指出作为一名"大医"，必须"博极医源，精勤不倦"，要坚持不懈地刻苦钻研。同时，还应当身怀"救济之志"。其中说道："凡大医治病，必当安神定志，无欲无求，先发大慈恻隐之心，誓愿普救含灵之苦；若有疾厄来求者，不得问其贵贱贫富，长幼妍媸，怨亲善友，华夷愚智，普同一等，皆如至亲之想；亦不得瞻前顾后，自虑吉凶，护惜身命；见彼苦恼，若已有之，深心凄怆；勿避险峻，昼夜寒暑，饥渴疲劳，一心赴救。无作功夫形迹之心，如此可为苍生大医。"集中而完美地体现了中国传统的伦理道德观念，不仅被后世的医家奉为圭臬，而且得到了社会各界的广泛认可。

扁鹊在自己的医疗生涯中，不仅表现出高超的诊断和治疗水平，还表现出高尚的医德。他谦虚谨慎，从不居功自傲。如他治好虢太子的尸厥症后，虢君十分感激，大家也都称赞他有起死回生之术，扁鹊却实事求是地说，这是患者并没有死，我只不过能使他重病消除、回复他原来的状态，并没有"起死回生"的本领。

扁鹊十分重视疾病的预防。从齐桓侯这个案例来看，他之所以多次劝说及早治疗，就寓有防患于未然的思想。他认为对疾病只要预先采取措施，把疾病消灭在初起阶段，是完全可以治好的。他曾颇有感触地指出：客观存在的疾病种类很多，

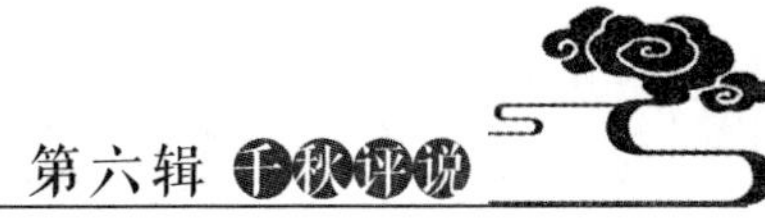

但医生却苦于治疗疾病的方法太少。因此，他很注重疾病的预防。

先秦时期，巫术有一定市场，并且已经成为医学科学发展的绊脚石。扁鹊对巫术深恶痛绝，认为医术和巫术势不两立。他的这些医疗道德思想，在《史记》中概括归纳为六条戒律，称为“六不治”。这六不治包括：信巫不信医，骄恣不论于理，轻身重财，衣食不能适，病情严重到“形羸不能服药、藏气不定”等。这是他治病的信条，由此也反映出他高尚的医疗品德。

扁鹊无私地把自己的医术传授给门徒，他的徒弟子阳、子豹、子越等人都是有所成就的人。后来在汉代出现的《黄帝八十一难经》一书，有人认为是根据扁鹊的医术，尤其是关于脉诊知识而整理成书的，并且署名扁鹊(秦越人)所著。近代还有人认为他的学说影响深远，形成了扁鹊学派。

人生的路上，春暖花开，让人赏心悦目，心旷神怡；但人生的季节不可能总是四季常青，也不可能鲜花永不凋谢；一定会有秋风扫落叶的萧瑟，冰雪狂风肆虐大地的残酷。君不见断臂的维纳斯的那种美，在破碎中超越了所谓的完美，在瑕疵中透出了一种慑人的魅力。

一个故事，总要留点遗憾才会有令人感动的美丽；一种结局，常需要有惋惜方显言尽意未穷的回味。环视中外，纵观古今，无论是芸芸众生，还是达官显贵，作为人的个体，永远是一个遗憾紧接着一个遗憾的过程。

白居易诗云“老来多健忘，唯不忘相思。”便是一种刻骨铭心的遗憾。生命只是沧海之一粟，然而却承载了太多的情非得已，聚散离合。人生中会遇到很多感人的缘分，不经意间的萍水相逢，也可以心波荡漾；不期的邂逅和错过，也可以在心中烙下清晰的印记。

有病，还是早点看吧，诊病治病，最后没病。

艾符蒲酒去毒月

家乡的端午节，骄阳似火，艾蒿蓬勃生长。我们从池塘河畔，大把大把拔几捆艾蒿。随手抓一把，分开两股或三股，像女孩编辫子那样拧成草绳，扔在闲房顶墙头上晾晒。于是艾蒿的香气便氤氲在房顶院落，落在靠墙站着凝神静气谛听粪便召唤的粪叉上，粪叉也落满清香。香气落满牛羊身上，落满觅食的小鸡身上。妈妈说，插艾草避邪，还能驱赶蚊虫。而在我的印象里，艾蒿是牛羊驴兔等家畜最喜欢吃的草料。因为艾蒿有药性，有抗菌、疏肝、利胆、止血、利尿的作用，连家畜们都知道吃了这个对它们有好处。

如今我已经离开家乡太久了，每年的端午节看到市场上卖着艾叶，我都会买一把放在家中，闻着艾叶散发出特有的清香，让我不禁开始思念故乡、想起母亲、回忆起童年……

童年的回忆，就像一条洒满阳光的小河，到处充满着光彩和繁华。每次我的记忆，折返到童年的时候，心里总有许多的温暖和愉快。

每当端午来临之前总是会连续下几天的雨，这是悲伤的雨，只是，这雨是为谁而悲伤呢？小溪满了雨依然下着，池塘也满了，雨依然下着，最后七里河也满了。

七里河，我的母亲河。承载着两岸人们龙舟梦想的河就这样被这莫名的悲伤所淹没。悲从何来？是为那不知真假对错的远古历史而悲吗？至少我不认为一个人能承受如此深沉的悲伤，但历史却一次次地在重复着，似乎在刻意地让我们铭记着什么。

端午节的早上，天刚蒙蒙亮，我们弟兄四人早早地就爬起来，做的第一件事就是到大黑盆里拿粽子。记得那时我家为了端午节几个月都看不到鸡蛋。到了这一天，我们弟兄都能分到 5 个鸡蛋。谁也舍不得吃。母亲给我们分好鸡蛋，口里说着：“不急，不急，慢慢吃！”我们能不急吗？盼星星，盼月亮，就盼望着这一天的早日到来。藏好鸡蛋，便迫不及待地剥开粽叶，用一支筷子对着那雪白晶莹的粽肉扎入，把粽子放在盛有白糖的盘子里轻轻一滚，然后慢慢地咬，口舌生津，不腻不黏，香气沁入心间。那时，我们感到再也没有什么比这一刻更幸福了。我们吃过糯糯的粽子，母亲就让我们早早地出去，说用端午节太阳没出来的露水洗眼睛，会不得眼病，眼睛发亮。这时的父亲和邻居们一样忙着把在郊外割来的艾蒿，插在门上，说是驱虫避邪，保家安康。端午节的早上，母亲总忘不了给我们手腕系五彩丝线，在衣襟上挂小香荷包，说是“香包挂胸襟，长大福随身”“手脖系五彩，鬼也拉不去”。这是北方很多地方的风俗。

端午节，一个有着诸多传说的传统节日。

农历五月初五为端午节。它与春节、中秋节、清明节并称中华四大节日。端是“开端”“初”的意思。初五可以称为端午。农历以地支纪月，正月为寅，二月为卯，顺次至五月为午，因此称五月为午月，“五”与“午”通，“五”又为阳数，故端午又名端五、重五、端阳、中天等。虽然名称不同，但各地人民过节的习俗是相似的。“端”是开头的意思，“午”是第五天，每个月的第一天就是寅。为什么要过这个端午节呢？另外一个理由就是因为端午节是驱邪的，人们认为每到这个节日，一定会有一场大病。为什么五月会有病呢？就是因为天气骤然热了起来，因为由冷到热的这个过渡阶段，人会很不舒服，什么病就会突然得起来。我们的祖先就创造了很多预防疾病的办法，当然这些防病的办法有的可能没有价值，但是有的就很有效。比如说饮雄黄酒，不只是喝的，更多的时候是泼洒。有的时候驱除五毒，蜈蚣、蜘蛛、蟾蜍、青蛇、蝎子都会在雄黄酒之下显形，所以这种饮雄黄酒还是很管用的。当然，还有艾蒿，端午节到了谁家都是点艾蒿，点了艾蒿就可以驱除蚊子，所以端午节有很多的方面来看是防病治病的，也可以说端午节是中华民族中医药知识的普及纪念日。

大众的端午节大多有吃粽子，赛龙舟，挂菖蒲、蒿草、艾叶，熏苍术、白芷，喝雄黄酒的习俗。我们家乡的端午节在儿时是十分热闹的，起码不会像如今的人们一样，过得“食之无味”的节日，放假成了纯休息的代名词，而非对应的节假日该有的喜庆感。少时，逢端午前几天，都会拉着大人的手到集市上买新衣服，场面像过年一样兴奋，这是一个大多数小孩子都喜爱的习俗，买好衣服，待到端午前一天傍晚，迫不及待地跳进装有艾叶的洗澡盆里洗干净，取意把身上所有的霉气晦气都去掉，穿好新衣服，然后分到一个鸡蛋。站在边上，守着锅等粽子出炉。

菜园里的苋菜应该已经成熟了吧，每年端午节的午饭，总有那么一盘像被胭脂染过一样的苋菜，红红的苋菜放在餐桌上总是格外显眼。也许是当时的我们时隔一年没有吃到这道菜了，也许是这道菜味道实在是太好了，所以这道菜总是最先被吃完的。已经35年没有在家里过端午了，已经35年没有吃到这道菜了，可家乡菜的味道却记忆犹新。

少年佳节倍多情，老去谁知感慨生；不效艾符趋习俗，但祈蒲酒话升平。村民们认为端午节这天是药母娘娘晒药的日子。如果是晴天，村民们会有所担忧，担忧这年生病的人会很多，因为在这天，五毒会大量出来害人，药母娘娘会大量晒药，去医治那些病人。如果是雨天，五毒很少出来害人，药母娘娘也不用晒药，这年生病的人会很少，人们不用太为病担忧。但不管是晴天还是雨天，村民们都会去采药，因为没有人是不生病的，而且村民们认为这天的药会受药母的熏陶，比平时的药效好上十倍都不止。

喝完雄黄酒后，村民们纷纷扛着锄头，背着背篼，向大山或田埂地头走去。看到认识的药，就把它们采摘或挖掘。像车前草、鱼腥草、艾草、虎刺、淡竹叶、夏枯草、马蹄香、乌龙、阔叶等家里用得着的药是必挖的，洗净后晒干或阴干，以便平时使用。

中医认为，农历五月是“毒月”，百病泛滥。究其原因，多是因为这个时候雨季渐渐到来，气温已经有了初步回升，气候会一下子变得很潮湿沉闷，空气流通不畅，湿热之邪较盛。一方面湿热阻滞气血经络，人体代谢不彻、气血欠畅，浊邪停滞而百病生；另一方面，此时自然界的气候容易滋生蛇虫鼠蚁以及各种病菌，进一步加重疾病的传播。因此民间习俗流行在门前插艾条，喝雄黄酒，进行端午除邪辟秽和养生。

说起端午节的由来，许多人都以为是为了纪念战国时代的诗人屈原，然而据考证，端午节早在春秋时代就有了，纪念屈原是后世好心人附会的。《荆楚岁时记》：“五月五日，谓之浴兰节。”而屈原的《九歌·云中君》亦有“浴兰汤兮沐芳”之句，可见在屈原生前就有端午节的习俗。是日“竞采杂药，可治百病”“煎兰草汤沐浴以祛病”。“兰”即兰草，又名香草、省头草。《淮南子》云：“其叶似菊，女子、小儿喜佩之”，故又名“佩兰”。民间流传有“端午节，天气热；五毒醒，不安宁”的谚语，因为从时令上看盛夏即将来临，百虫滋生，疾病流行，易发瘟疫(传染病)，故防疫禳灾成为端午节习俗的主要内容，可见端午时节话佩兰正当其时。

佩兰之名始于《本草再新》，《神农本草经》谓之兰草，列为上品，药用菊科植物兰草的茎叶，为中医临床常用药之一。在我国分布极广，全国各地均产，多年生草本植物，多生长在池泽、溪涧水旁，夏、秋季采收，割取地上部分。佩兰有良好的化湿解暑之功效。佩兰气味芳香，性平味辛，归脾胃经。辛能发散，香能去秽，故有化湿解暑的功效。《中药志》：“发表祛湿，和中化浊，治伤寒头痛；无汗发热，胸闷腹满，口中甜腻，口臭。”

“产于山阳，采以端午”的艾草，性温、味苦、无毒，纯阳之性，通十二经，具回阳、理气血、逐湿寒、止血安胎等功效，亦常用于针灸。每到端午节，它被插在家家户户的门口避邪、驱蚊，点燃艾草（也可以点艾条），清淡的袅袅烟雾能除虫灭菌。艾草对于妇女虚寒、月经不调、腹痛、崩漏有明显疗效，是一味妇科良药，所以又被称为女人草。艾草还有抗菌消炎的作用，可以温暖经络，驱逐体内的湿寒。平时容易手脚冰凉、痛经的女性朋友可每天用艾草煮的水来泡脚，不仅加速血液循环，还能治疗脚气，可谓一举两得。艾草做的艾条就是艾灸的原料，端午时节做艾灸是最好的补阳方法，能改善风湿病、关节炎等冬病。艾草做的艾绒还可以塞在肚兜里，能改善胃寒等。新鲜艾叶做成的艾叶糕、艾叶炖鸡对祛除暑热、健脾利湿非常有好处。

端午节的民俗在先秦文献中有广泛记载，例如：西汉《大戴礼记·夏小正》谓五月五日“蓄兰，为沐浴也”。《夏小正》相传是夏代遗书，因现存文献系由出现于西汉年间的《大戴礼记》收录而传世，又迭经后人辑佚整理，经文与传文混集，引起后人对此书产生年代的质疑。但据国家夏商周断代工程的研究结论，《夏小正》中描述的天象物候与夏代在时间上是吻合的；再据《史记·夏本纪》所述“孔子正夏时，学者多传《夏小正》”，则此书最起码在早于屈原 200 多年前的孔子时代就已经流传。

屈原自己在《九歌·云中君》中有“浴兰汤兮沐芳”之句，可见《夏小正》记载的五月午日兰汤沐洗的风俗，屈原在世时就已存在。

端午节民俗的出现早于屈原，著名学者闻一多先生早有考证。他的《端午考》和《端午的历史教育》列举了百余条文献资料，论证端午节起源于古代南方吴越民族的图腾祭祀活动，远在屈原之前。

历代诗人和群众景仰屈原的品质，叹慕屈原的文藻，自贾谊开以诗祭屈原之先河后，历代骚人墨客吊屈原的佳作累出不穷。又如太史公司马迁《史记》云：“其文约，其辞微，其志洁，其行廉。其称文小而其指极大，举类迩而见义远；其志洁，故其称物芳；其行廉，故死而不容，自疏；濯淖污泥之中，蝉蜕于浊秽，以浮游尘埃之外，不获世之滋垢，皭然泥而不滓者也。推此志也，虽与日月争光可也！”

1852 年，维也纳皇家科学院的报告用德文发表了《离骚》和《九歌》。离此事 100 年后的 1953 年，屈原被推崇为世界四大文化名人之一，他的诗作更是被翻译流传到世界各地。至今他还是唯一的炎黄血统的世界级文化名人。

传说屈原死后，楚国百姓哀痛异常，纷纷涌到汨罗江边去凭吊屈原。渔夫们划起船只，在江上来回打捞他的真身。有位渔夫拿出为屈原准备的饭团、鸡蛋等食物，丢进江里，说是让鱼龙虾蟹吃饱了，就不会去咬屈大夫的身体了。人们见后纷纷仿效。到了第二年五月初五那一天，当地的百姓想起这是屈原投江一周年的日子，又划了船把竹筒子盛了米撒到水里去祭祀他。再后来，他们又把盛着米饭的竹筒子改为粽子，划小船改为赛龙船。借划龙舟驱散江中之鱼，以免鱼吃掉屈原的尸体。为纪念屈原这位伟大的爱国诗人，我国许多地方举行规模宏大的龙舟竞渡，风格独具，热闹非凡，堪称中国一绝。竞渡之习，盛行于吴、越、楚。在《隋书·地理志》中已有记载："其迅楫齐驰，棹歌乱响，喧振水陆，观者如云。"唐代刘禹锡《竞渡曲》自注："竞渡始于武陵，及今举楫而相和之，其音咸呼云：'何在'，斯沼屈之义。"龙舟竞渡，不仅是一项历史悠久的端午节民间娱乐活动，而且也是一项传统的体育活动。

端午正值立夏后，食粽能于清淡中平补，在平补中清化，确实是一个人绝妙的适时的食补、食疗的处方，也必然成为"端午节"前后的最佳养生食品。中医学认为：糯米是粮食中的佳品，具有很好的食疗作用。"本草"中的药性分析，糯米味甘性平，有益气健脾、开胃消食的作用。就粽子的配料而言，也有很好的保健作用。如小枣、赤小豆、绿豆等具有补血安神、利尿排毒的功效；而火腿、鸭蛋黄、鲜肉等都是营养丰富的食品。更值得一提的是，用来包裹粽子的粽叶更有讲究，北方大都用芦苇叶，南方多用竹叶或荷叶，这些叶子都有很好的药用功能。如苇叶可以清热生津、除烦止渴，竹叶可以清热除烦、利尿排毒；荷叶能清热利湿、和胃宁神。

唐宋以来，粽子成为举国上下最流行的节日美食和馈赠礼品，不仅家家争做，而且市场上也出售各种各样的米粽。唐玄宗李隆基吃了一种名为"九子粽"的粽子后，还写了赞赏"九子粽"的诗句："四时花竞巧，九子粽争新。"节日期间供祭神佛和祖先也都用米粽。1700余年来，我国地域辽阔，粽子的花样繁多，四角粽、牛角粽、枕头粽等形制较为普遍，里面包的更是花样繁多：火腿粽、碱水粽、鲜肉粽、红豆粽，甜的、咸的、辣的、酸的不胜枚举。随着华人文化在世界各地传播，"粽子"这种食品也被带到世界各地，成为广泛流行于世的传统食品。这一天，孩子们欢唱着端午节的民谣，乐得手舞足蹈。

根据《风土志》记载，农历五月初五为阳极之日，又叫中天节，有制造各式各样避邪物的风俗，而《荆楚岁时记》也记载着每逢端午节这一天，以艾草剪成老虎的形状，或者剪裁布做成小老虎，来避除一些有毒的东西。另外，《风俗通》上面记载，用五色彩线系绑在小孩子的手臂上，可使他长命百岁，叫它长命缕。慢慢地这两项风俗逐渐合而为一，演变成用五色彩线系着一个装满艾草、雄黄和檀香粉末的混合香料的小布袋给小孩挂在胸前，防止毒虫侵扰，有袪毒避邪的功用，并成为一种保命吉祥的象征。于是就此确定了香包的地位。在传统的农业社会里，做香包是妇女们表现女红手艺的最佳机会。从香包图案和绣工可以看出制作者的手艺。香包在《诗经》的一些篇章里已有描述，说明早在约3000年前就有了香包。屈原《离骚》中有"扈江离与辟芷兮，纫秋兰以为佩"。江离、辟芷、秋兰均为香草。纫，乃连缀之意。佩即佩帏，在这里既指香包，也含佩戴之意。全句的意思是把装满香草的佩帏带在身上。这说明香包早在屈子所处的战国时代已是一种饰物了。

“带个香草袋，不怕五虫害”。早在两千多年前，我国民间就有佩戴香囊以避除秽恶之气的民俗，也是一种预防传染病的方法。自制端午香囊用到的中药有苍术、藿香、吴茱萸、艾叶、肉桂、砂仁、白芷，每味各两克，另外再加一克丁香。将这几味中药研细，然后放在布袋中，缝合好。可以佩戴在胸前、腰际或肚脐处，也可以把香囊挂在门口、室内或车内。这几味中药，中医认为有散风驱寒、健脾和胃、理气止痛、通九窍的功能，从而起到防病的作用。在端午时节，随身携带一个香囊，就好像带着一个作用非凡的“空气净化器”。

此外，端午节常用的中草药还有菖蒲、青蒿、香茅、柚叶等，一起用水煎后当茶饮用，或者泡酒饮用，都有很好的保健疗效，可以预防疾病。夏季养生，宜使脾胃心肺之气调顺。所以除了药物治疗、食疗及平和心态外，也应同时加强运动。划龙舟能使全身气血畅通，可增益心肺功能，调理脾胃代谢，通调气血循行，忧郁情绪也随之化开。

端午节之际遗憾的是，不少国人不知道“国医节”，包括鄙人，更不用说年轻人了。我是近几年浏览各中医药论坛网站时才获悉“国医节”的来龙去脉，即1929年3月17日，中医药界的前辈们和社会各界人士为反对（国民党政府）卫生部“取缔中医的决议案”而斗争，为争取历经千年风雨考验的祖国传统医学生存权、继承权、发展权而做出的不懈努力，最终取得了胜利！可歌可泣，值得中华民族的后代子孙永远纪念！因为不仅是国人需要中医药，而且世界各族人民也越来越喜欢中医药，以至于某些国家还在梦想把中国的传统医学瑰宝拿来争报世界非物质文化遗产呢！国人岂能不珍惜吗？因此，建议国家有关部门在起草《中医药法》（征求意见稿）时，把（1929年）3月17日定为“国医节”，正式列入国家法定节日，让国人以及世界各国人民知道：中医是我国独创的传统医学，最能体现中华民族优秀传统文化，同时具有历史、文学、艺术、科学价值的非物质文化遗产，传统中医药来源于我国古代先贤们的智慧结晶，治病救人的传统医学理论和实践，不论古代还是现代，不论中国人还是外国人，不论地球人还是太空人，都是适用的。

当我们来到这片熟悉的田野里的时候，太阳已经高悬头顶了。灿烂的阳光，映红了我们稚嫩的脸庞，给这片田野增添了色彩。这里的景色美得极致，就像一幅巨大的夏天美景图画。杂草丛生，鲜花旖旎，有黄色的野菊花，也有白色的喇叭花。看，那些蓝色的小花好漂亮哦，只是不知道叫什么名字，其实这里的好多

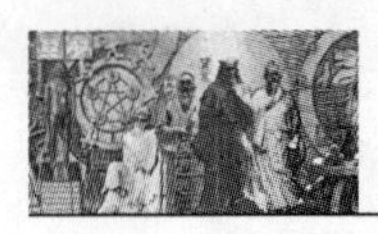

野花，我们都叫不上名字来，只是觉得很美丽、很可爱！不知不觉中，时间已过去了许久。太阳不知什么时候，跑到西边的山顶上方了，把那些飘散在旁边的云，照耀得绚烂多彩，好像给它们穿上了漂亮的绫罗绸缎，将要参加一场华丽的舞会一样！等大家都齐坐在一块平坦的草地上，炫耀各自的“战果”的时候，那山顶上的太阳已经躲进了山里去了，独留那些艳丽多姿的“云儿姑娘”翩翩起舞……

每逢佳节倍思亲，岁岁年年端午情。如今虽远在他乡，但家乡的端午始终历历在目。今天又逢端午，自己的心里油然而生一种朴素的思想，一缕纯洁的情愫，一种浓浓的情意，仿佛又见母亲包粽子的身影，又见到乡邻们过节时的喜庆和甜蜜！

十二生肖妙趣生

生肖也称属相，是中国民间计算年龄的方法，也是一种十分古老的纪年法，如今渐渐演化成中国人的习俗，是中国和东亚地区的一些民族用来代表年份和人出生的年号。生肖的周期为 12 年。

史载文献最早提到生肖的记录，是动物与地支的关联。源自东汉王充（公元 27—97 年）在公元 1 世纪期间所著《论衡》中提出。

正式使用生肖在人身上的记录，最早在中国南北朝时期的北周。如《周书·列传第三》中，记载了宇文护的母亲写给他的一封信。信中说："昔在武川镇生汝兄弟，大者属鼠，次者属兔，汝身属蛇。"一些中国西部、漠北的国家如黠戛斯、吐蕃、大蒙古国等则以生肖纪年，如《唐书》中记载："黠戛斯以十二物纪年，如岁在寅，则曰虎年。"《宋史·吐蕃传》记载说，吐蕃首领在叙事时，以物纪年，所谓"道旧事则数十二辰属日，兔年如此，马年如此"。《蒙古秘史》："兔儿年，斡歌歹出征金国，派出者别为先锋，击败金军，杀得金军积尸如烂木堆"，也说明大蒙古国是采用兔儿年、马儿年等动物纪年。南朝《南齐书·五行志》中已经有具体的按人的出生年份称属某种动物的记载。

汉族民间故事说：当年轩辕黄帝要选十二动物担任宫廷卫士，猫托老鼠报名，老鼠给忘了，结果猫没有选上，从此与鼠结下冤家。大象也来参赛，被老鼠钻进鼻子给赶跑了，其余的动物，原本推牛为首，老鼠却窜到牛背上，猪也跟着起哄，于是老鼠排第一，猪排最后。虎和龙不服，被封为山中之王和海中之王，排在鼠和牛的后面。兔子又不服，和龙赛跑，结果排在了龙的前面。狗又不平，一气之下咬了兔子，为此被罚在了倒数第二。蛇、马、羊、猴、鸡也经过一番较量，一一排定了位置，最后形成了鼠、牛、虎、兔、龙、蛇、马、羊、猴、鸡、狗、猪的顺序。

传说故事虽不是对问题的科学解释，但它却体现了人们希望对十二生肖的选择做出解释。

中原地区以天干地支纪年，在双方的文化交流下，两种纪年法相互融合，形成现在的十二生肖。这个学说被清朝赵翼所提出，他在《陔余丛考》中指出："盖北俗初无所谓子丑寅卯之十二辰，但以鼠牛虎兔之类分纪岁时，浸寻流传于中国，遂相沿不废耳。”

十二生肖(属相)是由十一种动物：鼠、牛、虎、兔、蛇、马、羊、猴、鸡、狗、猪和中国人心中的图腾“龙”组成。每一个中国人，一出生，就有一个相应的属相并伴随终身，直至永远。

据说，乾隆皇帝曾问和珅：“今年全国出生了多少人，死了多少人？”和珅回答不出，甚惶恐。乾隆见状，笑着说：“生一个——他们都是同一个属相；死十二个，十二个属相的人都有可能死亡。”可见，属相对中国人来说关系是多么的密切。

十二生肖，两两相对，组成六组，相辅相成，六组轮回，具有深刻的人文内涵和朴素的辩证法，也体现了祖先对我们的期望和要求。

第一组是老鼠和牛。老鼠代表智慧，牛代表勤奋。智慧和勤奋一定要紧密结合。如果光有智慧，不勤奋，那就变成了“小聪明”；而光勤奋，不动脑筋，那就变成了“太愚蠢”。

第二组是老虎和兔子。老虎代表勇猛，兔子代表谨慎。勇猛和谨慎一定要紧紧结合在一起，才能做到胆大心细，游刃有余。如果勇猛离开了谨慎，就变成了鲁莽；而谨慎没有了勇猛，就变成了胆怯。因此，当看到中国人表现“每临大事有静气”的谨慎的时候，千万不要忽略了中国人置敌于死地的勇猛。

第三组是龙和蛇。龙代表刚毅，蛇代表柔韧。所谓“峣峣者易折，皎皎者易污”。太刚了，容易折断。但是如果只有柔的一面，就容易失去主见。所以刚柔并济是我们的祖训。

第四组是马和羊。马代表勇往直前，羊代表和顺。如果只顾直奔目标，不顾及周围环境，必然会和周围的人和事不断地磕碰。但是，一个人光顾及和顺，他可能会失去方向。所以，勇往直前的秉性，一定要和和顺紧紧结合在一起。

第五组是猴和鸡。猴子代表灵活，鸡定时打鸣，代表恒定。灵活和恒定一定要紧紧结合。如果光灵活，没有恒定，再好的政策也得不到彻底地贯彻落实。一方面具有稳定性，保持整体的和谐和稳定，另一方面又能在变通中与时俱进，不断前行，这才是最根本的。

最后一组是狗和猪。狗代表忠诚，猪代表随和。如果一个人太忠诚，不懂得随和，就会排斥他人，听不得别人的逆耳忠言。反过来，一个人太随和，没有忠诚，这个人就会失去基本的原则。无论对一个民族的忠诚，还是对自身理想的忠贞，一定要和随和紧紧结合在一起。

在十二生肖的排位上，为什么鼠小为大，排在第一位呢？这个问题首先就让无数的先哲和当今的智者百思不得其解：论体形，老鼠小得可怜，让人一把提住能玩弄在股掌之间，十二生肖动物中，它是最小的一个；论蛮力，它与牛的强壮、虎的威猛、龙的神力、马的腾跃，简直不可同日而语；论品质，牛的踏实、兔的善良、马的勤奋、羊的温顺、猪的实在，也都显得比老鼠好上许多倍；再论智慧，猴的灵巧、狗的聪慧，也都在老鼠之上。退一万步说，就算比谁最狠毒，恐怕蛇也该排在鼠的前面。但事实是小小的老鼠是十二生肖的排行老大！

子时是万物生长的根基，子生万物，就像种子的籽一样，里面蕴含着生机，种子沉潜没有发芽，这个种子就像妇女怀孕，古代就叫子。《周易》里面有一句话叫十年不子，就是十年还没有怀孕。大家看一下这个孕字，上面一个“乃”，底下一个“子”，种子这些东西都代表生命在其中孕育，而生命并没有完全体现出来，就是没有开出来。所谓的开就是它有一个生长的过程，种子没有发芽，氤氲化嘛，所有的事物都在氤氲当中，就像怀胎一样，这个就叫子。对于一团气来说，这团气在子时的时候是无形象的一种状态，你可以说它是一种混沌太极的一种状态叫作子。天开于子，天地在生成的时候是从子时开始有了天地，先开天后开地，或说天地同开。如果说是星云呢，一个星云它在没有形成星系时就是一团云，这个就是子时的状态。

管十二生肖排行的家伙，是个贪赃枉法的贪官污吏，他收了老鼠的巨大好处而做了权钱交易，把第一名的金冕加在了无德无才的小小老鼠头上。这当然只是一个牵强附会的玩笑。不过，人类毕竟是动物里最聪明的高级动物，在十二生肖确定了许多年后，人们终于编出了一个或许是自欺欺人、自圆其说的民间故事，借以说明为什么老鼠在十二生肖中排行第一。

老鼠和牛马羊等当选十二属相后，老鼠说：“我应该摆在第一位。”牛、马、羊它们不服气，说：“你凭什么排第一位呢？”鼠说：“我大，所以我要排在第一。”牛马等忍俊不禁：“你有我们大吗？”老鼠说：“我们几个争了不算数，还是让人来说吧。”牛马羊等都同意让人来评议。于是它们商量了办法：由牛领头，马、羊、鼠先后一个接一个从大街上走过，看人们怎么评议。

在大街上，牛走过来了，人们说：“这头牛很壮。”马过来了，人们说：“这匹马真高。”羊走过来的时候，人们说：“这只羊很肥。”最后，老鼠大摇大摆地挺着肚子走过来，人们看见大街上突然走出一只大老鼠，都追着它喊：“好大一只老鼠呀，好大的一只老鼠呀！”这样一来，牛马羊也无话可说了，让老鼠排在了第一位。

大家对十二生肖可能都非常熟悉，咱们可以这样来数，子鼠，丑牛，寅虎，卯兔，辰龙，巳蛇，午马，未羊，申猴，酉鸡，戌狗，亥猪。关于它的来历，做考据工作的一般可以考察到春秋汉代这个时候已经有明确的十二生肖的表述了，所以可以说十二生肖是中国原产的，并不是像郭沫若等一些学者认为的是从西域或是其他外国引进的。

生肖产生于远古动物崇拜、图腾崇拜的氛围之中，人们仅是用动物来借代序数符号与地支相配，为什么选择这十二种动物，谁先谁后，按照什么样的顺序排列并没有定论，由于生肖是产生于远古的古老文化，因时间的久远，人们已将排列的初衷丢失了，今人的传说故事等只是对它的附会，只能依赖于传说和想象。

象者像也，大家都能从气象的角度来体察十二生肖，并且能够推演出去体察四部经典，再往外推演体察万事万物，古人就是通过这种思维方式来写出很多经书来的，没有什么玄而又玄的。我们这样拿这个十二生肖形成的思维模式，去读《内经》《伤寒杂病论》《本草纲目》《周易》就有一个直接的方式了。因为古人几千年下来了没有留下明显的文字证据，我们也不好说一定是这样来配来解释，但是我们通过互动交流像呈了一个象，八八六十四卦无非是呈了六十四个象，每一个象又分六种位置，每一个位置用一个爻来代表，这个整个的它就像过电影一样配的胶片，这个事物从开始到结束，你拍成六十四张照片胶片，每一张胶片拿出来是静止的，其实是动态的。所以说《周易》里面讲：周流六虚，变动不拘，周流六虚就是整个周流变化在六种位置当中，变动不拘就是不断地变动来变动去，升降沉浮在里面互相交杂、交流。

子、丑、寅、卯、辰、巳、午、未、申、酉、戌、亥这十二个时辰它所讲的无非是阴阳消长的一个过程，也就是气学的一个过程，从生到死体现了阳气，主要是体现阳气运化的一个规律。可以这样说，阳气孕于子，扭结不通于丑，开于寅，长于卯，壮于巳，而盛于午，这个是整个子、丑、寅、卯、辰、巳、午这个阳气变化的规律。那么接着是从午时阳气衰，阳气开始退于未时，衰于申时，破于酉时，战于戌时，有人如果读过《周易》的话就会知道了，龙战于野，其血玄黄，这个战在哪儿啊，就战在戌时，西北乾地，战于戌时做最后的抵抗，然后灭于亥时，变不可终灭就回到子时，这一个循环往复就不断地这样地进行。

人生本命年为 12 岁、24 岁、36 岁、48 岁、60 岁……。民间认为本命年为凶年，需要趋吉避凶，消灾免祸。汉族北方各地每到本命年时，不论大人小孩都要买红腰带系上，称为“扎红”，小孩还要穿红背心、红裤衩，认为这样才能趋吉避凶、消灾免祸。这种习俗到今天仍在各地流行，每逢春节，市场上到处有出售“吉祥带”“吉祥结”的红黄绸带，本命年的人们将之系在腰间、手腕上，这样便可禳解灾祸、化凶为吉。我国许多民族都很重视老人的 60 岁生日，称为“花甲”，花甲为一生中第 5 个本命年，也是干支纪年的一个轮回，需好好庆祝，以此寄托人们企求长寿、健康、吉祥的愿望。

我们都知道动物里面有十二生肖，其实植物里面也有十二生肖，而且这些植物被人们巧妙地利用，成为传统的药材。

鼠——鼠曲草：有补脾益气，祛风化痰之效，适用于风寒咳嗽、脾虚浮肿、慢性支气管炎等症。

牛——牛膝：有活血、祛瘀、强筋骨及利尿等功效，适用于经闭不通、难产、腰膝疼痛、下肢风湿痛、尿血、尿道涩痛等症。

虎——虎杖：有活血行气、祛风除湿之功效，适用于慢性阑尾炎、关节风湿痛、湿疹等症。

兔——菟丝子：有补肾固精、养肝明目等功效，可用于肾亏遗精、阳痿、小便频数及两眼昏花等症。

龙——龙胆草：有解热、清火、解毒、清湿热等功效，适用于急性热病的高热、手足抽搐痉挛及黄疸、胆石症、风火赤眼等症。

蛇——蛇莓：有清热凉血之功效，可适用于血热崩漏、乳痈、带状疱疹、毒蛇咬伤等症。

马——马齿苋：有清热解毒、止痢之功效，适用于细菌性痢疾、疮疡热毒、丹毒等症。

羊——羊蹄草：有解毒杀虫之效，可适用于癣、汗斑、口疮、跌打损伤等症。

猴——猴姜（骨碎补）：有强筋活络、行瘀止血之功效，可适用于关节风湿病、蛀牙痛、小儿疳积、跌打损伤等症。

鸡——鸡血藤：有补血活血、舒筋活络、强筋健骨等功效，适用于血虚衰弱、筋骨疼痛、月经不调、经闭不通等症。

狗——狗肾：有补肝肾、强筋骨及祛风湿等功效，可适用于腰疼背痛、风湿痛等症。

猪——猪犄耳（鱼腥草）：有清热利湿之效，适用于肺痈、肺结核、痢疾、风热感冒等症。

关于生肖的故事，是一个十分有趣的话题。

古代将一昼夜分为十二时辰，即子、丑、寅、卯、辰、巳、午、未、申、酉、戌、亥。每一时辰相当于现代的两个小时。子时 23~ 翌日 1 时，丑时 1~3 时，寅时 3~5 时，卯时 5~7 时，辰时 7~9 时，巳时 9~11 时，午时 11~13 时，未时 13~15 时，申时 15~17 时，酉时 17~19 时，戌时 19~21 时，亥时 21~23 时。时辰与五行有着密切的联系。子属水，丑属土，寅属木，卯属木，辰属土，巳属火，午属火，未属土，申属金，酉属金，戌属土，亥属水。五行又有着相生相克，维持着自然平衡。五行相生：水生木，木生火，火生土，土生金，金生水。五行相克：水克火，火克金，金克木，木克土，土克水。人的五脏与五行也有着对应关系，肺属金，肝属木，肾属水，心属火，脾属土，中医按照五脏与五行相生相克的互相制约关系进行辨证施治，养生也是如此。

有一句话说得好，腾不出时间睡觉，迟早要腾出时间生病。所以睡眠对我们每一个人都非常重要。那么我们究竟休息多长时间才叫充足呢？ 6 个小时、8 个小时，还是 10 个小时？中国有一句话叫顺其自然。什么叫充足的睡眠？按照咱们中医来解释，就是您睡醒后一点儿都不感觉疲劳，非常舒服，非常轻松，这就是一个充足的睡眠。什么叫不好的睡眠呢？老失眠或是做噩梦，或是睡到半截儿总醒，或是睡眠非常轻，一根针掉到地上都能醒了，这就是不充足的睡眠。

中国有十二生肖之说，我们每个人一出生都有属于自己的属相。人类最佳的入睡时间是 23 时，为什么在晚上 23 时是人类最佳的睡眠时机呢？ 23 时这个时间是中医祖师爷说的，准确地说是提出了子午流注这个概念。什么是子午流注？

子午流注是我们中医圣贤发现的一种规律，是精透人体而揭示出来的天然法则，也就是每天的 12 个时辰是对应人体 12 条经脉。由于时辰在变，所以不同的经脉在不同的时辰也有兴有衰，有着各自的变化规律，所以根据子午流注进行养生，可以收到事半功倍的效果！

中医讲子午流注，西医叫什么？叫生物钟。

首先我们说说子时，子时我们都知道是夜里的 23 时到凌晨翌日 1 时，在这个时间段里，是胆代谢最旺盛的时候。《黄帝内经》有这么一句话：凡十一藏皆取于胆。子时是什么属相？是鼠，为什么偏偏是鼠不是其他动物呢？从老鼠的外形上看其貌不扬，既不大也不凶猛，为什么我们老祖宗却要把老鼠排在十二生肖的最前面呢？在中医看来，子时是胆最活跃的时候，但这个时候，却是一天中最黑暗的时候；我们的阳气才刚刚升发，也就是我们中医所讲的少阳之火。大家都知道胆小如鼠这个成语，就是在讲这个事儿。而这时候，我们也应该睡觉了，这是我们养生最宝贵的时辰。

子时之后就是丑时，也就是凌晨的 1 时至 3 时。这个时候呢，是我们人体的肝最活跃的时候。古人认为，肝是主谋略的，肝气是往上的。如果光往上升却不降，也是会出问题的，那把这个观点运用到肝气来讲，如果一个人的肝火大，肝气只升不降，那这个人的健康会出大问题的。和丑时对应的生肖是牛，我们形容一个人脾气很大的时候，常会用牛脾气这个说法。中医的观点认为，人的各个器官都是有联系的，而且要保持一定的平衡。

寅时，凌晨的 3 时到 5 时。这个时候是肺活跃的时候，也就是我们人体的气血又开始重新分配了。这个时候，我们应该是在深度睡眠中，因为气血的重新分配只能在深度睡眠中才能完成。有过熬夜经验的人都知道，熬到1时或2时还凑合，但是3时或4时却很难熬过，这就是身体在重新分配气血的原因。所以说，人到了该睡觉的时候就得睡觉，睡觉并不是我们每个人想象的那么简单的一个事情，其实是人体在进行着一个十分繁杂和庞大的工程。

5时到7时是卯时，该大肠活跃了，古语形容这个时候是天门开。在中医里，认为大肠与肺互为表里，大肠为表，肺为里。肺将充足的新鲜血液布满全身，紧接着促进大肠进入兴奋状态，完成吸收食物中的水分与营养，然后排出渣滓的过程。有一个与这个时辰相关的病症叫五更泻，就是到这点必须排便，这就叫五更泻。

我们都知道辰时是7时到9时，这个点呢，我们该吃早饭了，我们全身的气血这个时候已经全升起来了。太阳也升起来了，也是我们说阳气非常足的时候。但是我们知道，中医讲究平衡，阳气足的时候，我们得用阴来平衡一下。我们知道，食物属于阴，所以这个时候必须吃早饭，除了这个时候我们会感到饿外，最主要的是我们得需要阴阳平衡。而且，这个时候我们一定要吃得丰富些，不是有这么句话，早餐要吃得要像皇帝一样丰富嘛！更重要的是，早饭吃得再多，也不会发胖。因为到了9时，脾就开始运化了，脾可以把食物变成精血，输入人的五脏六腑中去。脾主运化、脾统血，脾是人体消化吸收排泄的总调度，是人体血液的总领。

午时也就是中午11时到13时，这个时候我们得关心一下自己的心。医书记载：心主神明，开窍于舌，其华在面。心推动血液运行、养神、养气、养筋。人在午时如果能小睡片刻，对于养心大有好处，马跑得快靠血流量？血流量靠心脏往外泵血？所以这个时候我们应该午休，养一下心。

13时到15时是未时，是小肠工作的时间。中国人有个成语叫羊肠小道，您瞧见了吧，羊吃什么长大的？草！所以羊得不了心脏病、高血压、糖尿病。小肠不是吸收营养的地方吗？从西医来讲，小肠是吸收蛋白的地方，所以中午大家一定尽量吃好了，多吃点高蛋白的饮食。

15时到17时是申时，是膀胱工作的时间。膀胱在人体就是除水、排水的。人发烧为什么多喝水？水是往外带热的，通过膀胱排出去。这边多喝，那边多排，热就慢慢给带下来了，所以烧也就退下来了！

17时到19时是酉时，肾代谢的时间。酉时是鸡，是肾代谢的时候了。咸养肾，过咸伤肾。早晨中午吃点咸的没事，晚上一定要清淡。中医讲用黑豆补肾；从营养学上来讲，钙就是补肾的，它是壮骨的。为什么骨头疼，吃钙就好了呢？就是这个道理。

19时到21时是戌时，心包经在工作。狗是看家护院，护主人的。心包是保护心脏的。您要心肌缺血，心脏就有毛病了。心包为心之外膜，附有脉络气血通行之道，邪不能容，容之心伤。心包是心的保护组织，又是气血通道，心包戌时兴旺，可清除心脏之外邪，使心脏处于完好状态。

那么最后一个是亥时，21时到23时是三焦经在工作，三焦对照解剖学的定义，叫胸腔、腹腔，上腹、下腹，中医叫三焦。为什么把这三焦比喻成猪？猪吃饱了就得睡。中医讲，三焦是六腑中最大的腑，有主持诸气、疏通水道的作用。亥时三焦通百脉，人如果在亥时睡觉，百脉可休养生息，对身体十分有益。所以，我们的祖先用亥猪生动形象地告诉我们，这个时候应该向猪学习，尽量安排开始睡觉。

老祖宗传承下来的东西都是有道理的。一定要按照老祖宗的意思去做，不要违背这些规律！我们知道人的脏腑在十二时辰中的兴衰可以说是环环相扣，十分有序的。其中不难看出，人是大自然的组成部分，人的生活习惯就得符合自然规律，其实这也是常常在古书中提到的天人合一的境界。

我曾经一直在想为什么是十二生肖？不是11、13或者其他呢？一年365天，春夏秋冬都是圆运动到一个关键角度，太阳系，银河系，都是一个一个的圈圈，如同小孩子吹的一朵朵的肥皂泡，当圈圈套圈圈，也就是到一个特定时间，当轨道运行到这些圈圈的夹角成了一个关键角度的时候，会发生变化。如此来说，玛雅预言是对的，只不过玛雅预言的要超越太阳系抑或超越银河系的圈圈。我们中国人利用10和12的轮转来表示这个圈圈的夹角走到一个关键角度，十天干、十二地支，甲子开始到了60年便产生一个轮回，回到甲子从头开始。

人如果能像地球自转一样就不会生病，就是因为某天某事耽误了人体的自转，人才会生病，发烧就是一个典型的例子，地球秋分这天要转凉了，但是人体没有跟上，还停留在夏天或提前转入秋天，人体这个小圈圈被地球这个大圈圈影响了那就要生病；只有跟着地球一起转动的人才不会生病。

唐代文学家柳宗元有篇寓言，写一个子年出生的人，“鼠，子神也，因爱鼠”。另有一则与柳宗元寓言中人物相类的例子，见《清稗类钞》：“盐城有何姓才是其家主人自以为本命肖鼠也，乃不畜猫，见鼠，辄禁人捕。久之，鼠大蕃息，日跳梁出入，不畏人。”

历史上曾有过老鼠嫁女节。一般在正月二十五晚上，当晚家家户户都不点灯，全家人坐在堂屋炕头，一声不响，摸黑吃着用面做的“老鼠爪爪”等食品，不出声音是为了给老鼠嫁女提供方便，以免得罪老鼠，给来年带来隐患。台湾居民认为初三为小年，传说初三晚上是老鼠结婚日，民间剪纸中的“老鼠娶亲”就是这种信仰的反映，所以深夜不点灯，在地上撒米、盐，人要早晨上床，不影响老鼠

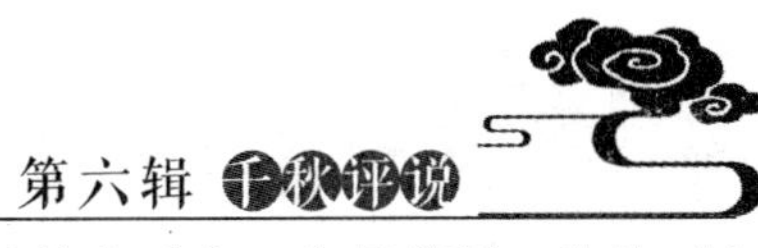

的喜事。旧时上海一带有避老鼠落空的习俗。老鼠外出觅食，失足落地，称为“老鼠落空”，据说见者多为不吉利，非病即灾，必须禳解。其方法是沿街乞讨白米，谓百家米，回家用以煮饭，食后便可化解。

老鼠说，请不要想起我们就想起“獐头鼠目、贼眉鼠眼”，请不要把我们迅疾的行走称为“抱头鼠窜”，你们做事畏手畏脚却美其名曰“谨慎小心”，可为什么非要和我们的胆子进行类比呢？当万籁俱寂，你们酣然入梦时，我们在黑暗的场所里挣扎寻觅，躲开阳光利刃一般的照耀，躲开多年来你们无休止的残杀，只是为了生存。

写作者是孤独的，也是快乐的。这种快乐只能自己体会，难以与人分享。文字是有生命的、有风格的，能感受人生、思考人生、体现人生，让生命更加充实。有感悟的人生才是丰富的人生。每个人都有一片属于自己的天空，当你心存善良，怀揣真诚，拥有友情，懂得感恩，你的天空就会一片澄明，阳光灿烂，快乐无限；当你满怀怨恨，心胸狭窄，事事计较，不懂感恩，你的天空就会灰暗一片。

多年来，我怀着一颗素心，执着一支素笔，握一册素卷，默默地行走于文字空间，从春走到秋，从播种到收获，一年又一年，从指尖里敲击着每一份墨意，静静地回味着这份美好。文字宛若水韵的清音，有着怦然心动的情怀，把文字深埋于心底，拾一页书卷，落墨在文字里相遇，在字里行间写出一行心语。文字行走心灵之旅，畅游灵魂之巅。文走人心，字达胸臆。其实文字很浅，人生却很深。文字背后是人生，人生背后是文字。深浅之间，唯有用心丈量。

岁月如火如荼，流年撒下苍茫白色柔和的光，寂静地拍打在我们的脸庞。虔诚地看着远方，我抬起头的不经意间，微微看到你们脸上烙下淡淡的倔强印迹。一路上颠沛流离地狂奔而来，只为了那相对的莞尔一笑，便彻夜走遍了山重水复。尘世依旧繁华，紊乱的马蹄声奏响青春不眠的歌，逐日逐夜地在我们头顶歌舞升平。关于那些断曲，关于那些青春，关于那些流年，仿佛就像是昨天发生的故事。

文学中的中医传奇

你知道，大夫这个词是怎么来的吗？

我国古代医学尚不发达的时候，医术与巫术总是纠缠在一起，分不清什么为医、什么是巫，医与巫往往合称为“巫医”。因此，“医”字的繁体就曾经含有“巫”字。大夫是北方人对医生的尊称。大夫本是官名。旧时，太医院专称大夫。加之唐末五代以后官衔泛滥，以官名称呼逐渐形成社会风气，所以，北方人尊称医生为“大夫”。郎中是南方人对医生的尊称。郎中本是官名，即帝王侍从官的通称。尊称医生为郎中是南方方言，由唐末五代后官衔泛滥所致。

中医第一个名字叫“岐黄”。这个名字来自《黄帝内经》。《黄帝内经》是黄帝与岐伯讨论医学的书，于是后世的人们就称《黄帝内经》中的医学为岐黄之术。因为《黄帝内经》是中国早期医学中的经典，所以“岐黄”就成了中医的代名词。

中医第二个名字叫“青囊”。它因三国时期名医华佗的医学著作《青囊书》而得名。据传，三国时魏王曹操患有头风，召来当时的名医华佗为他看病。华佗建议做开颅手术，曹操疑心华佗要谋害自己，就把他杀了。华佗临死前把自己毕生所学著成《青囊书》，赠给狱吏。

文化是指一个国家或民族的历史、地理、风土人情、传统习俗、生活方式、文学艺术、行为规范、思维方式、价值观念等。中医文化，也就是指有关中医的思维方式、传统习俗、行为规范、生活方式、文学艺术，甚至一些影响深远的事件等。

中医产生于原始社会，春秋战国中医理论已经基本形成，出现了解剖和医学分科，已经采用“四诊”，治疗法有砭石、针刺、汤药、艾灸、导引、布气、祝由等。西汉时期，开始用阴阳五行解释人体生理，出现了“医工”，金针、铜钥匙等。东汉出现了著名医学家张仲景，他已经对“八纲”(阴阳、表里、虚实、寒热)有所认识，总结了“八法”。唐朝以后，中国医学理论和著作大量外传到高丽、日本、中亚、西亚等地。两宋时期，宋政府设立翰林医学院，医学分科接近完备，并且统一了中国针灸由于传抄引起的穴位紊乱，出版《本草图经》。金元以降，中医开始没落。明清以后，出现了温病派时方派，逐步取代了经方派中医。在明朝后期成书的李时珍的《本草纲目》标志着中药药理学没落。同一时期，蒙医、藏医受到中医的影响。在朝鲜，东医学也得到了很大的发展。

中国文化喜欢强调它空灵淡雅的性灵境界，对任何事物都没有严格定义的概念。因此，人们在交流自己的经验时便会感到语言的局限，常常运用象征、隐喻。这种语言困境同样体现在中医中，这也是我们称其为医道。“医者意也”，语出汉代名医郭玉，其云：“医之为言意也，腠理至微，随气用巧，针石之间，毫芒即乖。”体现了其对实施医术的慎重。

我国中医药文化博大精深，源远流长，不仅广泛存在于诸多经、史、子、集等各类古籍中，而且历代历史文献和文学作品中也都有大量反映。如先秦时期的《诗经》《楚辞》《山海经》等，都载有丰富的中医药知识，而在此之后的《尚书》《礼记》《春秋左传》《战国策》《管子》《老子》《庄子》《论语》等诸子百家著作也多有关于中医调补、养生以及名医轶事等的记述。

中国古代医出于儒，医儒相通，许多文学成就极高的文人墨客必然具备相当的医学知识，如柳宗元、白居易、苏轼、陆游等。同样，不少名医当然也具有深厚的文艺功底，在文学上皆有较高造诣，如针灸鼻祖皇甫谧除著有《针灸甲乙经》之外，还著有《列女传》等大量的文史著作；道医葛洪还写有《西京杂记》和许多神话作品；陶弘景擅长文学札记，著有多篇写景作品，都为传世佳作；清代名医恽铁樵曾任《小说月报》主编，还翻译了不少西洋小说。

中国古典文学，包括诗词散曲、小说笔记等，都蕴含有大量的医药学知识，其内容或吟咏疾病，剖析病因；或抨击医弊，警戒后人；或药名联句，唱和成曲，如唐代大诗人李白、杜甫、白居易等均通晓医药，其诗作也多有描写医药疾病者。明清之际，正当中医药发展巅峰，而与此同时的文艺界小说创作也恰值成熟，两者珠联璧合，从而使诸如“四大名著”以及《儒林外史》《镜花缘》《聊斋志异》等经典著作不断涌现，真可谓是推动我国文化发展的传奇之举。以《红楼梦》为例，据统计，书中涉及的医药卫生知识达 290 余处，5 万余字，使用的医学术语 161 条，病名 114 种，病案 13 个，方剂 45 首，中药 125 味，西药 3 种。现代文学对中医药的描写更是有增无减，典型的如金庸武侠小说，对中医药的理论、诊法、病症、方剂、针灸、气功、养生等都有较为细致的描写。

《红楼梦》的作者曹雪芹不仅是一位杰出的文学家，而且精通养生学和中医药学，在该书中有很多这方面的描写。如在贾府中，丫鬟们就经常为贾母、王夫人等人捶背，使她们感觉松快和在病中减轻症状。

第五十三回写道：“话说宝玉见晴雯将雀裘补完，已使得力尽神危，忙命小丫头来替她捶着，彼此捶打了一会。”书中没说捶的什么部位，常识可知，是捶的背部。第五十七回描述黛玉听到宝玉失去知觉，眼直手脚凉的消息后，“‘哇’的一声，将所服之药，一口呕出，抖肠搜肚，炙胃扇肝的，哑声大咳了几阵，一时面红发乱，目肿筋浮，喘得抬不起头来。紫娟忙上来捶背”。

其实，捶背是一种早已流传在民间的健身法。

清代杰出的文学家蒲松龄，自号柳泉居士，享年76岁。相传，他当年为收集《聊斋志异》的写作素材，在家乡柳泉边设立了茅亭茶座，其空气新鲜，环境优美。他每日为过往行人供茶解渴，不收茶费，使人心情轻松，和谐愉快。但饮茶者必须给他讲一个故事，或传说或笑话。为了让行人饮上好茶水，他查阅了大量医药书籍，自行研制了一种茶，名叫“菊桑茶”。为了制作菊桑茶，他在自家旁边开辟药圃，种菊栽桑，还养了蜜蜂，他把养生之道视为祛病延年、强身健体的好方法。

《西游记》不光描写了孙悟空四人与妖魔作战的情况，同时也有一些内容是关于中医中药的。神通广大、无所不能的孙悟空，自然也是医家高手，他在成长过程中，除与他偶然偷吃仙丹神果有关之外，也与他经常吃仙草仙药有关。如《西游记》第一回曾讲述“(孙悟空率领)众猴采仙桃，摘异果，刨山药，劚黄精，芝兰香蕙，瑶草奇花……”“熟煨山药，烂煮黄精，捣碎茯苓并薏苡，石锅微火漫饮羹。人间纵有珍馐味，怎比山猴乐更宁？”

众所周知，孙悟空、猪八戒、沙和尚三人在五庄观背着师傅偷人参果时，吴承恩借花园土地之口，向人们讲述了人参果的神奇。人参果又名“草还丹”“这宝贝，三千年一开花，三千年一结果，再三千年方得成熟。短头一万，只结三十个。果子的模样，就如三朝未满的孩子相似，四肢俱全，五官咸备。闻一闻，就活三百六十多岁；吃一个，就活三万七千年”。但“人参果，遇金而落，遇木而枯，遇水而化，遇土而入。却是只与五行相畏”。在《西游记》中，人参果如此的难得，延年益寿的功效也非同小可。

在没有克隆技术的明代，人们也能想象出女儿国似的无性生殖故事。《西游记》第五十四回描写“那条河，唤作子母河。我那王国(即西梁女国)城外还有一座迎阳馆驿，驿门外有一个‘照胎泉’。我这里人，但得年满二十岁以上，方敢吃那河里水。吃水之后，便觉腹痛有胎。至三日之后，到那迎阳馆照胎泉边照去，若照得有了双影，便就降生孩儿。你师父吃了子母河水，以此成了胎气，也不日要生孩子”。不小心误服子母河水的解药就是解阳山的落胎泉水。

唐三藏和猪八戒在喝了那解胎真水之后，果真见效。他们两个腹中绞痛，一阵肠鸣，之后大小便齐流。“须臾间，各行了几遍，才觉得住了疼痛，渐渐地消了肿胀，化了那血团肉块，那婆婆又煎些白米粥与他们补虚”。这些人体生理、病理知识，经吴承恩妙笔生花，读来饶有兴趣。

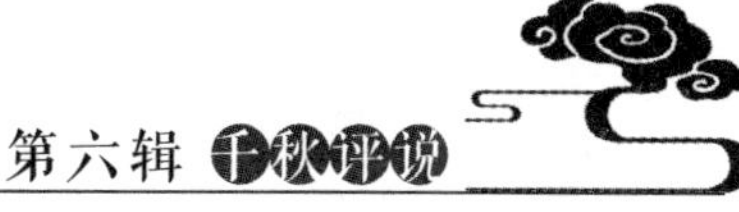

《红楼梦》里有段“胡庸医乱用虎狼药”的故事，据传是曹雪芹根据一个真实故事写成的。在曹雪芹居住的香山镶白旗西边峰峪村，有个姓胡的“郎中”，自称“神医”。他 18 岁到京城一家药铺学徒，可他学了不到一年，就因嫖赌被掌柜赶出药铺。后来他又到两家药铺学过徒，皆因不安分被赶了出去。回到村里，他便说得到几位老中医的真传，只要给银子，什么病都敢看。

有一天，镶白旗哈都统(清代旗营中的最高长官)12 岁的女儿病了，浑身发冷，吃什么吐什么。胡郎中得知后便来到都统家，简单问了几句，就开了药方，令人抓药。谁知姑娘吃了胡郎中开的药后，吐泻不止，脸色发青，上气不接下气。这时有人把曹雪芹找来，他给姑娘号了脉，又看看舌苔，对哈都统说：“姑娘是因受凉偶感伤风，本无大碍，怎么会吐泻得这样厉害，气血也不足。”于是哈都统把胡郎中给姑娘看病的事儿告诉了曹雪芹。曹雪芹对胡郎中乱行医的事儿早有耳闻，连忙叫人把他开的药方找来。“姑娘本是伤风导致呕吐，怎么能开大黄、巴豆、百草霜这些泻药，病情会越来越重。”曹雪芹给病人开了止吐止泻的药方，第二天姑娘不吐不泻，气色也好多了，再吃过几剂曹雪芹开的药就好了。

过了几天，哈都统要宴请曹雪芹，以表谢意。曹雪芹希望把胡郎中也请来。宴席上，曹雪芹问胡郎中，“您是在哪儿出的徒呀?《本草纲目》可曾仔细研读过?何为‘四诊’？出自何典？如何把脉问诊？”“我……”胡郎中不知如何回答。

“你一无师所学，二不曾看过《本草纲目》，三不懂望闻问切，竟敢行医。悬壶济世，本是为善之举，可你连最起码的医术都不懂，谈何医德？长此下去，定会惹出人命，这不是伤天害理吗！”曹雪芹对胡郎中训斥道：“做人要诚实，行医既要有医术更要有医德，不能因为贪财，糟蹋‘郎中’这两个字。”胡郎中应了一声，推开房门灰溜溜地走了，从此他再也不敢乱行医了。

后来曹雪芹在写《红楼梦》的时候，将胡郎中乱行医的事儿编排一番，并把“胡郎中”改成“胡庸医”，写进了第 51 回的后半部“胡庸医乱用虎狼药”里，以示后人。

蒲松龄虽是位儒雅之士，但特别喜爱中医药书籍，掌握治病除疾之术。康熙九年，他应友人江苏宝应知县孙树百之聘，充当幕宾。有一次，为调查一起冤案，他乔装郎中，一边走村串户，以看病为名，进行私访暗察，一边通过与病人交谈，收集材料，以助破案。蒲松龄博览医籍，精通医术，善于养生，很少生病，始终保持了充沛的精力，进行文学创作，他编写了一折药名剧《草木传》，全剧以拟人化的手法写中药，以药名写景言情，共计写进了 500 多种中药，真是药寓于文，文寓于药，看文知药，知药赏文，读来妙趣横生。他用医药知识研制的菊桑茶远近闻名。

《清明上河图》是北宋名画家张择端的巨幅长卷，也是我国绘画史上的一颗明珠。画中展现的是北宋京都汴梁的繁华景象，作者取材极广，把当时各行各业尽收画中，可谓包罗万象，无所不有。其中的药店诊所的规模足以印证北宋医学的发展水平。小儿设专科始于唐而盛于宋，画家没有忽略这一时代特点，在画中出现的三处诊所中，小儿诊所就占了两处。《清明上河图》中还绘有一处药房，匾牌上写着“本堂法制应症煎剂”以招徕顾客。卖药处以柜台将买药人与卖药人隔开，现代中药店堂的柜台形式很可能就是从宋代那儿承袭而来。当时的药铺不仅看病卖药，还为病家代煎中药，这样确实方便了病人。

有了药方，就要到药店去抓药。在药店里，你可以看到司药人员把处方放在柜台上，手里拿着戥子，到身后的药柜上一个格子一个格子的小抽屉里去抓药。如果是位老药工，他一看是几克，在小格里用手一撮，用戥子一量，准是几克。人常说熟能生巧，这种过硬本领是靠成年累月的抓药实践练出来的。新药工抓药，就达不到这样的水平了。

提起抓药，还有一段动听的传说。唐代药王孙思邈经常外出行医采药，无论走到哪里，只要有好的药材，他就不畏艰难困苦地去采药，或进入深山老林，或攀登悬崖绝壁，或穿越河川峡谷。因为采的药材很多，它们的性味功用又不相同，所以不能混杂放在一起。为了便于分类放置和使用，他就特意做了一个围身，在围身上缝制了许多小口袋，凡采到一种药材，就装到一个小口袋里，使用起来就方便多了。

一次，孙思邈行医采药来到一个村庄。忽然间一阵狗叫，只见有一妇女躺在地上，嘴里不断发出“唉呀唉呀”的痛苦喊声。原来这位妇女的小腿被狗咬伤了，鲜血直流。他急忙从围身口袋里拿出一种药来，给这位妇女敷上，不大一会儿，这位妇女小腿上的血止住了，疼痛也减轻了许多。她的丈夫赶来，见此情景，十分感激，忙拜谢药王的救治之恩。

药王就是这样采药走到哪里，行医治病到哪里。他给病人诊治后，就从口袋里拿出药来，因为药物配伍不需要很多，总是从小袋里一小撮一小撮地抓出来，所以人们就把它叫“抓药”。后来，人们开药店，为了使众多药物不易混杂，更便于分类取药，店主也仿照药王的办法，将药柜内做成一个格子一个格子的小抽屉，小抽屉里再隔成三个或四个方格，来贮藏放置各种药材。小抽屉的外边写上中药名称，以便记取，免于混淆。直至今天，病人到药店买药时，有的地方仍叫“抓药”。

《西游记》中最精彩的一段是孙悟空给朱紫国王悬丝诊脉，书中描述：行者将三条金线与宦官，吩咐将线的一头系在国王左手腕下，按寸关尺三部上，一头

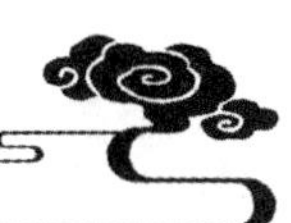

理出窗外。行者接了线头，以自己右手大指先托着食指，看了寸脉；次将中指按大指，看了关脉；又将大指托定无名指，看了尺脉；调停自家呼吸，分定四气五郁、七表八里九候、浮中沉、沉中浮，辨明了虚实之端；又教解下左手，依前系在右手腕下部位。行者即以左手指，一一从头诊视毕，却将身抖了一抖，把金线收上身来，厉声高呼道："陛下左手寸脉强而紧，关脉涩而缓，尺脉芤且沉；右手寸脉浮而滑，关脉迟而结，尺脉数而牢。夫左寸强而紧者，中虚心痛也；关涩而缓者，汗出肌麻也；尺芤而沉者，小便赤而大便带血也。右手寸脉浮而滑者，内结经闭也；关迟而结者，宿食留饮也；尺数而牢者，烦满虚寒相持也。诊此贵恙是一个惊恐忧思，号为双鸟失群之证。"这一大段描写，精彩地把中医学切脉之精要、症状、主何脏腑疾病说得在情在理。在行者给国王制药用大黄和巴豆时，沙和尚道："大黄味苦，性寒无毒，其性沉而不浮，其用走而不守，夺诸郁而无壅滞，定祸乱而致太平，名之曰将军。此行药耳，但恐久病虚弱，不可用此。"行者回沙和尚道："贤弟不知，此药利痰顺气，荡肚中凝滞之寒热。"

猪八戒对巴豆也有妙说："巴豆味辛，性热，有毒，削坚积，荡涤腑之沉寒，通闭塞，利水谷之道路，乃斩关夺门之将，不可轻用。"行者的回答是："贤弟，你也不知，此药破结宣肠，能理心膨水胀。"同是巴豆和大黄的药用功效，孙行者却能看到猪八戒和沙和尚意识不到的一面，从而对症下药，治好了朱紫国王的病。

东汉年间，南阳有个府台干了很多坏事，人人提起他都牙痒痒，恨不得食其肉，寝其皮。这年，府台的女儿生病了，一连几个月，遍求名医，怎么也治不好。听说张仲景医术了得，特派人来请。

那阵子，伤寒病正流行，张仲景每天早出晚归地到乡下给老百姓治病，不在家，他们就把张仲景的儿子请了去。张仲景的儿子常年随父行医，也是个知名的郎中。来到府衙，询问了小姐的病情，府台夫人没张嘴，泪先落下来："她呀！茶饭不进，还不停地吐，可怜儿，面黄肌瘦的，怎么办呀！"

那时候，年轻郎中给女子看病，是不能见面的。只能从帘帏中牵出一根红线，一头拴在小姐的中指上，一头让张仲景的儿子拉着把脉。他把了好久，心里不觉好笑："这病竟没人看得出吗？"原来府台的女儿是怀孕啦！可他并不知道"病人"还是个没出阁的姑娘，就高声朝着府台说："恭喜大人！小姐是有喜啦！"府台一听，气得浑身乱颤，号叫道："混账东西！一派胡言！"命家丁一拥而上，把他痛打一顿。

晚上张仲景回来见了，气得胡子打颤，问儿子："你果真是看得真？"

儿子说："确确实实是怀孕，已经六七个月啦！"张仲景双眼一转，计上心头。

第二天，张仲景邀请了邻居，带着礼品，来到府衙。正赶上全城士绅和名流在那里议事。张仲景见了府台，深施一礼，说："不肖之子医理不明，口出不逊之言，望大人海涵！今天，小人一来赔礼道歉，二来要亲自给令嫒诊脉医病！"府台一听大喜，礼请入内。

张仲景观那女子气色，早已明白几分。暗用右手小拇指指甲剜了一点药，藏在宽大的袖中，然后给小姐抚脉。

张仲景一把脉，此女果然已身怀六甲，就对病人说："张开嘴，看看舌苔！"小姐刚张开嘴，他就弹动右手小拇指，把药弹进小姐嘴中。又叫人端来开水，让小姐喝了。

张仲景这才笑呵呵地对府台说："药到病除，送令嫒到耳房观察，一会就会完好如初的！"

府台十分感激，摆上酒宴，盛情款待。他刚端起杯要敬张仲景酒，耳房就传来了小姐的呻吟声，府台有些诧异，张仲景淡淡地说："这是药力到了。你放心，令嫒顷刻就会好的！"

话音未落，只听哇哇的婴儿哭声从耳房传来。府台和夫人猛地惊呆了，一时羞得面红耳赤，恨不得钻到地缝里去。那些绅士名流也是你看着我，我看着你，暗地里发笑。张仲景为百姓出了气，一拂衣袖回家了。

诗圣杜甫晚年穷困潦倒，辞官后回成都种中草药，后在沙头镇的大街上开了一个"百草堂"中药铺。

杜甫经营的百草堂药物货真价实，童叟无欺，买药的人络绎不绝。但杜甫的"百草堂"，使几家地主老财开的药店冷落萧条下来，直至无人光顾。几家药店的财主便凑到一起，决定先用银两收买了节度使卫佰玉衙门的一个书吏，打算用卫佰玉的权势把"百草堂"除掉。

书吏在卫佰玉面前挑拨说："杜甫开了个中药店，自夸天下诸药最全，还自以为是才学最深，会写诗，连你老人家都瞧不起呢！"卫佰玉一听火冒三丈，开了一服"行运早，行运迟，正行运，不行运"的邪药方，递给书吏说："快去，送到百草堂，立即把药抓齐，否则对他不客气。"

杜甫看了看那个邪药方，手捋胡须，轻轻冷笑说："好，我给他抓。"不一会儿，抓出四味药，放在柜台上说："卫大人要的四味药我给他全抓齐了，拿回去吧。"书吏一看，竟是一片萝卜干、一块生姜牙、一颗红皮鲜李子、一颗干桃僵。

杜甫指着萝卜干对书吏娓娓道来，萝卜干是"甘罗"之意，当年甘罗十二岁当了宰相，这叫"行运早"。生姜牙是姜子牙之意，姜子牙八十岁遇文王，这叫"行运迟"。李子虽然酸溜溜的，却正是目前市场上卖的俏货，这当然叫"正行运"。

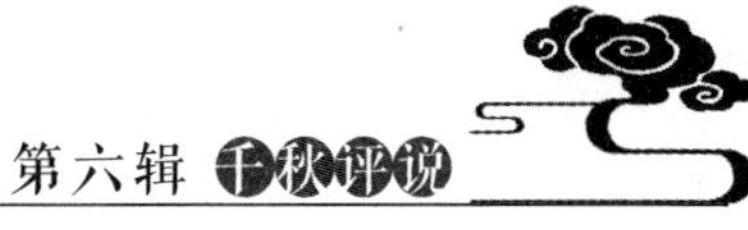

干桃僵是隔年的桃子，经过雪冻霜打算不得鲜果，只能入药，便叫“不行运”。书吏听过后无言以对，只好抓着四味药溜走了。从此，那些财主对杜甫的“百草堂”药店更没法了，“百草堂”药店越办越红火。

“六月三伏好热天，什刹海前正赏莲，男男女女人不断，听完大鼓书，再听十不闲。逛河沿，果子摊全，西瓜香瓜杠口甜，冰镇的酸梅汤打冰乍。买了把子莲蓬，回转家园。”《北京俗曲十二景》，一幅悠闲自在的消暑娱乐图，冰镇酸梅汤是其中不可或缺的消夏避暑之物。

《红楼梦》中的消暑饮品，自然也少不了酸梅汤，贾宝玉也是爱喝且常喝的。不然，炎天暑日，挨了那样一顿打，疼得都躺不稳，喝了两口汤，干渴顿时浮上心来，心中只想着那凉凉甜甜的酸梅汤，若能痛饮几口，真是百息俱消。

以梅取汁为饮历史悠久，宋代的梅汁饮料开始接近现代的酸梅汤，临安街上卖的“雪泡梅花酒”应属此列。明代的梅汁品种更多，有“青梅汤”“黄梅汤”“梅苏汤”等。清代，梅汁正式名为“酸梅汤”，宫廷大内和王公贵族都好饮，太医院以“桂花酸梅汤”作为皇帝后妃的日常保健饮品，就连慈禧的脉案中都有它的记载。

《水浒传》里，西门庆巧遇潘金莲后，神魂颠倒，只在隔壁茶坊门口踟蹰。王婆出来搭讪就一句：“大官人吃个梅汤。”西门庆回道：“最好多加些酸。”那王婆当即做了。可见，当时的酸梅汤系随吃随做，甜、酸之口味也可随意调节。

车前草是车前科多年生草本植物，多种车前的全草，又名车轮菜、当道、地衣等，生长在山野、路旁、花圃、河边等地，春夏秋三季均可采挖，是饱人口福的野菜，更是一味利水渗湿类中药。著名的大禹治水故事据说还有车前草的功劳。

相传尧舜禹时期，江西雨水过多，而河流因泥沙淤阻，致使连年水灾，百姓的田地被淹，房屋被冲，流离失所，苦不堪言。舜帝知情后，便急派禹和副手伯益前往治水。他们采取疏导法疏通赣江，工程进展很快，不长时间就修到了吉安一带。当年夏天，因久旱无雨，天气炎热，民工们很多出现了发热头昏、小便短赤等病状，大大影响了工程进展。

舜帝获悉情况后，立派医师前往工地救急，但却无济于事，这把禹和伯益他们急得在帐篷外来回踱步，坐立不安。忽然有一天，一位老大爷捧了一把草要见他们，禹把老大爷请入帐篷，询问何事。老大爷说：“草民是喂马的马夫。我观察到马群中有一些马匹能吃能饮，撒尿清澈明亮；有些马匹却不吃不喝，撒尿短赤而少，肯定生了病。而能吃能饮的那些马经常吃长在马车前面的这种草。我就扯了这种草喂那些生病的马，结果很快这些病马就好了。看到民工们病了这么多，出现的病状也差不多，不妨试试这种草。”禹和伯益听后十分高兴，于是命令手下民工都去采挖这种草熬水喝。说来也奇，不到两天时间，患病的民工一个个恢复了活力。因为这种草是马匹在马车前吃的草，禹和伯益便随口称之为“车前草”。

据传古代云南边疆某村庄有一青年药农，新婚不久，为生活所迫，要进山挖药。其妻依依难舍，青年也甚为留恋，在含泪惜别时，嘱咐爱妻在家里艰苦度日，如果他三年不能归家，允许她改嫁。哪知青年一去三年，由于山深林密，路途遥远而无法通信。三年来妻子见丈夫全无消息，忧虑交加而致气血并虚，得了严重的妇女病。婆婆见媳妇形体日瘦，神情日疲，茶饭不思，顿生怜恤之心，劝她改嫁。妻子初有不舍，后来也以为丈夫一去已过三年，料想凶多吉少，便经不住人们的劝说而另择配偶了。

谁知她改嫁后不久的一天，采药青年突然回来了。当他得知妻子已经改嫁，后悔不迭，乃托人捎信要求再见一面，共叙别后情景。妻子应允，相见时竟抱头痛哭。在悔恨交加中，青年得知她家境艰难，便赠一些药材，叫她去卖钱度日。青年走后，患病已久又多情的女子见前夫如此铁石心肠，顿时瘫软在地，想起自己的不幸身世，一阵心酸，痛不欲生，就胡乱拿些药来煎服，以此来了却残生。哪想到连吃几天，脸上竟渐有血色，红润起来，病也不治而愈，后来人们记取青年药农当归而不归，害得妻子改嫁的沉痛教训，遂将此药取名为“当归”。

当归为伞形科多年生草本植物，含挥发油、水溶性生物碱、蔗糖等，功能为补血调经、活血止痛，适用于治疗血虚引起的头昏目眩、心悸疲倦等症。

近年来，聚焦中医药、内含中医药的影视剧不少，从《大宅门》的热播，到《大清药王》《神医喜来乐》，古装武侠剧中都或多或少融入了大量的中医药元素。中医药文化向影视剧渗透已经逐渐为广大观众所接受。“其实很多此类的电视剧中，药方都是有一些根据的，否则不敢随便写出来。”周振天是 10 年前《神医喜来乐》的编剧，在继续写续集时，他告诉记者很多偏方都来自于古代医书，“《神医喜来乐》系列的剧本更是有医学顾问的。”这些医学顾问中，很多都是来自于国内大型传统医院的中医科主任医师。

《大长今》根据历史题材演绎而来，但在展示中医药文化内容方面，却紧紧抓住了中医药文化源于日常生活并与日常生活紧密联系这一特征，努力淡化故事所发生的民族、国家、时代、社会等意识形态的宏观背景，从细微处着手，通过小人物自身的命运，贯穿亲情、友情、爱情，依托老百姓的日常生活娓娓道来。中医药文化知识，不在社稷之间，不在时代风云变化之中，而是一天天、一月月、一年年存在于剧中人家长里短、儿女情长、锅碗瓢盆之中。尽管无比的平淡与琐碎，但却有着日常生活的亲切、令人回味无穷，因此也能够收到很好的传播效果。剧中介绍了往普通牛骨汤内加入适量的牛奶让汤味变得更加浓郁，将厨房火灶下面深层的泥土放进鸡内以带出鸡肉鲜味；用清甜的泉水做成的冷面，用白菜做成的馒头，用豆腐包着肉末做出的牛肉火锅，等等。每一集里涉及的美食无不传递了饮食应以健康为先的道理。

中国有一句俗语叫作“秀才学医，笼中抓鸡”。古时候秀才科场不利，往往转而学医，很容易上手，因为中医与儒学、道学、易经八卦、阴阳五行甚至武术茶道、琴棋书画等都有着千丝万缕的联系，具有传统文化知识背景的人学习中医相对容易。

中国传统文化是儒、道、释三种流派思想长期融合而来的，这三派思想都对中医学的形成与发展影响深远，尤其是强调人与自然界协调统一的“天人合一”观，不仅是中国传统文化的精髓之一，也直接缔造了中医学的基本框架，为中医学的发展找到了出发点与归宿。中医天人相应的整体观念，五行相贯的藏象学说，阴阳互根的治疗原则无不打上了中国古代哲学的烙印。北京中医药大学医史文献学科博士生导师张其成教授也认为，诞生于古代中国的中医药学，其本身就是中国传统文化的一部分，与中国古代其他文化的关系同根同源，本为一体。

“医儒不分家”是中国古代社会特有的一种现象。满口之乎者也的老夫子，大都略通岐黄之道；而悬壶济世的老郎中，也会附庸风雅子曰诗云一把。在宋代，范仲淹“不为良相，当为良医”的理念深入人心，济世救民成为读书人的两大抱负。至此便出现了“儒医”之名。朱肱、许叔微、李时珍等都曾习举子业，而王安石、苏轼、沈括等一大批文坛巨匠，医学功底也十分了不起。自古精于医者多精于文，而精于文者亦精于医。医儒相通不仅是我国中医药文化之特色、魅力所在，同时也正基于此，才使得古老而传统的中医药文化能巍然屹立于世界文明瑰宝之列，且始终流彩众芳，与时俱进。

国医大师的治病绝活

当今的中医界流派纷呈，各有千秋，涌现出大批名医大家，每位都身怀绝技，饱经临床，在各自擅长的领域里传承、创新、发展，丰富着祖国的中医药宝库。他们是中医药事业前进的中坚力量。他们一个个身怀绝技，依靠古老传统的“师带徒”模式，继承了中医精华，代表着当代中医的最高水平。

国医大师是国之瑰宝。国务院副总理刘延东在接见国医大师代表时说，国医大师是医疗卫生行业的杰出代表，是中华医学文化的重要传承者，是国之瑰宝。中医药是我国独特的卫生资源、潜力巨大的经济资源、具有原创优势的科技资源、优秀的文化资源、重要的生态资源，挖掘利用好中医药资源，具有重大现实和长远意义。

国医大师之所以能够成为国医大师，一定有自己的秘诀。他们把工作视为生命中不可或缺的部分，将毕生精力投入自己热爱的中医药事业之中。他们是学生的名师，患者的名医，在做人、修心、养德方面为我们树立了榜样。

“医学乃仁人之术，必先具仁人之心，以仁为本，济世活人，方可学有成就而达良医。”这或许就是“国医大师”的奥妙吧。

唐祖宣先生是一位靠实干从农村基层成长起来的“国医大师”，对农村、农民的疾苦有着切身的感悟。他从医 55 年，在临床实践中积累了丰富的学术经验，是新中国成立后中医治疗四肢血管病奠基人之一，发表学术论文 186 篇，出版著作 51 部。任中华中医药学会常务理事、中华中医药学会血栓病分会副主任委员、中华全国张仲景研究会常务理事、中国中西医结合学会周围血管病专业委员会常务理事、中华中医药学会河南分会常务理事，第一、二届全国老中医药专家学术经验继承工作指导老师。享受国务院特殊津贴，曾获全国先进工作者称号，被评为全国老中医药专家学术经验继承优秀指导老师。2014 年获中华中医药学会终身成就奖。他是第七届、九届、十届、十一届、十二届全国人大代表，多年来提出议案、建议 1067 件，其中有关中医药方面的 386 件，为中医药事业发展献计献策，做出了重要贡献。

著名作家二月河与国医大师唐祖宣是同乡，他们结识较早，又常在一起开会。

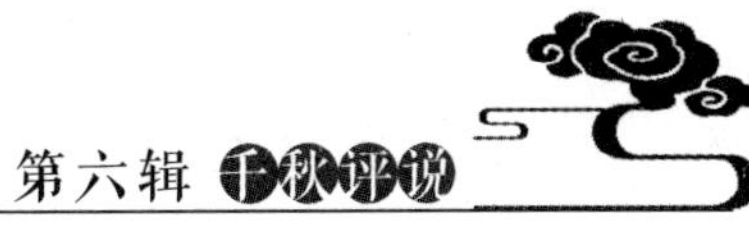

他这样描述唐祖宣："都是脑力劳动者，都在各自领域中艰难竭蹶地前进，但他的身体似乎比当年还要强健，精力旺盛，思维敏捷，言语俊爽，走路都是一阵风，满面红光的，有那份'奕奕'的劲头。"不愧是作家，不仅描述得形象生动，还带着羡慕。

2009 年 6 月 19 日，首届"国医大师"表彰暨座谈会上，30 位从事中医临床工作的（包括民族医药）的老专家获得了"国医大师"荣誉称号，这是新中国成立以来第一次在全国范围内评选国家级中医大师。2014 年，邓州市中医院院长唐祖宣先生在第二届国医大师评选中获"国医大师"称号，从而成为河南仅有的两位国医大师之一（另一位是首届"国医大师"、河南中医学院的李振华先生）。

今年 73 岁的唐祖宣是一名学徒出师的基层中医大夫，从医 57 年来，发表学术论文 106 篇，编著医学书籍 25 部，履职著作 23 部。

1942 年 3 月，唐祖宣出生在仲景故里、南阳邓州市的一个农民家庭。父亲在唐祖宣出生前的 3 个月已因病去世，当时仅 30 多岁，农村里很多人给唐祖宣冠上了"迷信犯冲"的说法。

唐祖宣长大后，才从邻居一位有名的老中医周连三那里得知父亲去世的真实原因。"你父亲患的可能是脑血管病，这种病如果治疗及时不至于要命，还可以早防治。"听了这话，唐祖宣悲痛的同时，毅然决定学医。

虽然唐祖宣只有小学文化，但因聪明好学，跟着老中医周连三很快走上了岐黄之路。白天在诊所帮周连三照顾病人，晚上还要将白天的方子与病例一个个抄写下来反复揣摩。《黄帝内经》《伤寒杂病论》《金匮要略》这些医学著作，很快都被他背得滚瓜烂熟。

1958 年，诊所合并，唐祖宣随周连三来到邓县城关卫生院（后改名为邓州市中医院）工作。1960 年，唐祖宣被确定为河南省中医学徒，1963 年经河南省卫生厅组织考试合格出师，从事中医临床工作。1980 年晋升为中医主治医师，1987 年晋升为中医主任医师。

唐祖宣擅长心脑血管病的治疗，尤其对周围血管病有深入的研究。他用温阳药物治疗心衰，挽救了大批心脑血管病患者；用益气化瘀、温阳益气、清热解毒等法治疗血栓闭塞性脉管炎、静脉血栓形成、糖尿病性坏疽、动脉硬化闭塞症等，疗效显著，为很多周围血管病患者免除了截肢之苦。

年过七旬的国医大师唐祖宣，热情开明，身板硬朗，一点不像个古稀老人。问及他的养生之道，他说："从古至今，中医的养生方法不外四种，即情志、运动、饮食和药物养生，我把这些称为中国式养生。我没什么特别的养生方法，就是平时注意在这些方面多调节，使自己在繁忙的工作中，能够精神饱满，情绪愉快，脾胃强健，不生病少生病，有更多的时间用在工作上。”

说起国医大师的称号，不能忘了90岁高龄的李振华。他因腰椎不好，经常需要躺在床上休息，但即便是这样，他也坚持为患者看病。被评选为“国医大师”后，很多人去“取经”。他毫不吝啬地将自己的经验总结为五个字“勤、恒、博、精、悟”，传授给大家。

1924年，李振华出生于河南洛宁县，父亲是当地一位很有名气的医生。最初，李振华想走读书报国之路，17岁那年，他的家乡发生大灾，每天都在死人，父亲对他说：“别上学了，回来跟着我学医吧！”从此，他踏上了岐黄医学之路，至今已有60余载。

60多年来，李老一直从事中医医疗、教学、科研工作，发表学术论文50余篇，专著8部，研究成果多次获得国家级、省级奖励。他临床经验丰富，长于治疗内科杂病，早年善治急性热性传染病，晚年专心于脾胃病的专题研究，形成了独具特色的脾胃病学术思想体系。2009年，李老被授予“国医大师”称号。

李振华说：“学中医不仅要懂医学，还应文理通、哲理通、医理通，要用中医的思维方式诊治疾病，用中医的思维观念来认识疾病发生、发展的规律。”

67岁的患者王某心跳缓慢，服用所有的抗心律失常药物均无效，医生决定给他放起搏器。他找到李振华后，李老根据他食欲差、胃中泛酸、神疲乏力、胸胁胀痛、舌淡苔腻等表现，辨证为肝脾失调、脾虚肝郁，治以疏肝健脾，随后开方子用逍遥散、二陈汤加减，服药后再做心电图房室传导阻滞消失。

“心脏有病怎么去治肝脾呢？”很多医生觉得不可思议，李振华说，这就是中医的整体辨证思维方法。

王长洪是沈阳军区总医院中医科的主任医师，博士研究生导师，全军9位“国医名师”之一，在消化内科疾病治疗领域中享有盛誉。其中，他用中医中药的方法治疗腹泻堪称一绝。

王长洪曾经治疗过一个病人，持续腹泻两个半月，被诊断为功能性腹泻，吃了很多药物都无济于事。后来，王长洪为他开出了药方，党参10克、炒白术15克、苍术10克、白芍10克、陈皮10克、五味子10克、肉桂5克、炮姜10克、黄连5克、甘草5克，用水煎服，每日1剂，患者很快恢复正常。王长洪说，换季的时候是胃肠疾病高发的季节。这个方子常被他用来治疗功能性腹泻，屡屡见效。

上海14岁男孩小张，2004年4月在沪被诊断为髓母细胞瘤，术后两月余，头痛如重压、耳胀，泛泛欲呕，时轻时重。MRI示脑瘤术后复发，左侧乳突窦积液。朱良春用扶正祛邪、软坚消瘤法，予多种虫类药、补益精血药合用，精心调治，2006年、2007年至今复查多次，均未发现异常，已能正常上学。2008年，小张

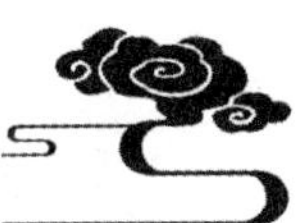

父子等三人专程从上海来向朱良春报喜：复查肿瘤已完全消失。

有一次，鲁兆麟接诊一位神经根髓鞘脱的病人，治疗非常棘手，用遍了温阳药、补气药、活血药还是效果不好，他向王玉川请教。王玉川说，“《内经》讲‘肾恶燥，即食辛以润之’，你别净顾着补阳，加点细辛这类通药试试。”果不其然，试了王玉川说的方法后，病情好转。温阳药不效试补气药，补气药不效试活血药，最后再试毒药细辛，这种蒙和试的方法对大多数非进行性慢性疾病，总有试着的时候。

有一位 29 岁的农村妇女患中毒性痢疾已经高烧昏迷了 21 天，曾用各种抗菌素和其他西药治疗，就是不见好转。一些医院用各种办法治疗无效，认为这个病人没救了，即使醒了也会因长期昏迷而失去语言能力。患者家属请求王绵之诊治，王绵之守在病人身旁数天，精心医治，随时视病人情况改方给药，半个月后，病人的神志清醒了；3 个月后，终于开口说话了。

曾经有一位女性病人，62 岁，子宫脱垂合并阴道壁高度膨出，严重影响生活起居，要准备手术治疗，但由于心律失常，频发多源性室早、阵发性心动过速，手术医生让其治好心脏病后再去手术。患者找到邓铁涛，四诊毕，邓铁涛认为两病可以同治，皆因脾虚中气下陷所致，让其先重用吉林参，继服补中益气汤加减。半个月后检查心电图改善而心悸除，两月余而子宫返其原位，追踪半年两病俱愈。免挨一刀，病人对邓铁涛千恩万谢。

任继学的一个 50 岁的女亲属，患出血性中风，脑出血约 70 毫升，西医专家会诊中认为生存希望不大，任继学亲自抢救，应用自己创立的破血化瘀、泻热醒神、化痰开窍法急救。昏迷 72 小时的患者醒过来了，认人了，两周后开始说话了，一个月后恢复健康。非典肆虐期间，其中一名病人肺部 90% 炎性改变，5 次会诊均被宣判为“死刑”，家属绝望了。任继学会诊后开了汤药，并从家里无偿拿来珍藏多年的梅花点舌丹、六神丸。家属也抱着死马当作活马医的心理，在常规治疗的基础上加服任继学的方药。4 天后，X 线胸片显示炎性改变 70% 消失，许多医生认为这简直是奇迹。

几年前，一位 81 岁的老人长期患糖尿病，出现严重的并发症糖尿病足，来到朝阳医院找到方和谦。老人左脚趾亚急性坏死，脚趾呈黑紫色已一月有余，行动十分困难。西医认为只有截肢。老人和家属处在两难之中。后经人介绍，老人找到了方和谦求诊。方和谦仔细询问后，确认此病皆因元气不足、气阴两虚引起，遂投以自创的“滋补汤”以培补元气、扶正祛邪。两周后，患者用完方和谦的 12 服“滋补汤”后，四肢浮肿均有好转。6 周后，患者组织坏疽痊愈。再来院就诊时，但见老人面色红润，活动自如，已可以缓慢行走。

1980年年初，一位外地男性中年患者瘫痪卧床多年，他听说北京东直门中医院有位程教授针灸很“神”，可以治好瘫痪，就由家人用担架抬着，来到医院求治。后来程莘农给他扎了两年针灸，几十个疗程辅以中药，终于使其痊愈了。最后一次针灸后，病人竟能自己自如地行走下楼梯乘车回家。有一年，印度驻华大使馆的一位官员来到针灸研究所，替其国内一位妇女咨询。当这位女病人从印度来到诊所，程莘农才知道，她患三叉神经痛已17年，为治病辗转世界十几个国家的数十所医院，都不太见效。程莘农仔细询问和检查病情，决定给她分两个疗程治疗，每个疗程扎10天，中间休息两天，再进行第二个疗程。就这样，经过20天的精心针灸，折磨这位妇女17年的病痛奇迹般痊愈了。这位妇女回到印度后，也没有复发。

有一天，去一户农家吃午饭时，程莘农看到这家女主人擀面条时好像心不在焉，若有所思。问她：“你有什么困难吧？”她说：心焦啊！女儿一天到晚老是摇头，怎么治也治不好啊！唉！程莘农就说给她扎扎看吧！头顶一针，脑后一针，就一顿饭的工夫，他吃完面条后给她起针，就去工作了，准备明天有空再来给她扎。第二天，当他去另一家吃饭时，看见那个小姑娘和她妈妈已经在这家等他了。她妈妈高兴地告诉他说，昨天您扎针后，她就没再摇头。他听后心里也很高兴，没想到会这么快就见效。就这样他抽空给小姑娘扎了3次，小姑娘的摇头病就彻底治好了。

一位在那曲工作16年，患“高原红细胞增多症”两年的男性患者，强巴赤列给出具体药物处方：早上服25味余甘子丸4粒，中午服用18味檀香丸，晚上服用15味沉香丸，间隔服用余甘子汤。15天后微调药物，早上、中午同前，晚上服用20味沉香丸，间隔服用婆婆纳汤和三果汤。5天后实施放血疗法。患者痊愈，至今不曾复发。

北京一食品厂工人朱某，一家四代找路志正看病，均获得成功。其父患膝关节积水，其母是高血压，本人患心脏病，经路老看后，三人的病情大有好转。朱某的女婿患有男性病，结婚几年没孩子。经检查是精子成活率低，看了多位医生都未好转。吃了路老开的一服药，症状就有所改变，连吃几服，精子成活率逐渐正常。不久，妻子怀孕生一女孩。以后，孩子有个头痛发热的，找路老一看就好。27岁的青海姑娘王某，19岁时得了类风湿性关节炎，四肢肿胀疼痛，无法走路。7年来，求医遍及全国各大医院，几乎倾家荡产。经人介绍找路老诊治，一个月后，患者类风湿因子由原来的74下降到18，病情明显好转。据姑娘的妈妈说，原来一个月要花4000元左右的医药费，现在最高才600元。记者看到姑娘手中的药方，7服药共53.1元。如今，这位姑娘不仅走路没问题，还在一所学校学习电脑。

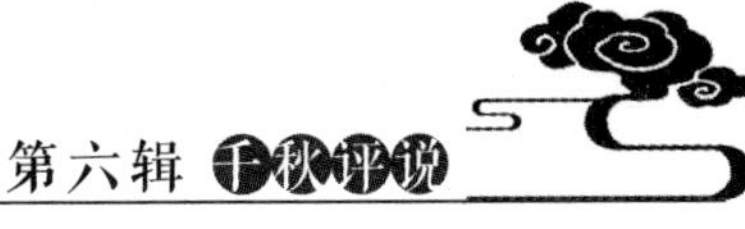

内蒙古一位40多岁的患者，因经常吸烟、喝酒、吃羊肉，咽喉形成1厘米×1厘米的溃疡面，严重影响进食，辗转多家大医院，始终不见好转，经朋友介绍找到颜正华吃了两个星期的中药就可以吃饭了，不久溃疡面神奇般不见了。

有一位肺脓疡病人，因肺纤维化而出现空洞，高烧持续不退，情况危急，几个西医治疗方案都起效甚微。颜德馨主动提出使用中医治疗。他诊脉辨证，并以鱼腥草为主的药方施治。他亲自熬药，并连续陪护病人3个昼夜，细心观察服药反应，终于使病人高烧退下，症状改善。

“国医大师是中医药从业人员的最高荣誉，每5年评选一次。”四川省中医药管理局副局长田兴军介绍说，国医大师评选要求参选人品德高尚、医术精湛，此外，有至少50年的临床医学经验或者从事中药的鉴别、炮制工作经验。两届评选共60人获得“国医大师”荣誉称号。成都中医药大学刘敏如教授成为迄今全国唯一女性国医大师，也是首届国医大师郭子光教授后，省内第二位荣获国医大师称号的中医专家。

作为著名的中医妇科专家，如今已82岁高龄的刘敏如仍坚守在临床第一线，从事妇科疑难疾病的诊治，年门诊量超过5 000人。在经过了8年的医学教育后，1962年，刘敏如从成都中医学院（现成都中医药大学）医学系毕业，随后留校任教，此后一直从事中医教育。从医60余年，刘敏如一直从事中医学妇科医、教、研工作以及管理工作。

虽然已经82岁高龄，刘敏如依然坚守在临床第一线，年门诊量超过5 000人。10月30日，刘敏如在北京参加国医大师表彰大会，直到当天凌晨3点钟，82岁高龄的她都还在工作。据刘敏如的学生介绍，在颁奖会上，有人请求看病。学生怕她太累，婉言推拒了。“但是后来刘老师知道了，说我们应该体谅病人的心情，在颁奖现场看了病。”

“养生重于治病”是邓铁涛教授一直倡导的健康理念。他年轻时除了跟随父亲读经典著作外，还酷爱看《论语》《孟子》《庄子》《道德经》等，获益匪浅。闲暇时，他喜欢练习书法。上小学时，他每天下午放学后的第一件事就是练习书法。后来，每当遇到心情不好的时候，他便会习惯用毛笔写字，令自已安静下来。而书法的内容，恰恰是表达他当时的思想或是内心的倾诉。当书写完毕时，他会感到一身的轻松。

“别把中医养生神话了，养生其实就是生活”，孔令谦指出，养生就是生活，“养生”主要在于一个“养”字上。饮食是维系生命的最基本物质，饮食的不均衡或是寒热偏差则会导致一些疾病的发生，但饮食仅仅是一个层面，并不能代替整个人生，人生中尚有精神层面的需求，尚有遵循自然规律与人生规律的层面。

孔令谦认为，养生的关键在于要做到心态平和，即“养生首务在养心”，这样才能乐享健康高品质生活。

“随着时光的流逝，老一代名中医逐渐淡出历史舞台，是无法阻挡的自然规律。但让人忧心的是，随着他们的隐退，一些宝贵的东西可能就此而消失。”不知怎么，就在那样一个时刻，当时对中医的认识仅限于“华佗”“扁鹊”的我，突然产生了一种走近中医、了解中医的冲动。

中医的“天人合一”，人与自然的和谐；“阴阳五行”学说在辨证施治方面的应用；主张高明的医生“不治已病，治未病”的预防为主的思想等都已被全世界医疗界所借鉴。中医是“国粹”，在中国大地上土生土长，取之于民，用之于民，既简单，又玄妙。近年来中医，在攻克癌症、艾滋病、非典病毒等方面都取得了显著的成效，受到了全世界的重视。中医对于全人类的健康事业的积极作用和深远意义是不可估量的。

我真切地希望我们的国家和同胞们切实关心我们中华民族的宝贵遗产，中医的继承和发展。然而，中医并非故弄玄虚的“庸医”，而是要有真才实学。真正的“国医高手”也是来之不易的。愿用我们的镜头紧紧追随中医大师们渐渐远去的背影，试图让他们转过身来告诉你我：他们在中医药的宝库里探索了一辈子，与病魔和死神战斗了一生，他们到底看到了什么？

有一个 30 岁出头的年轻人，看上去像个老头子。一天，他到老中医那里看病说：“我浑身不舒服，可做了 CT、B 超等一系列检查都显示没有器质性病变，只是功能性的病症。”老中医并不急着给他把脉，只是问他平时有什么爱好，年轻人回答说：“我没什么爱好，有时会看看电视。”

老中医又问：“你有没有娱乐活动，如唱歌、旅游、踢球？像你这年龄的人应该很喜欢体育活动。”“我从来都不参加这些活动。”年轻人说，他从不和朋友出去喝酒，连女朋友也没有，听得老中医哑口无言。“你回去吧，不用开药了，你的生活如此枯燥，怎会不得病？即便医好又有什么意义？”老中医一语惊醒梦中人。是啊，对生活的态度不积极，终日不是睡觉就是看电视，这样的人生有什么意义呢？

中医是国之瑰宝，是中华文化的组成部分，不仅源远流长，而且在中华民族发展的过程中起到了重要作用。中医是我们本民族的宝贵遗产，所以也称之为“国医”。尽管好多人不了解、不认可，甚至调侃中医为“一个老头，一个枕头，三个指头”。其实，我认为这更能看出中医的高明，而且有一种中华文化特有的潇洒。

近百年来，中医走到今天，经历了怎样的坎坷，这些“国医大师”正是中医百年坎坷的见证者。虽然中医几经废止，但从来没有被完全消灭，直到今天重新

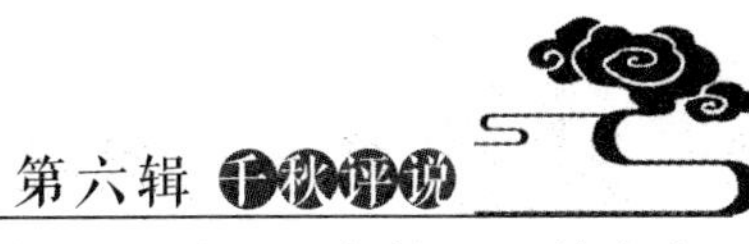

崛起。这恰恰证明了中医的科学性，以及人们对中医的需要。当然，这其中离不开“国医大师”。

拿破仑曾经这样评价过中国：“那是一个沉睡的巨人，别弄醒他！因为他一醒来就会震惊世界。”曾经听过这样一句话：“中国人是比犹太人还要聪明的人。”就像法国小说家奥诺雷·德·巴尔扎克说过：“中国人都是发明家，他们比法国人还要开明开化得多，中国人发明火药的时候法国人还在用棍棒厮杀，中国人发明印刷术的时候法国人还不识字。”

摒弃浮躁、宁静致远。也就是所谓的职业心境的从容淡泊：外边的世界很热闹，自己却不轻易盲从；灯红酒绿中的诱惑很多，自己却坚守“初心”，一切“走心”，像田野一样安静，像诗歌一样平和。当下，“中国制造”正在向“中国智造”强力迈进，政府工作报告里的新词汇“工匠精神”备受关注。“工匠精神”的理念就是从容独立，踏实务实；摒弃浮躁，宁静致远；精致精细，执着专一。毫无疑问，中国已经是世界上最令人瞩目的制造大国之一。国外曾流传这样的趣谈：一位母亲问孩子：“上帝住在哪里？”孩子答道：“既然上帝创造了万物，他一定住在中国。因为所有东西都是‘中国制造’。”

习近平总书记曾指出：“中医药学凝聚着深邃的哲学智慧和中华民族几千年的健康养生理念及其实践经验，是中国古代科学的瑰宝，也是打开中华文明宝库的钥匙。”中医药在长期发展进程中吸纳、融会了中华民族优秀传统文化，蕴含着丰富的哲学思想和人文精神，中医药文化不仅体现了中医药的本质与特色，也是中华民族优秀传统文化的载体，是我国文化软实力的重要体现，应有充分的文化自信、民族自信。中医药不发展是没有道理，也是没有出路的。发展中医药既能保证经济社会生产力的提高，也能为经济社会发展做出自身的贡献。

如果人人都有“工匠精神”“中国智造”、中国品质，自然就能更上一层楼。

长河奔流济世长

一辆客运车“滴”的一声停在上蔡县北环路口，从车上踉踉跄跄地走下来一位老者，只见他双脚一着地便晕倒在路边，不省人事。一位好心人用电话向上蔡县中医院主任医师、业务院长郭长河报告了此事。郭长河接报后，立即率领医务工作者赶到出事地点，将老人安全转移到中医院急诊室。当时，老人呕吐不止，不会说话，生命已危在旦夕。

人命关天，事不宜迟，以郭长河为组长、护士长樊萍为副组长、郭长河的4位徒弟为成员的抢救护理工作组立即投入抢救之中。经诊断，老人患脑溢血，郭长河采取中西医结合治疗的办法为老人医治，经过几日的治疗，老人终于化险为夷。老人的命保住了，但仍不能说话，无法知道老人的家乡。在治疗的过程中，不乏好心人提醒：患者的医药费谁出？万一救不过来死了谁负责？善后工作怎么办？这些郭长河并不是没有考虑到，经过反复思忖，医生的责任感使他义无反顾。他一方面坚持为老人医治，一方面与民政局、公安局联系，帮助查找老人的家庭住址，并在电视台等多家媒体发布认领启事。还同民政部门商定，万一救不过来，由民政局出面处理善后工作，可谓是从最坏处着想，向最好处努力。功夫不负有心人，家住商水县的病人家属终于从电视广告上得知亲人的下落，及时赶到上蔡县中医院。这时老人已入院9天，看到已经康复的老父亲，病人儿子喜极而泣。临别时，老人的儿子拉着郭长河的手说：“要不是你们及时抢救，我父亲恐怕早已成了无名野鬼了，您的大恩大德我们一辈子也报答不完啊！”

这种场景，郭长河经历了多少次，他已经无法统计了……

少年梦想

这位被老人儿子再三感谢的郭长河究竟何许人也？

1956年农历四月二十九日，一个名叫虎盘村的偏僻山村中，一男孩呱呱坠地，他就是郭长河。郭长河出生在鲁山县张良乡虎盘村一个贫苦农民家庭。虎盘村村前有一条清澈的大沙河，父母便给他取名郭长河，寓意他像门前的大河一样坚韧不屈，勇往直前。

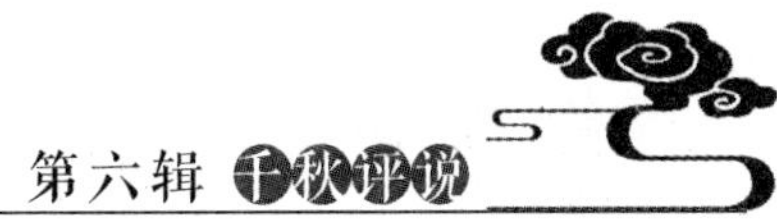

在伏牛山深处这个普通的山村，郭长河第一次从邻居大叔的嘴中知道了中医中药这个名词。但是，生活在绿水青山之中的这位懵懂少年，并不知道自己的将来会和中医中药发生什么联系。

一个偶然的机会，他从一个乡医那里第一次见到了《黄帝内经》。这本封面破破烂烂的古籍，被这位乡医视为珍宝。“提挈天地，把握阴阳，呼吸精气，独立守神，肌肉若一”，看到这些记述，郭长河犹如醍醐灌顶。他百般央求之下，老乡医才不得不答应出借。

随后的三天内，这些灵性的文字像一只只飞鸟，在郭长河的灵魂深处起起落落。他感到似乎有一股神秘的力量豁然推开了一扇大门，一个全新的世界跃然而出。三天过去了，这本被誉为中医界“圣经”的古代药典《黄帝内经》重新归还到老乡医的手中。老乡医大感吃惊的是，这个稚气未脱的中学生侃侃而谈，居然读懂并参悟了其中的要义。

人生一世，机缘往往不期而至。让郭长河万万没有想到的是，自己真正的人生之路，从这本封面破烂不堪的《黄帝内经》开始，不知不觉地启程了。

1977 年，不辜负父母期望的郭长河，以优异成绩考上许昌地区卫校中医班。怀着父辈的希望和对未来的憧憬，郭长河走出了大山，开始了艰难的求学求医生涯。郭长河像一尾鱼，自由自在地畅游在这博大精深的文化之中。

大学课堂上，皓发银丝的老教授们旁征博引，郭长河聚精会神。课堂下，他夙兴夜寐，潜心苦读。《伤寒杂病论》《医学启源》《本草纲目》，他在这些浩如烟海的医书古籍中跋涉，与张仲景、张元素、李时珍等一代又一代大师对话。面对日渐式微的中医国粹，这位踽踽独行的年轻人，逆风埋头向前，苦苦追寻先人的足迹。

“秀才”入行

三年后，郭长河服从组织分配，来到了缺医少药的国家级贫困县——上蔡县，并被下派到该县最贫困、最偏远的百尺乡从事中医临床工作。

“凡是最贫困最偏远的地方，也正是群众最需要的地方，国家培养多年，我一定要为国家为人民多做贡献！”怀着一腔抱负，郭长河背起铺盖来到百尺乡卫生院，负责急诊、危重病人抢救、住院治疗等工作。当时的百尺乡卫生院基础设施非常落后，医疗设备缺乏，诊断疾病基本上靠“三指一诊”(三指是食指、中指、无名指，一诊是脉诊垫)、听诊器和血压表，仅有的几名医生也都是土生土长的，且年纪都比较大。由于是大锅饭，人浮于事，再加上怕担风险，几乎所有重病人都压在被人称为“秀才”的郭长河身上。但他没有怨言，没有退缩。白天，他用自己的所学为患者诊治、服务，夜晚，他挑灯夜战，苦心研读，自修了整套中医本科教材，同时自费订阅数种中医杂志，悉心攻读古今医典。由于他谦虚、谨慎、和善、好学，他的医德、医术很快受到了广大民众的认可。

俗话说，成功是留给有准备的人的。在以后近30年的工作中，郭长河先后担任上蔡县西洪乡卫生院院长兼支部书记，上蔡县第二人民医院院长兼支部书记，上蔡县塔桥乡中心卫生院院长兼支部书记，上蔡县药检所所长。但不管工作岗位怎样变，他时刻奋战在中医临床工作一线。工作中，他勤勤恳恳，任劳任怨，虚心学习，积极进取。1988年，他晋升为中医师；1993年晋升为中医主治医师；1996年12月，他取得本科文凭，学士学位；2000年晋升为中医副主任医师；2006年晋升为中医主任医师，被县选拔为专业技术拔尖人才，在中医医学方面获得重大成就。2015年国家中医药管理局网站公布了2015年全国基层名老中医药专家传承工作室建设项目专家名单，河南省共有8人入选，其中上蔡县中医院的郭长河入选。

技惊四座

上蔡县是艾滋病的重灾区，20世纪90年代初，部分农民因不规范献血，20世纪90年代末此地农民相继发生不明原因的怪病；其症状和传变规律与温病学中“伏气温病”相似。由于当时用西医综合治疗很难控制症状，很多病人求治于中医，郭长河就运用中医的理法方药，依“六经”“卫气营血”“三焦”等外感热病的辨证方法，能够很快控制发热、咳喘、腹泻等症状，取得了很好的疗效。经专家确认引起了党和国家及各级政府的重视，实施了抗病毒治疗，大部分病人病情得到了很好控制。在河南省著名专家李发枝、徐立然、蒋士卿、周立华、郭会军、杜磊等的指导下，郭长河勤求古训，博采国内外众家之长，以中医药为主导，在临床工作中，细心观察病情动态变化，耐心做依从性教育和心理疏导，规范管理病人和正确诊断合理用药，不断总结临床经验，对艾滋病期常见的发热、腹泻、咳喘、肝损伤等形成了基本的框架和用药思路。在收治的2000余人次住院病人中，对资料完整的708例病案进行统计，全部采用中西医结合治疗。使用中药汤剂辨证治疗的有534例，半数以上机会感染病人达到了临床治愈或好转。实践证明中医药治疗艾滋病有确切的疗效，在重大传染病防治方面发挥了不可替代的作用。上蔡县中医院因此被定为“河南省中医药防治艾滋病临床研究中心临床基地”“河南中医学院第一临床医学院教学医院”，特别是中药价格低廉，药源充足，简便易行，深受广大患者的好评。一颗灿烂的星辰正探出茫茫的地平线，冉冉升起。

芦岗乡李斯楼村艾滋病人刘行，已经卧床不起，因服用抗病毒药有强烈胃肠道反应，通过合服益艾康胶囊，毒副作用消失，症状很快好转，成为养猪专业户。中医药是中华民族的瑰宝，在农村群众中有扎实的基础。但是，艾滋病的治疗是新课题，中医疗效如何，大家当初都有担心。通过几年的中医药救治和科研项目观察，中医药在改善症状体征、减轻痛苦、提高生存质量、减轻 HAART 疗法毒副反应方面有着得天独厚的优势，其确切的疗效受到众多患者的好评。2004 年以来，郭长河组织实施 4 项国家“十五”科技攻关课题和省部联动中医药治疗艾滋病项目。“中医药缓解 HTTRT 疗法所致骨髓抑制”109 例，在上蔡县邵店乡丁楼村和高李村实施；“中医药治疗艾滋病相关性腹泻”122 例，在上蔡县 4 个乡 8 个行政村实施；“中西医结合治疗艾滋病并发肺孢子虫肺炎”24 例，在中医院住院观察；“精元康治疗 HAART 疗法致骨髓抑制”116 例；在上蔡县芦岗乡南大吴村和邵店乡郭屯村实施。特别是 2004 年 10 月，按照卫生部、国家中管局的要求，河南省卫生厅、省中管局在上蔡正式启动中医药治疗艾滋病项目，为艾滋病患者提供免费中医药治疗。当时入组病人 304 例；此后，根据需要，2006 年 7 月第二次纳入 123 例。首批至今已观察 3 年 8 个月；二批将近 1 年 10 个月。所有课题疗效均比较满意。

近几年来，在上蔡县邵店乡郭屯村卫生所所长吴仲仁的支持下，由郭长河主持拟订验证方案，在郭屯村选择 17 例 AIDS 病人进行多系统规范的临床治疗研究，先后完成了《AIDS 病人服用八正寿酒康复情况介绍》《八正寿酒对 AIDS 病人健康状况影响的临床应用情况报告》《八正寿酒对 AIDS 病人健康状况影响的研究总结报告》的课题报告。通过对 17 例 AIDS 病人服用该酒进行为期 6~8 个月的临床观察，病人的发热、头痛、咳嗽、乏力、纳呆、腹泻、口腔溃炎、皮疹等症状明显减轻直至得到治愈，患者症状、体征积分变化较大。增加体重较为突出，临床症状均得到很好控制，生命质量提高，均能从事正常的体力劳动，改善了患者的生存质量，延长了患者的寿命，没有出现任何毒副反应，其中 13 例患者 CD4 细胞计数变化呈稳定和逐渐上升的态势，最高的一例 CD4 细胞上升到 963/ 立方毫米（人体正常 CD4 细胞数值为 500~1600/ 立方毫米），取得了意想不到的结果。

最近一次入组的 20 位 AIDS 病人，已经服用药酒 4 个月。发现大多数人入组前发热、乏力、腹泻、咳嗽、纳呆、气短、胸闷、恶心、盗汗、皮疹、口腔溃疡、感冒、头痛、脱发等症状明显改善。患者体重均不同程度地增加了 5~10 公斤不等，病人恢复了劳动能力，生活质量、生命质量均得到提高。

大爱无言

中医作为中国文化的一部分，包含着大爱大善、平等诚信等深厚的中华美德。郭长河将这种品格淬砺得更为坚定。他视病人为亲人，把自己的爱洒向卫生事业，也在人民群众心目中深植了共产党员亲民爱民的情怀。

——1982 年脑炎流行，24 小时死了两个小孩，这是他从许昌卫校毕业后的第一站——上蔡县百尺乡，一个缺医少药的边缘地方。当地当时暴发脑炎，这下可急坏了党政官员，他们立即召回尚在县委党校学习的郭长河。郭长河临危受命，且不辱使命。他采用中药为主、西药为辅的治疗方案，辨证施治，方选白虎汤，重用清热泻火、除烦止渴的生石膏，结合西医急救，使得入院治疗的 176 例脑炎患者无一例死亡或留下后遗症。一时，老少官民无不欢呼雀跃，一双双温暖的手，一行行激动的泪，一句句感激的话，让郭长河第一次感到医者的责任和荣耀。

——患者刘爱云，自述 3 年前患胆结石，走遍省内大小医院，药没少吃，钱没少花，可病不见好转。后听一康复后的病人介绍，找到了郭长河，在郭长河的治疗下服药三剂结石完全排出。她逢人就讲：郭长河神啦！

——毕业于河南中医学院的王公社大夫父子两人先后患肾结石，三服药后结石完全排出，对此，王公社父子赞叹不已。

为了让更多的患者受益，郭长河对资料完整的 89 份病例认真分析，结合 30 年临床试验，研究出治疗结石的方剂乳膝排石汤，写成论文于 2006 年 10 月发表在《光明中医》第 10 期上。

——上蔡县中心粮站退休职工刘月，患高血压 6 年，每年都要偏瘫一次，常常出现神志不清、语言不利、右侧上下肢活动不便、大小便失禁等现象，CT 显示，左侧多发性大面积脑梗死，郭长河为其诊断后，进行西医救急，针灸理疗康复为一体的综合治疗。刘月神志逐渐清醒，能够说一些简单的词语，右上肢可以抬起与肩平，又经过两个月的治疗基本康复，生活可以自理。后来她坚持服用郭长河为其配制的“活血通脉散”做巩固性治疗，各项功能逐渐恢复，现在可以洗衣做饭干家务。她高兴得逢人就讲：“我瘫了三次，最后一次如不是郭大夫相救，我早就进了火葬场了。”激动之情溢于言表。

——上蔡县文楼村艾滋病曝光后，郭长河第一批带领工作队进村入户，讲解病情发展规律，缓解病人思想压力，传输治疗和调养方法，做耐心细致的思想工作，使病人精神上得到安慰。加上中西医结合治疗，病情得到了有效控制。

现年 36 岁的脑炎患者张银收是上蔡县百尺乡纸张村人，入院时张银收昏迷、抽搐，病情危重。为抢救患者，郭长河与医护人员待在医生值班室看护病人，经过七天七夜的精心治疗和护理，他终于清醒过来。为了报答郭长河，张银收怀揣一颗感恩的心，自认郭长河为干爸。

郭长河给我讲过这样一个故事，一次，他和女儿在家里看电视。在央视的纪实栏目中，一位在大西北兢兢业业工作的支边教师身患癌症。为了治病，他回到内地医院求治，十几万元的治疗费让这位受孩子们爱戴的清贫老师望而却步，最后无奈地告别了心爱的孩子们。

“这些因为患病而艰难生活的人们，本来肉体就经历着痛苦的煎熬，一个有良知的医生怎么忍心再从这些落难者身上去攫取暴利？”看着电视，郭长河的眼泪忍不住流淌下来，一旁的女儿不知所措。

真正的爱，往往朴实无华。大爱无声，让我们用郭长河无声划过脸庞的泪水，为那些纷扰的怀疑和不解一一作答吧。

德艺双馨

1949 年西医人员仅有 8.7 万人，而到 2001 年，已达到 175 万人，增加了 20 倍；中医人员 1949 年全国有 27.6 万人，到 2001 年为 33.4 万人，仅增加了 21%。在全国当今人口中平均 4000 人中才有一名中医。

来自国家权威部门的报告，就像一块沉重的石磨，牢牢压在郭长河的身上。

2001 年国家中医药管理局组织的《中国中医医疗服务需求与利用研究》显示，中国年患病人次 42 亿人次，就诊 39 亿人次。其中，西医治疗 26 亿人次，占 67%；中医和中西医结合治疗共 13 亿人次，占 33%。在这 33% 中，只有 22% 也就是大约 9 亿人次纯粹使用中医治疗。几年后，中医就诊人次又急剧下降。根据《中国中医药报》2006 年的报道，同样是国家中医药管理局的统计，全国中医医院年诊疗人次已经降到 2.34 亿人次，加上综合医院中医科年门诊的 5851 万人次，两者合计不到 3 亿人次。中医严重滑坡，取缔中医的说法一度甚嚣尘上。

在沉沉的黑夜中，独对一盏孤灯，郭长河写下了这样一段话：“每每念及国粹中医之沦丧，无不欲怆然而涕下；每每闻及取缔中医之叫嚣，无不欲愤然而冲冠；每每睹及热爱中医者无力之挣扎，无不欲长叹而痛心；每每顾及中医之士迷惑而狂热，无不欲忧心如焚而蠢然欲动！”

1997 年 3 月，郭长河担任了上蔡县中医院副院长，分管业务工作。自主管中医院业务工作以来，他时时严格要求自己，刻苦钻研业务，不断探索，不断创新，不断丰富自己的知识。他带领全院医务人员努力学习、勤奋工作，突出中医特色，提高综合服务水准。经过中医院全体医务人员努力，中医院多年被市、县评为“先进单位”“文明医院”。在工作中，他不断锤炼自己，工作精益求精，尽心尽力，尽职尽责，每年诊治门诊病人上万人次，治疗有效率达95%以上，无出现任何医疗事故，以良好的医德医风和技术深受群众欢迎和信赖，在群众中享有较高的威信和声望。他主管的业务工作，年年考核都是“优秀”，得到上级领导和群众的认可。

在长期的临床实践中，郭长河积累了丰富的临床经验，他坚持不脱离临床，定期门诊、定期查房，坚持亲手撰写医学学术论文。近30年来，坚持攻读古今医籍，博采众家之长，能灵活地把中医理法方药应用于临床，并坚持突出中医特色治疗疑难、危重、急诊病人，非常得心应手。每年诊治门诊病人万余人次，中医治疗率近100%，中药处方率达95%以上，治疗有效率达95%以上，无任何差错。经常组织并亲自参与危重和急诊病人抢救，成功率达85%以上。积极参与艾滋病救治，形成自己的中医辨证思路与框架，尤其在AIDS所致发热的辨证施治和活血化瘀法在治疗艾滋病中的应用有独到之处，在心脑血管病、肝病的治疗上有较深造诣。并对病人和蔼，耐心诊治，视病人为亲人；不分上班、下班、白天、黑夜病人随叫随到，没有星期天、节假日，每天临床工作10小时以上。每周坚持两次带领主治医师、住院医师查房，经常组织会诊、病案讨论、死亡病案讨论，及时解决疑难问题，有较强的带教能力。坚持组织每周二下午业务学习，经常亲自授课，为中医院培养一批优秀中医人才。组织实施的国家中医药管理局“中医药治疗HIV/AIDS项目”进展顺利，多次受到国家中管局和省卫生厅的表扬；组织实施的国家科技部、卫生部、中医药管理局、省人民政府、省部联动课题及“十五”科技攻关项目10余项。善于在临床实践中总结经验，经常参加学术交流，了解国内外学术动态，具有系统的中医理论水平。著有《新编临床内科诊疗学》一书，1998年7月出版于河南科学技术出版社。几年来发表了具有较高学术价值的论文30余篇。其中12篇发表于国家级，其余发表于省级中医期刊。具有系统的理论知识和丰富的实践经验及科研和带教能力。医德高尚，医术精湛、年富力强，是上蔡县颇具影响的中医学术带头人。他参与和主持的“黑河污染对妇女妊娠结局和儿童健康效应影响的研究”项目和“愈疡止痛汤治疗消化性溃疡疗效的研究”项目分获驻马店市科技进步二等奖；参与的“精元康改善艾滋病外周血象的疗效评价研究”项目获河南省教育厅科技成果一等奖。2009年10月，被驻马店市卫生局、人事局评为驻马店市十大名中医。2010年5月，被驻马店市人事局、卫生局评为十佳医生。2012年，被河南省卫生厅授予中医药治疗艾滋病工作先进个人。他积极倡导在本院使用中药浓缩颗粒剂，并将自己多年的经验方“活血通脉散”在临床中广泛使用，深受患者欢迎。在当地广大群众及周边省患者享有很高盛名，是群众心目中的好医生。

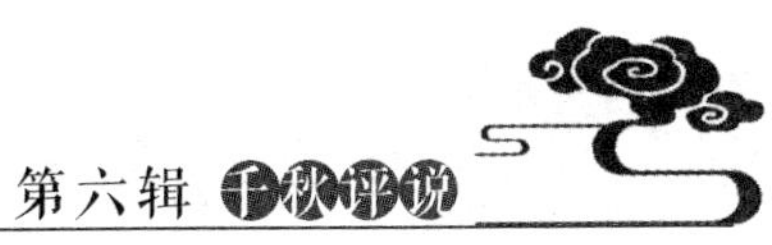

尾声

蔡水河畔，千古一相李斯的故乡。

不为良相，便为良医。郭长河背负着如山的重量埋下头去，踏着荆棘，一步一步用脚步丈量着广阔而辽远的大地。

河水东流。这个梦想就像一脉汩汩清流，缓慢地，曲折地，却无比坚定地流向远方。

郭长河热爱祖国的中医事业，几十年如一日，为了掌握第一手材料，他对每位就医者都建立了档案材料，留有电话号码，以便跟踪服务，及时掌握患者服药后的情况和效果。多少年来，他积攒的病历档案有五尺多高，患者多达 30 万例，字里行间都浸透着他对患者的责任心和使命感，以及严谨的科学精神。为了祖国医学事业，他自甘清贫，放弃了几家大医院的高薪聘请，至今还住在两间平房里。因为他热爱父老乡亲，热爱几十年来积累起来的地缘人脉，在这里他才真正体会到生命的价值。

郭长河这个从鲁山县走出来的青年，已经有 30 多年的从医实践。几十年的辛苦换来了好评如潮。几十年的辛勤耕耘，他已经从一名普通医生成长为受人尊敬的主任医师、教授。他为人低调，不事张扬；他是一条缓缓流淌的河，默默地滋润着两岸的阡陌田畴，为人们带来幸福和安康。

健康强壮中国梦

据中新社消息，美国女孩 Miriam Mikicki 和往常一样，一大早就赶到昆明市中医院，坐在诊疗室里用不算流利的中文为病人诊病。经过两个多月的实习，从把脉、问询到诊断、抓药，Miriam 都已有模有样。和 Miriam 一样来云南拜师学艺的“洋中医”如今已不再稀奇。

随着“中医热”在全球范围内逐渐兴起，越来越多的外国人远赴中国“取经”。中医不仅在美国发展迅速，据不完全统计，全球现已有 160 个国家和地区使用中医药和针灸，有 5 万个中医医疗机构，从业人员将近 50 万人，其中“洋中医”就占了七成。

中国女药学家屠呦呦获得诺贝尔医学奖，说明西方人开始承认、接受中国古老的中医药了。屠呦呦女士获诺贝尔医学奖的热潮正逐步退去，但广东科研人员对青蒿素的研究、推广仍在继续。在过去 13 年里，梅州籍企业家、广东新南方集团有限公司总裁朱拉伊携手青蒿素权威专家李国桥教授及其科研团队一直奋斗在抗疟研发路上，投入青蒿素研究动态资金已超过 15 亿元。2004 年，广东新南方集团在丰顺县建成了集药品生产、经营及研发为一体的广东新南方科技有限公司和广东新南方青蒿药业有限公司。随后，一批批梅州生产的抗疟疾药物被运往各地。在朱拉伊的推动下，青蒿素成为首个获世界认可医药专利的中国原创药。2015 年，世界卫生组织将复方青蒿素快速清除疟疾方法列入全球岛国推广方案。

中草药“一罐煮”煮了几千年，在没有西药和西医的岁月里，中国平安度过了多次世界性大瘟疫。即使在西药和西医占据显赫地位的当今时代，中医药也在危难关头冲锋陷阵，不仅扑灭了非典瘟疫，而且“突破了艾滋病火线”。

世界卫生组织调查指出，全球 1/3 的患者死于不合理用药，而不是死于疾病本身，这从总体上说明用药最多的人群是发病率最高的人群。世界上最健康的人是在坚持农耕生活，缺少西医、西药的新疆阿克苏、广西巴马等地区。

人们从秦始皇陵出土的铜车马上，见证过一种精致，那种精致出自中国人的双手。在《清明上河图》中，浏览过宋时中国城市的繁华。在八大山人的绘画里，体悟到究竟什么是中国艺术的灵魂。有一个梦想，就是童年的清澈小溪，与伙伴们抬头仰望的繁星点点，有一天能重回这个国度，伴随每一个中国人的成长。中国人的梦，做了整整五千年。人类文明曾经有过灿烂的辉煌，然而古埃及文明、古巴比伦文明、苏美尔文明等都已“白云千载空悠悠”，唯有中医药学伴随华夏文明五千年来生生不息。

目前，各国医疗保健费用的日益增长，已成为制约国际经济社会发展的重要因素，迫使人们寻求新的途径来解决这一难题。具有中国传统文化特点的中医药学所揭示的各种生命现象和防病治病作用，正引起世界医学界和科学界的高度重视。以自然疗法为主体的中医药，不仅具有卓越的防病治病功效，而且还有着成本低、毒副作用低等特点，这些都为中医药的发展提供了良好的机遇。

中国医学有许多独特的发明和创造，中药、方剂、针灸、经络、导引、养生博大精深，医籍经典卷帙浩繁。几千年来，包括各少数民族传统医学在内的中医药学，不仅为中华民族的医疗健康做出了重大贡献，而且很早就传播到国外。迄今为止，已有 160 多个国家和地区在应用中医学，中医学为世界人民的健康服务显示了自身的灵彩，是我们中华民族的荣耀。

生命科学是当今世界最受关注的基础自然科学，它是研究生命现象、生命活动的本质、特征和发生、发展规律，以及各种生物之间和生物与环境之间相互关系的科学。开展生命科学研究就是为了有效地控制生命活动，能动地改造生物界，造福人类生存、人民健康、经济建设和社会发展。无论从医学模式还是从治疗思想上，中医都是生命科学的前导。

生命是一个极其复杂的自然现象。它的存在，是整个自然界生物链中的一环，与整个自然界存在着千丝万缕的联系。因而，生命的异常变化，与这个链上相关各因素都有关联。中医学在两千年前确立的医学模式，就已经不是单纯针对疾病的孤立活动，而是认为人体的所有异常情况与人类的生存条件密切相关，可以说是创立了“生物——环境——时间——气象——心理——体质——社会——生态医学模式”。事实上，现代社会关于医学模式的每一个命题的实验与实施，都只是沿着中医学的途径，向中医学模式的追求与靠近，而又远没有达到中医学模式中“谨察阴阳所在而调之，以平为期”的完善程度。

冬日的泉城济南并不甚寒冷，大明湖畔的柳条已透出几丝春意。“琴石书屋”内，一位满头银发的老人端坐在书房桌边，仔细翻阅着一部还散发着墨香的《保元堂三世医案》……他就是今年 87 岁高龄，坚持行医 67 年的“国医大师”张灿玾。2009 年，包括张灿玾在内的 30 位从事中医临床工作（包括民族医药）的老专家，获得了“国医大师”荣誉称号，以鼓励他们在促进中医药发展方面的突出贡献。这是 1949 年以来，中国政府第一次评选并表彰国家级中医大师。

在如今的中国社会，中医、中药的安全性一度受到质疑。“但无论中医还是西医，都做不到百分之百准确。”张灿玾认为，科学永远“在路上”。中医药，是中国人在几千年的生产生活实践和与疾病作斗争的过程中，逐步形成并不断丰富发展的医学科学。有统计显示，中国每年有超过2亿人次到各中医医院就诊。

中医学是中华民族最具有原创性的科学，具有原创思维和原创理论，中医学的历史就是不断创新、发展的历史。以外感热病为例，在《黄帝内经·素问》中谈道“今夫热病者，皆伤寒之类也”，确定了一切因外感引起的发热疾病统称为“伤寒”；到东汉时期，张仲景对《黄帝内经》理论进行了发展和创新，突破了《黄帝内经》中的观点，创立了病与证结合的六经辨证的一套治疗外感热性病的理论与方法；到金元时期，刘完素对外感热病有了新的认识，进行了再次创新，“不墨守六经”，被誉为“幽室一灯，中流一柱”；吴鞠通在深研古典医籍和历代医家的理论与经验的基础上，将温病从广义“伤寒”中彻底分离出来，提出横以卫气营血、竖以三焦为其纲领的温病学，从而把外感热病推向一个新的高峰。历代医学大家都重视创新与发展中医，如张仲景就对“不念思求经旨，以演其所知，各承家技，终始顺旧”的思想方法提出了批判，朱丹溪同样鼓励医学创新，他说：“持古方以治今病，其势不能以尽合。”所以，历代中医始终在继承创新中不断攀登。

中医作为我国最具原始创新潜力的领域，也是医学与人文融合得比较好的科学。中医药系统性和复杂性等关键问题的突破，将对生物医学、生命科学乃至整个现代科学的发展产生重大影响，将会促进多学科的融合和新学科的产生，使人类对生命和疾病的认识得到进一步提高和完善。

中医历史悠久，从《黄帝内经》标志中医体系形成至今已有2 000余年，但清代温病学之后却鲜有突破和发展。近现代医界人士做了很多探索，如各种中医中药的科学研究等，但中医理论却没能得到更多发展。让中医回归它最初的发展土壤中去，结合西医等外部养料，让中医之树有新的突破和成长。同时也要通过普及中国文化来普及中医知识，让患者认识中医，让世界认识中医，实现中医的现代化和国际化。

两千多年前，中医学就创立了从人体生理、病因、病理到诊断、治疗及预防等较为完整而系统的医学理论体系，此后历代又有所发挥、补充和创新，在数千年亿万人次的临床实践中形成了“个性化的辨证论治、求衡性的防治原则、人性化的治疗方法、多样化的给药途径、天然化的用药取向”的五大特色，具有了“临床疗效确切、用药相对安全、服务方式灵活、文化底蕴深厚、创新潜力巨大、发展空间广阔”的六大优势，其显著的疗效、独特的诊疗方法、系统的理论体系和

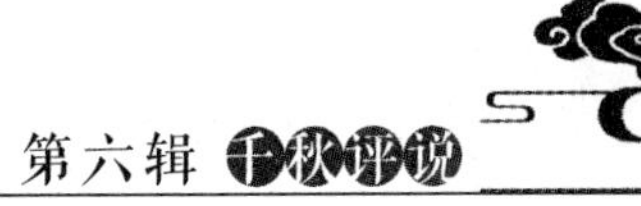

浩瀚的文献史料，已成为人类生命科学的共同财富。

中医文化深深熔铸在中华民族的伟大生命力之中，体现了人与自然和谐发展的思想。中华民族的祖先创立了中医文化，中华儿女丰富并发展了它。在推进中医文化事业的历史进程中，中华民族既是中医文化的创造者，又是中医文化最大的受益者。中华民族始终保持着旺盛的生命力，从传说中的“盘古开天地”“三皇五帝”到今天的中华人民共和国，尽管社会的发展时有波折，历史的车轮时有停滞，但是，中医文化一直熏陶着中华民族，一直保障着广大的中国人民的身心健康。中医文化功不可没，中医文化功勋卓著。

世界卫生组织医学官员陈恳教授说：“中医药是中华民族在与疾病作斗争的长期过程中创造的宝贵财富，也是中华民族文化遗产的一个重要组成部分。在西方医学传入中国以前，中医药承担了维护人民健康与民族繁衍昌盛的重担。中国在历史上一直是人口众多的大国，中医药为此做出了巨大的贡献。在世界医学发展过程中，中医曾经被介绍到周边国家和地区，随着中国的改革开放，中医药逐渐被引入更广泛的区域，并以一种前人所不可比拟的速度传播到世界各地。”

中医文化是几千年来人类医学史上一颗璀璨的明珠，是中华民族智慧的结晶，深深熔铸在中华民族的凝聚力之中，具有强大的向心力、凝聚力和感召力。作为国粹，弘扬中医文化是每一位中医人士和华夏子孙义不容辞的责任。

前任卫生部部长陈竺给我们做了一个示范。他用分子细胞学等现代知识，证明了砒霜治疗白血病的疗效，还研究了“君臣佐使”的中药配伍理论对治疗效果的影响，得到国际医学界的认可。中医在临床上确有疗效，只是我们目前的研究水平还未能完全搞懂，随着现代医学的发展，越来越认可中医的一些理念，比如整体观、系统论、个性化治疗。对于两者的融合前景，我们很有信心。

习近平主席在澳大利亚墨尔本理工大学中医孔子学院授牌仪式的讲话中指出：“中医药学凝聚着深邃的哲学智慧和中华民族几千年的健康养生理念及其实践经验，是中国古代科学的瑰宝，也是打开中华文明宝库的钥匙。中医药以人为本，崇尚和谐，注重人文关怀，倡导大医精诚的职业道德，深刻体现了中华民族的认知方式和价值取向，是我国文化软实力的重要体现。繁荣发展中医药文化，有助于弘扬中华文化，推进文化强国建设，增强中华民族凝聚力。”

中医学既不是经验医学，更不是简单、零散的经验疗法。正如德国慕尼黑大学著名教授 M. 波克特先生在北京的一次学术报告中所说的那样：“中医是成熟的科学，而且在 2500 年前，就达到了成熟、科学的水平。”因此，中西医并存并重，优势互补，天经地义，不可偏废。

公开报道显示，习近平在近一年的时间里三次亲近儒学，与中华传统有关的讲话更是有数十次之多，国家最高领导人如此强调重拾中华传统文化，标志着当前中国对中华传统文化的重视。北京大学哲学系、宗教学系教授、博士生导师，国际儒学联合会顾问楼宇烈认为，中华文化有悠久的历史。但不能忽视和否认的是近100年来，国人对自己的传统文化、礼乐文化失去了自信心。传统文化的样式，尤其是中国传统文化的样式，是一种综合性的文化样式，它把世界看成一个整体，天地万物一理贯通，天文、地理、物理、化学、生物等是不分家的。儒家在讨论什么，它是一个什么学科？它里边既有天文学，也有地理学、人生学、宗教学，这是传统文化的特色。北京交通大学马克思主义学院院长、博士生导师韩振峰认为，继承中国优秀传统文化的目的是进一步促进中国传统文化的与时俱进，推进中国传统文化的创新性发展。那么，在当今时代条件下，如何实现中国传统文化的创新性发展呢？一要促进中国传统文化与时代精神的结合，对传统文化赋予其新的时代内涵。二要既立足本国国情，又要面向世界。

宋代理学家张载有句名言："为天地立心，为生民立命，为往世继绝学，为万世开太平。"中医药作为中华民族的伟大瑰宝，其振兴发展不仅关系到这一宝贵遗产的永世传承，也关系到历史悠久的华夏文明的发扬光大。

2016年两会期间，李克强总理在政府工作报告中提出："推进健康中国建设，人均预期寿命提高1岁……协调推进医疗、医保、医药联动改革。健康是幸福之基。"近几年，中央政府对健康问题的重视上升到了前所未有的高度。"健康中国"战略已写入"十三五"规划纲要之中，并从全面深化医药卫生体制改革、健全全民医疗保障体系、加强重大疾病防治和基本公共卫生服务等八个方面进行了全面布局。实现中华民族的伟大复兴，必然包含着中医药事业的复兴；实现中华民族伟大的中国梦，也必然包含着中医梦。无论是"国富民强"还是"国泰民安"，都离不开民众的健康。中国解决好13亿人口的健康问题，就解决了占世界1/5人口的健康问题，这将是对全人类的伟大贡献。

我非常赞成国医大师邓铁涛教授的一句话，"没有中医药的振兴，中华民族的复兴是不完整的"。随着时间的推移，随着科学的发展，量子物理学也不断地在突破物质、能量和信息的边界，甚至突破有和无的边界；大数据时代，基于去中心化的模式而带来的人们生活的巨大改变，所以科学思维的质疑性和自我进化性，可能会带来一种结果：我相信会在未来的某个地方，东西方文明、科学和传统、西医和中医有一种全新的对话的可能和空间。

我们坚信：中医的明天是灿烂的、辉煌的！一定会更美好！让我们满怀信心，迎接新世纪中医春天的到来！

谁说中国人没有信仰

蒋士卿

西方社会普遍认为中国人没有信仰，不少中国人也自认为没有信仰。当代中国人有很多进入寺庙也不知道膜拜的是何方神圣，更不知其教的基本教义，他们根本就没有读过或听过《论语》《道德经》《般若波罗蜜经》，怎么能算是虔诚的呢？难道每年清明节为死去的亲人烧一烧纸钱，就是我们的“神”吗？

信仰是什么？它决非不食人间烟火的没有现实生命力的东西，而是存在于人民的生活实践中，存在于民族前行的步伐里。古人千百年来的生活智慧、文脉基因是我们的信仰，今人在开拓实践中得到的正确的、规律性的价值认知也是信仰。从这个意义上说，信仰本身就是一个需要不断建构、不断完善的生命体，唯此才能为我们的前行不断指引正确之路。对于今天的中国人来说，信仰的建树，就是社会主义精神文明建设。唯有让中国人的精神生活丰富起来，信仰坚定起来，才能“为全国各族人民不断前进提供坚强的思想保证、强大的精神力量、丰润的道德滋养”，中国人民也才能以与一个走向世界、面向未来的社会主义中国相匹配的精神风貌傲立于世，赢得世人的尊重和钦佩。

我们知道阿拉伯人信仰真主，西方人大多信仰基督，泰国人信佛……中国除西藏人信佛，其他人信仰什么呢？在漫长的历史中，从汉代开始直到五四运动前夕，儒教是中国的主流信仰，当然道教、佛教也一直影响着中国人的精神成长史。20 世纪初，有人开始把目光投向了西方。五四运动来了，推倒了孔家店，孔夫子第一次被拉下了神坛，西方的马克思、列宁像当年的圣贤一样让中国人找到了新的信仰。成千上万的信仰者为了这个理想进行了艰苦卓绝的奋斗，洒热血，捐身躯，无声无息，无怨无悔。这是中国人第一次在一个明确的信仰理论体系指导下有了一个崇高的目标，随着革命的胜利，中国人第一次有了共同的信仰。一个人的信仰，决定了他的全部行为；一个民族的信仰，决定了这个民族的未来。

有人说，“中国人没有信仰，而没有信仰的民族是可怕的”。用这种错误的观念来观察中国人，注定是错上加错。在这些人心里，大抵是用宗教以偏概全了信仰。冯友兰曾把中国人的信仰归结为一种“超道德价值”，认为这种价值并不限于宗教，在中国人那里，更多的乃是一种哲学。的确，中华民族有那么一盏明灯，它照亮了民族的精神旨趣、人生追求。人们正是秉持心中的信念，去做应该做事，去实现境界的不断提升。这正是中国人的信仰。千百年来，正是在共同信仰的烛照下，中华民族不断发展壮大，历经磨难而不倒，成为在世界上巍然屹立的伟大民族。诚如习近平总书记所言，“不断增强道路自信、理论自信、制度自信，让理想信念的明灯永远在全国各族人民心中闪亮”。

迄今为止，人们对信仰的认识，都仅仅限于历史上遗留下来的宗教信仰，或以为只要人们心中有神的信念，就是有了信仰。其实，这只是人们对人类智慧尚处于蒙昧时期的信仰活动现象的肤浅外表的认识。在人类具体的生活中，人们往往会不自觉地把信仰和迷信混合在一起，使之难解难分。正是因此，坚信真理唯一性的科学家，有时也会自称是某某宗教的信徒。外国人一直不懂，中华文明为何能够上下五千年香火不断，一枝独秀屹立于世界。忠、孝、仁、义、礼、智、信，上善若水，厚德载物。正心、修身、齐家、治国、平天下，穷则独善其身，达则兼济天下等传统文化，什么时候离开过中国人？不能简单地说中国出现信仰危机，我们中国人是有信仰的，我们有传统的价值观，现在我们也在维持这种信仰，并没有将其丢掉。古代的中国人是很注重信仰的，从本土的道教，到印度传入的佛教的本土化，中国人从来都没有缺少过信仰。中国人的信仰就是顺应自然，天人合一，我们最古老的传统文化——道。

道是什么？《易经》曰：“一阴一阳谓之道”，周敦颐的《太极图说》有一段这样的描述：“无极而太极。太极动而生阳，动极而静，静而生阴，静极复动。一动一静互为其根。分阴分阳两仪立焉。”是故“易有太极是生两仪”“阴阳二气交感化生万物。万物生生而变化无穷焉”。《道德经》曰：“道生一，一生二，二生三，三生万物，万物负阴而抱阳，冲气以为和。”道家思想认为“道”是宇宙的本源，也是统治宇宙一切运动的法则。《道德经》第25章中说：“有物混成，先天地生。寂兮寥兮，独立而不改，周行而不殆，可以为天地母。吾未知其名，强名之曰道。”老子讲“人法地，地法天，天法道，道法自然”，道即规律，规律又有大小之分。一定时空下的规律不是永恒不变的。如冬天，北方零下十几度，而南方还是温暖如春。道法自然中的“自然”是指宇宙中的这个大规律，这种大规律是无始无终，小至精微，大到无穷。你看不见它，但是你又无时无刻不在体验着它。一年四季，春夏秋冬，风霜雨雪，寒来暑往……中国人能懂得顺其自然，也就是真正开始接近了天地万物。每个人都是一个小宇宙，各有自身的独到之处。而每个人又都或多或少地接受来自自然和大宇宙的信息与灵感。当人体的小宇宙与自然的大宇宙十分吻合，毫无偏差的时候，也就是天人合一的最高境界。古今中外信仰的重要性，对每一个统治阶层来说，都是不言而喻的。翻开历史，有这样一组耐人寻味的对比：1924 年，孙中山在黄埔军校号召，要把革命做成功，便要从今天起立一个志愿，一生一世，都不存升官发财的心理。当年共产党领导下的陕甘宁边区政府，“县长概是民选，官吏如贪污五十元者革职，五百元的枪毙，余者定罪科罚，严令实行，犯者无情面可袒护优容”。在极其残酷的条件下，坚定信仰武装起来的革命队伍，赢得了千千万万民众舍生忘死的紧密追随，让“小米加步枪”生发出战胜“飞机加大炮”的巨大威力。毋庸讳言，在多元多样多变的今天，利益至上成为一些人的生存哲学，物质欲望正在侵蚀着信仰的根基。一些干部在市场冲击和利益诱惑下心为物役、贪污腐化、价值虚无、精神空虚。正因如此，习近平总书记反复强调，“理想信念就是共产党人精神上的‘钙’，没有理想信念，理想信念不坚定，精神上就会‘缺钙’，就会得‘软骨病’。”人一旦有了高尚的信仰，浮躁的心灵就有了熨帖，繁忙的工作就有了目标，人生的奋斗就有了意义。“为大多数人谋幸福”的信仰是一面永不褪色的精神旗帜，是一座抵御诱惑的精神堡垒，更是一种护佑我们到达彼岸的精神力量。

崇高的信仰，是净化灵魂的甘露，是催人奋进的动力。几乎从人类诞生开始，便有了信仰，可以说，有人的地方就有信仰。信仰的内容五花八门，千奇百怪。天人合一信仰、上帝信仰、佛信仰、科学信仰，对权力、地位、金钱、声誉、美色等的痴迷和崇拜也是信仰，“及时行乐”“做一天和尚敲一天钟”“得过且过”等也是信仰。为什么唯有人类而不是其他生物如此巨大地改变了这个世界？越来越多的学者通过研究发现，人类之所以不同于其他生物，关键在于人拥有意识。这种意识，使得人类会观察世界，会反思自身。“对信仰的忠诚是爷爷留下的最大财富”，红色情报员钱壮飞的孙子钱泓这样说。相比物质财富，信仰是更可宝贵的财富，它指引着奋斗的方向，决定着不同的价值抉择。

对于中国人而言，内心只有信仰，而没有所谓的宗教。宗教只是信仰的载体，如果将信仰比作旅客，宗教比作出行方式，那么，你可以任意选择适合自己的交通工具如佛、道、儒。中国人什么宗教都信，但无论什么宗教都只信一半。尽管科学早已证明，世间不存在鬼神，但我们依然选择相信，为什么？究其原委，不过是图个心安理得罢了！考察当今有神的中国人的生活方式，我们发现，正如林语堂所说，中国人在得意的时候信儒教，失意的时候信道教、佛教，时至今日，许多传统是拦腰截断后又火速复辟了，中国人仍是抱拥含混不清的泛神信仰，以至于 85% 的中国人有宗教信仰，或从事着类似宗教的活动却并不承认或并不自知。改革开放 40 年来，信仰危机的阴影一直悬挂在中国人的头上。五四以来的中国思想者曾经提出多种宗教替代论，包括伦理代宗教、美育代宗教、科学代宗教、哲学代宗教，最后是主义代宗教，最终建构了一种以革命主义为信仰核心的民族国家建设运动。寻找人们的精神家园，重建人们的道德体系，只要我们结合时代特色，赋予它新的含义，给予它新的理解，那么弘扬传统民族文化，维护华夏信仰的脚步会越走越扎实。只要我们全体华人能坚定自己的信仰——中华民族的传统文化，并不断去发展它，中华文明必定会光耀全球。

（作者系河南中医药大学教授、主任医师、博士生导师；全国第二批名老中医药专家学术经验继承人，河南省名中医，中国科技核心期刊《中医学报》《河南中医》主编）

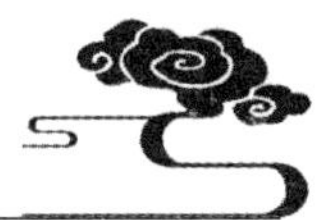

特别鸣谢：

上蔡县中医院对本书在写在和出版中予以的鼎力支持。

感谢你们多年来不忘初心的培育，感谢你们对本书不遗余力地信赖与支持，感谢你们一直与我们同在。

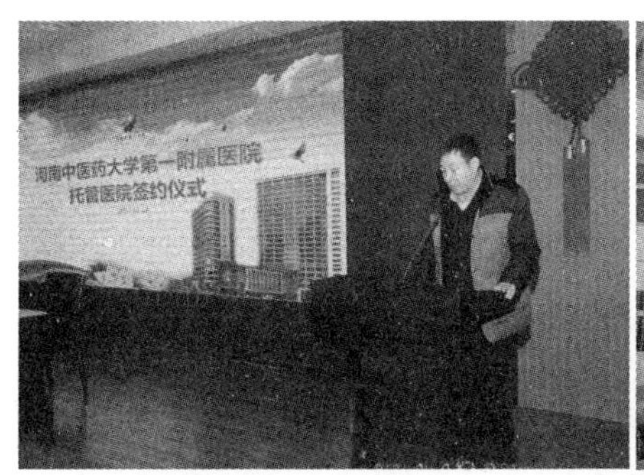

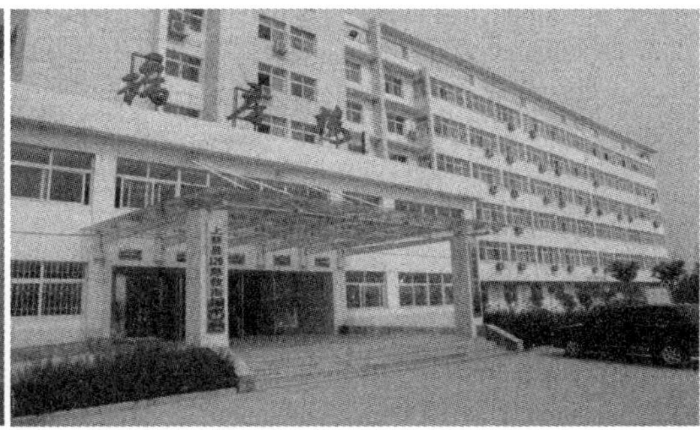

（河南中医药大学第一附属医院上蔡医院、上蔡县中医院院长窦本立）

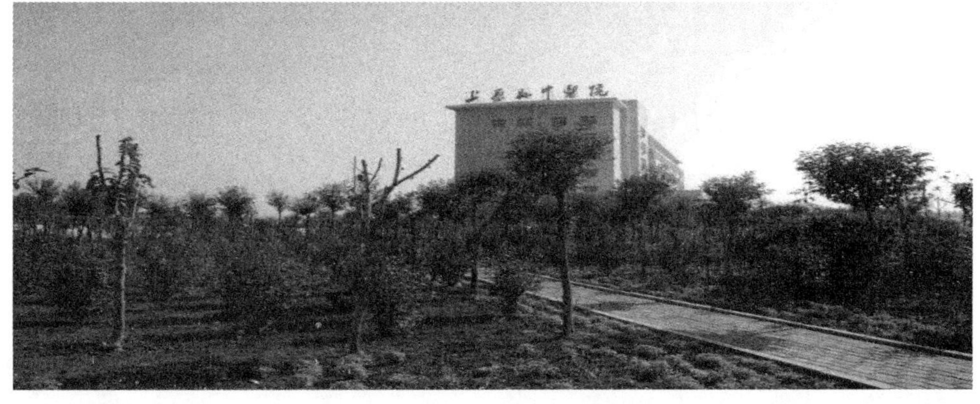

上蔡中医院是一所集医疗、预防、科研、保健为一体的具有中医特色的综合性医院、河南中医药大学临床教学基地、消费者信得过单位、城镇职工医疗保健定点医院、新型农村合作医疗定点医院。医院开设有脑血管内科、骨科、外科、神经外科、普通内科、糖尿病科、肾病科、妇科、儿科、眼科、康复理疗、心脏介入科、老年病等特色重点科室。各科室均有医术精湛，对常见病、多发病、疑难病顽症有着丰富的理论知识和临床经验的专家教授坐诊，采用中西医结合的方法治疗，充分发挥中药“简、便、廉、验”，使传统医术与现代医学相结合，获得了社会效益与经济效益双丰收，在全县广大群众中享有良好的口碑。新投入使用的病房楼各种设施先进，外部环境怡人，让患者身处于园林式的环境中，享受星级宾馆的服务，感受家中的温馨，为患者提供一个舒适、优美的康复治疗场所。